小児科臨床ピクシス ⑤

全訂新版

年代別
アレルギー疾患
への対応

総編集●五十嵐　隆　国立成育医療研究センター
専門編集●海老澤元宏　国立病院機構相模原病院

中山書店

刊行にあたって

　若手医師が上級医師の指導の下で得た知識や技術は，実際の臨床の現場でそれを自ら実体験することによって初めて自分のものとなり，その地道な作業の継続の結果が臨床に対する自信をもたらす．

　臨床に自信をもつには，優れた臨床能力と人格を有する指導医の下でたくさんの患者を経験し，最新の医療に従事できることが望ましい．しかしながら広い小児科の守備範囲全般を一人でカバーできる良き助言者"メンター"は現在存在しえない．また，一人の医師が体験できる患者や疾患にも限りがある．臨床の自信をもつために必要な医学的知識やマインド（心がまえ）を若い世代の小児科医に示すだけでなく，臨床の問題点を自ら見つけだし，その解決に立ち向かい，世界に向けてエビデンスを発信することのできる小児科医を育成することを目指して『小児科臨床ピクシス』を企画した．

　本シリーズに選ばれたテーマは小児科臨床に不可欠なものばかりである．テーマの企画・執筆にはわが国を代表する第一線で活躍する優れた小児科医や関連する医師・研究者が担当した．彼らが本シリーズに示す"知"と"技"と患者に寄り添う"アドボカシー"の心の展開が，若手小児科医だけでなくすべての小児科医やコメディカルの注目する有用な情報となることを願う．

2008年9月
東京大学大学院医学系研究科
小児医学講座小児科教授
五十嵐　隆

序―改訂にあたって

　《小児科臨床ピクシス》シリーズ（五十嵐隆先生総編集）の一つとして6年前に専門編集をさせていただいたが，この6年間にはアレルギー疾患に関してさまざまな進歩や変化があった．今年はまさに改訂をするのに適したタイミングであると思う．気管支喘息，アトピー性皮膚炎に関しては薬物療法やガイドラインの普及啓発により，学校におけるそれらの有症率も横ばいか低下傾向になってきている．その代わりに現在大きな問題になっているのが食物アレルギー，花粉症，アナフィラキシーなどである．

　初版において「年代別アレルギー疾患への対応」というコンセプトを考えたのは，数多く刊行されている既存のアレルギー関係の書籍でそのような考え方で企画されたものがなかったからである．気管支喘息，アトピー性皮膚炎，食物アレルギー，アレルギー性鼻炎，アレルギー性結膜炎，花粉症，アナフィラキシーという疾患別の解説書はたくさんあるが，さらにそれらのすべてを年齢階層別に特徴をとらえて1冊に記載したものは画期的であった．改訂版においてもそのコンセプト自体は変わらないが，アレルギー疾患の概念の変化，アレルゲン診断の進歩，アレルゲン免疫療法の復活，社会的対応の進歩などに焦点を絞り，改訂を行った．アレルギー疾患は小児において最も問題となり，アレルギーマーチという言葉があるように年齢階層別に乳児，幼児，学童，成人と大きく変貌を遂げていくのである．

　この改訂版が臨床の第一線で診療にあたられる研修医，一般医，そして専門医の方々の参考書として大いに利用されることを期待している．

2015年3月
国立病院機構相模原病院臨床研究センター
アレルギー性疾患研究部

海老澤元宏

序

　《小児科臨床ピクシス》シリーズの一つとして『年代別アレルギー疾患への対応』を専門編集させていただく機会を得て発刊にこぎ着けることができたのは，五十嵐隆先生，ご執筆いただいた先生方のお陰と感謝しています．

　アレルギー疾患は小児医療において，感染症と並んで最も関心の高いテーマであり，アレルギーマーチという言葉があるように，年齢階層別に乳児，幼児，学童，成人とその症状は大きく変貌を遂げていきます．今回の『年代別アレルギー疾患への対応』というコンセプトを考えたのは，多数刊行されている既存のアレルギー関係の本で，そのような考え方で編集されているものがなかったからです．気管支喘息，アトピー性皮膚炎，食物アレルギー，アレルギー性鼻炎，アレルギー性結膜炎，花粉症，アナフィラキシーという疾患別の解説書はたくさんありますが，さらにそれらのすべてを，年齢階層別に特徴を捉えて1冊にまとめ，小児アレルギー疾患を網羅するという欲張ったことを考えたのです．ガイドラインよりはるかにプラクティカルに書かれており，この1冊さえあれば日常診療における小児から若年成人までのアレルギー疾患の対応にはほとんど困らないと思います．

　全国の第一線で活躍されている小児科・アレルギー内科の先生方をはじめ，皮膚科や耳鼻咽喉科の先生方にもご執筆いただき，小児アレルギーのすべてを解説したものがここにできあがりました．本書が臨床の第一線で診療にあたられる専門医，一般医，研修医の方々の参考書として大いに利用されることを期待しています．

2009年1月
国立病院機構相模原病院臨床研究センター
アレルギー性疾患研究部
海老澤元宏

小児科臨床ピクシス 5 全訂新版
年代別アレルギー疾患への対応
目次

1章 総論
- 小児アレルギー疾患をどうとらえるか　海老澤元宏　2
- アレルギー反応の病態　斎藤博久　4
- IgE抗体　柳原行義　8
- アレルゲン　安枝 浩　13
- ケミカルメディエーター　三田晴久　22
- アレルギー疾患の問診のポイント　江村重仁　28
- 血液検査　小俣貴嗣　33
- 皮膚テスト　緒方美佳　42
- ヒスタミン遊離試験　佐藤さくら　46
- 食物経口負荷試験　柳田紀之　48
- パルスオキシメータと血液ガス　黒坂了正，富川盛光　56
- 呼吸機能検査　手塚純一郎　60
- 運動負荷試験　藤澤隆夫　66
- 気道過敏性試験　望月博之　68
- 一酸化窒素測定　勝沼俊雄，飯倉克人　72
- アレルゲン回避　西岡謙二　76
- アレルゲン免疫療法　小宮山謙一郎，永田 真　81
- 経口免疫療法　小倉聖剛，佐藤さくら，海老澤元宏　86
- 分子標的薬―オマリズマブを中心に　粒来崇博　90

2章 乳児期
- 新生児・乳児消化管アレルギー　木村光明　94
- アトピー性皮膚炎と食物アレルギー　小倉香奈子　98
- 乳児喘息の診断と鑑別疾患　荒川浩一　102
- 乳児喘息の急性発作　吉原重美　106
- 乳児喘息の長期管理　板澤寿子，足立雄一　110

3章 幼児期
- 気管支喘息の急性発作　佐藤一樹　114
- 気管支喘息重積発作　高増哲也　118
- 気管支喘息の長期管理　栗原和幸　122
- アトピー性皮膚炎　猪又直子　126
- 食物アレルギー　伊藤浩明　132
- アレルギー性鼻炎　遠藤朝彦　136
- 鼻副鼻腔炎　寺田明彦　138
- 花粉症　木村光明　140
- 保育所におけるアレルギー疾患への対応　海老澤元宏　142

4章 学童期

気管支喘息の急性発作	亀田　誠	146
気管支喘息の長期管理	井上壽茂	151
アトピー性皮膚炎	朝比奈昭彦	156
蕁麻疹・血管性浮腫	秀　道広	160
食物アレルギー	岡田　悠	164
アレルギー性鼻炎	今井　透	168
アレルギー性結膜疾患―アレルギー性結膜炎・春季カタル	高村悦子	170
花粉症	大久保公裕	174
心身症としてのアレルギー疾患	大矢幸弘	177
学校におけるアレルギー対策	今井孝成	182

5章 成人期への移行

気管支喘息	釣木澤尚実	186
アトピー性皮膚炎―思春期・成人期	古江増隆	190
食物アレルギー	猪又直子	194
アレルギー性鼻炎	松根彰志, 大久保公裕	198
花粉症	岡本美孝	201
鼻副鼻腔炎	春名眞一	204

6章 特別なアレルギー

アナフィラキシー総論	柳田紀之	208
動物アレルギー	前田裕二	214
昆虫アレルギー―ハチアレルギーを中心に	林　ゆめ子, 平田博国, 石井芳樹	216
真菌アレルギー	秋山一男	218
薬剤アレルギー	相原道子	220
NSAIDs（アスピリン）不耐症	谷口正実	224
食物依存性運動誘発アナフィラキシー	相原雄幸	228
口腔アレルギー症候群	近藤康人	232
ラテックスアレルギー	松永佳世子	236
茶のしずく	矢上晶子, 松永佳世子	239
エリスリトールアレルギー	原田　晋	242

7章 情報と指導

小児アレルギー疾患に用いられる薬物一覧	松原知代	244
薬剤指導	益子育代	252
食物アレルギーと禁忌薬物	杉崎千鶴子	257
アドレナリンの自己注射—エピペン® の使い方	浅海智之	260
スキンケアの指導	中川秀己	264
食物アレルギーの栄養食事指導	林 典子	268
食物アレルギー代替食品一覧	長谷川実穂	275

付表　食物経口負荷試験食のつくり方，定型除去食メニュー，その他　281

索引　290

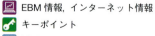

- EBM 情報，インターネット情報
- キーポイント
- 補足説明

本書の特徴
- 総論的なことに加えて，乳児・幼児・学童・成人と年代別に代表的なアレルギー疾患の食物アレルギー，アトピー性皮膚炎，気管支喘息，鼻炎，結膜炎，関連疾患をわが国の第一人者の先生方に執筆していただいた．
- 食物アレルギーと一口で言っても，乳児・幼児・学童・成人でその疾患の様相はまったく異なる．アトピー性皮膚炎，気管支喘息も同様である．
- ガイドラインよりはるかにプラクティカルに書かれており，この1冊さえあれば日常診療における小児から若年成人までのアレルギー疾患の対応にはほとんど困らないと思う．

執筆者一覧
（執筆順）

海老澤元宏	国立病院機構相模原病院臨床研究センターアレルギー性疾患研究部
斎藤　博久	国立成育医療研究センター研究所
柳原　行義	国立病院機構相模原病院臨床研究センター政策医療企画研究部
安枝　　浩	国立病院機構相模原病院臨床研究センター先端技術開発研究部
三田　晴久	国立病院機構相模原病院臨床研究センター先端技術開発研究部
江村　重仁	国立病院機構相模原病院小児科
小俣　貴嗣	神奈川県立汐見台病院小児科
緒方　美佳	国立病院機構熊本医療センター小児科
佐藤さくら	国立病院機構相模原病院臨床研究センター病態総合研究部
柳田　紀之	国立病院機構相模原病院小児科
黒坂　了正	長野県立こども病院小児集中治療科
富川　盛光	おださが小児アレルギー科
手塚純一郎	国立病院機構福岡東医療センター小児科
藤澤　隆夫	国立病院機構三重病院
望月　博之	東海大学医学部専門診療学系小児科学
勝沼　俊雄	東京慈恵会医科大学附属第三病院小児科
飯倉　克人	東京慈恵会医科大学小児科
西岡　謙二	西岡アレルギークリニック
小宮山謙一郎	埼玉医科大学病院呼吸器内科 アレルギー・喘息センター
永田　　真	埼玉医科大学病院呼吸器内科 アレルギー・喘息センター
小倉　聖剛	国立病院機構相模原病院臨床研究センターアレルギー性疾患研究部
粒来　崇博	国立病院機構相模原病院アレルギー科
木村　光明	静岡県立こども病院免疫アレルギー科
小倉香奈子	国立病院機構相模原病院小児科
荒川　浩一	群馬大学大学院医学系研究科小児科学分野
吉原　重美	獨協医科大学医学部小児科学
板澤　寿子	富山大学医学部附属病院小児科
足立　雄一	富山大学医学部附属病院小児科
佐藤　一樹	国立病院機構下志津病院アレルギー科
高増　哲也	神奈川県立こども医療センターアレルギー科
栗原　和幸	神奈川県立こども医療センターアレルギー科
猪又　直子	横浜市立大学医学部附属病院皮膚科
伊藤　浩明	あいち小児保健医療総合センターアレルギー科
遠藤　朝彦	遠藤耳鼻咽喉科・アレルギークリニック
寺田　明彦	てらだアレルギーこどもクリニック
亀田　　誠	大阪府立・呼吸器アレルギー医療センター小児科
井上　壽茂	住友病院小児科
朝比奈昭彦	東京慈恵会医科大学皮膚科
秀　　道広	広島大学医学部附属病院皮膚科
岡田　　悠	国立病院機構相模原病院小児科
今井　　透	創造会メディカルプラザ平和台病院
高村　悦子	東京女子医科大学医学部医学科眼科
大久保公裕	日本医科大学附属病院耳鼻咽喉科
大矢　幸弘	国立成育医療研究センターアレルギー科
今井　孝成	昭和大学医学部小児科学講座
釣木澤尚実	国立病院機構相模原病院アレルギー科
古江　増隆	九州大学医学部附属病院皮膚科
松根　彰志	日本医科大学武蔵小杉病院耳鼻咽喉科
岡本　美孝	千葉大学医学部附属病院耳鼻咽喉・頭頸部外科
春名　眞一	獨協医科大学病院耳鼻咽喉・頭頸部外科
前田　裕二	国立病院機構相模原病院呼吸器内科
林　ゆめ子	獨協医科大学病院呼吸器・アレルギー内科
平田　博国	獨協医科大学病院呼吸器・アレルギー内科
石井　芳樹	獨協医科大学病院呼吸器・アレルギー内科
秋山　一男	国立病院機構相模原病院
相原　道子	横浜市立大学医学研究科環境免疫病態皮膚科学
谷口　正実	国立病院機構相模原病院臨床研究センター
相原　雄幸	相模アレルギー科小児クリニック
近藤　康人	藤田保健衛生大学坂文種報德會病院小児科
松永佳世子	藤田保健衛生大学医学部皮膚科学講座
矢上　晶子	藤田保健衛生大学医学部皮膚科学講座
原田　　晋	はらだ皮膚科クリニック
松原　知代	獨協医科大学越谷病院小児科
益子　育代	東京都立小児総合医療センター看護部
杉崎千鶴子	国立病院機構相模原病院臨床研究センターアレルギー性疾患研究部
浅海　智之	国立病院機構相模原病院小児科
中川　秀己	東京慈恵会医科大学附属病院皮膚科
林　　典子	国立病院機構相模原病院臨床研究センターアレルギー性疾患研究部
長谷川実穂	国立病院機構相模原病院臨床研究センターアレルギー性疾患研究部

Quick Index　本書を使ったアレルギー疾患の診療

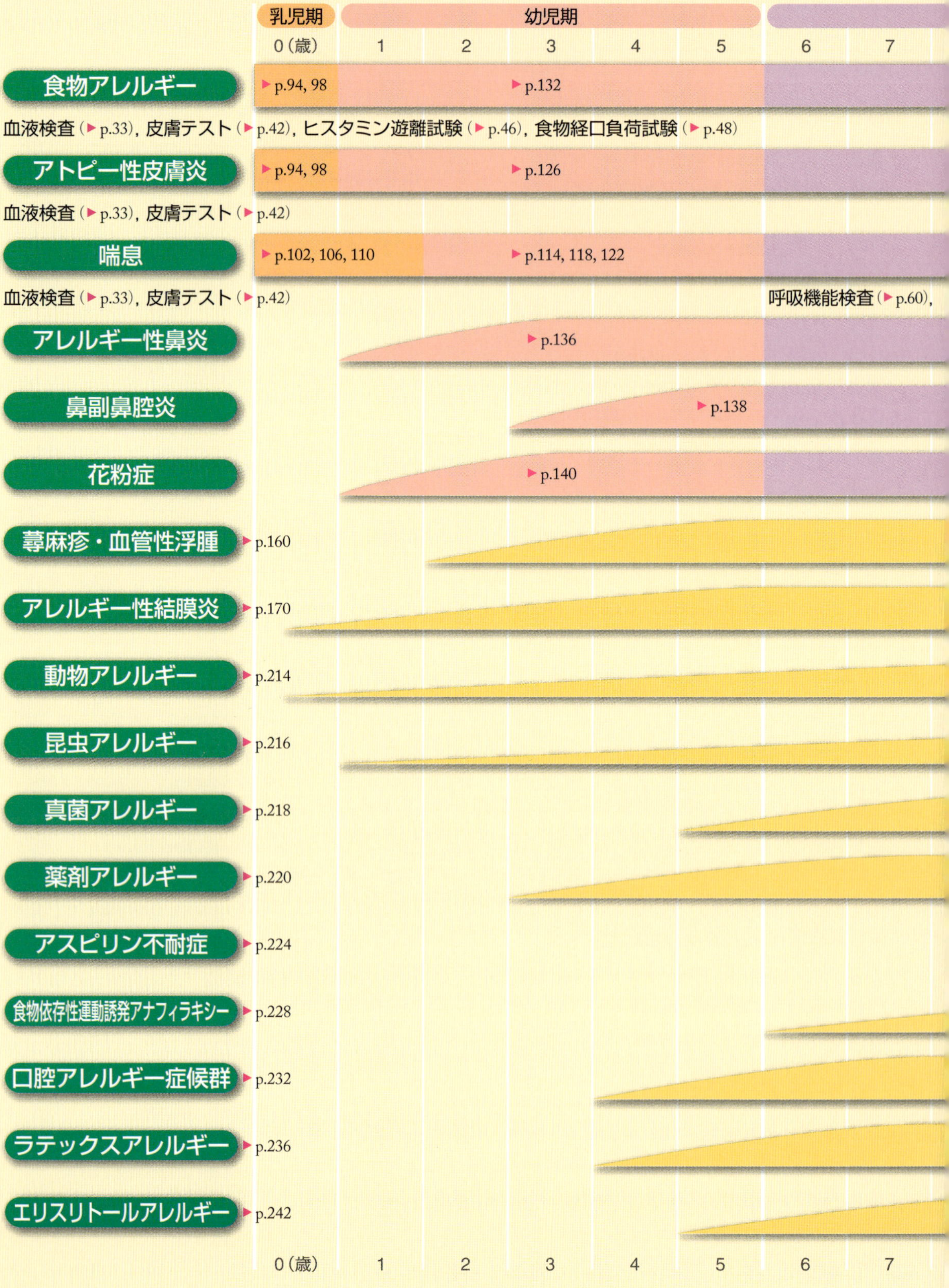

	乳児期	幼児期	
	0（歳）	1　2　3　4　5	6　7

食物アレルギー ▶p.94, 98　▶p.132
血液検査（▶p.33），皮膚テスト（▶p.42），ヒスタミン遊離試験（▶p.46），食物経口負荷試験（▶p.48）

アトピー性皮膚炎 ▶p.94, 98　▶p.126
血液検査（▶p.33），皮膚テスト（▶p.42）

喘息 ▶p.102, 106, 110　▶p.114, 118, 122
血液検査（▶p.33），皮膚テスト（▶p.42）　　　　　　呼吸機能検査（▶p.60），

アレルギー性鼻炎 ▶p.136

鼻副鼻腔炎 ▶p.138

花粉症 ▶p.140

蕁麻疹・血管性浮腫 ▶p.160

アレルギー性結膜炎 ▶p.170

動物アレルギー ▶p.214

昆虫アレルギー ▶p.216

真菌アレルギー ▶p.218

薬剤アレルギー ▶p.220

アスピリン不耐症 ▶p.224

食物依存性運動誘発アナフィラキシー ▶p.228

口腔アレルギー症候群 ▶p.232

ラテックスアレルギー ▶p.236

エリスリトールアレルギー ▶p.242

0（歳）　1　2　3　4　5　6　7

本書を使ったアレルギー疾患の診療 | xiii

	学童期					思春期					成人期
	8	9	10	11	12	13	14	15	16	17	18
	▶p.164							▶p.164, 194			▶p.194
	▶p.156							▶p.156, 190			▶p.190
	▶p.146, 151							▶p.146, 151, 186			▶p.186
運動負荷試験(▶p.66), 気道過敏性試験(▶p.68), NO測定(▶p.72)											
	▶p.168							▶p.168, 198			▶p.198
											▶p.204
	▶p.174							▶p.174, 201			▶p.201

8　9　10　11　12　13　14　15　16　17　18

小児科臨床
ピクシス
〈全訂新版〉
5

年代別アレルギー疾患への対応

◎総編集◎
五十嵐　隆
国立成育医療研究センター

◎専門編集◎
海老澤元宏
国立病院機構相模原病院

総論 小児アレルギー疾患をどうとらえるか

海老澤元宏

- アレルギー疾患は，気管支喘息，アトピー性皮膚炎，食物アレルギー，アレルギー性鼻炎，アレルギー性結膜炎，アナフィラキシーなどに分類されるが，アレルギーマーチという概念があるように，小児において最もダイナミックに疾患どうしが関連しながら発症・進展していく．
- したがって，小児アレルギー疾患を診療する場合には，疾患軸と年齢軸を合わせて二次元的にとらえていくことが肝心である．

アレルギーマーチ（❶）

- 典型的な乳児期から始まるアレルギーマーチの例は，以下のような症例である．
- 瘙痒の強い湿疹を訴えて来院した乳児患者を診た場合は，スキンケア，ステロイド外用療法を指導し経過を観察するが，改善しなかった場合には鶏卵などの食物アレルギーが共存している可能性を考慮する．
- このようなケースでは離乳食開始前までに診断がついていれば問題ないが，鶏卵アレルギーの関与を知らずに離乳食で卵を与えてしまえば即時型の食物アレルギー反応を呈し，最悪の場合アナフィラキシーに至り，救急受診となることもある．
- 湿疹はスキンケア，ステロイド外用療法に加えて適切な食物アレルギーの診断でほとんど問題なくなるが，保育所に預けると原因食物の誤食で病院に担ぎ込まれることもありうる．
- さらに1歳から2歳にかけて秋に鼻かぜをひくと，しつこい咳嗽や喘鳴が聞こえるようになる児も存在する．
- 幼児期には鶏卵アレルギーも寛解し，IgE抗体も低下傾向になっていくが，代わりにダニに対するIgE抗体が上昇してくる．最初は小発作程度であったものが，呼吸困難を伴い，重積発作を起こし入院が必要になることもある．
- 幼児期には保育所で繰り返しウイルスに罹患し，アレルギー性鼻炎をベースにした鼻副鼻腔炎から慢性的な咳嗽をきたすようになる．
- 小学校に入るころには喘息は吸入ステロイドでコントロールされ，アトピー性皮膚炎は膝窩・肘窩・頸部に悪化時に認められる程度に落ち着く．春にはスギ花粉症によってアレルギー性鼻炎・結膜炎に苦しむようになる．

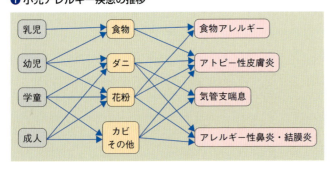

❶ 小児アレルギー疾患の推移

- 以上のような経過をたどる例は男児に多く，1人ですべてのアレルギー疾患を渡り歩くことからアレルギーマーチとよばれている．

さまざまな修飾

- 前述のアレルギーマーチでの経過は適切な診断と管理が行われていての話であるが，実際はそう簡単ではない．このような経過をたどる患児では，保護者がどのような診療を受けるかによって，アレルギー疾患の予後や経過が変わってしまう可能性が大きい．
- 実際の医療状況を説明すると，以下のような問題点があげられる．

医療サイドでの修飾

- 最初の乳児アトピー性皮膚炎への対応を適切に行わないと重症化を招く．湿疹の鑑別診断，アトピー性皮膚炎に対する指導，食物アレルギーの診断を正しくできないと，症状や検査データの悪化を招く．
- 対応が適切でない状態では，乳児アトピー性皮膚炎はいつまでたってもコントロールされず，湿疹があるために食べるものすべてに反応しているような状況にはまり込んでいく．児はかゆみのために眠れず，夜中にかきむしり，母親は育児不安のなか，つらい日々を送る．
- 湿疹がコントロールされていないと，食物アレルギーの診断は正しく行えない．
- 食物アレルギーの合併を見逃していれば，離乳食で即時型のアレルギー反応をきたすこともありうる．
- 食物アレルギーに関しては，初期診断だけではなく，寛解したかどうかを常に考えて診療にあたる必要がある．
- IgE 抗体が陽性であることを根拠に食物制限が続く例も後を絶たない．食物経口負荷試験を行わずして正しい診断・管理は不可能である．
- 気管支喘息の初期診断は誰にでも難しいが，咳が長引くと喘息，ゼーゼーすれば喘息とすぐ診断する医師も多い．一度だけの喘鳴で長期間，吸入ステロイド薬を投与されている例もみられる．
- 長引く咳の原因として，3歳以降では鼻副鼻腔炎も多く認められる．

患者サイドによる修飾

- 自分の考えに凝り固まってしまう保護者，たとえば医師の言うことにまったく耳を貸さない，ステロイドフォビア（ステロイド恐怖症），過剰な食物制限にはしるなどが該当するが，恐怖心からそのようになっている場合もあるので，保護者の心理・精神状態に関しても注意を向ける必要がある．
- 治療薬のコンプライアンスを守らない患者も多いが，学童期になれば徐々に保護者から本人へと説明対象を移行し，客観的指標を活用することも大切である．

アレルギー反応の病態

斎藤博久

アレルギー反応

- 世界アレルギー機構による用語定義[1]によれば，アレルギー反応とは「正常被験者には耐えうる微量な物質の負荷により粘膜・皮膚などに出現する客観的に再現可能な過敏な症状（つまり過敏反応）のうち免疫反応が関係するもの」とされている．
- 上記定義によれば，Coombs 分類のⅠ型アレルギー反応は IgE 抗体[*1]依存性アレルギー反応[*2]となる．Coombs 分類のⅡ～Ⅳ型アレルギー反応は自己免疫疾患などで多くみられる反応である．
- IgE 抗体依存性アレルギー反応の感作は，花粉やダニのフンなどに含まれるアレルゲン[*3]が粘膜・皮膚バリアを越え侵入し，樹状細胞[*4]より取り込まれることが引き金となる．
- 樹状細胞による抗原提示により2型ヘルパーT（Th2）細胞[*5]が増加するとインターロイキン（IL-）4 や IL-13 が分泌される．アレルゲンとともに IL-4 や IL-13 が B 細胞[*6]に作用すると，B 細胞はアレルゲンに反応する IgE 抗体をつくる．IgE 抗体はマスト細胞[*7]に強く結合し，再びアレルゲンが侵入した場合に，ヒスタミンなどの化学物質を分泌しアレルギー反応を起こす（❶）．

アレルギー体質の獲得

- 花粉症などのアレルギー疾患の罹患率[*8]は，最近30年間において世界中で急増している．

❶ アレルギー反応の成立

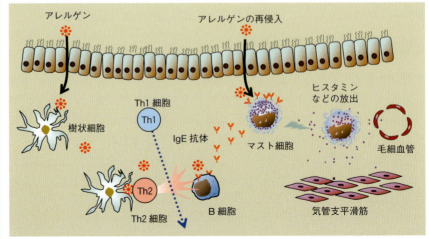

*1 **IgE 抗体**
マスト細胞に結合する．一つひとつのアレルゲンに特異的に反応する．

*2
花粉症やアトピー型喘息など，多くのアレルギー疾患は IgE 抗体依存性アレルギー反応による．

*3 **アレルゲン（抗原）**
免疫反応を引き起こし宿主に抗体をつくらせる異物を抗原といい，抗原のなかで花粉などアレルギーを起こすものをアレルゲンという．

*4 **樹状細胞**
皮膚や粘膜などに多く存在する．異物の存在を見分け，異物の情報をリンパ節に存在するT細胞に伝える．

*5 **2 型ヘルパー T 細胞（Th2 細胞）**
寄生虫や花粉などに存在する Th2 アジュバントと同時に抗原（アレルゲン）が侵入すると増殖する．IL-4 や IL-13 を分泌することにより，B 細胞に IgE 抗体をつくらせる．また，好酸球増殖因子である IL-5 を分泌する．

*6 **B 細胞**
細菌を攻撃する IgG 抗体やアレルギーを起こす IgE 抗体をつくる．

*7 **マスト細胞**
IgE 抗体とアレルゲンを介して反応した後，顆粒のなかのヒスタミンなどを放出しアレルギーを起こす．皮膚や粘膜に多く存在する．

*8
罹患率には地域差が認められ，ウシやウマのフンなどに由来する室内中のエンドトキシンが都会の 1,000 倍に達する畜産業・農業地域の住宅で乳幼児期を過ごした場合は，都会で育った場合に比べ将来の花粉症の罹患率は 1/5 となる[1,2]．

（斎藤博久．2008[1]）

❷ アトピー体質の成立

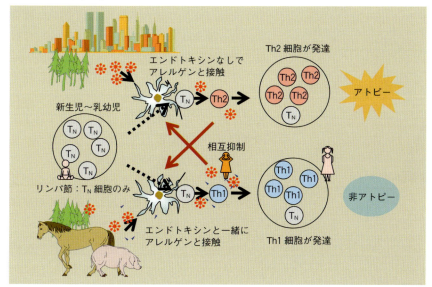

(斎藤博久. 2008[1])

- スギ花粉飛散量増加や室内冷暖房完備によりダニが増加したこと以外に，エンドトキシンなどの細菌やウイルス由来の成分と接触する機会が減ったことがアレルギー疾患増加の主な原因といわれている[1]．
- 新生児は抗原と接触していないので，リンパ節にはTh2細胞やTh2細胞の役割と拮抗する1型ヘルパーT（Th1）細胞[*9]はほとんど存在せず，ナイーブT（T_N）細胞[*10]が多い．
- 細菌やウイルス成分の存在下で抗原・アレルゲンと接触するとT_N細胞はTh1細胞に変化するが，アレルゲン（および花粉などに含まれる成分）とのみ接触するとT_N細胞はすべてTh2細胞に変化する．Th1細胞とTh2細胞は互いに増殖を抑制し合うサイトカインを分泌するので，どちらかが優位な状態に傾きやすく，乳幼児期を過ぎ，主なアレルゲンに対するT_N細胞が少なくなると，どちらかの状態に固定される．アレルギー体質，つまりアトピー体質[*11]とは，Th2細胞が圧倒的優位となった状態のことである（❷）．

アレルギー疾患の発症

- Th1細胞はインターフェロン（IFN）γを分泌する能力をもつヘルパーT細胞として定義されてきたが，最近，IFNγとともにIL-17を分泌するヘルパーT（Th17）細胞[*12]が発見された．永らくTh1細胞によって引き起こされると信じられてきた自己免疫疾患は，少なくとも動物実験ではTh17細胞によることが明らかとなった[3]．
- エンドトキシンの少ない都会地域では，アレルギー疾患とともにIFNγを産生するTh17細胞によって起こる自己免疫疾患も増加している．このような地域で育った人は，制御性T（T_{REG}）細胞[*13]も少ないことを示唆する研究成果も出されている．
- したがって，アレルギー疾患の発症に関して，免疫反応を支配するT細胞

[*9] **1型ヘルパーT細胞（Th1細胞）**
ウイルスなどの成分が存在するときに，抗原情報を樹状細胞から受け取ると増殖する．IFNγやIFNαなどのサイトカインを分泌することにより，B細胞などを活性化する．

[*10] **ナイーブT細胞（T_N細胞）**
異物と接触したことのないT細胞．異物と接触した後で1型などのヘルパーT細胞や制御性T細胞に変わる．成人になると減少する．

[*11] **アトピー体質**
遺伝的または後天的な原因により，アレルギー反応を起こすIgE抗体をつくりやすくなった体質をいう．なお，IgE依存性喘息のことをアトピー型喘息とよぶべきではない．

[*12] **17型ヘルパーT細胞（Th17細胞）**
Th1細胞と同様にIFNγを分泌するが，好中球などの炎症細胞を引き寄せる作用をもつIL-17を分泌する能力をもつ．細菌成分などと一緒に抗原が侵入すると増殖するので，細菌抗原に反応することが多い．Th1細胞よりも強い炎症を起こす．自己免疫疾患発症にも関与する．

[*13] **制御性T細胞（T_{REG}細胞）**
すべてのヘルパーT細胞の働きを抑える．無症候のアトピー体質健康人に比べ，同じレベルのIgE抗体をもつ者が難治性のアレルギー疾患患者では著しく減少している．

❸ 免疫細胞バランス

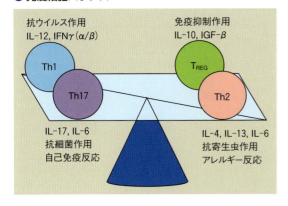

※14
そのバランスを保つことが困難な個体は乳幼児期以降生存できなかったともいえる.

※15
好酸球
アレルギー疾患患者の炎症組織に増加している. 顆粒のなかには組織を障害する酵素が多く含まれる.

TSLP：thymic stromal lympho-poietin

を4種類に分けて考察する必要がある（❸）. Th1 細胞は本来ウイルスを, Th17 細胞は細菌を, Th2 細胞は寄生虫を, それぞれ効率的に排除するために発達したと考えられ, それらの過剰な活性化を抑制するために T_{REG} 細胞が発達したと思われる[3]. T_N 細胞が多く存在する乳幼児に細菌, ウイルス, 寄生虫を含むさまざまな抗原が多く接触すると, これらのT細胞のバランスはうまく保たれるのであろう※14.

- 血清 IgE や好酸球※15 数が高値を示す重症アレルギー疾患患者と同程度の高 IgE 血症や好酸球増加を示し, 血清 IFNγ 値も同程度である無症候アトピー体質健康人について T_{REG} 細胞数を比較検討すると, 重症アレルギー疾患患者では T_{REG} 細胞数が著しく低下している[4].

- 幼児期〜学童期に発症するアレルギー性の鼻炎や喘息の罹患率, 花粉やダニなどのアレルゲンに対する特異的 IgE 抗体の獲得は, 乳児期を衛生環境下で過ごした場合, 増加する. つまり, 衛生仮説が成り立つ. しかし, 乳児期に発症する食物アレルギーやアトピー性皮膚炎では, 乳児期の下痢の回数が多いほうが発症率は高いなど, うまく当てはまらない.

- 食物アレルギーに関する最近の知見において, ピーナッツアレルギーの発症予防にピーナッツの経口摂取制限は無効で, むしろ発症リスクを高める可能性があり, ピーナッツオイルなどの使用による経皮侵入が発症リスクを高めることが示されている[5]. また, 皮膚表皮に存在するが気道上皮には存在しないバリアタンパクフィラグリンの遺伝的機能欠損は, アトピー性皮膚炎のリスクのみならず, アレルゲン感作リスク, アレルギー性鼻結膜炎, アレルギー性喘息の発症リスクを高めることが確認されている[6].

- アトピー体質の獲得は, 従来の学説どおり, IgE 抗体や好酸球の増加を促進する Th2 細胞と IFNγ を分泌する Th1 細胞（＋Th17 細胞）のバランスが Th2 細胞に傾くことにより決定されると思われる. しかし, T_{REG} 細胞数に大きな差違がみられた重症アレルギー疾患患者とアレルギー体質保有健康人は, 同程度の IFNγ 値と血清総 IgE 値や好酸球数をもっている. したがって, T_{REG} 細胞は Th17 細胞と Th2 細胞以外のバランスの制御にも関係していることを示している.

- また, アトピー性皮膚炎や食物アレルギーの成立に関しては, Th1 細胞や Th17 細胞は無関係であると思われる.

- アトピー性皮膚炎表皮では抗原提示細胞が表皮表層に増加していることに加え, TSLP などの Th2 細胞を誘導する免疫賦活物質（Th2 アジュバント）の影響で抗原提示細胞の構造が変化し, 炎症をひきおこす Th2 細胞が増加しやすくなっている. アトピー性皮膚炎患者の皮膚炎局所では表皮を越えて突起を伸ばす（つまりアレルゲンを捕捉する）樹状細胞が増加している（❹）. アトピー性皮膚炎患者表皮はアレルゲン付着による感作が成立しや

❹ 免疫寛容を生じやすい組織，アレルゲン感作を生じやすい組織

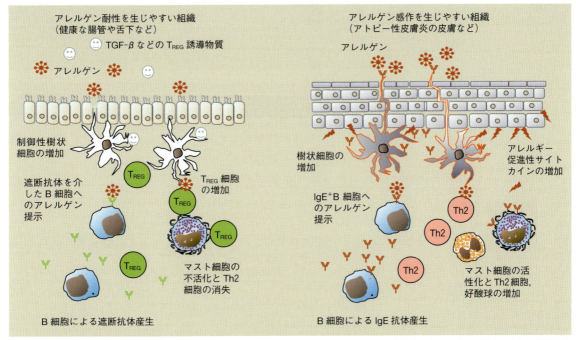

アレルギー性腸炎でも存在しない限り，母乳栄養乳児の腸管TGF-βなどの作用もあり，免疫寛容を生じやすい（左）．おそらく舌下や皮下などを経由する免疫療法が有効な場合も，このような免疫環境になっているのであろう．一方，アトピー性皮膚炎組織ではTSLPなどのアレルギー発症を促進するサイトカインやアジュバントの存在により，樹状細胞が増加し，表皮に突起を伸ばしアレルゲン感作が生じやすい環境になっていると想定される（右）．

すい状態にあり，アトピー性皮膚炎のみならず，その後の食物アレルギー・喘息などの感作に影響すると思われる[7]．ただし，皮膚経由のアレルゲン負荷はすべて感作誘導を説明できるわけではない．炎症のない皮膚を用いた食物アレルギーの経皮免疫療法は有効であると報告されている．

● また，新生児期から発症する消化管アレルギーの一部の病態では検出されないものの，牛乳アレルゲン特異的Th2細胞が認められ，経胎盤感作以外を強く示唆する．一方，炎症のない消化管などの組織では，これらTh2アジュバントは存在せず，アレルゲンが侵入しても，その情報は免疫反応を抑制するT_{REG}細胞にのみ伝わる．母乳栄養児の消化管では，母乳に多く含まれるTGF-βなどの作用によりT_{REG}細胞が増加し，免疫寛容を誘導しやすい環境にあると考えられる[6,7]＊16．

＊16
皮膚と腸管という組織自体の問題ではなく，Th2アジュバントやTGF-βなどの抗原侵入組織の環境因子の問題として考察する必要がある．

■ 文献
1) 斎藤博久．アレルギーはなぜ起こるか．東京：講談社；2008．
2) Braun-Fahrlander C, et al. Environmental exposure to endotoxin and its relation to asthma in school-age children. N Engl J Med 2002；347：869-77.
3) Orihara K, et al. Role of Regulatory and Proinflammatory T-Cell Populations in Allergic Diseases. WAO (World Allergy Organization) J 2008；1 (1)：9-14.
4) Orihara K, et al. Circulating Foxp3$^+$ CD4$^+$ cell number in atopic patients and healthy controls. J Allergy Clin Immunol 2007；120 (4)：960-2.
5) George DT, et al. Randomized trial of peanut consumption in infants at risk for peanut allergy. N Engl J Med 2015；372：803-13.
6) 斎藤博久．アレルギーはなぜ起こるのか？ 衛生仮説が当てはまるアレルギー疾患とは？ 日小医会報 2013；45：11-5.
7) Leung DY, et al. Deciphering the complexities of atopic dermatitis：Shifting paradigms in treatment approaches. J Allergy Clin Immunol 2014；134：769-79.

総論

IgE 抗体

柳原行義

免疫グロブリン

- 免疫グロブリンは抗体活性をもつタンパク質の総称であり，B 細胞が最終分化した形質細胞から分泌される[*1]．
- IgM, IgD, IgG, IgA, IgE の 5 種類のクラスがあり，さらに IgG には 4 つのサブクラス（IgG1, IgG2, IgG3, IgG4），IgA には 2 つのサブクラス（IgA1, IgA2）が存在する[*2]．
- 新生児の血中免疫グロブリンの大多数は母体由来の胎盤通過性 IgG である．
- 体内合成による血中免疫グロブリン量は，小児では IgM は 1 歳ごろ，IgD は 2〜3 歳ごろ，IgG は 3〜5 歳ごろ，IgA は 5〜10 歳ごろ，IgE は 7〜11 歳ごろに成人レベルに達する．
- 健常成人の血中総免疫グロブリン量は約 20 mg/mL であり，このうち IgG は約 15 mg/mL，IgA は約 3.5 mg/mL，IgM は約 1.5 mg/mL，IgD は約 30 μg/mL，IgE は 420 ng/mL 未満である．

IgE

- アトピー性疾患，寄生虫感染症，アレルギー性気管支肺真菌症，木村病などでは血中 IgE レベルが上昇するが，この上昇は最大でも 10〜20 μg/mL である．
- アトピー性疾患の原因抗体はアレルゲンとよばれる吸入抗原や食物抗原に特異的な IgE クラスの抗体である[*3]．

IgE の構造と機能

- IgE 分子は ε 鎖とよばれる重鎖 2 本と免疫グロブリンに共通な軽鎖 2 本から構成されており，ε 鎖定常部の 4 個のドメインのうち Cε2〜Cε4 が Fcε 領域である（❶）．
- IgE は Cε3 を介して高親和性 Fcε 受容体（FcεRI, $Kd = 10^9〜10^{10} M^{-1}$）や低親和性 Fcε 受容体（FcεRII, $Kd = 10^6〜10^7 M^{-1}$）を発現しているさまざまな細胞に結合する[*4]．
- FcεRI 陽性の主要な細胞であるマスト細胞に IgE が結合すると，単量体 IgE によって FcεRIα 鎖の発現増強，細胞の生存延長，ヒスタミンの合成，一部のサイトカイン/ケモカインの産生が誘導されるが，生存延長作用のみを示す単量体 IgE もある．また，IgE の抗原結合部位にヒスタミン遊離因子が結合する質的に異なった単量体 IgE もある[1)]．
- マスト細胞上の IgE 抗体がアレルゲンを認識して架橋されると，FcεRI の

[*1] 免疫グロブリンの基本構造は，相同な 2 本の重鎖と 2 本の軽鎖がそれぞれジスルフィド結合で結ばれた四量体である．重鎖（μ, δ, γ, α, ε 鎖）は可変部（V_H）と定常部（C_H），軽鎖（κ, λ 鎖）は可変部（V_L）と定常部（C_L）からなり，V_H と V_L が抗原結合部位，C_H がアイソタイプ決定部位である．

[*2] 系統発生学的には IgM は円口類から出現するが，IgE は哺乳類から出現する最も進化した免疫グロブリンである．

[*3] アトピー性疾患の発症には吸入抗原や食物抗原の経皮感作による IgE 抗体の産生が関与している可能性が示唆されている．

[*4] FcεRI は基本的には IgE を結合する α 鎖 1 個，シグナルを伝達する β 鎖 1 個と γ 鎖 2 個の四量体であるが，一部は β 鎖を欠失している三量体である．四量体の FcεRI はマスト細胞，好塩基球，好酸球，好中球，血小板，三量体の FcεRI は単球，樹状細胞，ランゲルハンス細胞に発現されている．FcεRII は IgE 結合性の C 型レクチンドメインをもつ CD23 と同一分子であり，B 細胞，好酸球，単球，樹状細胞，ランゲルハンス細胞に発現されている．

凝集を介して細胞が活性化される．その結果，脱顆粒が起こり，ヒスタミンに代表される顆粒メディエーターが放出されるとともに，LTC_4，PGD_2，TXA_2 などの脂質メディエーター，IL-4，IL-5，IL-6 などのサイトカイン，IL-8，MCP-1，MIP-1α などのケモカインが産生・放出される．

● IgE 抗体依存性の反応はアトピー性疾患における即時型反応，遅発型反応，慢性炎症に重要な役割を果たしている．

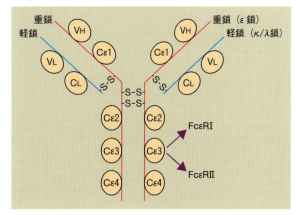

❶ IgE の構造と Fcε 受容体結合部位

IgE 分子の構造は ε2κ2 または ε2λ2 であり，κ 型の IgE が約 65％ である．IgE は Cε3 ドメインを介して FcεRI や FcεRII を発現している細胞に結合する．

B 細胞の分化と抗体の産生

● 抗体の抗原特異性，親和性成熟，クラス特異性は骨髄や二次リンパ組織における B 細胞分化の過程で獲得される[*5]．

● 二次リンパ組織で成熟した B 細胞クローンが B 細胞抗原受容体（BCR）である表面 IgM，IgD を介して特定の外来抗原を認識して活性化されると，B 細胞が増殖してクローンが拡大され，最終的にはこの BCR と同じ可変部をもつ分泌型 IgM，IgD，IgG，IgA，IgE 抗体を産生する形質細胞に分化する（❷）．

● 分泌型 IgD，IgG，IgA，IgE 抗体のクラス特異性は活性化 B 細胞における IgM からのクラススイッチ組換えを介して獲得される[*6]．

● クラススイッチ組換えには活性化 B 細胞に発現される activation-induced cytidine deaminase（AID）[*7] という核酸編集酵素が重要な働きをしている[2)]．

● 活性化 B 細胞は増植して一部は短寿命形質細胞に分化するが，一部は胚中心を形成して記憶 B 細胞や長寿命形質細胞に分化する．

IgE 免疫応答機構

● IgE 免疫応答の誘導には T 細胞依存性と非依存性の 2 つの異なった経路が独立して関与している（❸）．

● アレルゲンの B 細胞エピトープを認識した B 細胞がその T 細胞エピトープをヘルパー T（Th）細胞に抗原提示すると[*8]，B 細胞領域遊走性の濾胞 Th（Tfh）細胞が IL-4 の産生と CD40 リガンド（CD40L，CD154）の発現を介して B 細胞に AID 発現と IgE クラススイッチを誘導し，T 細胞依存性の IgE 免疫応答が誘導される[3)]．

● B 細胞エピトープのみをもつ特定のアレルゲンを認識した B 細胞が，樹状細胞，単球，好塩基球などが産生する BAFF（CD257）や APRIL（CD256）の作用を受けると[*9]，内因性の IL-4/IL-13 の存在下では AID 発現と IgE クラススイッチが誘導され，T 細胞非依存性の IgE 免疫応答が誘導される[4)]．

[*5] B 細胞は骨髄内で造血幹細胞からプロ B 細胞，プレ B 細胞，未熟 B 細胞に抗原非依存性に分化し，プロ/プレ B 細胞の段階で免疫グロブリンの重鎖と軽鎖の可変部遺伝子が再構成される．その結果，多様なレパートリーが形成され，抗原特異性が獲得される．未熟 B 細胞は表面に膜型 IgM を発現し，さらに二次リンパ組織の B 細胞領域へ移行して RNA スプライシングにより膜型 IgD を共発現した成熟 B 細胞に分化する．

BCR：B cell receptor

[*6] クラススイッチ組換えは重鎖定常部遺伝子の再編成を介して誘導される．クラススイッチの方向性は特定のサイトカインによって規定されており，たとえば IL-4 や IL-13 により IgE と IgG4 へのクラススイッチの方向性が決定される．

[*7] AID には抗体可変部遺伝子に体細胞突然変異を高頻度に導入する作用もあるので，AID は抗体の親和性成熟にも寄与している．

BAFF：B cell-activating factor of the TNF family

APRIL：a proliferation-inducing ligand

*8
ダニ，花粉，昆虫，鶏卵，牛乳，小麦などのアレルゲンはB細胞エピトープとT細胞エピトープを有している．B細胞エピトープはBCR，T細胞エピトープはTh細胞のT細胞抗原受容体（TCR）に認識される．TCRを介して活性化されたTh細胞はCD40Lを発現するとともに各種のサイトカインを産生し，その産生パターンによってIL-2，IFNγを産生するTh1細胞，IL-4，IL-5，IL-13を産生するTh2細胞，IL-17A，IL-17F，IL-22を産生するTh17細胞，IL-4，IL-21を産生するTfh細胞などに分けられる．

これらのサブセットのうち，Th2細胞がT細胞依存性のIgE抗体産生を誘導するとされていたが，Th2細胞はアレルギー炎症の病態形成に中心的な役割を果たしている．Tfh細胞は活性化B細胞や胚中心B細胞におけるIgEクラススイッチに必須であり，またTfh細胞によるIL-4依存性のIgE抗体産生はIL-21によって増強される．Tfh細胞の機能は，Th2細胞とは異なり，抗体産生に特化しているので，T細胞依存性のIgE抗体産生はTfh細胞によって誘導されると考えられている．

TCR：T cell receptor

*9
BAFFはB lymphocyte stimulator（BLyS）ともよばれ，APRILと高い相同性を有している．BAFF/APRILはCD40Lと同様，TNFスーパーファミリーのメンバーである．BAFF/APRILはウイルス由来の二本鎖RNAを認識するToll様受容体3（TLR3）を介して活性化された樹状細胞，グラム陰性菌のリポ多糖を認識するTLR4を介して活性化された単球，細菌/IgD複合体によって活性化された好塩基球などから産生される．

❷ 二次リンパ組織におけるB細胞の分化経路

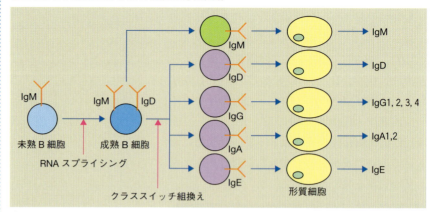

膜型IgM/IgD陽性の成熟B細胞は抗原刺激により活性化されて増殖し，各クラスの分泌型抗体を産生する形質細胞に分化する．分泌型IgD，IgG，IgA，IgE抗体のクラス特異性の獲得には，活性化B細胞におけるIgMからのクラススイッチ組換えが必須な役割を果たしている．

❸ T細胞依存性と非依存性のIgE免疫応答機構

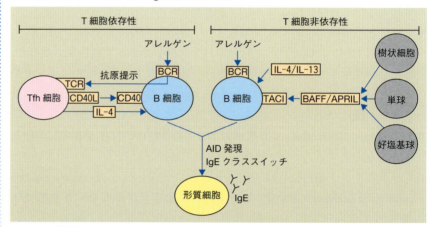

アレルゲン特異的なB細胞が特定の条件下でT細胞依存性または非依存性に活性化されると，IgE免疫応答が誘導される．T細胞依存性のIgE免疫応答にはTfh細胞由来のIL-4とCD40Lの協調作用が関与しているが，T細胞非依存性のIgE免疫応答には樹状細胞，単球，好塩基球などが産生するBAFF/APRILと内因性IL-4/IL-13との協調作用が必要である．

- IgE免疫応答の誘導には，IL-4/IL-13受容体共通サブユニットであるIL-4受容体α鎖（IL-4Rα）の活性化に加えて，CD40の活性化またはBAFF/APRIL結合共有受容体（TACI）[*10]の活性化も必要である．IL-4RαシグナルがCD40シグナルやTACIシグナルと協調することによりAIDが発現され，IgEクラススイッチが始動される．さらに，DNAの修復因子と連結酵素などを介してIgEクラススイッチが完結し，IgE抗体が産生される．

IgEクラススイッチ

- 免疫グロブリンの重鎖定常部遺伝子群は，可変部遺伝子断片群の下流にCμ-Cδ-Cγ3-Cγ1-Cα1-Cγ2-Cγ4-Cε-Cα2の順に並んで存在している．Cδを除くCμ，Cγ，Cα，Cεの上流には，クラススイッチ組換え部位であるSμ，Sγ，Sα，Sε領域があり，またCδの上流には，S領域様のσδ領域が

❹ IgE クラススイッチの誘導機序

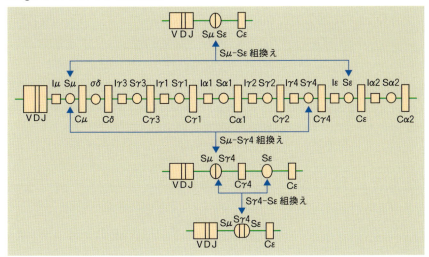

IgE クラススイッチの誘導には Sμ-Sε の直接的な組換えと Sμ-Sγ4-Sε の連続的な組換えの 2 つの異なった経路が関与している．IgE クラススイッチが完結すると，可変部領域と Cε が近接して結合する．

ある[*11]．さらに，Sμ，Sγ，Sα，Sε のすぐ上流には，germline Cμ，Cγ，Cα，Cε 転写に関与する Iμ，Iγ，Iα，Iε 領域がある[*12]．一方，Cμ と σδ の間には I 領域は存在しないので，IgD クラススイッチは，IgG/IgA/IgE クラススイッチとは異なり，germline Cδ 転写を欠失して誘導される[5]．IgE クラススイッチに関しては，まず Iε 転写とこれに続く germline Cε 転写により IgE へのクラススイッチの方向性が決定される．次いで，Sμ-Sε の直接的な組換えや Sμ-Sγ4-Sε の連続的な組換えを介して IgE クラススイッチが誘導される（❹）．

- IL-4/IL-13 の刺激により germline Cε と Cγ4 の転写物が発現される．さらに，CD40L や BAFF/APRIL の付加刺激により AID の発現が誘導される．AID の標的は S 領域の一本鎖 DNA であり，Sμ，Sγ4，Sε DNA のシチジン（C）が AID により脱アミノ化されてウリジン（U）に変換される．U は uracil N glycosylase（UNG）によって除去されるとともに，apurinic/apyrimidinic endonuclease（APE）によって Sμ，Sγ4，Sε 領域にニックが入り，二本鎖 DNA が切断される（❺）．この切断に伴って Sμ と Sε の間や Sμ と Sγ4 の間に存在する遺伝子群は環状 DNA としてループアウトされる．
- AID-UNG-APE 経路を介して切断された Sμ，Sγ4，Sε の結合には，非相同末端結合やミクロ相同末端結合が関与している[*13]．特に，ミクロ相同末端結合は DNA 末端結合の第二経路として機能している[6]．Sμ-Sε 組換えにより IgM から IgE へのクラススイッチが誘導され，また Sμ-Sγ4-Sε 組換えにより IgM から IgG4 を経て IgE へのクラススイッチが誘導される．Sμ-Sε 組換えや Sμ-Sγ4-Sε 組換えが完結すると，可変部領域と Cε が近接して結合する．その結果，近接した可変部領域と Cε をコードしている DNA が RNA に転写されて成熟 Cε mRNA が発現される．最終的には，ε 鎖

*10
BAFF 結合受容体としては trans-membrane activator and calcium modulator and cyclophilin ligand interactor（TACI, CD267），BAFF receptor（BAFF-R, CD268），B cell maturation antigen（BCMA, CD269）の 3 種類が同定されている．このうち，TACI と BCMA には APRIL も結合するので，BAFF-R が BAFF 特異的受容体となる．APRIL 特異的受容体としては heparan sulfate proteoglycan（HSPG）が同定されており，HSPG と TACI は APRIL によって架橋される．BAFF/APRIL 結合共有受容体のうち，BCMA は主に形質（芽）細胞に高発現されるので，TACI がクラススイッチを媒介している．*TACI* や *BAFF-R* 遺伝子の突然変異は一部の分類不能型免疫不全症（CVID）に認められるが，BAFF-R がクラススイッチを媒介するか否かについては，実験系により異なった結果が示されている．T 細胞非依存性のクラススイッチには特定の TLR リガンドによる B 細胞 TLR の活性化も関与しており，IL-4/IL-13 存在下では IgE クラススイッチが誘導されることがある．

CVID : common variable immunodeficiency

*11
S 領域と σδ 領域はグアニン（G）に富む短い塩基配列の繰返し配列から構成されている．S 領域には GAGCT と GGGCT の繰返し配列，σδ 領域には TGGGC の繰返し配列がある．Sμ-Sγ，Sμ-Sα，Sμ-Sε 組換えにより IgG，IgA，IgE クラススイッチが誘導され，また Sμ-σδ 組換えにより IgD クラススイッチが誘導される．

*12
Iμ プロモーターは恒常的に活性化されているので，Iμ-Sμ-Cμ 転写物から Sμ がスプライシングされた germline Cμ 転写物は構成的に発現されている．Iγ，Iα，Iε プロモーターは特定のサイトカインにより活性化される．IL-4/IL-13 は STAT6 依存性に Iε と Iγ4 のプロモーターを活性化する．Iε-Sε-Cε 転写物から Sε がスプライシングされることにより germline Cε 転写物が発現され，また Iγ4-Sγ4-Cγ4 転写物から Sγ4 がスプライシングされることにより germline Cγ4 転写物が発現される．

*13
非相同末端結合はミスマッチ修復因子, DNA切断端結合分子, DNAリン酸化酵素, DNA連結酵素などによって媒介される. ミクロ相同末端結合はミスマッチ修復因子により数塩基対のミクロ相同領域を形成した領域に特異的に作用するDNA連結酵素によって媒介される.

❺ AID 経路を介する Sμ, Sγ4, Sε DNA の切断機序

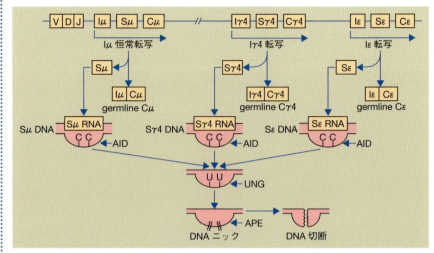

Iμ, Iγ4, Iε 転写物からスプライシングされた Sμ, Sγ4, SεRNA は, それぞれ Sμ, Sγ4, Sε 領域の二本鎖とハイブリッドを形成する. この形成に起因する一本鎖 DNA の環状構造が AID の標的であり, AID-UNG-APE 経路を介して DNA にニックが入り, 二本鎖 DNA が切断される. 切断された Sμ, Sγ4, Sε の DNA 結合は非相同末端結合やミクロ相同末端結合により媒介される.

タンパクに翻訳されて IgE が生合成される.

- Sμ-Sε 組換えによる IgE クラススイッチでは低親和性の IgE 抗体が産生されるが, Sμ-Sγ4-Sε 組換えによる IgE クラススイッチでは高親和性の IgE 抗体が産生される. 高親和性 IgE 抗体の産生には濾胞樹状細胞による高親和性胚中心 B 細胞の選択, 胚中心 Tfh 細胞と B 細胞の相互作用, IgM→IgG→IgE への連続的なクラススイッチ, 中間 IgG の親和性成熟などが寄与している[7,8].

■ 文献
1) Kashiwakura J, et al. Histamine-releasing factor has a proinflammatory role in mouse models of asthma and allergy. J Clin Invest 2012;122:218-28.
2) Honjo T, et al. Molecular mechanisms of class switch recombination:linkage with somatic hypermutation. Annu Rev Immunol 2002;20:165-96.
3) Fazilleau N, et al. Follicular helper T cells:lineage and location. Immunity 2009;30:324-35.
4) Treml JF, et al. The BLyS family:toward a molecular understanding of B cell homeostasis. Cell Biochem Biophys 2009;53:1-16.
5) Rouaud P, et al. Elucidation of the enigmatic IgD class-switch recombination via germline deletion of the IgH 3' regulatory region. J Exp Med 2014;211:975-85.
6) Eccleston J, et al. Mismatch repair proteins MSH2, MLH1, and EXO1 are important for class-switch recombination events occurring in B cells that lack nonhomologous end joining. J Immunol 2011;186:2336-43.
7) Xiong H, et al. Sequential class switching is required for the generation of high affinity IgE antibodies. J Exp Med 2012;209:353-64.
8) He JS, et al. The distinctive germinal center phase of IgE+ B lymphocytes limits their contribution to the classical memory response. J Exp Med 2013;210:2755-71.

アレルゲン

総論

安枝 浩

- アレルゲンとはヒトのⅠ型アレルギー反応の原因となる抗原，すなわち，ヒトにIgE抗体を誘導しアレルギー疾患を引き起こす抗原のことである．
- ヒトの体内への侵入経路により，気道を介する吸入性アレルゲン，消化管を介する食餌性アレルゲン，それに加えて頻度は低いが，接触や刺傷など皮膚を介する経皮性アレルゲンの3種類に大別される．
- 吸入性アレルゲンのなかで，われわれが普段の生活をしている空間中に発生するアレルゲンのことを特に環境アレルゲンといい，発生源の違いにより室内環境アレルゲンと室外環境アレルゲンがある．
- さまざまな原因物質中のアレルゲンとなる成分を多角的に分析し，その特徴を理解することはアレルギー全体を理解するうえで重要である．

アレルゲンの一般的性質，特徴[1, 2]

アレルゲン分子の生化学的・免疫化学的性質

- 代表的なアレルゲンを❶に示す．これらのアレルゲンは，生理的な条件下で容易に可溶化されるタンパク質，または糖タンパク質で，多くのものは分子量がおよそ1万～4万の間に分布している．これよりも高分子量の成分がアレルゲンとなりにくいのは，アレルゲンの侵入経路である気道や消化管の粘膜を通過しえないためであると説明されている．逆に，分子量の

❶ 代表的なアレルゲン

	由来	アレルゲン名	本来の生物学的機能	分子量 (kDa)
花粉	イネ科 (ホソムギ)	Lol p 1	不明	27
	ブタクサ	Amb a 1	ペクテートリアーゼ	38
	スギ	Cry j 1	ペクテートリアーゼ	41/45
		Cry j 2	ポリメチルガラクツロナーゼ	40
	ヒノキ	Cha o 1	ペクテートリアーゼ	48/52
	シラカンバ	Bet v 1	PRタンパク質	17
ダニ	ヤケヒョウヒダニ	Der p 1	システインプロテアーゼ	25
		Der p 2	不明	14
		Der p 3	トリプシン様セリンプロテアーゼ	30
	コナヒョウヒダニ	Der f 1	システインプロテアーゼ	25
		Der f 2	不明	14
		Der f 3	トリプシン様セリンプロテアーゼ	30

	由来	アレルゲン名	本来の生物学的機能	分子量 (kDa)
動物表皮	ネコ	Fel d 1	不明	34
	イヌ	Can f 1	リポカリン	25
真菌	アスペルギルス	Asp f 1	リボヌクレアーゼ	18
	マラセチア	Mal f 2	ペルオキシソーム膜タンパク質	21
昆虫	ユスリカ	Chi t 1	ヘモグロビン	16
	ミツバチ	Api m 1	ホスホリパーゼA_2	16
	チャバネゴキブリ	Bla g 2	不活型アスパラギン酸プロテアーゼ	36
食物	タラ	Gad c 1	パルブアルブミン	12
	卵白	Gal d 1	トリプシンインヒビター (オボムコイド)	28
	牛乳	Bos d 5	リポカリン (β-ラクトグロブリン)	20
	エビ	Pen a 1	トロポミオシン	36
	リンゴ	Mal d 1	PRタンパク質	17

- 小さな物質は分子の複雑性が少なく十分な免疫原性をもたないためにアレルゲンにはなりにくい．
- 可溶性のタンパク質アレルゲンに対するIgE抗体は，特定の三次元構造を保持したアレルゲンの分子表面の一部をB細胞エピトープとして認識している．そのため，変性，その他の要因で分子の三次元構造が破壊されれば，IgE抗体との反応性は大幅に低下する．
- どのような条件で活性を失うのかはそれぞれのタンパク質によって大きく異なっている．ダニのDer p 1やDer f 1，スギ花粉のCry j 1などは，加熱処理や尿素などの変性剤処理によって比較的簡単に変性して失活する．一方，ダニのDer p 2やDer f 2はこれらの処理に対してきわめて安定で，溶液を煮沸しても活性はほとんど低下しない．Der p 2やDer f 2のIgE抗体との結合能を低下させるためには，分子内のジスルフィド結合を還元的に切断するという操作でその三次元構造を破壊する必要がある．
- T細胞抗原レセプターによって認識されるT細胞エピトープは，抗原分子が抗原提示細胞（APC）に取り込まれて断片化された全長が15残基前後の小さなポリペプチド鎖である．そのためB細胞エピトープとは異なり，一次構造さえ保たれていれば機能を発揮することができる．

APC：antigen presenting cell

メジャーアレルゲンとマイナーアレルゲン

- アレルギーの原因となる物質のなかには複数のアレルゲンが存在する．
- ヤケヒョウヒダニの粗抽出液のなかには，30種類以上のアレルゲンの存在が確認され，❶に示したものに加え，これまでにDer p 1〜21までのアレルゲンが同定されてアレルゲン命名委員会のリストに登録されている[*1]．
- これらの多数のアレルゲンに対して患者は一様に感作されているわけではなく，感作頻度という面からメジャーアレルゲンとマイナーアレルゲンに大別される．大多数の患者が強く感作されているのがメジャーアレルゲンであり，相対的に感作頻度の低いのがマイナーアレルゲンである．
- アレルゲン命名委員会では，患者グループにおけるIgE抗体の陽性頻度が50％以上のものをメジャーアレルゲン，それ以下のものをマイナーアレルゲンであると定めている[*2]．ヒョウヒダニの場合にはDer p 1/Der f 1とDer p 2/Der f 2の2つのグループのメジャーアレルゲンがある．
- ❷に4種類のヤケヒョウヒダニアレルゲン（Der p 1, Der p 2, Der p 3, Der p 6）の精製標品に対するダニアレルギー患者のIgE抗体の分布を示した．Der p 1, Der p 2とDer p 3, Der p 6とでは，IgE抗体の陽性率，陽性例の抗体価にはいずれも大きな差がみられる．スギ花粉の場合にもメジャーアレルゲンが2種類（Cry j 1とCry j 2）ある．
- 患者グループを全体としてみれば，当然のこととしてメジャーアレルゲンが最も重要である．しかし少数ではあるが，患者グループのなかにはマイナーアレルゲンに対してより強く反応するという例も見いだされるため，個々の患者レベルではマイナーアレルゲンの重要性も無視することはできない．

*1
http://www.allergen.org 参照．

*2 **アレルゲン命名法**
アレルゲンの名称は，もともとは報告者が任意に名づけたもの（AgE, P₁, SBPなど）が用いられていた．しかし，まったく統一性がなかったため，1986年にWHO/IUISによって統一的な命名法が提唱され，1994年の改訂を経たものが現在では広く用いられている[1]．この命名法ではアレルゲンが由来する生物の属名の最初の3文字と種小名の最初の1文字，それに報告された順番のアラビア数字でアレルゲン名を表す．すなわち，ヤケヒョウヒダニ（*Dermatophagoides pteronyssinus*）由来のアレルゲンはDer p 1, Der p 2…となり，スギ（*Cryptomeria japonica*）由来のアレルゲンはCry j 1, Cry j 2…となる．なお，*Der p*Ⅰ, *Der p*Ⅱのようなイタリック体とローマ数字による表記は1994年の改訂前のもので，現在では用いられていない．

❷ ヤケヒョウヒダニの各精製アレルゲンに対する IgE 抗体

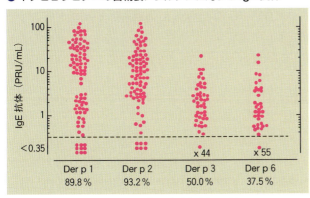

対象：ダニ陽性の成人アトピー型気管支喘息患者 88 例．

アレルゲン分子の本来の生物学的機能とアレルゲンとしての活性

- アレルゲン分子の本来の生物学的機能にはさまざまなものがある（❶）．それらはプロテアーゼをはじめとする酵素タンパク質，酵素インヒビター，リガンド結合タンパク質，構造タンパク質などである．
- ダニのアレルゲンには酵素タンパク質が多く，Der p 1，Der p 3，Der p 6，Der p 9 はプロテアーゼ，Der p 4 はアミラーゼ，Der p 8 はグルタチオン-S-トランスフェラーゼである．
- スギ花粉のメジャーアレルゲンである Cry j 1 と Cry j 2 は，いずれも植物多糖体であるペクチンを分解する酵素である．
- 哺乳動物由来のアレルゲンには，イヌの Can f 1，ラットの Rat n 1，ウシ（牛乳）の Bos d 5（β-ラクトグロブリン）など，リガンド結合タンパク質であるリポカリン（lipocalin）ファミリーに属するものが多い．
- 遺伝子がクローニングされて全配列が明らかになっても，既知のタンパク質との相同性が低いために，どのような機能をもったタンパク質なのかがいまだにはっきりしないアレルゲンも少なくない[*3]．
- このように，アレルゲン分子の本来の生物学的機能は多種多様であり，その分子構造にはアレルゲンとして共通する明確な特徴というものは見いだされていない．すなわち，アレルゲンになんらかの特殊な分子構造があるためにヒトに IgE 抗体の産生が誘導されるということではない．
- 吸入性アレルゲンの場合には，十分な免疫原性と粘膜の透過性の両方をかねそなえた適切な分子サイズのタンパク質を含む微小粒子（花粉，真菌胞子，ダニ排泄物，ネコの皮屑など）による微量，かつ持続的な経気道曝露が，遺伝的に規定されたヒトに対して Th2（2 型ヘルパー T）細胞に偏倚した免疫応答を引き起こして IgE 抗体の産生を誘導すると考えられている．
- 一方，アレルゲン分子のプロテアーゼ活性，特にヤケヒョウヒダニの主要アレルゲンである Der p 1 のシステインプロテアーゼ活性がそのアレルゲン性を増強しているという報告が数多くある．

*3 ダニの Der p 2 と Der f 2, ネコの Fel d 1 などがその代表である．

- Der p 1 のプロテアーゼ活性により，B 細胞表面の CD23（低親和性 IgE 受容体）や T 細胞表面の CD25（IL-2 受容体 α-subunit）が切断されることや，細胞間の tight junction が破壊されて気道上皮の透過性が亢進することなどが示されている．また，Der p 1 でマウスを免疫するときに IgE 抗体との反応性に差はなく，プロテアーゼ活性のみを消失させた Der p 1 を用いると，IgE 抗体，IgG 抗体ともに産生量が著しく低下することが認められている．
- さらに最近は，プロテアーゼ活性のみならず，アレルゲン分子自身が内包しているさまざまな活性や構造，あるいは原因物質中に含まれるアレルゲン以外の成分の活性や構造が，粘膜表面における自然免疫系の活性化に関与して Th2 型の免疫応答を誘導することにより，アレルゲン性を高めているという可能性が指摘されている．
- たとえば，ヤケヒョウヒダニの一方の主要アレルゲンである Der p 2 は自然免疫関連分子である MD-2 と構造的な類似性がある．MD-2 は TLR4 と会合して LPS を認識することにより細胞の活性化を誘導するが，Der p 2 はその構造的な類似性によって MD-2 の機能を肩代わりすることができる．すなわち，Der p 2 はオートアジュバント（autoadjuvant）として機能することにより自身のアレルゲン性を高める．
- また，シラカンバ花粉中に含有されている脂質のフィトプロスタン（phytoprostane）は，樹状細胞の IL-12 産生を抑制することにより Th2 反応を誘導する．
- アレルゲン分子の本来の生物学的機能は多種多様であり，その分子構造にはアレルゲンとして共通する明確な特徴というものは見いだされていない．アレルゲンがアレルゲンとして機能する要因，すなわちアレルゲン性というのは，アレルゲン自身や原因物質中のその他の成分が保有している自然免疫系を活性化して Th2 型の免疫応答を誘導する能力に依存している，そしてそのような能力には多様なものがある，と考えるのが最近の主流である．

TLR4：Toll-like receptor 4
LPS：ipopolysaccharide

アレルゲン間の交差反応性

- われわれの周囲に存在するアレルゲンはそれぞれが独立した抗原性を有しているのではなく，類似のアレルゲンの間には，多くの場合，免疫学的交差反応性が認められる．この交差反応性の程度は分類学的な近縁関係の程度と一致しており，近縁な関係にあるものほど強く交差反応する．
- 一般的に，同じ属由来のアレルゲン，たとえばヤケヒョウヒダニとコナヒョウヒダニ，ブタクサ花粉とオオブタクサ花粉などは臨床的に区別がつかないほど強く交差反応するが，分類学的にどの程度までかけ離れていても交差反応するのかはアレルゲンの種類により異なっている．
- ブタクサ属とヨモギ属の花粉のように，同じキク科に属していても属が異なると弱くしか交差反応しないものから，カバノキ科とブナ科の花粉のように，科が異なっていても強く交差反応するものまでさまざまである．

- 分類学的な近縁度に対応した交差反応ではなく，もっと広範な交差反応性を示す一連のアレルゲンがある．これらのアレルゲンはパンアレルゲンとよばれており，後述するクラス2食物アレルギーはパンアレルゲンによる交差反応性が関与する典型的な疾患である．

代表的なアレルゲン

室内塵中のダニ[*4]

- 室内塵への曝露によってアレルギー疾患が引き起こされるということは200年以上も前から知られており，1960年代の後半に日本の宮本ら，オランダのVoorhorstらによって，その室内塵アレルゲンの本態がチリダニ科のヒョウヒダニであるということが明らかにされた．
- ヒトに対するアレルゲンとして問題になるのは，チリダニ科[*5]とコナダニ科，ニクダニ科のダニである．
- チリダニ科のダニは別名，室内塵ダニ（house dust mites）といわれ，その大半はヒョウヒダニ属の2種類のダニ，ヤケヒョウヒダニ（*D. pteronyssinus*）とコナヒョウヒダニ（*D. farinae*）である．
- コナダニ科，ニクダニ科のダニは穀物倉庫などで大量発生することから貯蔵庫ダニ（storage mites）とよばれている．地球上にはコナダニ科，ニクダニ科のダニが室内環境アレルゲンとしてチリダニ科のダニ以上に重要になる地域もある．
- 日本の一般家庭ではコナダニ科，ニクダニ科のダニによるアレルギーが問題になることはほとんどない．IgE抗体の陽性率，抗体価はともにヒョウヒダニに比べるとはるかに低い（❸）．
- 従来の通気性のよい木造住宅とは異なり，近年の高気密化高断熱化された家屋では，換気などへの配慮が不十分であれば一年を通してダニの増殖に至適な環境が維持されるために，ダニは一年中繁殖し，アレルゲン量は季節変動を示さずに冬季でも高いレベルが維持されることになる．
- 室内環境がダニアレルゲンによってどれだけ汚染されているのかを評価するのに，従来は室内塵中のダニの虫体を形態学的に識別してその数を数えるという方法がとられていたが，今日ではヒョウヒダニのメジャーアレルゲン量（ヤケヒョウヒダニのDer p 1とコナヒョウヒダニのDer f 1を合計した量：Der 1量）を酵素免疫測定法（ELISA）で測定するという方法が一般的である．
- 掃除機で床や寝具から室内塵を集め，そのなかのアレルゲン量をELISAで測定して，室内塵1g中に含まれるDer 1量（μg/g dust）という単位で汚染のレベルを表す（❹）．
- このような客観的な指標を用いてさまざまな角度から評価された結果，ダニによる室内環境汚染は，単に感作のみならず，気管支喘息をはじめとするアレルギー疾患の発症，および増悪に密接に関与していることが明らかにされている（1章"アレルゲン回避"参照）．

[*4] ダニは分類学的には節足動物門，クモ型綱，ダニ目に属する8本足の生物である．室内外に広く分布し，地球上には数万種が生息していると考えられている．

[*5] チリダニ科のダニは日本のような温暖湿潤な気候の地域に特に多い．孵化後変態を繰り返しておよそ1か月で成虫になる．成虫の寿命は2～3か月で，メスは100個近くを産卵する．この間に排泄されるフンや死骸の破片中に含まれる成分がヒトに対してアレルゲンとなる．気温25℃，相対湿度75%前後で最もよく繁殖し，相対湿度が50%以下になれば繁殖することはできない．したがって，日本の一般家庭では温湿度が高くなる梅雨ごろから秋口にかけて増殖し，冬から春にかけては減少する．

❸ 各種ダニアレルゲンに対するRAST陽性率

アレルゲン		陽性率（%）	
		クラス≧2	（クラス≧3）
室内塵ダニ	d1（ヤケヒョウヒダニ）	84.3	(84.3)
	d2（コナヒョウヒダニ）	84.3	(81.9)
貯蔵庫ダニ	d70（アシブトコナダニ）	30.1	(4.8)
	d71（サヤアシニクダニ）	27.7	(9.6)
	d72（ケナガコナダニ）	13.3	(3.6)
	d73（イエニクダニ）	12.0	(2.4)

対象：成人アトピー型気管支喘息患者（$n=83$）

ELISA：enzyme-linked immunosorbent assay

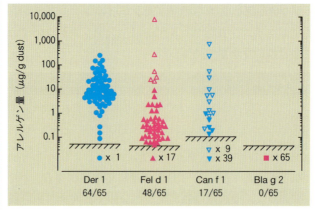

❹ 成人気管支喘息患者 65 例の寝具塵中アレルゲン量の分布

Fel d 1 と Can f 1 の open symbol はそれぞれネコ飼育家庭，イヌ飼育家庭．

🔵 ペット[3)]

- 現代社会における少子化，高齢化，核家族化の進行に伴って，室内で飼育されるペットはこれからも増加する方向にある．
- 室内で飼育されるペットでアレルギーの原因となる代表的なものは，ネコ，イヌ，げっ歯類などの中小の哺乳動物である．従来，げっ歯類によるアレルギーは実験動物取扱者における職業性アレルギーであったが，1990年代後半からハムスターをペットとして飼育することがブームとなり，それに伴う一般家庭でのハムスターアレルギーが社会問題化してきている．
- ネコやイヌのアレルゲンによる室内環境の汚染も，室内塵ダニの場合と同様に，そのメジャーアレルゲン（Fel d 1，Can f 1）量を ELISA で測定するという方法で評価される（❹）．
- ネコを飼育している家庭の室内環境が大量のネコアレルゲンで汚染されるのは当然である．しかもネコアレルゲン粒子は軽くて衣服などに付着しやすく，大量のアレルゲンが飼育者を介して公共施設や非飼育家庭に持ち込まれるために，ネコが立ち入ることのない室内環境もネコアレルゲンによって汚染される．この点がダニとは異なるネコアレルゲンの特徴である．
- 公共施設や非飼育家庭の汚染のレベルは，その地域におけるネコ飼育率[*6]に依存しており，ネコ飼育率の高い地域ほど非飼育家庭の汚染のレベルも高くなる．
- ネコ飼育率の高い地域では，非飼育家庭や公共施設の汚染が感作に適したレベルにまで高くなるため，飼育家庭よりも非飼育家庭で生まれ育ったほうが感作，発症のリスクが高くなる，というような逆転現象も認められている．

🔵 ゴキブリ[3)]

- 米国大都市の低所得者層が居住する集合住宅では，室内がダニよりもゴキブリアレルゲンに汚染されていてゴキブリ喘息が大きな問題になってい

*6 欧米では一般家庭でのネコ飼育率が 50％を超える地域も珍しくはない．

る．その原因は小型のチャバネゴキブリ（*Blattella germanica*）である．
- 日本では，チャバネゴキブリのアレルゲンが一般家庭から検出されることは少なく，多くても調査家屋の数％で，❹に示した調査では1例も検出されていない．現状では室内環境アレルゲンとして大きな問題にはなっておらず，ゴキブリ喘息に関してもきわめてまれな症例が報告されているのみである．

花粉[4]

- 花粉は室外環境アレルゲンの代表である．
- 無数にある花粉をつくる植物のなかで，花粉症の原因になる主なものは風媒花の植物である．その花は虫媒花に比べると地味で目立たないが，大気中に大量の花粉を飛散させる．
- 花粉は直径が20μm以上もあり（スギ花粉は30～35μm），そのままの大きさでは下気道にまで到達することができない．そのために上気道を中心とした花粉症特有の症状が引き起こされる．また，その症状は花粉の飛散期に限定され，明確な季節性がある．これらが花粉によるアレルギーの特徴である．
- 日本で花粉症の原因となる植物は大きく4つのグループに分類される．草本のgrassとweed，2グループの木本（tree）である（❺）．
- ❺に示した草本のイネ科とキク科，木本のカバノキ科，ブナ科，ヒノキ科の合計5科の植物によるものが，日本の花粉症の9割以上を占めている．さらにその過半数はスギ，ヒノキが原因となるスギ花粉症である．
- 従来，スギはヒノキ科ではなくスギ科の植物であった．しかし，およそ5年前にスギ科がヒノキ科に併合されたために，現在は植物分類表のうえではスギはヒノキ科の植物ということになる．
- 上記以外にも，草本ではクワ科のカナムグラ，イラクサ科のカラムシ，木本ではバラ科のモモ，リンゴ，ウメ，ナシ，ニレ科のケヤキ，モクセイ科のオリーブなどによる花粉症や花粉喘息が報告されている．しかし，地域が限定されていたり，職業性であったりして，その患者数は上記5科に比べるとはるかに少ない．

真菌[5]

- 真菌のもともとの発生源は室外にある．土壌や植物の葉，朽木などで成育した真菌胞子が大気中に飛散する．大陸の内陸部（米国アリゾナ州など）などの乾燥した地域では，室外で発生するアルテルナリア（*Alternaria*）が小児気管支喘息のメジャーアレルゲンの1つになっている．
- 室外空気中に発生した花粉や真菌胞子は，換気により，あるいはヒトの衣服などに付着して室内に持ち込まれる．
- 持ち込まれた花粉が室内で増殖することはありえないが，真菌の場合にはその場の成育環境に応じてさらに増殖する．すなわち，真菌は室外環境アレルゲンであるとともに室内環境アレルゲンでもある．

❺ 花粉症の原因になる代表的な植物

		科	代表的な種
草本	grass	イネ科	ホソムギ
			カモガヤ
			チモシー
	weed	キク科	ブタクサ
			ヨモギ
木本	tree 1	カバノキ科	シラカンバ
			ハンノキ
		ブナ科	コナラ
	tree 2	ヒノキ科	スギ
			ヒノキ
			ビャクシン

- 室内の湿度が高くて結露を生じていたり，水回りに不具合があるなどして室内環境が真菌の増殖に適していれば，目に見えるほど真菌が異常繁殖してその胞子が大量に飛散する．
- 真菌は約 6,000 属，7 万種存在し，そのうちヒトのアレルギー疾患の原因となるものは属レベルで 80 種類以上になると考えられている[4]．
- 環境中の真菌が疾患の原因であると推定されても，生活環境中の真菌汚染の実態把握は困難であり，多種類の真菌のなかから，アレルギー疾患の直接の原因になる真菌を特定することは必ずしも容易ではない．
- 皮膚テストや吸入誘発テスト用のエキスとして，あるいは IgE 抗体測定用の抗原として利用できる真菌アレルゲンの種類はきわめて限られている．しかも，真菌由来のアレルゲンは培養方法や抽出方法によって成分の組成や力価が大きく異なるという問題があり，アレルゲンエキスの標準化も進んでいないというのが現状である．

食物[6]

- 食物アレルゲンは動物由来のものと植物由来のものに大別される．
- 動物由来のものには鶏卵，乳製品，肉類，魚類，甲殻類などが，植物由来のものには穀類，豆類，ナッツ，野菜，果物などがあり，非常に多岐にわたっている．
- 機能的な面からは，完全食物アレルゲンと不完全食物アレルゲンに大別される．
- 完全食物アレルゲンは経口摂取において感作を誘導し，かつ症状を誘発する．すなわち，クラス 1 食物アレルギーに関与するアレルゲンである．
- 食物の多くは加熱調理され，さまざまな消化管酵素や胃液と接触した後に吸収される．そのために，完全食物アレルゲンとしての機能を発揮するには加熱や酸処理，プロテアーゼに対して抵抗性を示す必要がある．
- 実際に，典型的なクラス 1 食物アレルギーを引き起こす卵白やピーナッツ，あるいは魚類，甲殻類などのメジャーアレルゲンはこれらの処理に対して非常に安定である．
- 不完全食物アレルゲンはこれらの処理によって容易に活性を失うタンパク質である．したがって，これらのアレルゲンが経口摂取された場合には感作を誘導することはない．しかし，花粉やラテックス中のアレルゲンと交差反応性があるために，花粉症やラテックスアレルギーの患者が交差反応する不完全食物アレルゲンを加熱せずに摂取したときに，消化管酵素の関与が少ない口腔内において症状を誘発する．
- クラス 2 食物アレルギーに関与するタンパク質の代表は，PR タンパク質とよばれる植物の生体防御にかかわる一連のタンパク質群である．
- シラカンバ花粉症患者の多くはバラ科の果物による口腔アレルギー症候群（OAS）を合併している．その原因は PR-10 type proteins ともよばれる Bet v 1 関連タンパク質である．シラカンバ花粉の主要アレルゲンである Bet v 1 と類似のタンパク質がバラ科の果物（リンゴ，サクランボなど），

OAS：oral allergy syndrome

セリ科の野菜（セロリ，パセリなど），ダイズなどに含まれており，それらを生で摂取したときに症状を引き起こす．Bet v 1 関連タンパク質をはじめとする PR タンパク質は典型的なパンアレルゲンである．
- PR タンパク質以外にも，すべての真核生物の細胞骨格に普遍的に存在するアクチン結合性タンパク質であるプロフィリンや，動物の筋肉を構成するタンパク質で，エビなど甲殻類のメジャーアレルゲンであるトロポミオシンなどがパンアレルゲンとして知られている．

■文献

1) Chapman MD, et al. Nomenclature and structural biology of allergens. J Allergy Clin Immunol 2007；119：414-20.
2) Thomas WR. Innate affairs of allergens. Clin Exp Allergy 2013；43：152-63.
3) Platts-Mills TA, et al. Indoor allergens and asthma: report of the third international workshop. J Allergy Clin Immunol 1997；100：S1-24.
4) Weber RW. Patterns of pollen cross-allergenicity. J Allergy Clin Immunol 2003；112：229-39.
5) Bush RK, Portnoy JM. The role and abatement of fungal allergens in allergic diseases. J Allergy Clin Immunol 2001；107：S430-40.
6) Breiteneder H, Mills EN. Molecular properties of food allergens. J Allergy Clin Immunol 2005；115：14-23.

総論

ケミカルメディエーター

三田晴久

- ケミカルメディエーター（化学伝達物質，オータコイドとよぶこともある）は細胞間の情報伝達を媒介する生理活性物質と定義され，生理活性アミン，脂質メディエーター，サイトカインなどに大別される[*1]．
- 代表的な炎症性細胞であるマスト細胞や好酸球は，多くの種類のケミカルメディエーターを生成遊離して炎症反応を引き起こすと考えられている．
- あるケミカルメディエーターが症状を引き起こす原因となっていることは，その生成阻害薬や受容体拮抗薬で症状が改善されることを証明する必要がある（intervention study）．
- 本稿では，アレルギー疾患との関係で議論されることが多い生理活性アミンのヒスタミンと，アラキドン酸カスケードの産物を中心とする脂質メディエーターについて概説する．

ヒスタミン

- ヒスタミンはマスト細胞と好塩基球でヒスチジンから合成され，これらの細胞の顆粒中でプロテオグリカンのグリコサミノグリカン側鎖とイオン結合をして存在している．
- マスト細胞や好塩基球はIgEの高親和性受容体（FcεRI）が発現しており，細胞表面のIgE抗体がアレルゲンと結合することでさまざまなシグナル伝達メカニズムを経て刺激が細胞内に伝えられ脱顆粒を起こす[*2]．
- マスト細胞はヒスタミンとともに顆粒中に含まれるセリンプロテアーゼの種類や量によって，トリプターゼを含むマスト細胞（MC_T）とトリプター

[*1] ケミカルメディエーターは神経伝達物質（神経節の非常に狭い範囲でのみ作用する）よりも広く，ホルモン（血流にのって標的臓器で作用）よりは狭い範囲で作用する生理活性物質と考えられている．また存在形態により，細胞内に貯蔵されて刺激を受けたときに遊離されるヒスタミンのようなpreformed mediatorと，一般的には細胞内に貯蔵されず細胞が刺激を受けたときにつくられて遊離されるアラキドン酸代謝産物のようなnewly generated mediatorとに分類されることがある．

[*2] 脱顆粒によるイオン濃度の変化でイオン結合が解除されて細胞外液にヒスタミンが遊離されるので，生体試料中でのヒスタミン濃度の増加はマスト細胞か好塩基球が刺激を受けたことの状況証拠と考えられている．

❶ マスト細胞，好塩基球のケミカルメディエーター

	マスト細胞		好塩基球
共通の特徴	トルイジンブルーで異染色性を呈する．FcεRIを発現．ヒスタミンを含有		
フェノタイプ	粘膜型（肺） MC_T	結合組織型（皮膚） MC_{TC}	
顆粒中プロテオグリカン	ヘパリン	ヘパリン	コンドロイチン硫酸
セリンプロテアーゼ含有量（pg/cell）	トリプターゼ（10） キマーゼ（<0.3）	トリプターゼ（35） キマーゼ（4.5）	トリプターゼ（0.04）
ヒスタミン含量（pg/cell）	2〜5	2〜5	1〜2
ロイコトリエンC_4生成量（ng/10^6 cells）	約80	微量？	約50
プロスタグランジンD_2生成量（ng/10^6 cells）	約100	約100	

ヒトのマスト細胞，好塩基球はともにロイコトリエンB_4をほとんど生成しないと考えられている．プロスタグランジンD_2はマスト細胞が最も多量に産生するプロスタグランジンである．一方，好塩基球はシクロオキシゲナーゼの産物（プロスタグランジン類）を産生しない．

ゼとキマーゼを含むマスト細胞（MC_{TC}）の2つのフェノタイプに分類される（❶）．
- マスト細胞は神経ペプチドや補体などの刺激によっても脱顆粒を起こすことが知られており，フェノタイプによりメディエーターの遊離に違いがみられる[1]．
- ヒスタミンは平滑筋の収縮，血管透過性亢進，毛細血管拡張作用などの炎症性メディエーターとしての性質をもち，アレルギー性鼻炎におけるくしゃみ反応や鼻汁を引き起こす原因物質の一つと考えられている．

脂質メディエーター

- 細胞膜を構成するリン脂質が細胞質ホスホリパーゼA_2（cPLA2α）により加水分解されて生成するアラキドン酸は，シクロオキシゲナーゼ（COX）とリポキシゲナーゼ（LOX）の2つの酵素によってさまざまな脂質メディエーターに代謝される（❷）．
- この代謝経路の一部から血小板活性化因子（PAF，あるいは構造にちなんでAGEPCやAAGPCともよばれる）も産生される．
- PAFは動物実験の結果からアレルギー疾患における重要なケミカルメディエーターと考えられていたが，PAFの受容体拮抗薬の気管支喘息患者での臨床治験で好ましい結果が得られなかったことから，現在ではアレルギー疾患への関与は疑問視されるに至っている．

COX：cyclooxygenase

LOX：lipoxygenase

PAF：platelet-activating factor

AGEPC：acetyl glyceryl ether phosphorylcholine

AAGPC：1-O-alkyl-2-acetyl-sn-glycero-3-phosphocholine

❷ シクロオキシゲナーゼ系，リポキシゲナーゼ系の代謝経路

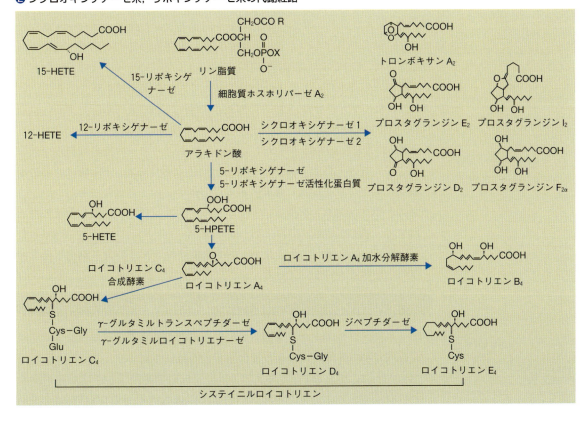

LT：leukotriene

PG：prostaglandin

TX：thromboxane

*3 アラキドン酸に結合して効率よく 5-LOX に提示する役割を担う．

FLAP：5-lipoxygenase-activating protein

5-HPETE：5-hydroperoxyeicosatetraenoic acid（5-ヒドロペルオキシエイコサテトラエン酸）

CysLTs：cysteinyl leukotriene

*4 受容体については国際薬理学連合のホームページ，IUPHAR database（http://www.iuphar-db.org/）参照．

ロイコトリエン（LT）

- アラキドン酸から COX によってプロスタグランジン（PG）類とトロンボキサン（TX）が，LOX によってロイコトリエン類がつくられる（❷）．
- ヒトの LOX は 5，12，15 の 3 種類といくつかのアイソフォームの存在が知られている．アラキドン酸の 5 番目の位置に酸素添加をする 5-LOX と 5-リポキシゲナーゼ活性化タンパク質（FLAP）*3 の作用によって 5-HPETE を経てロイコトリエン A_4（LTA_4）がつくられ，LTA_4 を中間物質として 2 種類のロイコトリエンが生成する．
- LTA_4 は LTC_4 合成酵素によって LTC_4 になり，LTB_4 合成酵素（LTA_4 加水分解酵素）によって LTB_4 になる．LTC_4 は LTD_4，LTE_4 へと代謝され，LTC_4，LTD_4，LTE_4 は脂質部分とシステインがチオエーテル結合をしていることからシステイニルロイコトリエン（CysLTs）と総称される．
- CysLTs は平滑筋の収縮作用，血管透過性の亢進，粘液分泌亢進などの炎症性メディエーターとしての特徴に加え，平滑筋細胞の増殖，好酸球の遊走活性，マスト細胞の増殖などの多くの作用が報告されている[2]．
- マスト細胞，好塩基球，好酸球は LTC_4 を産生し，一方，好中球は LTB_4 を産生する．単球やマクロファージは LTC_4 と LTB_4 の両方を産生するが，非生理的な刺激によっても産生量は多いものではない．

プロスタグランジン，トロンボキサン

- アラキドン酸は COX によって PGG_2 を経て PGH_2 へと代謝される．
- COX はアラキドン酸から PGG_2 を生成するシクロオキシゲナーゼ活性と PGG_2 から PGH_2 をつくるペルオキシダーゼ活性の 2 つの活性を併せもった酵素で，COX には組織構成的に発現している COX-1 と炎症反応に伴って誘導される COX-2 の 2 つのアイソザイムの存在が知られている．
- PGH_2 はイソメラーゼによって PGE_2，$PGF_{2\alpha}$，PGD_2，PGI_2 や TXA_2 になる．個々の PG や TX のアレルギー疾患への関与はあまりわかっていない．
- PGE_2 は平滑筋の弛緩作用やケミカルメディエーターの遊離抑制作用のようなアレルギー疾患の修復に影響していると考えられ，PG 類は中心的な役割というよりも症状の修飾因子として働いている可能性がある．
- マスト細胞は PGD_2 を多量に産生するので生体試料中の PGD_2 濃度の増加はマスト細胞が活性化されたことを示すマーカーの一つと考えられてきたが，PGD_2 は単球，マクロファージや皮膚のランゲルハンス細胞も産生することが明らかになっている．

ケミカルメディエーターの受容体（❸）

- ケミカルメディエーターは細胞表面や細胞内の受容体*4 に結合して細胞内や核内に刺激を伝達することで作用が引き起こされる．
- ヒスタミン，LT，PG などのメディエーターの受容体は cAMP 合成酵素などのいくつかのエフェクター系へ刺激が伝達される過程で GTP 結合タン

ケミカルメディエーター 25

パク質（Gタンパク）が共役因子となっており，これらの受容体をGタンパク質共役受容体（GPCR）とよぶ．GPCRは細胞膜を7回貫通する共通の構造をもつ．

> GPCR：G protein coupled receptor

- Gタンパクは α, β, γ の3つのサブユニットからなり，αサブユニットの

❸ ケミカルメディエーターの受容体

① ヒスタミン受容体のサブタイプ

受容体	natural ligand	特異的拮抗薬	組織分布	染色体領域	G蛋白質
H_1	ヒスタミン	メピラミンほか	脳，平滑筋	3p25	Gq
H_2	ヒスタミン	シメチジンほか	胃	5q35.2	Gs
H_3	ヒスタミン	チオペラマイド	脳	20q13.33	Gi, Go
H_4	ヒスタミン	JNJ7777120ほか	白血球	18q11.2	Gi

② ロイコトリエン受容体のサブタイプ

受容体	natural ligand	特異的拮抗薬	組織分布	染色体領域	G蛋白質
$CysLT_1$	$LTD_4 > LTC_4 > LTE_4$	プランルカスト，モンテルカスト，ザフィルルカスト，MK 571[*1]	脾臓，白血球，肺，気管支，腸	Xq13-Xq21	Gi
$CysLT_2$	$LTC_4 = LTD_4 > LTE_4$	BAY u9773[*2]	心臓，脳，白血球，血管内皮，脾臓，副腎	13q14?	Gi
GPR17	CysLT，ヌクレオチド		脳		Gi
GPR99[3)]	LTE_4				
BLT_1	LTB_4		白血球，脾臓，胸腺	14q11.2-q12	Gi, Gq(?)
BLT_2	LTB_4[*3]		脾臓，その他	14q11.2-q12[*4]	Gi

> [*1] $CysLT_1$ 受容体拮抗薬として基礎研究にしばしば使用される．
> [*2] BAY u9773 は $CysLT_1$ 受容体と $CysLT_2$ 受容体の非特異的拮抗薬として基礎研究に使用されるが，BAY u9773 は $CysLT_2$ 受容体の部分作動薬（partial agonist，作動薬の作用を併せもつ拮抗薬）なので，BAY u9773 を使用して得た結果の解釈には注意が必要である．
> [*3] 低親和性の LTB_4 受容体．
> [*4] BLT_2 のタンパク質翻訳領域は BLT_1 のプロモーターと重なっている．さまざまな BLT_1, BLT_2 の拮抗薬が基礎研究に使用されているが，ほとんどが市販されていない．

③ プロスタノイド受容体

natural ligand	タイプ/サブタイプ	アイソフォーム	G蛋白質	2nd messenger	染色体領域	作動薬
プロスタグランジン E_2	EP_1		?	Ca	19p13.1	
	EP_2		Gs	cAMP	14q22.1	butaprost
	EP_3	EP3A	Gi	cAMP	1p31.2	
		EP3B	Gs	cAMP		
		EP3C	Gs	cAMP		
		EP3D	Gi, Gs, Gq	PI, cAMP		
	EP_4		Gs	cAMP	5p13.1	ONO-AEI-329
プロスタグランジン $F_{2\alpha}$	FP	FPA/FPB	Gq	PI	1p31.1	
プロスタグランジン I_2	IP		Gs, Gq	PI, cAMP	19q13.3	
トロンボキサン A_2	TP	TPα/TPβ	Gq, Gi, Gs	PI, cAMP	19q13.3	U46619
プロスタグランジン D_2	DP_1		Gs	cAMP	14q22.1	BW245C
	DP_2 CRTH2 (CD294)		Gi	Ca	11q12-q13.3	DK-PGD_2[*1] 11-$DTxB_2$[*2] インドメタシン

> [*1] 13,14-dihydro-15-keto-PGD_2
> [*2] 11-dehydro-thromboxane B_2
> プロスタグランジン受容体については論文により異なるデータが報告されていることがある．

種類によって数種類に分類される[*5]．

- ケミカルメディエーターの受容体のサブタイプによって異なるGタンパク質αサブユニットへ共役している場合があるので，ケミカルメディエーターの作用は組織や細胞に発現している受容体のサブタイプに依存している[*6]．
- ヒスタミン受容体には4種のサブタイプの存在が知られており，H_1やH_2受容体の拮抗薬は治療薬として使用されているが，H_3やH_4受容体の作動薬や拮抗薬はまだ治療には利用されていない．
- CysLTs受容体には4種類のサブタイプが知られている．
- $CysLT_1$受容体と$CysLT_2$受容体はそれぞれのCysLTsの結合性の強さによって分類され，$CysLT_1$受容体拮抗薬は気管支喘息や鼻炎の治療薬として使用されている．
- $CysLT_2$受容体に特異的な拮抗薬が存在しないために$CysLT_2$受容体の機能はあまりよくわかっていない．多くの細胞では$CysLT_1$受容体と$CysLT_2$受容体は共存しているが，血管内皮細胞では$CysLT_2$受容体のみが発現していると考えられている．
- $CysLT_1$受容体と$CysLT_2$受容体が共発現している細胞ではこれらはヘテロダイマーとして存在しており，$CysLT_1$受容体の拮抗薬は$CysLT_2$受容体の作用も抑制できる可能性も示唆されている[4]．
- アゴニストが同定されていないオーファン受容体だったGPR17はCysLTs受容体とヌクレオチド受容体（P2Y受容体）の両方の特徴をもつdual receptor[*7]で，脳梗塞などに関係することが明らかになった[5]．
- LTB_4はBLT_1やBLT_2のような細胞膜上の受容体だけでなく，核内受容体のペルオキシソーム増殖剤応答性受容体α（PPARα）に対する作動薬としても作用し，炎症反応の抑制に働くと考えられている[*8]．

ケミカルメディエーターの体内での遊離についての臨床研究

- 病態に伴うケミカルメディエーターの体内での遊離はさまざまな生体試料を用いて測定されている．
- ケミカルメディエーターの気道での濃度は肺胞洗浄液や肺胞被覆液を用いて測定できるが，これらの試料の採取は著しく侵襲的である[*9]．
- ケミカルメディエーターの血清中の濃度は推移が速いために増加をとらえにくく，さらに非常に濃度が低いために正確な測定は多くの技術上の困難を伴う．
- 尿中のケミカルメディエーターは膀胱や腎臓から生成されている可能性があるので，この可能性を排除するために，ケミカルメディエーター自体ではなく対応する代謝産物を測定する必要がある（❹）．
- 尿中の代謝産物の濃度は代謝，排泄に関係する肝臓や腎臓機能の異常によっても変動する可能性があり，肝硬変により尿のLTE_4濃度が増加することも報告されているので，ケミカルメディエーターの増減を調べるためには肝機能，腎機能が正常であることが前提となる．

[*5] Gαsは cAMP を増加させ，Gαiは cAMP の増加を抑制し，Gαqは細胞内カルシウム濃度を増加させる作用をもつ．受容体とGαsやGαiへの共役は，細胞をコレラ毒で処理するとGαsの機能が阻害され，百日咳毒素で処理するとGαiの機能が阻害されることで調べることができる．

[*6] 受容体を発現している細胞によって共役するGタンパク質が異なっている可能性も示唆されている．

[*7] dual receptor
脚受容体は一般的に類似構造をもつ化合物を特異的に認識するが，まったく構造の異なる2種類の化合物と結合する受容体をdual receptorとよぶ．

PPARα：peroxisome proliferator activated receptor α

[*8] ある細胞上に異なる機能をもつ受容体が共発現している場合に現れる作用の一例として，好酸球へのPGD_2の作用をあげることができる．PGD_2の受容体であるDP_1とCRTH2（CD294，DP_2と表記する場合もある）はGsとGiという相反する機能のGタンパク質と共役しており，好酸球でのPGD_2の作用は受容体のそれぞれのサブタイプの発現の程度に依存してくる[6]．なお，PGD_2の代謝産物である15-デオキシ-$\Delta^{12,14}$-PGJ_2は，PPARγの作動薬として作用することが明らかになっている．

[*9] 強制痰の採取も高張食塩水の吸入が炎症を引き起こすので，短期間に頻回の採取は好ましくないと考えられている．
最近では，非侵襲的に採取できる呼気水や尿を用いた研究が行われている．

❹ ケミカルメディエーターの尿中代謝産物

ケミカルメディエーター	尿中代謝産物
ヒスタミン	N-メチルヒスタミン N-メチルイミダゾール酢酸
ロイコトリエン C_4	ロイコトリエン E_4 *1 N-アセチル-ロイコトリエン E_4
ロイコトリエン B_4	ロイコトリエン B_4 グルクロン酸抱合体
トロンボキサン A_2	11-デヒドロ-トロンボキサン B_2 *1 2, 3-ジノル-トロンボキサン B_2 *1
プロスタグランジン I_2 (プロスタサイクリン)	2, 3-ジノル-6-ケト-プロスタグランジン $F_{1\alpha}$ *1
プロスタグランジン D_2	$9\alpha, 11\beta$-プロスタグランジン F_2 *1 2, 3-ジノル-11β-プロスタグランジン $F_{2\alpha}$ $9\alpha, 11\beta$-dihydroxy-15-oxo-2, 3, 18, 19-tetranor-prost-5-ene-1, 20-dioic acid 11, 15-dioxo-9α-hydroxy-2, 3, 4, 5-tetranor-prostan-1, 20-dioic acid
プロスタグランジン E_2	7α-hydroxy-5, 11-diketo-tetranor-prostane-1, 16-dioic acid
プロスタグランジン $F_{2\alpha}$	5α-hydroxy-11-keto-tetranor-prostane-1, 16-dioic acid

*1 Cayman 社(Ann Arbor, MI, USA) から酵素免疫法による測定キットが市販されているが,尿中濃度の正確な測定のためには尿の精製処理を欠かすことはできない.

- トロンボキサン A_2 や PGI_2 などのいくつかのケミカルメディエーターの代謝産物の濃度には日内変動がみられるので,その影響で病態によるケミカルメディエーター濃度の増減がわかりにくくなることがある.
- ヒトに ^3H で標識した LTC_4 を静脈内投与した研究では ^3H-LTE_4 が約5%程度も尿に排泄されることが明らかになっており,尿中の LTE_4 濃度は体内での LTC_4 の産生を示す有益なマーカーとなる.しかし,尿中の濃度測定ではケミカルメディエーターを産生している組織を特定することはできず,生成している組織を特定するためには局所での濃度を反映できる生体試料を用いた研究がさらに必要となってくる.
- マスト細胞の顆粒に存在するトリプターゼ*10 や好酸球の顆粒マトリックスに含まれる EDN (EPX ともよばれる) はそれぞれの細胞のマーカーとして血清などの生体試料で測定される.
- 酸化ストレスの尿中マーカーとして 8-エピ-$PGF_{2\alpha}$,一酸化窒素 (NO) の尿中マーカーとしてニトロチロシンなどが測定されることがあり,いずれも Cayman 社からキットや測定に必要な試薬類が販売されている.

*10 トリプターゼはファディア社との共同研究として依頼測定が可能.EDN の酵素免疫法による測定キットは医学生物学研究所(MBL) から市販されている.

EDN:eosinophil-derived neurotoxin

NO:nitric oxide

■ 文献

1) Oskeritzian CA, et al. Surface CD88 functionally distinguishes the MCTC from the MCT type of human lung mast cell. J Allergy Clin Immunol 2005;115:1162-8.
2) Kanaoka Y, Boyce JA. Cysteinyl leukotrienes and their receptors:Cellular distribution and function in immune and inflammatory responses. J Immunol 2004;173:1503-10.
3) Kanaoka Y, et al. Identification of GPR99 Potein as a potential third cysteinyl leukotriene receptor with a preference for leukotriene E4 ligand. J Biol Chem 2013;288:10967-72.
4) Jiang Y, et al. CysLT2 receptors interact with CysLT1 receptors and down-modulate cysteinyl leukotriene dependent mitogenic responses of mast cells. Blood 2007;110:3263-70.
5) Ciana P, et al. The orphan receptor GPR17 identified as a new dual uracil nucleotides/cysteinyl-leukotrienes receptor. EMBO J 2006;25:4615-27.
6) Gervais FG, et al. Selective modulation of chemokinesis, degranulation, and apoptosis in eosinophils through the PGD2 receptors CRTH2 and DP. J Allergy Clin Immunol 2001;108:982-8.

アレルギー疾患の問診のポイント

江村重仁

- 小児アレルギー疾患においてはアレルギーマーチ[*1]という概念があり，成長に伴いアレルギー症状が変化する．また，患児をとりまく環境もめまぐるしく変化する．このような変化を考慮することが，小児アレルギー疾患の治療を行ううえで重要となる．

小児アレルギー疾患に共通の問診（❶）

- 患児の既往歴・アレルギー疾患既往歴・合併症の有無を確認する．
- アレルギー疾患は遺伝的因子と環境因子の影響が発症に関与する．まず両親・同胞のアレルギー疾患歴を確認する．また，環境因子として，家庭内の喫煙状況，ペットの飼育状況，住宅や寝具について問診する．両親の実家で過ごすことの多い患児については実家の環境についても問診する．
- 過去に行われたアレルギー検査について確認する．
- ❷にアレルギー疾患別の問診ポイントをまとめる．

食物アレルギー[1)]

- 過去に誘発された症状について，誘発症状を経験した年齢，摂取した食品，誘発症状の内容，摂取から症状出現までの時間，その後の時間経過，症状が誘発されたときの体調や状況，再現性の有無を確認する．摂取した食品については，調理形態や摂取量などを詳細に確認する．
- 現在の食品の摂取状況を確認する．完全に除去をしているのか，それとも加工品などは摂取できる部分的な除去であるのか，具体的な食品名をあげて確認する．
- すでに食物の除去を行っている場合，その除去に至った根拠と除去を行った後の症状の変化を確認する．

新生児・乳児期

- この時期に特徴的な食物アレルギーとして，新生児・乳児消化管アレルギー[*2]と食物アレルギーが関与する乳児アトピー性皮膚炎があげられる．
- まずは患児の栄養方法（母乳・人工乳，離乳食開始の有無）を確認する．母乳の際には，母親の食事状況を確認する．また，人工乳の際には，その種類を確認する．
- **新生児・乳児消化管アレルギーを疑う場合**：発症の時期と嘔吐や下痢，血便などの消化器症状を確認する．
- **食物アレルギーの関与する乳児アトピー性皮膚炎を疑う場合**：まずは環境因子とスキンケア方法，ステロイド外用療法の有無について確認する．その後，食品の種類と摂取に対する皮膚症状の出現状況やその時間経過，頻繁に使う食材，再現性，最終症状出現時期を確認する．食物日誌を使用す

[*1] **アレルギーマーチ**
アトピー素因を有する患児において，複数のアレルギー疾患が成長とともに新たに発症したり，増悪・軽快を繰り返す現象をアレルギーマーチという．

[*2] **新生児・乳児消化管アレルギー**
新生児期に主として発症する食物アレルギーで，哺乳開始後に嘔吐・下痢・血便などの消化器症状をきたす．乳児用調製粉乳によるものが大半であるが，大豆や米などが原因となる場合もある．また，母乳のみでも起こりうる．

❶ アレルギー疾患共通の問診事項

既往歴 家族歴	アレルギー疾患既往歴 アレルギー疾患家族歴
環境因子	1. 同居家族の喫煙状況 2. ペット飼育状況（ときに実家の状況も必要なことがある） 3. 住居について 　1）住居の種類　　　　　　①持ち家　　②借家　　③社宅 　2）建物の形態　　　　　　①モルタル　②木造　　③鉄筋コンクリート　④その他 　3）築年数は？　　　　　　①新築　　　②築　　年 　4）何階建ての何階ですか？　　　建ての　　階 　5）日当たりは？　　　　　①良好　　　②普通　　③悪い 　6）風通しは？　　　　　　①良好　　　②普通　　③悪い 　7）じゅうたんはありますか？　①ない　　②ある　　部屋（居間, 子ども部屋, 応接間） 　8）畳はありますか？　　　①ない　　　②ある　　部屋 　9）布製ソファーはありますか？①ない　　②ある 　10）部屋の暖房の種類は何ですか？①ファンヒーター（電気, ガス, 灯油）　②普通のストーブ 　　　　　　　　　　　　　③エアコン　④ホットカーペット　⑤その他 　11）クーラーをよく使いますか？①よく使う　②ときどき　③まったく使わない 4. 寝具について, 該当するものに○をつけてください 　1）患児の布団は何を使っていますか？ 　　①羽毛　②木綿　③化学繊維　④羊毛　⑤その他 　2）家族の布団は何を使っていますか？ 　　①羽毛　②木綿　③化学繊維　④羊毛　⑤その他 　3）患児の枕は何を使っていますか？ 　　①そばがら　②スポンジ　③パンヤ　④羽毛　⑤プラスチック　⑥その他 　4）家族の枕は何を使っていますか？ 　　①羽毛　②木綿　③化学繊維　④羊毛　⑤その他

（国立病院機構相模原病院小児科の問診票を基に作成）

❷ アレルギー疾患別の問診のポイント

	食物アレルギー	気管支喘息	アトピー性皮膚炎	蕁麻疹	アレルギー性鼻炎・結膜炎
全年齢を通して	・誘発症状経験年齢 ・摂取食品（調理形態, 量） ・誘発症状 ・摂取から症状出現までの時間 ・対処方法と時間経過 ・誘発時の体調・状況 ・再現性の有無 ・現在の食物除去状況	・喘鳴の種類（吸気性, 呼気性） ・発症時期・頻度 ・誘因 ・環境因子 ・過去の治療歴	・湿疹の出現時期 ・出現部位・形状 ・継続期間 ・瘙痒 ・夜間睡眠 ・スキンケア方法 ・過去の治療歴（外用剤の種類や塗布の方法）	・膨疹・紅斑の出現時期 ・出現部位・形状 ・瘙痒 ・継続時間 ・直接的誘因の有無 ・背景・悪化因子の有無 ・服薬歴	・発症年齢 ・症状の種類・程度 ・誘発される時期・時間帯・場所 ・誘因 ・過去の治療歴
乳児期	・栄養方法（母乳・人工乳, 離乳食開始の有無）	・出生時情報 ・急性喘鳴か反復性喘鳴か ・ウイルス感染の既往	・栄養方法（母乳・人工乳, 離乳食開始の有無） ・食物の除去の有無		・感染を疑わせるエピソードの有無（集団保育に通い始めた時期, 感染流行状況）
幼児期	・上記＋ ・未摂取の食品の有無（ピーナッツ・ソバなど）	・上記＋ ・上気道病変の既往（中耳炎, 鼻副鼻腔炎, アレルギー性鼻炎） ・気道過敏性症状（運動誘発性喘息）	・上記＋ ・行動様式の変化の有無		
学童期	・上記＋ ・運動との関連 ・服薬歴 ・花粉症の既往	・上記＋ ・精神的ストレスの有無（学校や友人関係など）	・上記＋ ・スキンケアを施行している人物 ・精神的ストレスの有無（学校や友人関係など）	・上記＋ ・精神的ストレスの有無（学校や友人関係など）	・上記＋ ・精神的ストレスの有無（学校や友人関係など）

るとよい．

学童期

- 学童期以降で発症する特殊な食物アレルギーに，食物依存性運動誘発アナフィラキシー[*3]と口腔アレルギー症候群[*4]がある．
- **食物依存性運動誘発アナフィラキシーを疑う場合**：症状出現時間帯，摂取した食事内容，運動内容あるいは運動に準じた行動（入浴など）の有無を確認する．また，一部の症例ではアスピリンなどのNSAIDsが発症に関与しているため，服薬状況を確認する．
- **口腔アレルギー症候群を疑う場合**：シラカバやハンノキなどの花粉症の合併の有無を確認する．

長期管理について

- 合併する他のアレルギー疾患が良好にコントロールされていることを確認する．
- 除去食品の誤食歴を確認する．明らかな症状が誘発されたと判断した場合，該当食品の除去は継続とする．誘発症状なく十分量を摂取した場合は，新たに食物経口負荷試験を行うことなく除去を解除することができ，また摂取量が少ない場合でも，次に行う負荷試験の重要な判断材料となる．
- 食物除去による栄養素の不足からくる成長障害や発達障害を防止しなければならない．そのため，患児の栄養評価[*5]も必要である．

気管支喘息[2)]

- 喘鳴が吸気性か呼気性か，もしくはその両方かを確認し，気道の狭窄部位を推定する．
- 喘鳴の発症時期や出現頻度，誘因，環境因子，喘鳴に対する治療とその反応について確認する．

乳児期

- 急性喘鳴と反復性喘鳴の鑑別が重要である．
- 新生児期の呼吸障害や挿管歴，哺乳時の喘鳴などを確認する．
- 明らかな呼気性喘鳴を繰り返す症例において，ウイルス感染後に反復する喘鳴とアトピー型の喘息とを鑑別するため，❸[2)]に掲げる事項や乳児期早期にRSウイルス（RSV）などの呼吸器感染症の既往がないか確認する．
- 気道異物は一般的に3歳以下に多く，誤嚥を疑わせるエピソードの有無を確認する．

幼児期

- この時期でも急性喘鳴と反復性喘鳴の鑑別，そしてウイルス感染後に反復する喘鳴とアトピー型の喘息の鑑別が重要となる．
- 気道過敏性を示す症状として，運動誘発性喘息[*6]の有無を確認する．走ったときや大はしゃぎしたとき，大泣きや大笑いをしたときの呼吸苦・咳嗽・喘鳴の様子を聞く．
- 中耳炎や鼻副鼻腔炎の既往を問診する．幼児期の鼻副鼻腔炎の症状として頻度の高い症状は，寝る前の咳嗽である．鼻副鼻腔炎の患児のなかには，

[*3] **食物依存性運動誘発アナフィラキシー**
原因食物の摂取と運動の組み合わせによって誘発されるアナフィラキシー．食物摂取後，通常2時間（最大4時間）以内の運動により誘発されることが多い．

[*4] **口腔アレルギー症候群**
口腔粘膜に限局したIgE抗体を介した食物による接触性蕁麻疹．症状出現時間は食物摂取後5分以内のことが多く，まれに全身症状を起こすことがある．交差抗原性を有する花粉症が先行することが多い．

NSAIDs：nonsteroidal antiinflammatory drugs

[*5] 患児の身長・体重の測定や発達段階の確認を行う．可能であれば，管理栄養士による栄養評価が行われることが望ましい．

❸ 乳児喘息の診断に有用な所見

- 両親の少なくともどちらかに，医師に診断された気管支喘息（既往を含む）がある
- 両親の少なくともどちらかに，吸入抗原に対する特異的IgE抗体が検出される
- 患児に，医師の診断によるアトピー性皮膚炎（既往を含む）がある
- 患児に，吸入抗原に対する特異的IgE抗体が検出される
- 家族や患児に，高IgE血症が存在する（血清IgE値は年齢を考慮した判定が必要である）
- 気道感染がないと思われるときに呼気性喘鳴をきたしたことがある
- β_2刺激薬吸入後の呼気性喘鳴や努力性呼吸の改善，または酸素飽和度の改善が認められる

（日本小児アレルギー学会，2011[2)]より一部抜粋）

[*6] **運動誘発性喘息**
運動により一時的に喘鳴や呼吸困難が起こる現象．多くの場合は特に治療をしなくても20〜30分後には回復する．

喘息と誤って診断されていることもあるので，喘息に合併した鼻副鼻腔炎かの鑑別が必要である．

学童期
- 幼児期と同様に，運動誘発性喘息に関する問診は重要である．この時期になると，運動すると苦しくなるため，おのずから運動を制限してしまっていることが多く見受けられる．その結果，実は気管支喘息のコントロールが不良であることを患児・家族が自覚できていないことがある．喘息日誌を活用して気道過敏症状の有無を確認すること，ピークフローメーターなどの客観的検査を用いて評価することが必要となる．
- 学童期は，女子の新規発症が多くなり，生理前に悪化することも認められる．また，精神的な要因で気管支喘息発作が誘発され，コントロール不良となることもある．

長期管理について
- 前回の受診日から受診当日までの喘鳴・咳嗽の有無を確認する．もし認められていたら，その誘因やβ_2刺激薬の吸入回数などの治療内容を確認する．喘息日誌を用いることが望ましい．
- 咳嗽・喘鳴などの症状がなくても，気道過敏性症状を問診することは大切である．スポーツを含めた日常生活を制限なく過ごすことができているかを確認する．
- 上気道病変の合併は気管支喘息の増悪因子として重要であり，アレルギー性鼻炎のコントロールや鼻副鼻腔炎の合併の有無などを確認する．
- 小児でも用いることのできる長期治療管理の判定法として，Japanese Pediatric Asthma Control Program や小児喘息コントロールテスト（Childhood Asthma Control Test），喘息コントロールテスト（Asthma Control Test）がある[*7]．

アトピー性皮膚炎[3)]

- 湿疹の出現時期，出現部位と継続期間を確認する．
- スキンケア方法を確認する[*8]．
- 治療歴を確認する．使用している外用剤の種類と塗布の方法を確認する．

乳児期
- この時期の湿疹は乳児湿疹，乳児アトピー性皮膚炎との鑑別，さらにアトピー性皮膚炎では食物アレルギーの関与の鑑別が重要となる．

幼児期
- 行動範囲が家庭内から集団保育にまで広がり，砂遊びやプールなど皮膚はさまざまな刺激にさらされるようになる．患児の行動様式を把握し，患児の湿疹の出現部位との関連を確認する．

学童期
- 高学年になると保護者に肌を見せることを嫌がり，患児自身がケアを行うようになるため，保護者が症状を把握することが困難になる．患児がどのようにケアを行っているか，患児自身に確認する．

*7 簡便に状態を把握することができ，患児・家族と情報を共有することができる．

*8 石けんを使用しているか，全身に使用しているか，正しく泡立てているかを確認する．

- 勉強や保護者・教師・友人との関係など精神的ストレスが問題となっている場合があり，その有無について確認する．

長期管理について
- 患児の症状のコントロール状況を把握するためには，湿疹，かゆみ，夜間の睡眠状況を問診することが大切である．
- 夏の汗，冬の乾燥対策など季節によりスキンケア方法も変わるため，スキンケア実施状況を把握する．
- 湿疹の増悪を認めた場合，アドヒアランスのみではなく，環境の変化や精神的ストレスについても確認する．

蕁麻疹[4]

- 膨疹や紅斑の出現部位や形状，瘙痒の有無，継続時間について確認する．
- 特発性か，刺激誘発型かの鑑別が重要である．外来抗原や物理的刺激，発汗刺激，食物，運動などの直接的誘因があるか確認する．また，感染や疲労，ストレスなどの背景・悪化因子があるか確認する．
- アスピリンをはじめとするNSAIDsが有名だが，薬剤は蕁麻疹の直接的誘因にも背景・悪化因子にもなりうる．薬剤歴は詳細に確認する．

長期管理について
- 蕁麻疹の出現状況を確認し，コントロールが不良である場合，アドヒアランスや背景・悪化因子を確認する．特に学童期においては，精神的ストレスや生活リズムの乱れがないか確認する．

アレルギー性鼻炎[5]・結膜炎

- 発症年齢，症状の種類，程度，症状が誘発される時期，時間帯，場所，誘因を確認する．

乳幼児期
- 鼻炎症状が，アレルギー性か，感染を代表とする非アレルギー性かを鑑別することが困難な時期である．特定の抗原に曝露されるような状況下で鼻炎症状が出現しているなどアレルギー性を疑わせるエピソードであるのか，集団保育に通い始めた時期と鼻炎症状の出現が一致するなど非アレルギー性を疑わせるエピソードであるのか，詳細に確認する．

長期管理について
- アドヒアランスや抗原曝露の回避，環境整備がなされているか確認する．
- 特に，学童期においては精神的ストレスの有無について確認する．

■文献
1) 日本小児アレルギー学会食物アレルギー委員会. 食物アレルギー診療ガイドライン 2012. 東京：協和企画；2011.
2) 日本小児アレルギー学会. 小児気管支喘息治療・管理ガイドライン 2012. 東京：協和企画；2011. p.140.
3) 日本アレルギー学会アトピー性皮膚炎ガイドライン専門部会. アトピー性皮膚炎診療ガイドライン 2012. 東京：協和企画；2012.
4) 秀 道広ほか. 蕁麻疹診療ガイドライン. 日皮会誌 2011；121：1339-88.
5) 鼻アレルギー診療ガイドライン作成委員会. 鼻アレルギー診療ガイドライン 2013年度版. 東京：ライフ・サイエンス；2013.

血液検査

総論

小俣貴嗣

小児アレルギー疾患における血液一般検査の見方,考え方

気管支喘息

- 診断を進めていくうえで,スクリーニング検査時には,血液一般検査が参考になる.その際,白血球数のみならず,白血球数分画も実施するべきである.好酸球や好塩基球[1]はアレルギー性炎症における中心的炎症細胞であるが,これだけでは気管支喘息の診断はできない[*1].
- 末梢血の好酸球数は総IgE値と異なり変動しやすく,重症度,肺機能と相関するといわれている.すなわち健常者に比べ,気管支喘息患者では末梢血中の好酸球数が有意に増加しており,好酸球数が気管支喘息の重症度や強制呼出1秒量と相関することが報告されている.
- 一方,気管支喘息患者の気道内や気道壁に著明な好酸球浸潤が認められることも報告されている[2].末梢血の好酸球は,気管支肺胞洗浄液中や喀痰中の好酸球に比べて特異性は少ないが,気管支喘息患者の管理に有用であることも多いため,日常診療では測定することが望ましい.
- 活性化された好酸球から放出される糖タンパクであるECPは気管支喘息の重症度,気道炎症の程度と相関することが知られている.

アトピー性皮膚炎,食物アレルギー

- アトピー性皮膚炎では重症なアトピー性皮膚炎ほど著明な好酸球数の増加が認められる.
- 『食物アレルギーの診療の手引き2011』[3]では,特に「食物アレルギーの関与する乳児アトピー性皮膚炎」型の場合,問診から食物アレルギーの関与が疑われるような場合は必要に応じて,一般検査として血液一般検査・生化学検査を行うことが重要であるとしている.
- 特に乳児期発症例では抗原刺激を繰り返し受け,アトピー性皮膚炎の悪化に伴い,好酸球増多を呈してくる症例が多くみられる.診断がついて加療によりコントロールがよくなると好酸球数は減少するので,病勢をみていくのによいマーカーとなる.
- 食物アレルギーがあり,栄養状態を把握せず過度の食物制限が行われているようなケースでは,鉄欠乏による小球性低色素性貧血もしばしば認められる.乳児期後期ではもともと成長に伴い鉄欠乏を起こしやすく,ヘモグロビンは低値をとりやすい[*2].
- 乳製品アレルギーでは,代替食を考慮せず過度の制限を行っている症例で,カルシウムの低下を認めることもある.

*1 近年,気管支喘息の新しいメカニズムが解明された.気道炎症は白血球中の好塩基球から産生されるIL-4を介した2型自然リンパ球とのコンビネーションによって起こることが報告されている.

ECP: eosinophil cationic protein

*2 明らかなヘモグロビン低下を認めたときは,血清鉄や不飽和鉄結合能,フェリチンなどの測定も行うべきである.

- 湿疹がひどく，皮疹が滲出傾向を伴っているような場合や「新生児・乳児消化管アレルギー」型では，低タンパク血症や低ナトリウム血症，肝機能障害を伴うこともあるので注意を要する．

IgE 抗体測定法

非特異的 IgE（serum total IgE）

- 非特異的 IgE は生体内に微量にしか存在せず，健常者では IgG の 1/5 万，アレルギー患者で高い人でも 1/1,000 程度である．したがって，ラジオイノムアッセイ（RIA）や酵素抗体法を用いて測定する．
- RIST は二重抗体法を用いる方法である．まず ^{125}I 標識 IgE と検体 IgE との混合物に抗 IgE（第 1 抗体）を加え，これに第 2 抗体（第 1 抗体がウサギ由来であれば，第 2 抗体は抗ウサギ IgG）を加えて沈殿させ，^{125}I-IgE が検体 IgE によって抗 IgE と反応するのが阻害される程度により検体 IgE 濃度を標準曲線より求める．この方法は非特異的反応が少なく，IgE 濃度測定法の標準法とされる．
- アトピー素因判定のスクリーニングとして行う*3．

RIA：radioimmunoassay

RIST：radioimmunosorbent test

*3 臨床現場では非特異的 IgE 値のみによる気管支喘息やアトピー性皮膚炎，食物アレルギー診断の有用性はきわめて低く，参考程度にとどめておく必要がある．

RAST：radioallergosorbent test（放射性アレルゲン吸着試験）

*4 現在，日本では簡易迅速キットを除いて 4 種の特異的 IgE 抗体測定キットが販売されている（❶）．

FEIA：fluoro enzyme immunoassay

特異的 IgE 抗体

- RAST 法は in vitro で最初に登場した測定法[4]で，固層抗原に患者血清を反応させてから放射性アイソトープ標識抗 IgE 抗体を加え反応させ，洗浄後に残存放射能をカウントし，既知の基準血清のカウント値との比較から患者血清中の特異的 IgE 量を相対的に測定する*4．
- イムノキャップ（FEIA）はこれまで最も広く使用されている RAST の改良型測定法である．基本の反応様式は CAP RAST RIA と同様であるが，CAP RAST RIA に用いられている ^{125}I 標識抗 IgE 抗体の代わりに β-D-ガラクトシダーゼ標識抗 IgE 抗体を用い，この酵素の働きで分解された基質が発する蛍光の強度を測定し，特異的 IgE 抗体濃度を算出する．従来の RAST では抗原はペーパーディスクに吸着していたが，イムノキャップでは固相として多孔性のセルローススポンジを内蔵したプラスチックカプセ

❶ 特異的 IgE 抗体検査薬の比較

	イムノキャップ	3gAllergy	オリトン IgE	MAST
測定原理	蛍光酵素免疫測定法（FEIA）	化学発光酵素免疫測定法（CLEIA）	EIA	化学発光酵素免疫測定法（CLEIA）
アレルゲン	固相	液相	固相	固相
固相	多孔質セルローススポンジ	ポリスチレンビーズ	ガラスフィルター	プラスチックウェル
アレルゲン数	182（単項目） 6（多項目）	200（単項目） 9（多項目）	52（単項目） 5（多項目）	33（多項目同時測定）
測定範囲	0.1〜100 U_A/mL	0.1〜500 IU_A/mL	0.35〜100 IU/mL	クラス判定

ルを用いている．判定方法はRASTと同様である（❷）．
- ❸にイムノキャップにより調べられるアレルゲン一覧を示す．
- 他にも放射性物質を用いない酵素免疫測定法（EIA，ELISA）や化学発光を用いた化学発光酵素免疫測定法（CLEIA）などの単項目測定検査が市場に供されている．
- 多項目測定検査としてCLEIAを基本原理としているマストイムノシステムズⅢ（MASTⅢ）がある．33項目の特異的抗体を同時に測定することができるため，アレルゲンスクリーニングに有用である．食物，花粉，環境アレルゲンの3種類に大別される．
- 抗原特異的IgE抗体測定法の一つであるアラスタット3gAllergyは，CLEIAを原理とし，0.1IU$_A$/mLから500IU$_A$/mLまで再現性よく測定可能な高感度ワイドレンジ試薬である．アラスタット3gAllergyは，食物アレルギー診断の新たな試薬として期待されている．
- 各種測定法の相関性は非常に高いが，なかには得られた陰性・陽性の結果が一致しない例もある．その理由は，各種測定法で用いられているアレルゲンが同じでないためとされている．したがって，臨床的に疑わしいのにその特異的IgE抗体が陰性のときは，他の測定法で再検討することも考慮すべきかもしれない．
- 特異的IgE抗体価の経時的な変化を追うときは同じ測定法で比較するべきである．
- 検査の結果得られるクラスの値が高いほど，強く感作されていると考えて差し支えないが，すべての陽性者がその陽性アレルゲンでアレルギー発症するとはいえない．

特異的IgE抗体の見方，考え方

- アレルギー疾患の診断に特異的IgE抗体の検出は重要である．問診で推定されたアレルゲンや陽性頻度の高いアレルゲンに関して検査を行っていく．SPTなど皮膚テストで感作を証明する手段もあるが，多種類のアレルゲン液を常備しておくことは困難であり，血液検査のほうが簡便で利用する機関が多いのが現状である．
- 特異的IgE抗体の陽性は感作を示し，実際に症状が発症しているか否かはあらゆる情報をもとに熟考しなければならない．
- 無症状の子どもに検査を行い，あるアレルゲンに対して感作が証明されたときなどは患児に対する指導は慎重に行う必要がある．

気管支喘息

- 患者は，ヤケヒョウヒダニ，コナヒョウヒダニなどのアレルゲンに対するIgE抗体が認められるアトピー型と，認められない非アトピー型の2つのグループに大別される．小児気管支喘息では90％がアトピー型に分類される[*6]．
- コナヒョウヒダニとヤケヒョウヒダニはほぼ相関するため，どちらか一方

❷ 特異的IgE抗体判定基準

クラス	特異的IgE抗体価(U$_A$/mL)	判定
6	100≦	陽性
5	50.0〜99.9	陽性
4	17.5〜49.9	陽性
3	3.5〜17.4	陽性
2	0.70〜3.49	陽性
1	0.35〜0.69	疑陽性
0	0.35＞	陰性

*5
イムノキャップではこれまで0.35（U$_A$/mL）をカットオフとしていたが，現在は0.1（U$_A$/mL）となっている．0.35（U$_A$/mL）未満を陰性とすることには変わりはない．

EIA：enzyme immunoassay

ELISA：enzyme-linked immunosorbent assay

CLEIA：chemiluminescence enzyme immunoassay

MAST：multiple antigen simultaneous test

SPT：skin prick test

*6
ダニに対する抗体が陽性であってもすべてがダニによるアレルゲン刺激で発作を起こすわけではない．小児では感冒などのウイルス感染による症状の増悪も多い．乳児期の場合，ダニアレルゲンが陰性の場合もしばしばある．しかしその後の経過のなかで，気管支喘息患児であれば幼児期の間に陽性になる患者が大多数である．

1章 総論

❸ イムノキャップ特異的 IgE アレルゲンキャップ（保険適用）

吸入性アレルゲン

花粉

イネ科植物	
カモガヤ	g3
ハルガヤ	g1
オオアワガエリ	g6
ギョウギシバ	g2
ナガハグサ	g8
オオスズメノテッポウ	g16
ヒロハウシノケグサ	g4
ホソムギ	g5
アシ	g7
コヌカグサ（属）	g9
セイバンモロコシ	g10
小麦（属）	g15
スズメノヒエ（属）	g17

雑草	
ブタクサ	w1
ヨモギ	w6
カナムグラ	w22
アキノキリンソウ	w12
タンポポ（属）	w8
ブタクサモドキ	w2
オオブタクサ	w3
ニガヨモギ	w5
フランスギク	w7
ヘラオオバコ	w9
シロザ	w10
ヒメスイバ	w18
イラクサ（属）	w20

樹木	
スギ	t17
ヒノキ	t24
ハンノキ（属）	t2
シラカンバ（属）	t3
ビャクシン（属）	t6
マツ（属）	t16
カエデ（属）	t1
ブナ（属）	t5
コナラ（属）	t7
ニレ（属）	t8
オリーブ	t9
クルミ（属）	t10
ヤナギ（属）	t12
アカシア（属）	t19
クワ（属）	t70

花粉以外

室内塵	
ハウスダスト 1	h1
ハウスダスト 2	h2

ダニ	
家塵ダニ	
ヤケヒョウヒダニ	d1
コナヒョウヒダニ	d2
貯蔵庫ダニ	
アシブトコナダニ	d70
サヤアシニクダニ	d71
ケナガコナダニ	d72

真菌	
カンジダ	m5
マラセチア（属）	m227
ピティロスポリウム	m70
ビール酵母［パン酵母］	f45
ペニシリウム	m1
クラドスポリウム	m2
アスペルギルス	m3
ムコール	m4
アルテルナリア	m6
ヘルミントスポリウム	m8
トリコフィトン［白癬菌］	m205

細菌	
黄色ブドウ球菌 A	m80
黄色ブドウ球菌 B	m81

動物	
ネコ皮屑	e1
イヌ皮屑	e5
ハムスター上皮	e84
モルモット上皮	e6
家兎上皮	e82
ラット	e87
マウス	e88
セキセイインコ羽毛	e78
セキセイインコのふん	e77
ニワトリ羽毛	e85
ガチョウ羽毛	e70
アヒル羽毛	e86
ハトのふん	e7
ウマ皮屑	e3
ウシ皮屑	e4
ヤギ上皮	e80
羊上皮	e81
豚上皮	e83

職業性	
絹	k74
ホルマリン	k80
ラテックス	k82
オオバコ種子	k72
イソシアネート TDI	k75
イソシアネート MDI	k76
イソシアネート HDI	k77
エチレンオキサイド	k78
無水フタル酸	k79

食餌性アレルゲン

卵	
卵白	f1
卵黄	f75
オボムコイド	f233

牛乳	
ミルク	f2
チーズ	f81
カゼイン	f78
α-ラクトアルブミン	f76
β-ラクトグロブリン	f77
モールドチーズ	f82

魚/魚卵	
サバ	f50
アジ	f60
イワシ	f61
マグロ	f40
サケ	f41
タラ	f3
カレイ	f254
イクラ	f349
タラコ	f350

甲殻類/軟体動物	
カニ	f23
エビ	f24
ロブスター	f80
イカ	f58
タコ	f59
アサリ	f207
カキ（貝）	f290
ホタテ	f338
ムラサキイガイ［ムール貝］	f37

穀類（小麦）	
小麦	f4
ω-5 グリアジン	f416
グルテン	f79

穀類	
米	f9
ソバ	f11
ライ麦	f5
大麦	f6
オート麦	f7
トウモロコシ	f8
キビ	f55
アワ	f56
ヒエ	f57
麦芽	f90

肉	
豚肉	f26
牛肉	f27
鶏肉	f83
羊肉	f88

豆類/ナッツ	
大豆	f14
ピーナッツ	f13
クルミ	f256
カシューナッツ	f202
ハシバミ［ヘーゼルナッツ］	f17
カカオ	f93
エンドウ	f12
インゲン	f15
ブラジルナッツ	f18
アーモンド	f20
ココナッツ	f36

果物	
リンゴ	f49
バナナ	f92
オレンジ	f33
モモ	f95
キウイ	f84
スイカ	f329
イチゴ	f44
メロン	f87
アボカド	f96
グレープフルーツ	f209
マンゴ	f91
洋ナシ	f94

野菜	
ヤマイモ	f97
トマト	f25
ニンジン	f31
ジャガイモ	f35
ホウレンソウ	f214
タマネギ	f48
ニンニク	f47
タケノコ	f51
カボチャ	f225
サツマイモ	f54
セロリ	f85
パセリ	f86

その他	
ゴマ	f10
マスタード	f89
ゼラチン	c74
ビール酵母［パン酵母］	f45

その他のアレルゲン

寄生虫	
アニサキス	p4
カイチュウ	p1
ホウチュウ	p2

薬物	
ヒトインシュリン	c73
ゼラチン	c74

その他	
綿	o1
絹	k74

昆虫	
ガ	i8
ゴキブリ	i6
ユスリカ（成虫）	i7
ヤブカ（属）	i71
ミツバチ	i1
スズメバチ	i3
アシナガバチ	i4

アレルゲンコンポーネント

カゼイン（牛乳由来）	f78	オボムコイド（卵由来）	f233
α-ラクトアルブミン（牛乳由来）	f76	ω-5 グリアジン（小麦由来）	f416
β-ラクトグロブリン（牛乳由来）	f77	Ara h 2（ピーナッツ由来）	f423

マルチアレルゲン

イネ科	gx5	動物上皮	ex2
雑草	wx5	食物	fx5
カビ	mx2	穀物	fx6

（サーモフィッシャーサイエンティフィック社 web を基に筆者作成）

を測定すればよい．検査項目のなかでハウスダスト 1，ハウスダスト 2 というものがあるが成分は 60％がダニで，その他，カビ，ゴキブリなどがミックスされているため，ダニと同時に測定する価値は少ないと考える．ちなみに気管支喘息とダニアレルゲン量との関係では室内塵の Der p 1 量が 2 μg/g dust 以上で感作され，10 μg/g dust 以上で気管支喘息が発症することが報告されている[5]．しかしダニアレルゲンのクラスが高いことと重症度とは相関しない．
- ダニ以外に測定したほうがよいアレルゲンとして動物由来のアレルゲンがある．ネコやイヌ，ハムスターなど，自宅あるいは祖父母宅，保育所，幼稚園，学校などで接触がある場合は必ず測定するべきである．
- 測定項目にある上皮と皮屑の違いは，上皮では皮膚をそのまま採取するのに対し，皮屑では皮膚の表層部のみを採取する．家庭内では皮屑として脱落しているため，測定項目としては皮屑を測定したほうがよいと考えられている．
- ダニアレルゲンと動物アレルゲンは，アレルギーの感作の原因物質ではあるが，気管支喘息発症の原因になりうるか否かはまだ結論が出ていない．
- ペニシリウムやアスペルギルス，アルテルナリアなどの真菌類，スギ，ヒノキ，カモガヤ，ヨモギ，ブタクサなどの花粉も重要である．乳児期に検査陽性になる可能性は低いが，幼児期・学童期では測定を考慮したほうがよい．乳児期でも曝露が強ければ陽性になる．

アトピー性皮膚炎

- IgE が関与する代表的な皮膚のアレルギー疾患である．1977 年に Hanifin らが提唱した「アトピー性皮膚炎の診断基準」には血清 IgE 値の上昇が記されており，『アトピー性皮膚炎治療ガイドライン 2012』でも「アトピー性皮膚炎の定義・診断基準」のなかで患者の多くがアトピー素因をもつことを明記している．
- IgE 抗体を産生しやすいことがアトピー素因の一つである．すなわち非特異的 IgE 値の上昇はアトピー性皮膚炎に特徴的な所見であるが，IgE の病態における役割は不明な点が多い．
- ダニアレルゲンの感作はアトピー性皮膚炎患者の 60～70％に認められる．アトピー性皮膚炎の悪化はダニのみでは説明できないが，検査項目として重要である．
- 乳児期のアトピー性皮膚炎は高率（50～70％）に食物アレルギーを合併することが報告されている．そのため検査項目もダニやハウスダストなどの環境アレルゲンだけではなく，食物アレルゲンを含めて考えていく必要がある．
- 幼児期以降は環境アレルゲンに対する特異的 IgE 抗体陽性率が高くなるが，この違いが乳児期・幼児期アトピー性皮膚炎の病態の差異にどう関わるのかは明らかではない．
- アトピー性皮膚炎患児における黄色ブドウ球菌の高い検出率も報告されて

いる．黄色ブドウ球菌の毒素に対する特異的 IgE 抗体も測定することで診断の手助けになることもある．

食物アレルギー

- 頻度が最も高いのは乳児期から幼児期早期であり，乳児期は主に「食物アレルギーの関与する乳児アトピー性皮膚炎」型で発症するケースが多く，幼児期以降は「即時型症状」で発症するケースが多い．
- 『食物アレルギーの診療の手引き 2011』[3]では食物アレルギー診断のフローチャートとして「食物アレルギーの関与する乳児アトピー性皮膚炎」型と「即時型症状」の場合の 2 通り存在する．そのどちらのフローチャートにおいても特異的 IgE 抗体検査の位置づけは診断上重要な位置を占めており，問診の結果と特異的 IgE 抗体陽性の一致は原因抗原を同定する大きなヒントとなる．
- 食物アレルギーの診断あるいは耐性獲得の判断には特異的 IgE 抗体検査が役立つが，それのみで確定診断をつけることはできない．食物経口負荷試験の適応や時期を決めるための代表的な検査の一つとして特異的 IgE 抗体検査は非常に重要であるといえる[*7]．

乳児期の食物アレルギーと特異的 IgE 抗体

- 近年，経皮感作によるアレルギー疾患発症の報告が相次いでいる．乳児期の皮膚のコントロールと食物抗原感作も関係が示されている[6]．
- 「食物アレルギーの関与する乳児アトピー性皮膚炎」型での発症が疑われる場合，まず詳細な問診を行う．その後のスキンケア指導，軟膏療法，環境整備などで症状が改善しないときは，疑われる抗原に対する特異的 IgE 抗体を検査[*8,9]することが必要である．
- 乳児期早期でも湿疹が増悪しているようなケースでは特異的 IgE 抗体は陽性になることが多く，陰性例でも SPT によって感作を証明し補助診断が可能になる症例が存在する．ただしアトピー性皮膚炎が存在する場合，皮膚への抗原刺激により IgE 抗体産生が進むため，真の原因抗原なのか精査が必要である．

幼児期以降の食物アレルギーと特異的 IgE 抗体

- 乳児期発症で耐性獲得がまだ得られていない群と即時型症状が出現した群（新規発症群）とに大別される．
- 即時型症状で発症するケースでは乳児期の湿疹で出現する場合と異なり，ある程度原因がはっきりしているので疑わしい項目を検査すればよい．その場合，問診による疑わしい原因食品と特異的 IgE 抗体検査，SPT 陽性の一致率は高く，診断が比較的容易である．
- 原因がはっきりしないような場合は食物日誌を用い，原因食品の絞り込みを行い検査する必要がある．これは乳児期でも同様である．乳児期早期に原因食品である IgE 抗体が陰性であった患児も乳児期後期に入ると陽性化してくる可能性が高いことも報告されている[8]．

---

*7 特異的 IgE 抗体の測定は，食物アレルギーの原因抗原診断において抗原感作を調べる目的で使用され，その簡便さから日常検査で汎用されている．しかし，感作の有無と症状の発現は必ずしも一致しない．実際に臨床の場において，特異的 IgE 抗体陽性でも当該アレルゲンの曝露で症状を起こさない例が少なからず認められる．したがって，特異的 IgE 抗体検査だけでは原因抗原の確定診断はできず，確実なエピソードの存在や食物経口負荷試験の陽性によって診断は確定される．

*8
池松らは，湿疹を主訴に受診した平均月齢 5 か月の乳児の 70％は乳児アトピー性皮膚炎であり，そのアトピー性皮膚炎患児の 70％に食物アレルギーが合併していたことを報告している[7]．この時期の湿疹と食物アレルギーの関係は非常に密接なことがわかる．

*9
食物アレルギーの合併を疑った場合，乳児期の当科での具体的な検査項目（食物）は卵白，オボムコイド，牛乳，小麦，大豆，魚（マグロなど），ゴマ，イモ類などである．原因がはっきりしていない場合，魚はマグロ，イモ類はジャガイモで測定しているが，保護者からの問診で摂食頻度が高く，疑わしいものを選択すればよい．池松らの報告では卵に関しては 89％が検査陽性であり，このことから乳児期早期でも IgE 抗体は陽性になることがわかる．また卵と牛乳に関しては実際に感作陽性者よりも食物アレルギー児の数が上回っている．その他の抗原は感作のほうが上回っている．すなわち卵と牛乳は乳児期早期は特異的 IgE 抗体陰性でも食物アレルギー児が存在する確率が高いことになる．

特異的 IgE 抗体と交差反応性

- 特異的 IgE 抗体を評価するときに忘れてはならないのが交差反応性の存在である[*10].
- 交差反応を起こす抗原（交差抗原）は非常に多く，交差反応が証明されている食物でも必ずしも除去の対象としないことが重要である．検査結果だけで判断するのではなく，実際に食べられるかどうかは食物経口負荷試験をしてみないとわからないのが現状である．

食物経口負荷試験結果と食物抗原特異的 IgE 抗体価の関係

- 食物抗原特異的 IgE 抗体価は，乳児期早期や特殊な食物アレルギーの臨床病型において，IgE 抗体を必ずしも検出できない場合もあるが，一般的には診断に一定の指針を与える．
- 食物アレルギー診断のための検査法として，SPT，ヒスタミン遊離試験や好塩基球活性化マーカーなどが報告されているが，いずれも単独では特異的 IgE 抗体検査をしのぐ検査とはいいがたい．
- ところが，特異的 IgE 抗体検査には感度は高いが特異度が低いという欠点がある．このため，より効率的な診断要素として確立するために Sampson らにより初めて主要原因食物に関してイムノキャップを活用した 95 % 陽性的中率のカットオフ値を示す報告が発表された[9]．これを利用することで，同検査の欠点を補い，不要な食物経口負荷試験を見分けられる可能性が出てきた[*11]．
- 近年，アラスタット 3gAllergy を用いたプロバビリティカーブも報告され，イムノキャップを用いて作成されたプロバビリティカーブとの整合性も検討されている．
- 食物アレルギーのすべてがこれで説明できるわけではなく，乳児期早期の診断における SPT の有用性や，それ以外の検査方法を組み合わせて，今まで以上に食物経口負荷試験を回避することができると考える．

---

*10
交差反応

アレルギー症状を誘発する IgE 抗体は抗原（タンパク）と反応する．1 つの IgE 抗体はタンパクの一次構造である数個並んだアミノ酸配列の特定の場所を認識する．この抗体が認識する場所をエピトープといい，普通 1 つの IgE 抗体は 1 つの特定のエピトープのみを認識する．そのため，このエピトープ部分の特定のアミノ酸配列とまったく同じアミノ酸配列をもつタンパクであるならば，この IgE 抗体は他のタンパクでも認識することができる．また，その特定のアミノ酸配列のうち，1～2 個のアミノ酸配列が部分的に異なっている場合，エピトープ部分とその周辺部の立体構造が基本的に同じであれば，他のタンパクでも認識可能となる．そのため，同じ種（科など）内，もしくは種がまったく異なっても，発生学的に同じ由来のタンパクが含まれているならば，エピトープ部分の基本的なアミノ酸配列が類似していたり，立体構造が同じであることが多く，1 つの抗体が特定の抗原のみならず，複数のものと反応するため，多くの食品や環境物質（花粉やダニなど）を認識することが可能である．また，まったく同じもしくはほぼ同じアミノ酸配列をもつタンパクが 2 種類以上の食品や環境物質に含まれる場合がある．これを交差反応といい，これら交差反応を起こす抗原を交差抗原という．

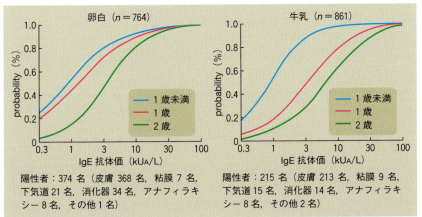

❹ プロバビリティカーブ（粗抗原）―食物抗原特異的 IgE 抗体と症状誘発の可能性

陽性者：374 名（皮膚 368 名，粘膜 7 名，下気道 21 名，消化器 34 名，アナフィラキシー 8 名，その他 1 名）

陽性者：215 名（皮膚 213 名，粘膜 9 名，下気道 15 名，消化器 14 名，アナフィラキシー 8 名，その他 2 名）

卵白と牛乳の特異的 IgE 抗体に基づいた食物アレルギーの可能性は年齢が低いほど高い．

（Komata T, et al. 2007[10]）

❺ IgE 抗体価と陽性適中率

年齢	卵白		牛乳	
	90%	95%	90%	95%
1歳未満	6.4	13.0	3.6	5.8
1歳	10.9	23.0	20.8	38.6
2歳以上	17.0	30.0	33.8	57.3

（UA/mL）

（Komata T, et al. 2007[10]）

アレルゲンコンポーネント*12,13 の活用

- 抗原特異的IgE抗体価と症状出現の可能性を示すプロバビリティーカーブは複数のタンパク質を含む粗抗原に対する特異的IgE抗体により作成されているものが多い*14.
- 特に食物アレルギーの分野では，症状発現に強く関与するコンポーネントのIgE抗体を測定することで臨床的特異度が向上することが期待されている.
- 各抗原ごとに，コンポーネントによる食物アレルギー診断の有用性が報告されている.
- オボムコイド特異的IgE抗体価は，粗抗原である卵白特異的IgE抗体価よりも加熱卵の摂取可否に対し優れた診断感度を有することが報告されている（❻）[12].
- 牛乳アレルギーの診断においては，粗抗原による診断とコンポーネント（カ

*11
この報告の方法論は評価できるが，分析対象症例が少なく，また対象年齢も幅広いために，精度が問題視されてきていた．そこで当科において同報告の欠点を補い，より実効性の高いカットオフ値を得る目的で分析対象症例数を増やしたところ，年齢別に検討することが可能になった．
その結果，筆者らは特異的IgE抗体価と陽性適中率の変化を示したプロバビリティーカーブを描くことができた（❹）[10]．さらに小麦および大豆に関しては小麦，大豆特異的IgE抗体価（粗抗原）では診断的価値が低く[11]，卵および牛乳では特異的IgE抗体価が高いほど症状発現の可能性は高くなり，また特異的IgE抗体価に基づいた食物アレルギー症状出現の可能性は年齢が低いほど高いことがわかった．また，ここ数年はアレルゲンコンポーネントを活用することで特異度が上昇することが明らかになってきた．参考までに当科での陽性適中率（❺）を示すが，プロバビリティーカーブはあくまで確率論であり，食物経口負荷試験の適応や時期を決めるための参考程度とするべきである．

*12
アレルゲンコンポーネント
食物には多種類のタンパク質が含まれ，アレルゲン性を有するタンパク質分子をアレルゲンコンポーネントという．
現在，保険適用内で測定できる食物アレルゲンコンポーネントは，鶏卵のオボムコイド，牛乳のカゼイン，α-ラクトアルブミン，β-ラクトグロブリン，小麦のω-5グリアジン，ピーナッツのAra h 2 がある．

*13
最近の新しいアレルゲン検査法として，マイクロアレイを用いたImmunoCAP ISAC がある（主に研究目的で保険適用外）．ImmunoCAP ISAC では，30μLの血清または血漿を用い，1回の検査で複数のアレルゲンコンポーネントに対する特異的IgE抗体を同時に測定することが可能である．この特異的IgEチップにより，50以上のアレルゲン供給源から抽出された112種類のコンポーネントに対し測定結果が得られる．その結果，広域なアレルギーに対する感作プロファイルを得ることができる．ImmunoCAP ISAC は，多項目のアレルゲンに感作しているようなより複雑な症例に対し有益なツールになる可能性がある．

*14
粗抗原に対する特異的IgE抗体は感度は高いが，特異度が低いという欠点があり，多くの抗原で診断効率が高いとはいえない．

❻ オボムコイド（コンポーネント）と卵白（粗抗原）のプロバビリティーカーブ

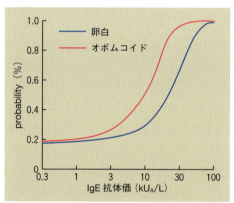

オボムコイド特異的IgE抗体の陽性的中率は卵白特異的IgE抗体よりも優れている．

(Haneda Y, et al. 2012[12])

❼ 小麦（粗抗原）とω-5グリアジン（コンポーネント）のプロバビリティーカーブ

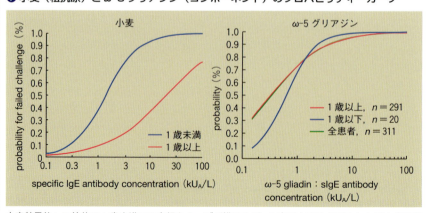

小麦特異的IgE抗体は1歳未満では良好なカーブが描けるが，1歳以上では100U_A/mLでも症状発現の可能性が80％未満である．
ω-5グリアジン特異的IgE抗体は高い陽性的中率を示している．

(Komata T, et al. 2009[11]；Ebisawa M, et al. 2012[13])

ゼインやβ-ラクトグロブリンなど)による診断は大差がないと考えられる.
● 小麦のアナフィラキシーや食物依存性運動誘発アナフィラキシーでは,小麦特異的IgE抗体価よりも,ω-5グリアジン特異的IgE抗体価測定の有用性が報告されている(❼)[11,13].
● 大豆やピーナッツなどの豆類では,貯蔵タンパク質が主要なアレルゲンになる.最近,保険収載されたArah 2(2Sアルブミン)特異的IgE抗体は,ピーナッツアレルギー診断に有用であることが報告されている.

■ 文献

1) Motomura Y, et al. Basophil-derived interleukin-4 controls the function of natural helper cells, a member of ILC2s, in lung inflammation. Immunity 2014;40:758-71.
2) Maruyama N, et al. Accumulation of basophils and their chemotactic activity in the airways during natural airway narrowing in asthmatic individuals. Am J Respir Crit Care Med 1994;150:1086-93.
3) 厚生労働科学研究班による「食物アレルギーの診療の手引き2011」.厚生労働科学研究費補助金 免疫アレルギー疾患等予防・治療研究事業,食物アレルギーの発症要因の解明および耐性化に関する研究.研究代表者:海老澤元宏.
4) Wide L, et al. Diagnosis of allergy by an in-vitro test for allergen antibodies. Lancet 1967;25(2):1105-7.
5) Sporik R, et al. Exposure to house-dust mite allergen (Der p1) and the development of asthma in childhood. A prospective study. N Engl J Med 1990;323:502-7.
6) Horimukai K, et al. Application of moisturizer to neonates prevents development of atopic dermatitis. J Allergy Clin Immunol 2014;134:824-30.
7) 池松かおり,海老澤元宏.乳児期発症食物アレルギーに関する検討(第1報).アレルギー 2006;55:140-9.
8) 緒方美佳,海老澤元宏.乳児食物アレルギーにおける皮膚テストの有用性.アレルギー 2008;57:843-52.
9) Sampson HA, Ho DG. Relationship between food spesific IgE concentration and the risk of positive food challenges in children and adolecents. J Allergy Clin Immunol 1997;100:444.
10) Komata T, et al. The predictive relationship of food-specific serum IgE concentrations to challenge outcomes for egg and milk varies by patient age. J Allergy Clin Immunol 2007;119(5):1272-4.
11) Komata T, et al. Usefulness of wheat and soybean specific IgE antibody titers for the diagnosis of food allergy. Allergol Int 2009;58:599-603.
12) Haneda Y, et al. Ovomucoids IgE is a better marker than egg white-specific IgE to diagnose boiled egg allergy. J Allergy Clin Immunol 2012;129:1681-2.
13) Ebisawa M, et al. Clinical utility of IgE antibodies to ω-5 gliadin in the diagnosis of wheat allergy:a pediatric multicenter challenge study. Int Arch Allergy Immunol 2012;158:71-6.

総論 皮膚テスト

緒方美佳

皮膚テストとは

- IgE の関与するアレルギー疾患において原因となる抗原（アレルゲン）を同定する検査法の一つである*1．
- アレルゲンを皮膚に与えて IgE 抗体と反応させ，そこに分布するマスト細胞表面から遊離されるヒスタミンを主とする化学伝達物質による即時反応をみる．
- ① 簡便，② 迅速，③ 安価にでき，④ 感度が高いことに加え，⑤ in vivo 検査であることが特徴である．
- 皮膚テストの主な方法として ① プリックテスト（SPT）*2，② 皮内テスト*3 の 2 つがあげられる[1]．
- 皮内テストは血管を傷つけるため，血中の IgE に感作された好塩基球や抗原特異的なリンパ球の反応により，純粋なマスト細胞の反応をみることができない．またその分アナフィラキシーを誘発するリスクも高くなる[1]．
- 欧米では IgE の関与するアレルギー疾患の診断の基本的な検査法として SPT を推奨している．両者の比較を ❶ に示す．
- 遅発・遅延型反応についてはアトピーパッチテスト（APT）も有用である．

*1 他の検査法として，特異的 IgE 抗体価，ヒスタミン遊離試験があげられる．

*2 プリックテスト
抗原液を滴下した皮膚に針で傷をつけ，反応をみる．
SPT：skin prick test

*3 皮内テスト
抗原液を針で皮内に注入し反応をみる．
APT：atopy patch test

皮膚テストの実際 ─ プリックテストを中心に

方法

- 前腕屈側（または背部）を酒精綿で消毒する*4．
- 2 cm 以上の間隔を空けて抗原液（❷）を滴下する*5．
- 皮膚に直角に針を圧迫し（❸）*6，出血しないようにする．
- すべてのプリックが終了したら皮膚に残る余分な抗原液をガーゼなどに吸い取る．
- 15～30 分後に判定する．

判定

- 膨隆部分と紅斑部分の長径をノギスで測定する（❺）．
- 抗原液による膨疹径が陰性コントロール液の 3 mm 超の場合を検査陽性とする[2,3]．
- 乳児は反応が出にくく，膨疹径 2 mm または紅斑径 5 mm 以上を陽性基準値とするとよい．

❶ プリックテストと皮内テストの比較

	SPT	皮内テスト
簡便性	+++	++
迅速性	++++	++
陽性/陰性の判別	++++	++
疼痛	軽度	ややあり
偽陽性	まれ	ときどき
偽陰性	ときどき	まれ
再現性	+++	++++
感度	+++	++++
特異度	++++	+++
IgE 抗体保有の診断	可能	可能
安全性	++++	++
乳児への使用	可能	困難

（Demoly P, et al. 2003[1] を基に筆者作成）

❷ 抗原液（スクラッチエキス）

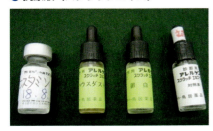

❸ プリックの方法

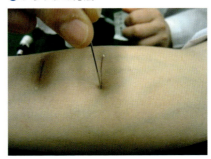

❹ Bifurcated needle と Lancet 針

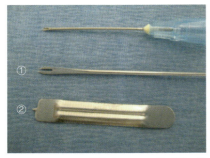

❺ 判定

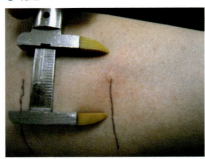

Bifurcated needle（①）と Lancet 針（②）. 比較のために 23G 針を添えている.

❻ 100% diagnostic value of SPT

食物抗原	鶏卵	牛乳	ピーナッツ
SPTによる膨疹径 （2歳未満）	≧7mm （≧5mm）	≧8mm （≧6mm）	≧8mm （≧4mm）

注1）SPT の膨疹径がこの値を超える場合に食物経口負荷試験を行うと必ず陽性となる（この値以上の場合，必ずしも食物経口負荷試験は必要ではない）.
注2）この値以下の場合，アレルギー症状を示すかどうかの判断は食物経口負荷試験を要する.

(Hill DJ, et al. 2001[5])

臨床応用―皮膚テストをどのように用いるか

IgE の関与する食物アレルギー

- 皮膚テストのなかでも SPT が，RAST とともに食物アレルギー（FA）の補助診断として推奨されている[1,2].
- 検査陽性は抗原特異的 IgE 抗体の存在を示し，FA を示唆するが，その診断根拠とはならない[2].
- RAST が陽性を示さない場合でも，SPT 陽性が FA 診断の手がかりとなることがある[*7].
- SPT にてそれ以上の膨疹径を示せば，食物経口負荷試験が必ず陽性を示す閾値（100% diagnostic value）[*8] が報告されている（❻）[5].
- SPT 陰性であれば，95％以上の可能性で FA を呈さない[3)*9].
- IgE の関与しない FA（アレルギー性好酸球性胃腸炎，アトピー性皮膚炎な

*4
テスト前の注意点[1)]
- アナフィラキシーの発症に備え救急カートも用意する.
- 健常皮膚で行う.
- 検査部位のステロイド軟膏塗布は控える.
- 抗アレルギー薬の内服は反応を減弱させるため中止する.
- 第1世代抗ヒスタミン薬（ポララミン®，アタラックP®，ペリアクチン®など）は24時間以上，第2世代（ザジテン®，ゼスラン®など）は3〜10日投薬を中止していることが望ましい.

*5
- 抗原液は鳥居薬品よりスクラッチエキスとして市販されている.
- 果物や野菜が原因となる口腔アレルギー症候群では処理されていない生の抗原液が必要であり，prick-prick test（食物を穿刺した針で直接皮膚をプリックする）を行う[1,2].
- 陰性コントロール液（市販されている）と陽性コントロール液（1または10mg/mLヒスタミン液）を併用し，検査が適切な状況で施行されたかどうか評価する.

*6
1mm の Lancet 針を用いる文献も多いが，筆者らの用いる Bifurcated needle (Allergy Laboratories of Ohio, Inc., ❹) は手技が簡単で術者によるばらつきが少ない.

RAST：radioallergosorbent test

FA：food allergy

*7
6か月未満の乳児期早期には，実際に FA が存在しても RAST が陽性化していないことが多く，SPT が診断に有用である[4].

*8
この値を利用することで，不要な食物経口負荷試験を回避できる可能性がある[5].

*9
乳児では結果が陰性でも実際には FA 症状を呈することもある[2].

*10
Hillらは，IgE抗体は好酸球やマスト細胞に結合した組織内と循環血液中の2つのプールがあると仮定した．IgE抗体量が少ない乳児期には，まず前者の反応が臨床症状またはSPT陽性反応として認められる．さらに抗体量が増えると循環血液中に漏れ出て血中抗体価が測定可能となるのではないかと考えている[5]．

*11
実際にCAP RAST陽性であれば，ほとんどの場合その抗原に対するSPTも陽性となる．

AD：atopic dermatitis

ど）の診断には，SPTに加えAPTが有用であるとする文献もある[6]．

吸入性抗原[1]による喘息など

- SPTはその抗原に対する過敏性を判定する最も安価で効果的な方法とされる．
- 臨床症状とSPT陽性の結果を組み合わせることで，ほぼ100％近くその抗原に対するアレルギー性鼻炎の診断ができる．
- 減感作療法を行う際の閾値決定や，その効果判定に皮内テストが使用される．

症例

乳児期早期の食物アレルギーの診断

3か月，女児．生後2か月より顔面を中心に湿疹が出現し，皮膚科にて軟膏処方を受けるも改善せず受診した．

十分なスキンケアと，Ⅳ群ステロイド軟膏および保湿剤塗布を行ったが，皮膚症状の改善は得られなかった．

- 末梢血血液検査：WBC 14,040/μL（好酸球数 1,700/μL），総IgE 10IU/mL，抗原特異的IgE（CAP RAST）卵白，牛乳，小麦，大豆，コメ＜0.35 U$_A$/mL
- SPT（膨疹径-紅斑径）：卵白 3-5mm，卵黄 3-5mm，牛乳 2-5mm，大豆 3-6mm

SPT陽性の結果をもとに，母親に対し卵・牛乳試験除去を行い，皮膚症状が改善した．

続いて，母親に牛乳を摂取させ，経母乳的負荷を行い，卵アレルギーと診断した．牛乳は除去不要であった．6か月時のCAP RASTは卵白10.4，牛乳＜0.35とやはり卵白が陽性化していた．

このようにCAP RASTが陽性化しにくい乳児期早期に，SPT陽性がFAの原因抗原検索の指標となることがある*10．

ところで，この症例ではSPT陽性にもかかわらず牛乳アレルギーはなかった．また逆に，乳児期にはSPTが陰性であってもFAを呈することがある．FAの最終診断にはやはり食物経口負荷試験が必要であることを改めて強調したい．

乳児アトピー性皮膚炎（AD）におけるSPTの意義について検討した相模原病院でのデータを❼❽に示す*11．

CAP RASTが陽性化しない場合

2歳0か月，女児．

完全母乳栄養児で人工乳の使用歴はなかった．生後10か月，ヨーグルト摂取後に口のまわりが赤くなることが数回あり乳製品は控えていた．1歳，シチューを数口食べた後に顔面，背部に紅斑が出現した．2歳，乳入り飲料を2〜3口摂取5分後に咳こみ，嘔吐，全身の蕁麻疹が出現した．総IgE 33.8，CAP RASTは卵白，牛乳，小麦，大豆，ゼラチン，ソバ，ダニすべて陰性．SPT：卵白 3-4mm，牛乳 15-25mm，大豆 3-5mm，小麦・ピーナッツ陰性にて牛乳アレルギーと診断した．

患児はエピソードより牛乳アレルギーと考えられたが，抗原特異的IgE抗体価が陰性であるため紹介となった．本症例ではSPT陽性が患児の牛乳への感作を証明し，牛乳アレルギーの診断を裏打ちした．乳児期同様に，CAP RASTが陰性であっても，SPTが診断の手助けとなることがある．

❼ 乳児 AD 176 例（平均月齢 6 か月）に施行した卵白特異的 IgE（CAP RAST）と SPT の結果

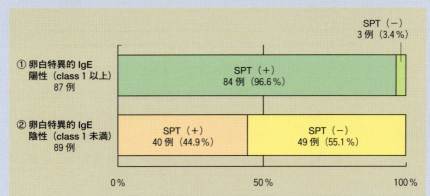

注 1）2001 年 1 月〜2005 年 4 月に相模原病院を受診した乳児 AD 176 例を対象とした．
注 2）CAP RAST 陽性の場合，ほぼ全例が SPT も陽性を示した（①）が，CAP RAST 陰性群（②）でも，SPT は陽性を示す例が約半数存在した．

（緒方美佳ほか．2008[4])）

❽ 初診時卵白 CAP RAST 陰性を示した乳児 AD における卵白 SPT と卵白アレルギーの関係

		卵白アレルギー		計
		あり	なし	
SPT	陽性	39	1	40
	陰性	33	16	49
計		72	17	89

注 1）全例乳児 AD で初診時卵白 CAP RAST が陰性であった（❼-②のグループ）．
注 2）卵白アレルギーを示した 72 例の約半数にあたる 39 例は SPT 陽性を示していた．SPT 陽性が卵アレルギーの手がかりとなることがわかる．
注 3）卵白 CAP RAST および SPT のどちらも陰性であった 49 例中，33 例は鶏卵アレルギーであった．このように乳児期には，SPT が陰性でも食物アレルギーを示すことがある．
注 4）SPT 陽性の基準は 膨疹径 2mm 以上または紅斑径 5mm 以上とした．

（緒方美佳ほか．2008[4])）

■文献

1) Demoly P, et al. *In vivo* methods for study of allergy. In：Adkinson NF Jr, et al, editors. Middleton's Allergy：Principles and Practice, 6th ed. Vol.1. USA：Mosby; 2003. p.631-43.
2) Sampson HA. Food allergy. Part 2：Diagnosis and management. J Allergy Clin Immunol 1999；103（6）：981-9.
3) Sampson HA. Food allergy-accurately identifying clinical reactivity. Allergy 2005；60(Suppl 79)：19-24.
4) 緒方美佳ほか．乳児アトピー性皮膚炎における Bifurcated Needle を用いた皮膚プリックテストの食物アレルギーの診断における有用性（第 1 報）―鶏卵アレルギー．アレルギー 2008；57（7）：843-52.
5) Hill DJ, et al. Reducing the need for food allergen challenges in young children：a comparison of in vitro with in vivo tests. Clin Exp Allergy 2001；31：1031-5.
6) Roher CC, et al. Atopy patch tests, together with determination of specific IgE levels, reduce the need for oral food challenges in children with atopic dermatitis. J Allergy Clin Immunol 2001；107：548-53.

総論

ヒスタミン遊離試験

佐藤さくら

- 原因アレルゲンの同定はアレルギー疾患の診療を行ううえで大変重要である．原因アレルゲンの同定は，詳細な問診および食物経口負荷試験や皮膚試験などの in vivo 検査，アレルゲン特異的 IgE 値の測定（CAP RAST）やヒスタミン遊離試験（HRT）などの in vitro 検査を用いる．
- HRT は，細胞を用いた検査法なので，特異的 IgE 抗体の存在を確認する CAP RAST とは異なる意義があると考えられる．

HRT：histamine releasing test

ヒスタミン遊離試験の測定原理

- HRT は，抗原抗体反応により好塩基球上の IgE レセプターを架橋させ，遊離されたヒスタミン量を測定する検査である．
- 1980 年代に簡便な方法が開発され[1]，現在は測定が全自動化されたアラポート®HRT[*1] が市販されている．
- アラポート®HRT では従来の方法と異なり，EDTA-2Na 採血した全血からモノクローナル抗体を用いて好塩基球を取り出し，その後に抗原抗体反応させる[2]．少量の血液で多数のアレルゲンについて検査できる[*2]．

*1 検査できるアレルゲンは，カニ，エビ，マグロ，サケ，サバ，豚肉，牛肉，鶏肉，オバルブミン，オボムコイド，リゾチーム，卵黄，ソバ，ピーナッツ，ゴマ，ゼラチン，ハウスダスト，コナヒョウヒダニ，イヌ上皮，イヌ皮屑，カンジダ，アルテルナリア，ヨモギ，ヒノキ，ヒト汗である．

*2 アラポート®HRT は，検体採取後3日間まで問題なく HRT が行えることを確認しているので，日常診療で利用しやすい．

FA：food allergy

アレルギー疾患の診断とヒスタミン遊離試験

- 田部らの報告では，気管支喘息患者を対象に，吸入誘発試験の結果と HRT，CAP RAST の間の感度，特異度を検討し，特異度は HRT 83％，CAP RAST 39％であった[3]．
- 食物アレルギー（FA）の診断では，伊藤らは FA 患者 29 名を対象に，負荷による誘発症状と HRT 結果の間の感度，特異度，陽性適中率，陰性適中率を検討した結果，すべて 100％であり，臨床的に寛解していた症例はいずれも HRT 陰性であったと報告している[4]．

食物アレルギーの耐性獲得診断への HRT の利用

- 筆者らの施設に通院中の FA 患者 60 名を対象に，FA の耐性獲得診断における HRT の有用性を検討した[5]．
- FA の耐性獲得診断は食物経口負荷試験結果または確実な病歴を基準に診断し，食物アレルゲン[*3] の HRT について測定した．ヒスタミン遊離率 10％以上を HRT 陽性，そのときの最低抗原刺激濃度をヒスタミン遊離の閾値とし，FA の耐性獲得状況について検討した．
- HRT 陽性基準を用いた場合，HRT では卵，小麦アレルギーでは特異度が低く，偽陽性となることが多かった．
- HRT 閾値[*4] を用いた場合は，卵アレルギーでは特異度 58.3％，陽性適中率 74.4％，同様に牛乳アレルギーでは特異度 81.8％，陽性適中率 81.8％，

*3 卵白，牛乳，小麦，大豆，米．

*4 HRT 閾値濃度は卵白 6 ng/mL，牛乳 40 ng/mL，小麦 500 ng/mL であった．

小麦アレルギーでは特異度 75.0%，陽性適中率 53.3% と特異度が高くなり，より診断確率が高まった．
- HRT 閾値が低濃度の場合は，アレルゲン特異的 IgE 値が低値であっても FA を認めることが多かった（❶）．
- 卵，牛乳，小麦アレルギーでは，食物経口負荷試験施行前に HRT 閾値を求め，HRT 陽性基準，アレルゲン特異的 IgE 検査と合わせて診断すると，負荷試験に対する反応をある程度予測でき，より安全に負荷試験を施行することができると考えた[*5]．
- 米，大豆については HRT 陽性でも多くは摂取可能であり，診断価値は認められなかった．
- アラポート®HRT による鶏卵アレルギー診断への有用性を検討した多施設共同研究では，卵白刺激 6 ng/mL とオボムコイド刺激 3 ng/mL の診断精度が高かった[6][*6]．

[*5] 対象症例中 4 例は特異的ヒスタミン遊離が高値であり，各アレルゲンにおける判定は不可能であった．

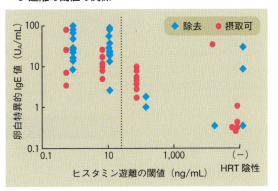

❶ 食物アレルギーの診断と卵白特異的 IgE 値・ヒスタミン遊離の閾値の関係

症例　HRT が卵アレルギー耐性獲得の診断に有用であった例（❷）

食物アレルギーの関与する乳児アトピー性皮膚炎で発症した，卵アレルギーの 8 歳の女子．HRT 検査時の卵白特異的 IgE は 34.1 U$_A$/mL，オボムコイド IgE は 1.68 U$_A$/mL であった．HRT は，卵白抗原刺激濃度 1 万 ng/mL が閾値であった[*7]．卵白の食物経口負荷試験を行ったが症状は出現せず，HRT の結果と負荷試験の結果は一致した．

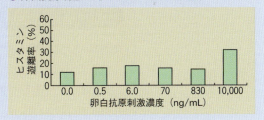

❷ 卵白抗原刺激に対するヒスタミン遊離率

アドバイス

- HRT はアレルギー疾患の原因アレルゲンの同定に有用である．
- 食物アレルギーでは卵，牛乳，小麦アレルギーの耐性獲得診断に有用であり，食物経口負荷試験を行う前に施行するとよい．
- ただし，不応例や非特異的ヒスタミン遊離量が高値の症例では判定が不可能である．
- 現在は外注検査としてアラポート®HRT が利用できる．

■ 文献

1) Skov P, et al. A new method for detecting histamine release. Agents Actions 1984；14：414-6.
2) 西　裕史ほか．HRT 自動分析装置によるヒスタミン遊離試験試薬「アラポート®HRT」の基礎検討．医と薬学 2008；59：663-9.
3) 田部一秋ほか．全血法による多種抗原同時ヒスタミン遊離試験の臨床的検討―吸入誘発試験との相関について．アレルギー 1994；43：527-34.
4) 伊藤節子．ヒスタミン遊離試験の食物アレルギーの診断における有用性．小児科 2000；41：265-71.
5) Sato S, et al. Utility of the peripheral blood basophil histamine release test in the diagnosis of hen's egg, cow's milk, and wheat allergy in children. Int Arch Allergy Immunol 2011；155：96-103.
6) 佐藤さくらほか．好塩基球ヒスタミン遊離試験「アラポート®HRT」の鶏卵アレルギー診断への有用性（多施設共同研究）．アレルギー：in press.

[*6] カットオフ値は，卵白 15.0%，オボムコイド 3.7% であった．

[*7] 卵白抗原刺激濃度 1 万 ng/mL のときに非特異的ヒスタミン遊離（卵白抗原濃度 0 ng/mL）と比較して 10% 以上のヒスタミン遊離率であった．したがって，HRT 閾値は 1 万 ng/mL となり，HRT 結果は負荷試験の結果に一致する．

総論 食物経口負荷試験

柳田紀之

OFC : oral food challenge test

*1 日本全国のOFC実施施設数の推定充足率は6.4%ときわめて低い[4]．

- 食物アレルギーの治療・管理の基本は，正しい診断に基づいた必要最小限の原因食物の除去である[1]．
- 食物アレルギーの診断および耐性獲得の確認には，食物経口負荷試験（OFC）を行うのが望ましい[2,3]*1．
- OFCを施行可能な体制をつくるためには，人員配置，負荷試験食の作製など準備すべきことが多い．

目的

- 日本を含め各国のガイドラインでは，OFCの目的は，① 食物アレルギー診断の確定[5]，② 耐性獲得の確認，③ リスクアセスメントのための症状誘発閾値の確認とされている（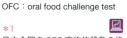）．
- これ以外の目的として，④ 経口免疫療法の適応判定があるが，きわめてリスクが高い対象に行うため，十分な安全対策が必要である．

選択基準と施行時期

- 誤食による誘発症状の有無はOFCの適応を決める重要な情報である．摂取した食品形態・量をよく確認し，少量を摂取して無症状の場合には積極的にOFCの施行を検討する．
- 摂取歴がない食品の場合には，食品の種類や抗原特異的IgE抗体価などを参考にOFCの施行を決定する．離乳食での利用頻度が高い米，野菜，大豆，いも類，肉類などは，特異的IgE抗体価が高値でも比較的安全に行え

❶ 諸外国ガイドラインとの比較

		米国*1-3	ヨーロッパ*3-6	日本*7	相模原病院
目的		診断の確定，耐性獲得の確認，症状誘発閾値の確認			左記に加え，経口免疫療法の適応判定
除外基準		アナフィラキシー歴あり		1年以内の即時歴またはアナフィラキシー歴あり（原則）	コントロール不良のアトピー性皮膚炎・気管支喘息
推奨している方法	方法	DBPCFCが基本	オープン法＞ブラインド法	オープン法が基本	
	開始量	総負荷量の1/1,000	食物タンパク量3mg	総負荷量の1/20～1/16	総負荷量の1/4
	総負荷量	負荷食物，患者の年齢，重症度に応じて決める	主に食物タンパク量3g（ただし年齢に準じて変更）	負荷食物，患者の年齢，重症度に応じて決める	STEP 0または1から2, 3と順番に行う
	分割法	2～6回	記載なし	3～6回	2回
	摂取間隔	15分	15～30分		1時間
	判定基準	客観的症状で陽性 主観的症状の場合はブラインド法で再施行			

*1 Boyce, et al. J Allergy Clin Immunol 2010；26：S1.
*2 Nowak-Wegrzyn, et al. J Allergy Clin Immunol 2009；123：S365.
*3 Sampson, et al. J Allergy Clin Immunol 2014；130：1260.
*4 Bindslev-Jensen C, et al. Allergy 2004；59：690.
*5 Werfel, et al. Allergy, 2007；62：723.
*6 Food Allergy and Anaphylaxis Guidelines 2014.
*7 食物アレルギー経口負荷試験ガイドライン2009.

るため，離乳食開始後なるべく早期に行う（❷）．
- コントロールが十分されていないアトピー性皮膚炎や気管支喘息がある場合，治療を行い症状をコントロールしたうえでOFCを行う．
- OFCを施行した保護者へのアンケートでは，2歳以下に初回のOFCを行うことを望んでおり[6]，OFCはできるだけ早期の施行を検討する[*2]．

*2 このため病診連携の推進は重要であり，定型の紹介状やOFCの結果に関する定型の返信などを活用すると，紹介・逆紹介を円滑に行うことができる[6]（付表❶）．

リスクに応じた対応

- アナフィラキシー歴や特異的IgE値高値はOFC陽性のリスク因子である．このような症例では入院のうえで総負荷量を少なく設定したOFCを行い，その結果が陰性であれば通常のOFCに進むステップを設定することが推奨されている[3]（❸〜❻）．
- 卵黄つなぎ，魚のだし，ゴマ油，しょうゆ，みそなど症状が出現しにくい負荷食品は，特異的IgE値の高低にかかわらず，多くの症例において外来で行うことができる．
- 最終的な総負荷量は，おおむね年齢に応じた1回の食事量を目安とする．

❷ 初回の食物経口負荷試験のタイミング

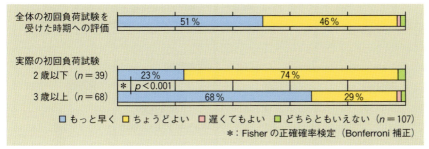

（柳田紀之．2013[6]）を基に作成）

❸ 負荷食品と総負荷量（相模原病院の場合）

	Step	負荷食品	総負荷量
鶏卵	0	かたゆで卵黄	卵黄1個
	1	卵黄つなぎ	卵黄1個
	2	全卵つなぎ	全卵1/2個
	3	全卵	全卵1個
牛乳	0	加熱牛乳	3mL
	1	加熱牛乳	25mL
	2	ヨーグルト	48g
	3	非加熱牛乳	200mL
小麦	0	ゆでうどん	2g
	1	ゆでうどん	15g
	2	ゆでうどん	50g
	3	ゆでうどん	200g

	Step	負荷食品	総負荷量
ピーナッツ	0	ピーナッツ	0.5g
	1	ピーナッツ	3g
	2	ピーナッツ	10g
ゴマ	0	ゴマ	0.5g
	1	ゴマ	3g
	2	ゴマ	10g

	負荷食品	総負荷量
大豆	絹ごし豆腐	100g
ソバ	ゆでソバ	64g
エビ	エビ	40g（ブラックタイガー2尾）

❹食物経口負荷試験説明用資料（鶏卵）

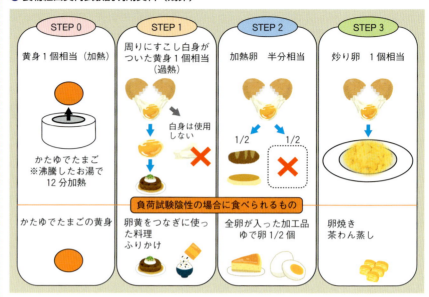

❺食物経口負荷試験説明用資料（牛乳）

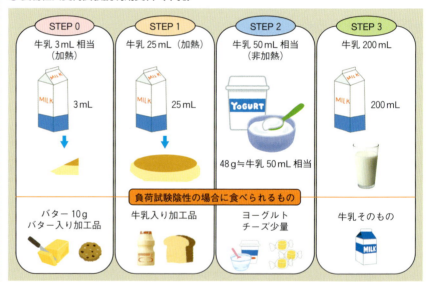

食物経口負荷試験の実際

負荷試験食の準備

- 可能な限り負荷する食品の匂い，色，味がわかりにくい形で提供できるように工夫する（**付表❾**）．
- 栄養管理室での調理が難しい医療機関では，既製の加工品を用いることも考慮するとよい[7]（**❼**）．

❻ 食物経口負荷試験説明用資料（小麦）

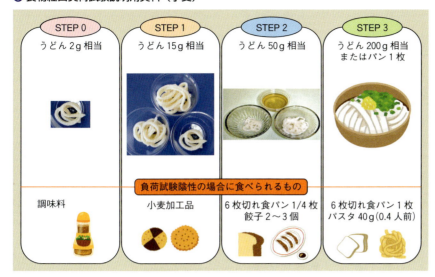

❼ 既成の加工品を用いた食物経口負荷試験

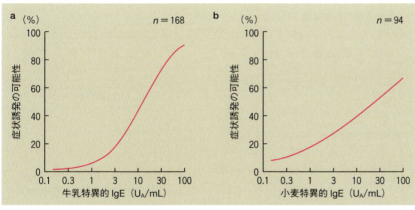

a：乳酸菌飲料約1本（牛乳25mL相当）に対する牛乳プロバビリティーカーブ．
b：クッキー2枚（薄力粉4.8g相当）に対する小麦プロバビリティーカーブ．

（柳田紀之ほか．2014[7]）

方法

- 保護者へOFCの症状誘発リスクを十分に説明したうえで，文書での同意を得る．
- なるべく患者本人にもプレパレーションツールなどを用いて説明する（❽❾）．
- 日本の食物アレルギー経口負荷試験ガイドラインでは，医師や看護師が症状出現時に迅速に対応できる体制にあることが必須とされている[3]*3．
- OFC中の誘発症状に対しては，重症度評価を行ったうえで，重症度に応じた治療を行う*4．
- 入院中の食事で症状が誘発されることがないように，あらかじめ代表的な抗原が除去された定型の除去食メニューを活用するとよい[8]（⓫, 付表 ❿）．

*3
医師，看護師，栄養士，事務員（クラーク）が必要とされ，一度に実施する人数がおよそ3名以上の場合，複数または専任の医師と看護師が配置されていることが望ましい[3]（❿）．

*4
詳細に関しては，6章 "アナフィラキシー総論" を参照されたい．

❽ 入院食物経口負荷試験プロパレーション（1）

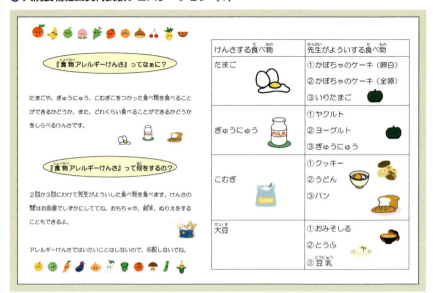

（仙台医療センター資料）

❾ 入院食物経口負荷試験プロパレーション（2）

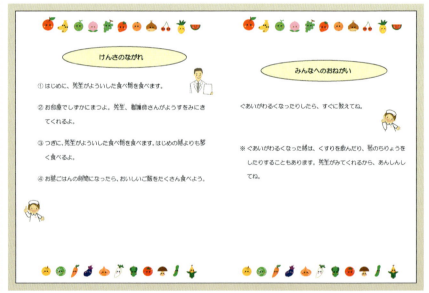

（仙台医療センター資料）

- 最終摂取から2時間程度は病院内で経過をみることが望ましい[3]．
- 保護者には24時間以内は症状が出現する可能性があることを説明する．帰宅させる場合には，症状が出現した際の対応方法について指示する．

負荷試験後の対応

- OFCの結果をふまえて摂取できる範囲を明示し，栄養食事指導を行う[9]（❿ ⓭）．
- OFCで明らかな症状が誘発されなければ，2〜4週間後の次回の外来診察

❿ 入院食物経口負荷試験の方法

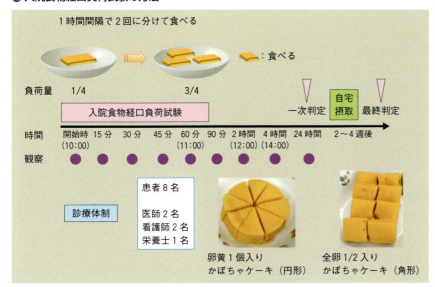

当院の入院食物経口負荷試験およびその後の自宅での対応を示す.

⓫ 定型除去食メニュー例

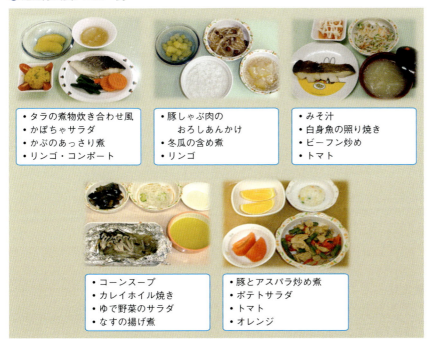

までに,自宅で総負荷量を上限として当該食物を繰り返し摂取してもらい,再現性を確認する.

● 反復摂取により症状の出現がないか確認し,十分に安全性が確保できれば園や学校での除去解除を指示する.

⑫ 鶏卵，牛乳食物経口負荷試験後の栄養食事指導

鶏卵

	一般的な量の目安	入っている卵の量
STEP ① で利用しやすい食品※：卵黄つなぎかぼちゃケーキ（卵黄1個＋卵白1/20〜1/10個程度）		
加熱卵黄1個以下を使った料理	からあげ（卵黄），ハンバーグ（卵黄），ホットケーキ（卵黄）など	
のりたまふりかけ	1袋	1/80個
STEP ② で利用しやすい食品※：全卵つなぎかぼちゃケーキ（全卵1/2個分）		
加熱卵黄1/2個以下を使った料理	揚げ物の衣（全卵），ハンバーグ（全卵），ホットケーキ（全卵）など	
ビスケット，クッキー	3〜4枚	1/10個
ドーナッツ	1個	〜1/4個
カステラ，ケーキ	1切	1/4〜1/2個
焼きプリン	1個（100g）	1/3〜1/2個
はんぺん	大判1枚（100g）	1/2個
STEP ③ で利用しやすい食品※：炒り卵（全卵1個分）		
加熱全卵1個以下を使った料理	卵焼き，目玉焼きなど	
茶わん蒸し	1人前（150g）	1/2〜1個
卵豆腐	1人前（100g）	1/2〜1個
※　負荷試験の結果が陰性でも，注意する食品：半熟卵（加熱が不十分な卵）・生卵		
×生卵	生や半熟の卵は，加熱した卵に比べてアレルギーを起こす力がはるかに強くなります。加熱した卵が食べられるようになっても，生や半熟の卵にはまだ注意が必要です。卵を調理する時は十分に加熱をし，加工された食品でも，卵の加熱が不十分なものには気をつけましょう。	
×温泉卵		
×マヨネーズ，卵入りドレッシング		
×アイスクリーム，カスタードクリーム		
×淡雪かん，ババロア		

牛乳

	一般的な量の目安	乳由来タンパク質量（g）	牛乳換算（mL）
STEP 0 で利用しやすい食品：牛乳3mL入り蒸しパン（牛乳タンパク質0.1g）			
乳糖	1g	微量	—
ビスケット/クッキー（直径5〜6cm）	1枚（8g）	0.05	1
マーガリン	大さじ1杯（13g）	0.05	1
バター	大さじ1杯（13g）	0.08	2.3
STEP ① で利用しやすい食品：牛乳25mL入り蒸しパン（牛乳タンパク質0.85g）			
カレールウ，シチュールウ	1人前（ルウ20g）	0.2	5
キャラメル	1粒（5g）	0.2	6
ミルクチョコレート	1粒（4g）	0.2〜0.3	6〜9
カルピス®	100mL（5倍希釈）	0.4	12
食パン	6枚切1枚（60〜70g）	〜0.5	0.1〜14
脱脂粉乳	小さじ1杯（2g）	0.7	20
ヤクルト®	1本（65mL）	0.8	24
STEP ② で利用しやすい食品：牛乳50mL相当のヨーグルト（牛乳タンパク質1.7g）			
生クリーム（純乳脂肪）	50g（ショートケーキ1切分）	0.85	29
クリームチーズ	20g	1.6	48
STEP ③ で利用しやすい食品：200mL（牛乳タンパク質6.8g）			
ヨーグルト（加糖）	1パック（80g）	2.3	68
粉チーズ	大さじ1杯（6g）	2.6	79
プレーンヨーグルト（無糖）	1/2カップ（100g）	3.6	106
スライスチーズ	1枚（18g）	4.1	120
6Pチーズ（三角）	1個（25g）	5.7	170

■ 文献

1) 海老澤元宏．食物アレルギーの診療の手引き2011．厚生労働科学研究班．2011．
2) 日本小児アレルギー学会食物アレルギー委員会．食物アレルギー診療ガイドライン2012．東京：協和企画；2011．
3) 日本小児アレルギー学会食物アレルギー委員会経口負荷試験標準化ワーキンググループ．食物アレルギー経口負荷試験ガイドライン〈2009〉．東京：協和企画；2009．
4) 今井孝成，海老澤元宏．全国経口食物負荷試験実施状況—平成23年即時型食物アレルギー全国モニタリング調査から．アレルギー2013；62：681-8．
5) Sicherer SH, et al. Dose-response in double-blind, placebo-controlled oral food challenges in children with atopic dermatitis. J Allergy Clin Immunol 2000；105：582-6．
6) 柳田紀之．病診連携．海老澤元宏編．症例を通して学ぶ年代別食物アレルギーのすべて．東京：南山堂；2013．p.74-9．
7) 柳田紀之ほか．既製の加工品を用いた牛乳，小麦食物経口負荷試験．小児臨2014；67：1699-706．
8) 柳田紀之ほか．食物経口負荷試験（即時型）手技編．日小ア誌2014；28：835-45．
9) 柳田紀之ほか．食物経口負荷試験の理論と実践．日小ア誌2014；28：320-8．

⓭ 小麦，大豆食物経口負荷試験後の栄養食事指導

小麦			食べられる量		
	一般的な量の目安	含まれる小麦タンパク質量 (g)	STEP ① うどん15g (小麦タンパク質0.4g)	STEP ② うどん50g (小麦タンパク質1.3g)	STEP ③ うどん200g (小麦タンパク質5.0g)
STEP 0 で利用しやすい食品：原材料に小麦を使用した少量の調味料（穀物酢など）					
STEP ① で利用しやすい食品：小麦粉をつなぎに使った料理や加工食品，少量の揚げ物の衣など					
小麦粉 薄力粉（1等）	大さじ1杯（8g）	0.6g	5g	16g	65g
小麦粉 中力粉（1等）	大さじ1杯（8g）	0.7g	4.5g	14.5g	58g
小麦粉 強力粉（1等）	大さじ1杯（8g）	0.9g	3.3g	11.1g	44.4g
小麦粉 強力粉（全粒粉）	大さじ1杯（8g）	1.0g	3.0g	10.2g	40.8g
焼き麸（直径2～3cm）	2個（1g）	0.3g	1g（2個）	5g（10個）	18g（36個）
パン粉（生）	大さじ1杯（4g）	0.4g	4g（大さじ1）	12g（大さじ3）	48g（1カップ弱）
パン粉（乾燥）	大さじ1杯（4g）	0.6g	3g	9g（大さじ2）	36g（大さじ8）
ビスケット/クッキー（直径5～6cm）	1枚（8g）	0.3g	1枚	4枚	16枚
STEP ② で利用しやすい食品：揚げ物の衣，カレーやシチューなどのルウ，餃子の皮など					
餃子の皮（生）	1枚（5g）	0.5g	4g	14g（2枚）	56g（10枚）
カレーやシチューのルウ	大人1人前（20g）	1.3g	1/2人前	1～2人前	7～8人前
源氏パイ®（三立製菓）	1枚（10.5g）	0.53g	0.7枚（7.8g）	2枚（26g）	10枚（104g）
たいやき®（セブンプレミアム）	1個（85g）	1.7g	1/5個（19.5g）	3/4個（65g）	3個（260g）
STEP ③ で利用しやすい食品：少量のめんやパンなど					
フランスパン	3cmスライス1枚（25g）	2.4g	4g	13g	54g（2枚）
うどん（ゆで）	1玉（約200g）	5.2g	15g	50g（1/4玉）	200g（1玉）
そうめん/ひやむぎ（ゆで）	1人前（250g）	8.6g	11g	37g	149g（2/3人前）
ホットケーキミックス	15cm 1枚分の粉（50g）	3.8g	5g	17g（1/3枚）	68g（1+1/3枚）
うどん（乾めん）	1人前（100g）	8.5g	5g	15g	61g（2/3人前）
そうめん/ひやむぎ（乾めん）	1人前（100g）	9.5g	4g	14g	54g（1/2人前）
スパゲティ/マカロニ（ゆで）	1人前（250g）	13.0g	8g	25g	100g（1/3人前）
食パン	6枚切1枚（60～70g）	5.6g	4g	14g（1/5枚）	56g（1枚弱）
スパゲティ/マカロニ（乾）	1人前（100g）	13.0g	3g	10g	40g（1/3人前）

大豆			含まれる大豆タンパク質量 (g)	絹ごし豆腐換算
大豆製品	しょうゆ（こいくち）	大さじ1/2杯（9g）	0.7	15g
	米みそ（淡色辛みそ）	大さじ1/2杯（9g）	1.1	25g
	おから	1/3カップ（30g）	1.8	40g
	きなこ	大さじ1杯（6g）	2.1	45g
	生湯葉	10g	2.2	45g
	油揚げ	1/2枚（15g）	2.8	57g
	豆乳（調整）	100mL	3.2	65g
	豆乳（無調整）	100mL	3.6	75g
	がんもどき	小1個（25g）	3.8	80g
	豆腐（絹ごし）	1/3丁（100g）	4.9	100g
	焼き豆腐	1/4丁（75g）	5.9	120g
	納豆	1パック（40g）	6.6	130g
	豆腐（木綿）	1/3丁（100g）	6.6	135g
	生揚げ	1/2枚（65g）	7	140g
	高野豆腐	乾燥1個（17g）	8.4	170g

総論

パルスオキシメータと血液ガス

黒坂了正，富川盛光

- 本稿では，気管支喘息発作患児の診察時に今や欠かせない存在となったパルスオキシメータと，その背景にある血液ガス検査の乳幼児期の特徴について概説する．

パルスオキシメータとは[1]

- 血液中に存在する酸素の多くはヘモグロビンによって運搬されている．そのヘモグロビン中に酸素と結合した酸化ヘモグロビンの占める割合を動脈血酸素飽和度（SaO_2）といい，以下のように求める．

$$SaO_2(\%) = \frac{酸化ヘモグロビン}{酸化ヘモグロビン＋還元ヘモグロビン＋一酸化ヘモグロビン＋メトヘモグロビン} \times 100$$

SaO_2 : arterial oxygen saturation

- ヘモグロビンの種類によって吸収される波長（吸光成分）が異なるために色の違いが生じる．
- 酸化ヘモグロビンは鮮紅色で，酸素と結合していない還元ヘモグロビンは暗赤色をしている．しかし，酸化ヘモグロビンや還元ヘモグロビンは静脈血や組織でも吸収されるため，波長の違いだけでは正確には測定できない．そのため，波長による吸光度の違いに加えて脈拍による透過光の変化を利用して動脈血由来の成分を認識している．
- SaO_2 を経皮的に体外から求める測定方法をパルスオキシメトリとよび，この方法を利用して酸素飽和度を求める機器がパルスオキシメータである．
- パルスオキシメータは非侵襲的に繰り返し，あるいは連続的に生体の酸素化指標を測定できるが，一定時間あるいは一定数の脈拍ごとの平均値を表示しているため，表示される数値と実際とは隔たりがある．
- 一酸化ヘモグロビンとメトヘモグロビンは検出することができないため，パルスオキシメータでは実際より高めの数値を示している．このため，パルスオキシメータで求めた SaO_2 を経皮的動脈血酸素飽和度とよび，動脈血採血から求めた酸素飽和度と区別するために SpO_2 と表記される．

SpO_2 : percutaneous oxygen saturation

- その一方で，血液ガス分析機器に併設されていることが多く，多種類の波長を用いて測定する CO オキシメータにより求められた動脈血酸素飽和度は SaO_2 と表記される．

気管支喘息発作時におけるパルスオキシメータの使用法とその解釈

- 気管支喘息発作患児を診察する際には理学および身体所見を得ると同時に，最近では SpO_2 を測定することが多い．その際，パルスオキシメータが動脈血由来の成分を認識しているか，橈骨動脈を触知して確認する．
- 『小児気管支喘息治療・管理ガイドライン（JPGL）2012』では発作強度の判定基準として，SpO_2 96％以上を小発作，92％以上を中発作，92％未満

- を大発作と分類している[2]．
- 聴診上，喘鳴のみを聴取して呼吸数の増加や努力呼吸を伴わず，SpO_2 が 96％以上を示す小発作の場合，$β_2$ 刺激薬の吸入を施行して喘鳴の消失を確認できれば自宅で経過観察が可能と考える．
- 喘鳴に加えて努力呼吸，呼吸数増加や脈拍数増加などを伴い，$β_2$ 刺激薬の吸入により喘鳴が改善しても，努力呼吸，呼吸数や脈拍数の改善が乏しい場合には SpO_2 が 96％以上を示していてもすでに二酸化炭素分圧（PCO_2）が増加し始めている場合がある．

PCO_2 : partial pressure of bicarbonate

- 気管支喘息の小発作や中発作時には呼吸回数の増加とともに過換気になり，PCO_2 は低下して SpO_2 は代償され 96％以上を示すことが多い．しかし，発作の進行とともに気道抵抗の上昇が生じて換気障害（肺胞低換気）を伴い，PCO_2 は増加して呼吸不全に至る．
- SpO_2 は酸素化指標の一つにすぎず，換気障害の程度を知ることはできない．ここにパルスオキシメータの落とし穴が隠されている．

血液ガス分析による換気障害の評価

- 当科にて，『JPGL 2012』で表記されている SpO_2 を利用した発作強度の分類と換気障害の程度との関係を血液ガス分析により評価した．

対象
- $β_2$ 刺激薬の吸入後も喘鳴を認めた，または努力呼吸，呼吸数や脈拍数の改善が乏しいために入院した中発作以上で 6 歳未満の気管支喘息発作患児 75 名（平均 2.8 歳，男児 50 名，女児 25 名）．

方法
- 入院時にパルスオキシメータで SpO_2 を測定すると同時に動脈血を採取し，血液ガス分析装置で pH，動脈血二酸化炭素分圧（$PaCO_2$），動脈血酸素分圧（PaO_2），SaO_2 を測定して換気障害の程度を調べた．

$PaCO_2$: arterial carbon dioxide partial pressure

PaO_2 : arterial oxygen partial pressure

- SpO_2 は一定時間あるいは一定数の脈拍ごとの平均値を表示しているため，多種類の波長を用いて測定する CO オキシメータにより求められた SaO_2 を用いた．

結果
- 日常診療で最も使用される SaO_2 と換気障害の程度を示す $PaCO_2$ を比較した（❶）．SaO_2 の低下とともに $PaCO_2$ の増加を認めた．2 歳未満と 2〜5 歳を比較すると，2 歳未満では 2〜5 歳に比べて SaO_2 が高値であっても $PaCO_2$ は高い症例が存在していた．
- 次に，SaO_2 と密接に関連し，酸素化の標準的指標である PaO_2 と $PaCO_2$ を比較した（❷）．SaO_2 と $PaCO_2$ の比較と同様，2 歳未満では 2〜5 歳に比べて PaO_2 が高値を示していても $PaCO_2$ は高い例が存在していた．
- 続いて，換気障害の程度をみるために pH と $PaCO_2$ を比較した（❸）．$PaCO_2$ の減少とともに pH は上昇して呼吸性アルカローシスを示したが，$PaCO_2$ の増加とともに pH は減少して呼吸性アシドーシスを示した．
- 以上より，2 歳未満の気管支喘息発作患児では SaO_2 が低下していなくても

❶ SaO_2 と $PaCO_2$ の関係

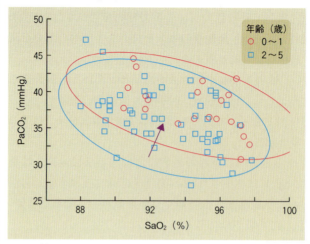

SaO_2 の低下とともに $PaCO_2$ の増加を認める．2歳未満では SaO_2 が高値であっても $PaCO_2$ が増加している．

❷ PaO_2 と $PaCO_2$ の関係

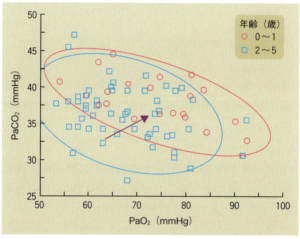

PaO_2 と $PaCO_2$ は逆相関関係にあるが，❶と同様に PaO_2 が高値であっても $PaCO_2$ の増加を認める．

すでに換気障害を伴い，呼吸性アシドーシスを示す例が存在していることが明らかになった．

結論
- 気管支喘息発作をパルスオキシメータのみで評価すると，生体予備能力が低い2歳未満の場合，SpO_2 が低下していなくてもすでに換気障害を伴い，PCO_2 が増加している可能性がある．
- パルスオキシメータの数値にとらわれず，理学および身体所見に加えて血液ガス分析を取り入れて，発作強度を正しく評価する必要がある．

まとめ
- 気管支喘息発作患児の治療方針を決めるには発作強度を正しく評価するこ

❸ pHとPaCO₂の関係

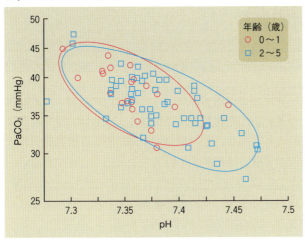

気管支喘息発作により，初期の過換気の状態ではPaCO₂の減少とともにpHの上昇を認めるが，換気障害とともにPaCO₂は増加し，pHの減少を認める．

とが重要である．理学および身体所見をもとに，SpO₂や血液ガス分析などの客観的指標を用いて発作強度を評価する必要がある．
- パルスオキシメータは，COオキシメータに比べて測定精度は低く，体動，振動や装着部位により安定性が欠如しやすいとともに，製造メーカーごとで光の波長に相違があることや，一定時間あるいは一定数の脈拍ごとの平均値が表示されるなど，SaO₂に比べてSpO₂の信頼性は低い[3,4]と考えられる．

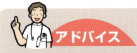

- SpO₂はあくまでも酸素化指標の一つにすぎず，特に低年齢の場合，SpO₂だけでは換気障害を見落とす可能性がある．
- 低年齢の患児においては前述したような血液ガス上の特性があるので，SpO₂のデータの解釈には他の身体所見や病歴を加味して判断すべきである．

■ 文献
1) 日本呼吸器学会肺生理専門委員会「呼吸機能検査ガイドラインⅡ」作成委員会編．呼吸機能検査ガイドラインⅡ．東京：メディカルレビュー；2006．p.1-15．
2) 日本小児アレルギー学会．小児気管支喘息治療・管理ガイドライン2012．東京：協和企画；2011．p.20．
3) 日本呼吸器学会肺生理専門委員会「呼吸機能検査ガイドラインⅡ」作成委員会編．呼吸機能検査ガイドラインⅡ．東京：メディカルレビュー；2006．p.27-37．
4) 日本呼吸器学会肺生理専門委員会，日本呼吸管理学会酸素療法ガイドライン作成委員会編．東京：メディカルレビュー；2006．p.72-84．

呼吸機能検査

手塚純一郎

- 喘息患者のうち，特に重症例や長期罹患例では，自分の症状および重症度の認識度が低いことが多い．呼吸困難および喘鳴などの症状に対する医師の評価も不正確であることがある．呼吸機能の測定，特に呼吸機能異常の可逆性を検査することにより，気流制限の直接的な評価が可能である．
- 喘息の呼吸機能検査としては，スパイロメトリー，フローボリューム曲線，それらを応用した気道過敏性検査，そして動脈血ガス分析，パルスオキシメータによる酸素飽和度（SpO_2）などが行われている．

SpO_2：percutaneous oxygen saturation

MEFV：maximum expiratory flow-volume

FVC：forced vital capacity

$FEV_{1.0}$：forced expiratory volume in one second

PEF：peak expiratory flow rate

$\dot{V}_{50}$：maximal expiratory flow rate at 50% of vital capacity

$\dot{V}_{25}$：maximal expiratory flow rate at 25% of vital capacity

MMF：maximal mid-expiratory flow

$FEF_{25-75\%}$：forced expiratory flow 25〜75%

スパイロメトリー

- フローボリューム曲線（❶-①)[1]は，努力呼出させた場合に，縦軸にflow（流量），横軸にvolume（量）をとり，肺気量別の呼気流量が得られるように考えられた曲線である．フローボリューム曲線のなかでもMEFV曲線が汎用されている．測定項目としては努力性肺活量（FVC），1秒量（$FEV_{1.0}$），最大呼気流量（PEF），$\dot{V}_{50}$（50%肺気量位での呼気流量），$\dot{V}_{25}$（25%肺気量位での呼気流量）などがある．
- スパイログラム（❶-②)[1]は流量と時間の関係を示し，FVC，$FEV_{1.0}$，最大呼気中間流量（MMF，または$FEF_{25-75\%}$）などが求められる．

❶ スパイロメトリー

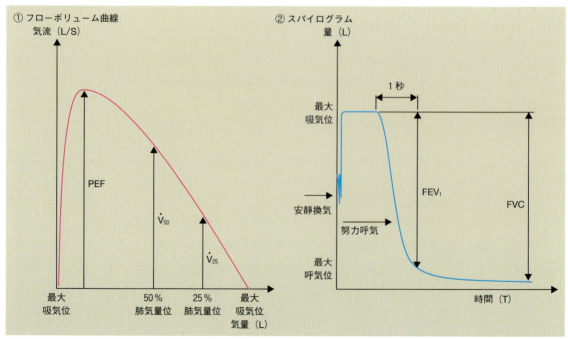

（小児気管支喘息治療・管理ガイドライン2012[1]）

❷ 喘息のフローボリューム曲線

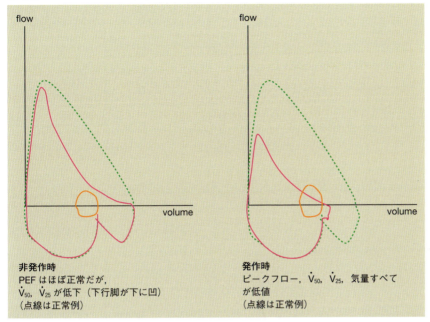

非発作時
PEFはほぼ正常だが，
$\dot{V}_{50}$，$\dot{V}_{25}$ が低下（下行脚が下に凹）
（点線は正常例）

発作時
ピークフロー，$\dot{V}_{50}$，$\dot{V}_{25}$，気量すべてが低値
（点線は正常例）

（小児気管支喘息治療・管理ガイドライン 2012[1])）

❸ フローボリューム曲線測定時に生ずる種々のパターン

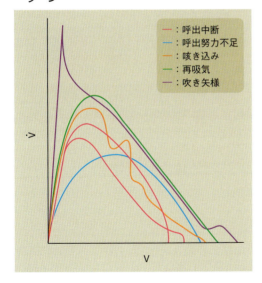

凡例：
- 呼出中断
- 呼出努力不足
- 咳き込み
- 再吸気
- 吹き矢様

❹ さまざまな呼出努力から得られたフローボリューム曲線

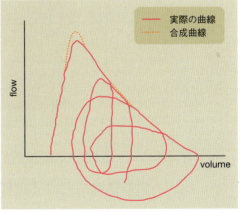

凡例：
- 実際の曲線
- 合成曲線

- PEFは通常75％以上の肺気量位に認められ，主に中枢気道の型を反映し，$\dot{V}_{50}$，$\dot{V}_{25}$ はその順に，より末梢気道の径を反映しているといわれている．また，PEFは被検者の努力の程度に依存する努力依存症であり，低肺気量位の $\dot{V}_{50}$，$\dot{V}_{25}$ は努力に左右されない非努力依存症である（❷)[1]．
- 対象となるのは一般的に6歳以上である．測定の注意点は，その曲線を見る，見ることができることが重要である．特に年少児では，❸に示すような不適切な曲線しか得られない場合もある．このような被検者においては，マウスピースをリークがないようにくわえさせ，ノーズクリップ（必ずしも必要ではない）をし，異なった努力で異なった肺気量から数回呼出させ，

❺ 喘息発作時のフローボリューム曲線　　❻ 健常児および非発作時の喘息児の換気機能

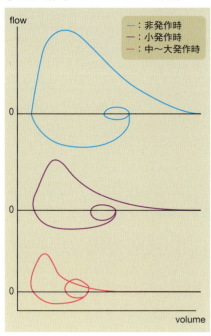

(西間三馨. 1983[2])

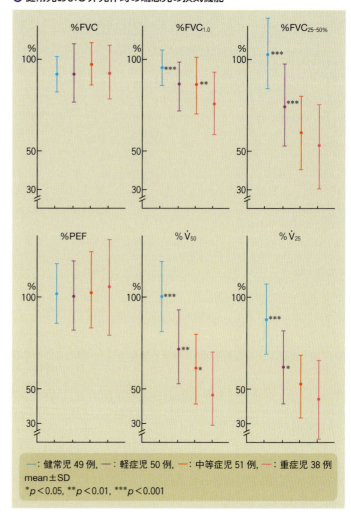

フローボリューム曲線を推定することが可能である（❹）．

喘息診療における意義

発作強度判定として

- ❺[2)]に喘息のフローボリューム曲線を示す．小発作から中～大発作に進展するにつれて，肺気量も呼気流量も減少し閉塞性のパターンが進行する．
- 小児喘息の特徴として気道の可逆性が高く，フローボリューム曲線は常に発作の有無や病状の程度により変化している．**付表❹**に『小児気管支喘息治療・管理ガイドライン（JPGL）2012』の発作強度の判定基準を示す．

長期管理の指針として

- 健常児や非発作時の軽症喘息児では，下行脚はむしろ上に凸であるが，重症喘息児では非発作時でも下に凸，すなわち$\dot{V}_{50}$，$\dot{V}_{25}$が低値を示すことが多い．
- しかし，健常児および非発作時の喘息児の重症度別の換気パラメータでは，非発作時には末梢気道のパラメータである%MMF，%$\dot{V}_{50}$，%$\dot{V}_{25}$は重症

度に一致して低下しているが，%FVC および %PEF では重症度の違いは認められず（❻），重症例や長期罹患例では小児でも気道の非可逆的変化がみられ，フローボリューム曲線の閉塞パターンが固定化し，β_2 刺激薬吸入前後での改善がみられなくなることがある．

- 以上のように，喘息患者の診療にあたって，フローボリューム曲線は，発作時・非発作時ともに有効である．
- 特に非発作時においては，自己申告による発作頻度に基づいた重症度分類での治療ステップではともすれば治療が不十分となる可能性があり，長期管理の指標として末梢気道閉塞の指標である MMF，$\%\dot{V}_{50}$，$\%\dot{V}_{25}$ を定期的に測定することが必要である．

アドバイス　スパイロメトリー測定時の注意点

- 曲線を見る，見ることができることが必要．
- 最大吸気・最大努力呼気を要する検査であることを意識して行う．
- マウスピースのくわえ方に注意する．
- 立位・坐位の測定結果への影響よりも，最大努力呼気ができることのほうが重要である．

ピークフローモニタリング

- 小児では 6 歳以上，訓練すれば 4 歳以上で信頼に足る PEF が測定できる．
- 簡易型ピークフローメータは安価で，患児が自宅で経時的に測定すること（ピークフローモニタリング）で，気道閉塞の程度・変化を客観的に評価できる点できわめて有用である．
- 対象者は，その有用度および継続性を考慮すると，喘息重症度が中等症以上で，かつ患児・家族が治療に前向きなものである．外来受診時にはフローボリューム曲線を測定することが望ましい[*1]．
- 方法は，被検者は立位でできる限り深く息を吸い込んで，マウスピースを口から空気が漏れないようにくわえ，できるだけ早く呼出し（最後まで吐ききる必要はない），針の止まった目盛りを読む．これを 3 回行い最高値を記録する．
- 起床時に 1 回測定し，昼，夕，夜のいずれかの時間にもう一度測定する[1]．
- 測定値を毎日喘息・ピークフロー日誌に記入する（❼）．この経時的，連続的な記録は患者も医師も客観的に喘息の重症度を判断し，喘息のコントロール状況を把握するのに役立つ．
- PEF の標準値として，『JPGL2012』では月岡らの標準値[3] が採用されている．これは，身長とともに年齢を因子として加えたもので，従来のものとは大きく異なっている．標準予測式を下記に示す．

男子（L/分）＝ 77.0 ＋ 64.53 × 身長（m）^{3} ＋ 0.4795 × 年齢（歳）^{2}
女子（L/分）＝ －209.0 ＋ 310.4 × 身長（m）＋ 6.463 × 年齢（歳）

- 小児では ❻ に示したように重症者でも，非発作時は %PEF が 100 % あることに注意を要する[*2]．

[*1] ピークフローモニタリングのみでは末梢気道閉塞所見が検出できないためである．

[*2] 成人の喘息重症度分類では，%PEF が軽症持続型は 80 % 以上，中等症持続型は 60〜80 %，重症持続型は 60 % 未満となっている[4]．

❼ 喘息・ピークフロー日誌の例

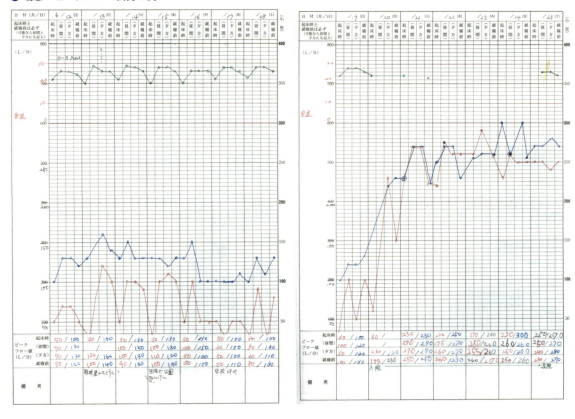

- 喘息の管理をするうえでは，標準値を用いるよりも自己最良値が求められる患児はそれを用いたほうがよいと思われる．1日に2回以上PEF測定を行うとその日の最高値と最低値が得られるので，日内変動を求めることができる．

    日内変動率＝（最高値－最低値）÷最高値×100

- PEFの日内変動は，喘息の重症度と病状を反映し気道過敏性とも相関がみられる[5]ので，喘息の長期管理上有用な指標である．
- 小児では健常児でも日内変動が20％以上[*3]となることもある．
- 一律に管理基準を決めるのではなく，個々の患児で喘息の経過を評価するパラメータとして役立てるのが実際的である．
- ピークフローモニタリングのもう一つの目的は，慢性疾患として経過するがゆえに客観的指標と自覚症状が一致しなくなりがちな患者自身に，セルフモニタリングの指標として利用してもらうことである．ゾーンモニタリングとよばれる手法で，PEFの自己最良値の80％以上をグリーンゾーン，60〜80％をイエローゾーン，60％以下をレッドゾーンとして，ゾーンごとに具体的な指示を与えておくこと[*4]で，よりよい日常の自己管理が行えるようになる．❼に示すように吸入前後のピークフローを色分けしておくとさらに見やすい．
- 以上のように，ピークフローモニタリングは**付表❹**を参考に自覚および他覚所見に乏しい早期の時点での気道閉塞を認識し，急性発作への適切な対

[*3] 成人では日内変動が20％以内となるように管理目標を設定している[4]．

[*4] グリーンゾーン：何をしてもよい
イエローゾーン：β_2刺激薬吸入後グリーンゾーンに入れば何をしてもよいが，イエローゾーンのままのときは体育などの運動は避ける
レッドゾーン：吸入後もイエローゾーン以上にならないときは医療機関を受診　など．

症例　吸入ステロイド前後のフローボリューム曲線

10歳，男児．
1歳時，気管支喘息発症．2年前より徐放性テオフィリン製剤・ロイコトリエン受容体拮抗薬内服で症状はほぼコントロールできている．

肺機能を測定してみると，症状からはうかがい知れない末梢気道の閉塞が存在する．
吸入ステロイド薬を導入することで肺機能もほぼ正常となった．

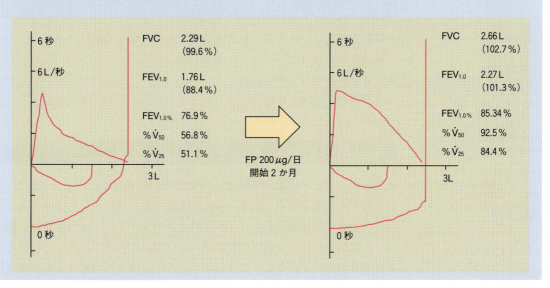

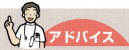

アドバイス

- 中枢気道の指標：$FEV_{1.0}$, PEF
- 末梢気道の指標：MMF, $\dot{V}_{50}$, $\dot{V}_{25}$
- 高肺気量位の気流（PEF, $FEV_{1.0}$）は被検者の努力の程度に依存する effort dependent.
- 低肺気量位の気流（MMF, $\dot{V}_{50}$, $\dot{V}_{25}$）は努力に左右されない effort independent.
- 非発作時のピークフローが正常でも末梢気道閉塞が存在することがある．
- 患者・家族が自宅で気道閉塞の状態を把握し，適切なセルフコントロールを行うにはピークフローモニタリングが有用となる．

応ができること，長期管理としての治療の効果や妥当性を評価できることなどから，きわめて有効である．
- 一方，小児では重症児にあっても非発作時のピークフローは正常であることが多いこと，末梢気道閉塞を反映しないことを念頭に置いておくことも重要である．

■文献

1) 日本小児アレルギー学会．小児気管支喘息治療・管理ガイドライン 2012．東京：協和企画；2011．
2) 西間三馨．臨床症状と検査—肺機能．馬場 実編．小児気管支喘息．東京：東京医学社；1983．p.286-300.
3) 月岡一治ほか．日本人健常者（6〜18歳）のピークフロー標準値．日小ア誌 2001；15：297-310.
4) 日本アレルギー学会喘息ガイドライン専門部会監．喘息予防・管理ガイドライン 2012．東京：協和企画；2012．
5) Ryan G, et al. Bronchial responsiveness to histamine：Relationship to diurnal variation of peak flow rate, improvement after bronchodilator, and airway caliber. Thorax 1982；37：423-9.

総論

運動負荷試験

藤澤隆夫

運動負荷試験とは

- 気管支喘息における運動負荷試験は運動誘発喘息（EIA）を検出するが，気道過敏性[*1]検査の一つとして位置づけられる[*2]．
- 定量負荷法として自転車エルゴメーターまたはトレッドミルを用いる標準法があり，運動負荷後の1秒量，ピークフローなど，換気機能の変化を測定する．

運動負荷試験によって何がわかるか

- 運動による症状誘発（EIA）は，身体活動が活発な小児にとってはQOLを左右する重要な問題である．EIAがある児が自然に激しい運動を控えるようになることは珍しくなく，問診時に，EIAがない，または軽いと答えても，運動をしないために自覚していないだけの場合もある[*3]．
- 運動負荷試験を行うことによって，EIAの程度を客観的に評価できる．
- 喘息の重症度と相関するので，重症度の数値的な指標となる．
- 喘息の中心的病態である気道炎症と相関する〔呼気NO（FeNO）濃度，喀痰中好酸球数などとの有意な相関の報告あり[2,3]〕ことから，気道炎症の定量評価法の一つとして，適切な抗炎症治療を選択する目的で用いることができる．
- 定量負荷に対する反応は，被検者の有酸素運動能の影響も受ける．有酸素運動能が高い患者では相対的に負荷量が少なくなり気道閉塞反応も軽減される一方，有酸素運動能の低い患者ではより強い閉塞反応となる．上述の気道炎症の側面と有酸素運動能の側面を同時にみているともいえるが，日常の身体活動に対する運動の影響を総合的に評価する手法としては有用である．

運動負荷試験の実際

- 検査前には休薬を行う．気管支拡張薬は12時間前，吸入ステロイド薬などの抗炎症薬は24時間前から休薬する．休薬しない場合（喘息増悪が予想されるために休薬できない場合など）はこれを記載する．気道過敏性，重症度の評価指標としては休薬が必要であるが，休薬しないときは日常のEIA評価として用いる．
- 検査当日は負荷試験まで運動を控えるようにする．一度，EIAを起こすと，次の運動刺激に反応しにくくなる（不応期とよばれる）．
- 検査時に喘鳴を聴取しないことを確認する．
- 自転車エルゴメーターまたはトレッドミルを用いた定量負荷を行う．フリ

EIA：exercise-induced asthma

[*1] **気道過敏性**
各種刺激に対して気道収縮反応が引き起こされやすい状態のことで，気管支喘息を特徴づける重要な臨床所見である．
気道過敏性の成因としては気道炎症が最も重要であるが，自律神経の調節機構，気道の形態など多くの因子によって規定されている．運動のほか，ヒスタミン，メサコリン，高張食塩水，蒸留水，冷気などの刺激が用いられ，それぞれ気道過敏性の異なる側面を評価している．

[*2]
食物依存性運動誘発アナフィラキシーの診断に用いられる運動負荷試験は，喘息に対して行われる定量法とは異なる負荷を行う（6章"食物依存性運動誘発アナフィラキシー"参照）．

QOL：quality of life

[*3] **問診票による簡便なEIA検出法**
『小児気管支喘息治療・管理ガイドライン（JPGL）』に基づいた長期管理を行う際にコントロールレベルを評価する指標として，Japanese Pediatric Asthma Control Program（JPAC）および小児喘息コントロールテスト（childhood asthma control test：C-ACT）が紹介されている[1]．喘息に関連する症状のいくつかを患者に記入してもらう問診票であるが，いずれも運動に関する設問が含まれている．特に，C-ACTでは運動誘発の症状は，保護者ではなく患児が記入することになっており，保護者が気づいていなかった学校でのEIAの存在がわかることもある．

❶ 運動負荷試験の方法

	自転車エルゴメーター	トレッドミル	フリーランニング
開始時負荷強度	0.035 kp/kg, 60 rpm/分 （または 2.1 W/kg）	10％傾斜角 6 km/時	60 m/分くらいのランニング
負荷量の漸増	なし	なし	10 m/分ずつスピードを上げる
持続時間	6 分間	6 分間	6 分間
適切な負荷条件	運動負荷時の心拍数が 160～170 以上		
評価	前，負荷直後，5 分後，15 分後に換気機能を測定 最大低下率（Max %Fall）＝（負荷前値－最も低下した値）÷負荷前値×100		
陽性の判定	Max %Fall FEV_1 ≧ 15％, Max %Fall PEF ≧ 20％		

（小児気管支喘息治療・管理ガイドライン 2012[1]）を基に筆者作成）

ーランニングは負荷量の定量性に欠けるが，日常生活での運動レベルを再現できる利点もある（❶）[1]．

- 運動負荷前後に換気機能を測定して，最大低下率を計算する．換気機能の指標としては FEV_1（❷）[2]やピークフローが用いられるが，$\dot{V}_{50}$, $\dot{V}_{25}$ など末梢気道閉塞の指標も同時に評価することにより，さらに詳細な病態解析も可能である．AUC は低下の程度のみならず，回復のしやすさも同時に評価できる．
- 運動負荷後の換気機能低下は通常 15～30 分で回復するが，重症例では気道閉塞が持続する場合があるので，適宜，β_2 刺激薬吸入を行う．

❷ 運動負荷後の FEV_1 の変化

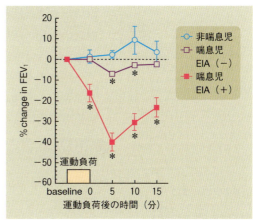

（Terada A, et al. 2001[2]）

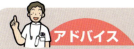

- 運動負荷試験陽性の場合は，抗炎症療法（吸入ステロイド薬，吸入ステロイド薬/長時間作用型 β_2 刺激薬配合剤，ロイコトリエン受容体拮抗薬）の強化，運動前の予防投薬（β_2 刺激薬，DSCG など）を考慮する．
- 経時的な評価により，治療効果のモニタリングが可能である．
- 運動負荷によって重症発作が誘発されることもあるので，十分なモニタリング，β_2 刺激薬投与の準備が必要である．

■ 文献
1) 小児アレルギー学会. 小児気管支喘息治療・管理ガイドライン 2012. 東京：協和企画；2011.
2) Terada A, et al. Exhaled nitric oxide decreases during exercise-induced bronchoconstriction in children with asthma. Am J Respir Crit Care Med 2001；164：1879-84.
3) Park HK, et al. What makes a difference in exercise-induced bronchoconstriction：an 8 year retrospective analysis. PLoS One 2014；9：e87155.

AUC：area under the curve（曲線下面積）

DSCG：disodium cromoglycate

気道過敏性試験

望月博之

気道過敏性測定の有用性

- 喘息の基本的な病態と考えられている気道過敏性は，気道内の細胞群が正常を超えて反応する病態である（❶）[1]．
- 成立には，慢性の気道炎症やリモデリングの関与が考えられているが，喘息における気道過敏性の普遍性は，非アトピー型の喘息でも，アトピー型の喘息同様に認められるという点からもうかがい知ることができる．このため，気道過敏性の測定は，喘息の重症度や治療効果の判定，さらに治癒経過の把握に活用されている[*1]．
- 気道過敏性は喘息に特異的な病態ではないが，喘息の病態を検討するうえで気道過敏性の測定は意義があり，小児科領域においては，乳幼児期の喘息の発症や悪化，さらに小児の喘息の特徴の一つであるアウトグロー[*2]の病態の解明にも用いられている．

小児の気道過敏性の特殊性

- 気道過敏性に関連する組織・器官は数多いが，気道の易収縮性という臨床的症状としての気道過敏性を獲得・持続するまでには多くのステップが必要である．また，吸入性刺激物や感染，気象など気道過敏性を亢進させると考えられる外的な要因も含めると，その成立機序にはきわめて複雑な体系を考えなければならない（❷）．
- 年少児では，気道径の狭小性，胸郭の柔軟性，過分泌傾向，喀痰の排出困難がみられ，成人とは明らかに異なる呼吸生理をもつと考えられている．
- 気道過敏性にはいくつかの分類が試みられるが，最も簡略な分類に持続性

*1 日本小児アレルギー学会が行った日本における小児の気道過敏性試験に関する診療実態調査（2007）では，回答のあった 816 施設中，気道過敏性試験を行っている施設は 79 施設（9.7％）であった[2]．このことから，日本では，乳幼児を含めた小児の喘息の診断，重症度の判定や治療の評価に，気道過敏性の測定は十分活用されていると考えられる．

*2 小児のアウトグロー
小児の喘息の経過上，思春期になると自然に寛解，または治癒することをいう．小児の喘息の 60〜80％にみられるというが，その機序は不明である．

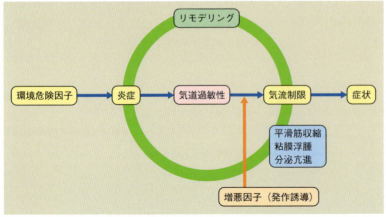

❶ 喘息発症，増悪と気道過敏性

（厚生省免疫・アレルギー研究班．1998[1]）を基に筆者作成）

❷ 小児における気道過敏性の規定因子

気道炎症，気道損傷	1. アレルギー性炎症 2. 感染性炎症 3. 環境因子 4. 酸素毒性，圧損傷 5. 肺血管性障害 6. リモデリング
遺伝性因子	1. 各種受容体異常 2. 神経系因子 3. 性
その他	1. 未熟性，幼弱性 2. 加齢 3. 肥満，内分泌的因子 4. 治療法 5. 食事 6. ストレス

の気道過敏性と短期間の気道過敏性に分けるものがある．
- 持続性の気道過敏性とは，主に喘息で認められる，いわゆる気道過敏性であり，数年以上，または非可逆的な気道の過敏状態がみられることをさす．
- 短期間の気道過敏性とは，気道感染症罹患後や吸入性の刺激物質により，数日〜数週間程度の一過性の気道過敏性がみられる状態で，喘息の患者のみならず健常者でも獲得する可能性がある．
- 近年，乳幼児にRSウイルス[*3]などの下気道感染症の罹患により，10年ほど存在する中間型の気道過敏性も報告されている[3)]．

年長児の気道過敏性測定の実際

ヒスタミン吸入試験（標準法）[4)]

- ヒスタミンは順次倍数系列で10 mg/mL〜20 μg/mLまで10段階用意する．
- 被検者は吸入前に肺機能検査により発作が起きていないことを確認後，生理食塩水を2分間，毎分5Lのroom airを用いて，ネブライザー吸入させ，吸入後の1秒量を測定する．
- その後，ヒスタミンを低濃度から2分間ずつ吸入させ，吸入後の1秒量が基準値より20％低下した時点で検査を中止し，気管支拡張薬を吸入させる．このときのヒスタミン濃度をヒスタミン吸入試験の閾値（PC_{20}）とし，気道過敏性の指標とする[*4]．

オッシレーション法[5)]

- 滝島らによるアストグラフ法が一般的に用いられ，主にアセチルコリン類似物質のメサコリンを用いて行われる．
- メサコリンは順次倍数系列で25 mg/mL〜49 μg/mLまで10段階用意する．
- 被検者は坐位にてノーズクリップを使用し，頬部をバルーンで圧迫した状態で，安静換気にて検査を行う．生理食塩水を1分間吸入させ，その後，メサコリンを低濃度から吸入させ，呼吸抵抗が前値の2倍に上昇した時点で検査を中止する．
- そのポイントでのメサコリンの累積濃度をメサコリン吸入試験の閾値（D_{min}）[*5]として気道過敏性の指標とする（❸）[6)][*6]．
- 近年，オッシレーション法の一つとして，インパルスオシロメトリー（IOS）[*7]が注目されている．IOSでは異なる振動周波による呼吸抵抗の測定が可能であるため，中枢および末梢気道の気道抵抗および弾性力を，それぞれ安静換気時に測定できる利点がある．気道過敏性の測定にも応用されている．

乳幼児の気道過敏性測定の実際

直接的な方法

- ボディプレチスモグラフ法による肺機能検査や胸郭腹部圧迫法による評価

[*3] **RSウイルスと乳児喘息**
ウイルス感染は喘息の急性増悪の重要な因子であるが，乳幼児期にRSウイルスによる下気道感染に罹患することが喘息発症のトリガーになることについて，多数の報告がある．この機序として，RSウイルスは気道障害により気道過敏性を亢進させるだけでなく，アトピー素因を発現させる可能性も考えられている．

[*4] **ヒスタミン吸入試験の評価**
筆者らの施設では，便宜上，PC_{20}が2.5〜10 mg/mLを軽度亢進，0.313〜1.25 mg/mLを中等度亢進，0.156 mg/mL以下を重度亢進と評価している．

[*5] **メサコリン吸入試験の閾値**
単位はunitで示す．1 unit＝1 mg/mLのメサコリンを1分間吸入した量．

[*6] **アストグラフ法の評価**
筆者らの施設では，D_{min}が6.20〜24.6 unitsを軽度亢進，0.73〜6.20 unitsを中程度亢進，0.73 units以下を重度亢進としている．

IOS：impulse oscillation system

[*7] **IOS法**
内蔵するスピーカーから人工的に発生させた音響信号（5〜35 Hzの周波数）を高速フーリエ変換することで，それぞれの周波数の抵抗およびリアクタンスを測定するが，被検者の安静呼吸時の呼吸抵抗を中枢，末梢の別に分けて測定することが可能である．

❸ 小児のメサコリン吸入試験

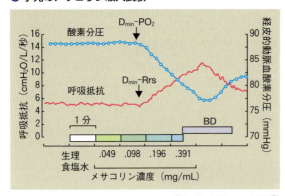

(Mochizuki H, et al. 1995[6])

❺ 喘息児と健常児のメサコリン感受性（D_{min}）の年齢的変化

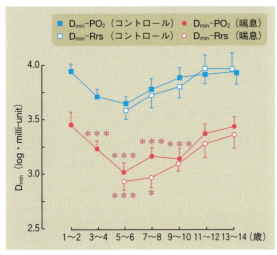

(Mochizuki H, et al. 1995[6])

❹ 小児の気道過敏性測定の問題点

- 小児の気道過敏性測定の第一の問題は，患者の協力を得にくいことにある．また，インフォームド・コンセントを得にくいなど，成人にはみられない困難も伴う．
- 小児の吸入試験は基本的には安全性が優先されるべきで，非侵襲的で簡便かつ再現性の高い方法が望まれているものの，残念ながらこれらすべてを満足させる単一の方法は考案されていないのが現状である．
- 既存の検査自体が成人を対象につくられているため，年齢や身長についての補正がないまま小児に用いられていることが問題としてあげられる．
- 気道過敏性が年齢による影響を受けることは報告されているが（❺）[6]，年齢の増加とともに気道過敏性が改善することの機序として，吸入器からの薬剤量が1歳以上は同量のため，年長児では不十分なのではないかとの指摘もある．
- 気道平滑筋，粘膜腺，知覚神経などの年齢による活性の相違も報告されているため，これらの器官・組織を統括して評価する現行の気道過敏性の検査にあたっては，なんらかの年齢的な補正が必要であると思われる（❻）．

❻ 気道過敏性を規定する因子と年齢

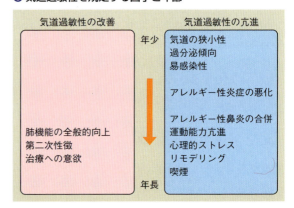

があるが，日本では一般的ではない．

間接的な方法

- 間接的に気道変化を観察する方法として，経皮酸素分圧や酸素飽和度を指標とした吸入誘発試験が行われている．
- 呼吸機能検査の施行が困難な6歳以下の小児を対象としてメサコリンやヒスタミンを低濃度から順次吸入させ，この間，経皮酸素分圧や酸素飽和度を連続して測定し，それらが低下し始めるポイントを吸入閾値として気道過敏性の指標とするものである（❸）[6]．
- 経皮酸素分圧と呼吸抵抗の変化はよく相関することが知られている．

気道過敏性試験の測定法の選択と注意点，問題点

- 標準法は簡便性，装置の経済性について優れているが，連続して努力性の呼気を繰り返す必要があり，喘息発作を引き起こす可能性がある．測定値に及ぼす影響は免れない．

- オッシレーション法は装置の簡便性と経済性には難があるが，安静呼吸時に測定できる点など連続法の長所がある．年少児の測定には優れるが，特殊な設備と検者の熟練が必要である．
- 間接法は安全性，簡便性には優れているが，測定法としての精度は劣ると思われる．
- このため小児においては，年齢や身長を統一した集団での精密な評価と，大規模な集団での安全性，簡便性を重視した評価を区別して用いるべきである．いずれにせよ，可能であれば年齢の一致したコントロールをおくことが望ましい．
- すべての吸入試験についていえることであるが，喘息児における気道収縮物質の吸入試験には，危険を伴うという認識が必要である．検査にあたっては，熟達した医師を含む複数の医療関係者が実行し，被検者にはパルスオキシメータなどのモニター類を装着させ，酸素吸入，β_2刺激薬吸入の行える検査室で，安全を最優先して行う必要がある[*8]．
- 小児の気道過敏性測定の問題点を❹に示す．

[*8] 検査前に保護者への十分な説明を行い，インフォームド・コンセントを得ておくことも重要である．

まとめ

- 小児の喘息をはじめとする呼吸器疾患を鑑別するにあたり，問診や胸部聴診などの理学所見に加え，肺機能検査による機能的検討を必要に応じて行うことは重要である．特に，気道過敏性は喘息の病態の基本であり，これに関連する組織・器官は数多く，測定の意義は大きい．
- さらに，小児期の各年齢において気道過敏性を測定することは，乳幼児期，学童期，思春期と，加齢により喘息の主となる病態，症状が変化することからも重要である．

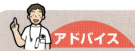

アドバイス
- 気道過敏性の測定は，喘息の重症度や治療効果の判定，治癒経過の把握が可能であるため，患者利益の高い，有意義な検査である．
- 乳幼児で努力性の呼吸を行うことは不可能に近く，1秒量を基準とした標準的な測定は困難であるが，間接的な方法で代用できる．

■ 文献

1) 厚生省免疫・アレルギー研究班．喘息の管理，治療の目標．牧野荘平ほか監．喘息予防・管理ガイドライン 1998．東京：協和企画；1998．p.2．
2) 望月博之ほか．平成19年度 気道過敏性試験9診療実態に関するアンケート調査報告．日小ア誌 2008；22：314-7．
3) Stein RT, et al. Respiratory syncytial virus in early life and risk of wheeze and allergy by age 13 years. Lancet 1999；354：541-5．
4) 牧野荘平ほか．気管支喘息および過敏性肺臓炎における吸入試験の標準法．アレルギー 1981；31：1074．
5) Takishima T, et al. Direct-writing recorder of the dose-response curves of the airway to methacholine. Chest 1981；80：600．
6) Mochizuki H, et al. Age-related changes of bronchial hyperreactivity to methacholine in asthmatic children. Am J Respir Crit Care Med 1995；152：906．

総論

一酸化窒素測定

勝沼俊雄，飯倉克人

NO 産生と炎症

NO：nitric oxide

*1
1991 年に，Gustafsson が呼気中 NO（FeNO）の存在について初めて報告した．さらに 2 年後，Alving らが喘息患者における FeNO の上昇を報告した．

FeNO：fractional concentrations of orally exhaled NO

NOS：NO synthase

eNOS：endotherial NOS

nNOS：neuron NOS

*2
nNOS：12 番染色体，iNOS：17 番染色体，eNOS：7 番染色体

- 一酸化窒素（NO）は生体における重要な内因性調節因子である．血流，血小板機能，神経伝達，気管支拡張など，種々の生体反応においてメッセンジャーとしての働きを有する[*1]．
- NO は L-アルギニンを基質として NO 合成酵素（NOS）の媒介によって生合成される（❶）．NOS は，恒常的に発現している constitutive NOS（cNOS），および炎症などの刺激によって誘導性に発現する inducible NOS（iNOS，NOS Ⅱ）として存在する．
- cNOS は生理的に気道平滑筋の弛緩に関与すると考えられており，cNOS はさらに内皮細胞局在性の eNOS（NOS Ⅲ）と，神経組織局在性の nNOS（NOS Ⅰ）に分類される．
- 興味深いことに，これら NOS 亜型の遺伝子はおのおの異なる染色体上に存在することが知られている[*2]．そしてこれらは，いずれも気道に存在する．
- cNOS は Ca^{2+} 依存性であり，受容体に刺激が入ると fM～pM 単位の NO を数秒の間に産生する．
- iNOS は ❶ に示すような炎症性刺激により，nM 単位の NO を産生する．このため iNOS が呼気中 NO（FeNO）レベルに関与すると考えられている．
- 気道において iNOS は，上皮細胞やマクロファージ，線維芽細胞，平滑筋細胞，内皮細胞などに局在するが，なかでも上皮細胞とマクロファージが

❶ 気道細胞と NO 産生

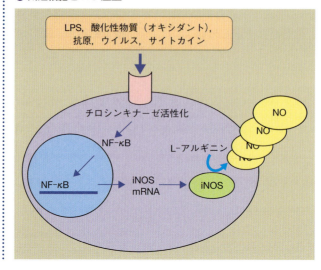

主と考えられ，喘息患者においてその発現は増強している．TNF-α，IFN-γ，IL-1β，IL-4 などの炎症性サイトカインが，MAPK，NF-κB，JAK-STAT などの細胞内シグナルや転写因子を活性化して iNOS 発現を増強に導くためと考えられている．これらの作用は ❶ に示したとおり，iNOS のタンパク合成を介した反応であるため，受容体刺激後，NO 産生までには数時間を要する．
- FeNO はあくまで感染・炎症に基づく喘息病態活性化の総和と考えるべきで，たとえば，NOS を抑制して NO 産生レベルを低下させても喘息が改善されることはない[1]．すなわち FeNO は喘息の治療ターゲットとしては考えにくく，病勢モニターとしての有用性を追求すべき因子といえよう．

喘息における気道炎症と FeNO

- FeNO は喘息気道炎症マーカーとよく相関する．すなわち FeNO は気道の好酸球活性と関連することが知られており，好酸球の活性化が示唆される状況では FeNO が上昇し，好酸球が抑制されれば FeNO も低下してくる．
- van den Toorn らは，臨床的寛解状態にある喘息患者由来の気管支粘膜生検標本を検討し，好酸球活性化の指標である MBP の密度と FeNO が有意な相関を示すと報告した[2]．

MBP：major basic protein

- 小児難治性喘息の生検サンプルにおける，好酸球スコアと FeNO との相関性も示されている[3]．
- BALF（気管支肺洗浄液）中の好酸球数と FeNO との間にも有意な相関性が認められている．BALF 中の好酸球比率に関して 0.86％以上を好酸球増加のカットオフ値とした場合，16.9 ppb（呼気流速 50 mL/秒）以上の FeNO は，感度 81％，特異度 80％をもって好酸球性気道炎症を反映すると考えられる[4]．

BALF：bronchoalveolar lavage fluid

- Smith らは，FeNO のカットオフ値を 20 ppb（呼気流速 50 mL/秒）に設定した場合，喘息診断に関する感度は 88％，特異度は 79％であったと報告しており，誘発痰中の好酸球比率（細胞比率 3％に設定：感度 86％，特異度 88％）同様に，優れた気道炎症評価方法であると述べている[5]．
- FeNO はステロイド治療により低下し，喘息の病勢（改善や増悪）とよく相関することも知られている[6]．

喘息における FeNO 測定の意義

診断

- 喘息の診断において FeNO 測定は非常に有用と考えられている．
- 成人での検討においては，20 ppb（呼気流速 200 mL/秒）をカットオフ値とした場合，特異度 100％で喘息の診断が可能であると報告されている[7]．また呼気流速 45 mL/秒での計測においては，30 ppb をカットオフ値とすれば，感度 75％，特異度 87％で喘息診断が可能であるという[8]．
- 就学齢前の喘息児においても 9.7 ppb（呼気流速 50 mL/秒）をカットオフ

値とすれば，感度 86％，特異度 92％で喘息の鑑別が可能であるとの報告がある[9]．

気道過敏性との相関

- Buchvald らによれば，ステロイド治療を受けていない喘息児においては，FeNO＜20 ppb（呼気流速 50 mL/秒）であれば，90％の精度をもって運動負荷試験陰性と予測できるという[10]．
- 吸入ステロイド治療中の喘息児を対象とした場合は，FeNO＜12 ppb（呼気流速 50 mL/秒）であれば，ほぼ同様の精度で運動負荷試験陰性と予測できる．また FeNO のレベルと運動誘発性喘息の強度との間には有意な相関関係が認められている．

抗炎症治療への反応性

- 吸入ステロイド治療により，症状の改善と FeNO の低下が認められ，この改善が呼吸機能や気道過敏性など他の喘息評価マーカーと相関することは，多くの研究報告によって示されている[*3]．
- ロイコトリエン受容体拮抗薬にも，臨床症状の改善と関連した FeNO 減少効果が認められている[12]．

FeNO 測定方法

- リアルタイムに測定を行うオンライン法と，サンプルバッグに回収後に測定を行うオフライン法に大きく分けられる．

オンライン法

- 年長の，協力を得やすい被検者ではこの方法が推奨される．
- 最大吸気位から呼出し，少なくとも 4 秒の 1 回呼気の間に 2 秒の NO プラトーを確認する．同様に反復して測定し，平均化した値を測定値とする．
- 測定に際し，5〜20 cmH$_2$O の呼気圧が維持されなければならない．また測定結果の再現性を得るためには 50 mL/秒の流速が必要とされる．
- ポータブル型 FeNO 測定機器である NIOX Mino® (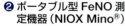) が 2013 年に薬事承認を受け，医療機器としての一般使用が可能となった．外来診療レベルにおいても非常に有用と考える．筆者らの検討では呼気時間を 6 秒に設定した場合，4 歳では約 20％，5 歳では約 30％，6 歳では約 40％が測定可能であった．
- ポータブル型 FeNO 測定装置としては NO Breath® も注目されている．

オフライン法

- NO 回収用のバッグに呼気を吹き込み収集する．鼻呼吸の影響を最小限にとどめるために，軟口蓋が閉じる 5 cmH$_2$O 以上の呼気圧が必要である．
- FeNO は呼気流速に依存するため，データの信頼性には若干の問題が生ずる．また回収された呼気は 8〜12 時間以内の測定を要するなどの問題点も

*3 Lim らが，ブデソニドの抗喘息作用をプラセボとの比較において検討した結果[11]，4 週間のブデソニド治療により FeNO の有意な低下が認められ，その低下は気道過敏性（メサコリンに対する PC$_{20}$）・喀痰中好酸球・気道粘膜病理像の改善とリンクしていた．

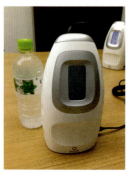

❷ ポータブル型 FeNO 測定機器（NIOX Mino®）

あるが，学校や家庭など測定機設置箇所以外の測定が可能となる．

FeNO 測定のまとめ

- 以上の記述にメタ解析報告も加えて，小児喘息診療における FeNO 測定の臨床的意義についてまとめておきたい．
- Petsky らは，FeNO 値に基づく長期管理の有用性に関し，成人 2 編，小児・青年 4 編，計 6 論文，1,010 名を対象にメタ解析を行った．その結果は，必ずしも一定ではなく，従来通りの臨床症状に基づく評価に対し，明らかな優位性は示されなかった[13]．
- FeNO の値は絶対的ではない．明らかな軽症児，寛解児で著しい高値を示すが，その後注意深く経過を追ってもなんの問題も見いだせない，いわば「偽陽性」的な症例も散見される．しかし，多くの症例で，その値は喘息の病勢を適正に反映する．
- FeNO 値のみをもって治療内容を決定することは正しくない．臨床所見のみから判断することに，自信を抱けない症例もある．臨床所見に，呼吸機能や FeNO を含むマーカーを加味して，重症度や治療内容を判断していくことが現状の最良な診療法と考える．

■ 文献

1) Singh D, et al. Selective inducible nitric oxide synthease inhibition has no effect on allergen challenge in asthma. Am J Respir Crit Care Med 2006；176：988-93.
2) van den Toorn LM, et al. Airway inflammation is present during clinical remission of atopic asthma. Am J Respir Crit Care Med 2001；164：107-13.
3) Payne DN, et al. Relationship between exhaled nitric oxide and mucosal eosinophilic inflammation in children with difficult asthma, after treatment with oral prednisolone. Am J Respir Crit Care Med 2001；164：1376-81.
4) Warke TJ, et al. Exhaled nitric oxide correlates with airway eosinophils in childhood asthma. Thorax 2002；57：383-7.
5) Smith AD, et al. Diagnosing asthma：comparisons between exhaled nitric oxide measurements and conventional tests. Am J Respir Crit Care Med 2004；169：473-8.
6) Baraldi E, et al. Corticosteroids decrease exhaled nitric oxide in children with acute asthma. J Pediatr 1997；131：381-5.
7) Duont LJ, et al. Prospective evaluation of the validity of exhaled nitric oxide for the diagnosis of asthma. Chest 2003；123：751-6.
8) Chatkin JM, et al. Exhaled nitric oxide as a noninvasive assessment of chronic cough. Am J Respir Crit Care Med 1999；159：1810-3.
9) Malmberg LP, et al. Exhaled nitric oxide rather than lung function distinguishes preschool children with probable asthma. Thorax 2003；58：494-9.
10) Buchvald F, et al. Exhaled nitric oxide predicts exercise-induced bronchoconstriction in asthmatic school children. Chest 2005；128：1964-7.
11) Lim S, et al. Effect of budesonide on lung function and airway inflammation. Assessment by various inflammatory markers in mild asthma. Am J Respir Crit Care Med 1999；159：22-30.
12) Montuschi P, et al. Effects of montelukast treatment and withdrawal on fractional exhaled nitric oxide and lung function in children with asthma. Chest 2007；132：1876-81.
13) Petsky HL, et al. Tailored interventions based on exhaled nitric oxide versus clinical symptoms for asthma in children and adults. Cochrane Database Syst Rev 2009；7：CD006340

総論

アレルゲン回避

西岡謙二

- アレルギー疾患の代表である気管支喘息において，吸入ステロイド薬の導入により，喘息患者の症状コントロールが容易になり，患者やその家族がより充実した日常生活を送れるようになった．
- 現時点でのアレルギー疾患の根治療法としては，アレルゲン回避と減感作療法しかない[*1]．

アレルギー疾患とアレルゲンの関係

- 小児のアレルギー疾患には気管支喘息，アトピー性皮膚炎，通年性アレルギー性鼻炎，花粉症などがある．
- 気管支喘息で重要となるアレルゲンは，ダニ，ペット（ネコ，イヌ，ハムスターなど），カビ（真菌）[*2]，ゴキブリ[*3]，スギ花粉などである．
- 日本において，気管支喘息に最も重要なアレルゲンはダニであり，次いでネコ，イヌ，げっ歯類（ハムスターなど）の順である．
- 近年，小児のスギ花粉症の増加，低年齢化に伴い，スギ花粉によって喘息症状を起こす児が増加している．
- アトピー性皮膚炎で重要なアレルゲンは，ダニ，カビ，ペット，食物，花粉などである．なかでもダニが最も重要で，アトピー性皮膚炎児の約70％以上はダニに感作されている．
- 乳幼児期における卵を中心とする食物アレルギーによるアトピー性皮膚炎もあり，スギ花粉による顔面を中心とするアトピー性皮膚炎もみられる．
- カビによるアトピー性皮膚炎は罹病期間の長い児に疑われることがあるが，多くはない．
- 通年性アレルギー性鼻炎で問題となるアレルゲンはダニ，カビ，ペットであるが，ここでも重要なアレルゲンはダニである．小児の通年性アレルギー性鼻炎のほとんどはダニアレルギーであり，アレルギー性鼻炎の約30％に喘息を合併し，小児喘息の約70〜80％はアレルギー性鼻炎を合併している．
- 臨床の現場においても，喘息発作の前駆症状として鼻汁などの鼻炎症状があることもまた，喘息とアレルギー性鼻炎が密接な関係にあることを示唆している．
- 花粉症で最も重要なアレルゲンはスギである[*4]．近年，スギ花粉症の小児の増加と低年齢化が問題となっている．
- このように，気管支喘息をはじめとするアレルギー疾患において最も重要なのは，ダニアレルゲンである．
- つまり，ダニアレルゲンに対する対策が，気管支喘息，アトピー性皮膚炎，通年性アレルギー性鼻炎の臨床症状の軽快に強く貢献するのである．

*1 近年の研究報告によれば，吸入ステロイド薬は必ずしも喘息を治癒させているわけではないと結論づけている．

*2 カビによる喘息の発症は，まれにみられる小児のABPA（アレルギー性気管支肺アスペルギルス症）だけで，診療することはまずない．

ABPA：allergic bronchopulmonary aspergillosis

*3 ゴキブリによる喘息発症は欧米の非常に衛生状態の悪い地区の小児においては認められるが，日本ではほとんど認められない．

*4 スギ花粉は鼻炎や結膜炎といった症状のほかに喘息症状も引き起こすと考えられる．
スギ花粉は4月中には終息するが，5月に入っても症状が続く花粉症としてヒノキ花粉がある．その他に，夏のイネ科本草花粉のカモガヤ，オオアワガエリなど，秋の雑草本草花粉のブタクサ，ヨモギなどがある．

ダニアレルゲン回避による喘息症状の軽減効果

- 小児期の喘息の原因には吸入性アレルゲン，ウイルス，受動喫煙などがある．
- なかでも吸入性アレルゲンのダニが最も重要な原因となっている．これまで数多くの研究によって，ダニアレルゲンと喘息の強い関係が報告されている[*5]．
- 以下に，家庭訪問による強力な環境整備指導を行うことによって，喘息発作症状が著明に改善した筆者らの研究結果を示す[2]．
- 対象は7歳以下の，ダニアレルゲン以外の吸入性アレルゲン（ネコ，イヌ，ブタクサ，アルテルナリア，アスペルギルス，カンジダ，スギ）に感作されていない気管支喘息児．
- 対象者は家庭訪問による強力なダニアレルゲン回避の環境整備指導を受けた，ダニ陽性患者11名（A群），ダニ陰性患者13名（B群），計24名．外来受診時のみの環境整備指導を受けた，ダニ陽性患者6名（C群），ダニ陰性患者6名（D群），計12名．
- すべての群に対して行った環境整備指導の内容は，① 家族全員の布団カバーを週に1回以上洗濯，② 患者の寝具，寝室，居間を週に1回以上家庭用掃除機で掃除，③ ぬいぐるみは置かない，④ ペットは飼わない，⑤ 絨毯をはずす，できなければ週1回以上掃除する，である．
- A・B群では，毎月1回1年間，家庭訪問のうえ上記の指導を行い，寝具，寝室，居間の塵を携帯型掃除機で吸塵し，ダニアレルゲンDer 1量を測定した．C・D群では，外来受診時のみに上記の環境整備指導を行い，開始時と1年後のみ寝具，寝室，居間のDer 1量を測定した．
- ダニアレルゲンDer 1量の変化を❶に示す．研究開始時のDer 1量としては，14.6〜22.9 μg/g dustと一般家庭に平均的なDer 1量となっている．
- 家庭訪問開始時と1年後では，A・B群では著明にDer 1量は減少しているが，C・D群では若干減少しているものの有意な減少は認められなかった．家庭訪問による強力な環境整備指導が，ダニアレルゲン減少に非常に有効であることを示している．
- 次に，家庭訪問開始前1年間と開始後1年間の喘息発作回数の変化を❷に示す．
- 家庭訪問を行ったA・B群では著明な喘息発作回数の減少を認めた．C・D群でも有意な減少を認めたが，A・B群ほどではなかった．ダニアレルゲン回避のための強力な環境整備指導が，喘息発作抑制に非常に有効であることを示している．B群の結果から，ダニアレルゲン回避はダニ陰性患者にも有効であることが考えられた．

ダニアレルゲン対策

- 家庭の中で最もダニアレルゲンが多く存在するのは，寝具である（❸）[3]．
- 寝室や居間の床面の条件の違いで最もダニアレルゲンが多く存在するの

*5 現在，1g塵中に含まれるダニアレルゲンDer 1量が2 μg/g dust以上でダニ感作が，10 μg/g dust以上で喘息発症が起こりやすいと考えられている[1]．

❶ 家庭訪問開始時と1年後の寝具塵中Der 1量の変化

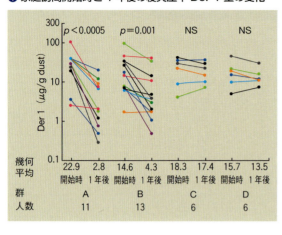

❷ 家庭訪問開始前1年間と開始後1年間の喘息発作回数の変化

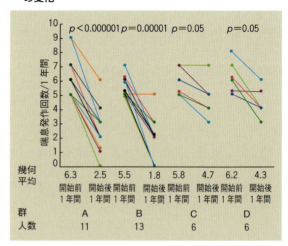

❸ 日本の家庭におけるダニアレルゲン量

対象	161家庭
期間	1996〜1998年
測定場所	寝具, 寝室, 居間
結果	寝具　19.5±2.71 寝室　4.79±2.88 居間　3.70±3.49

(西岡謙二, 海老澤元宏. 2007[3])

❹ 床の条件によるダニアレルゲン量の違い（μg/g dust）

対象	87家庭
期間	1995〜1997年
測定場所	寝室, 居間の床
結果	絨毯 ($n=24$) 19.8±2.96 ゴザ ($n=18$) 9.51±2.49 畳 ($n=81$) 3.38±2.68 フローリング ($n=50$) 1.24±3.52

*6 理由は, 小児においてはこれから十分ダニに感作される可能性が高いこと. ダニ対策の具体的な手段となる掃除はダニ以外のさまざまなアレルゲンも十分去するので, 広い意味でのアレルゲン対策になるからであり, ダニ陰性児でもダニアレルゲン対策は効果があると考えられるからである[2]).

*7 具体的な方法を述べたが, 実際には個々の家庭の環境を把握しながら指導していくのが望ましい.

は, 絨毯である（❹）.

- 寝具のなかで人生の1/3を過ごすことを考えると, 寝具が最もダニアレルゲン曝露を受ける場所であることになる. そのため, アレルギー疾患の治療の一環として寝具に対するダニアレルゲン対策が推奨されている.

時期

- 理想としては, ダニアレルゲン対策は出生直後から行う. これは, ダニアレルゲン曝露によるダニ感作を抑制する意味も含む.
- ダニ感作はDer 1量$2\mu g/g$ dust程度のダニアレルゲン曝露が生後3〜4か月もあれば成立する可能性があるからである[4)].
- 実際の臨床の現場では, 喘息が発症してから対策を行うことが多い. このとき, 血液検査や皮膚テストでダニが陰性であっても, ダニ対策を患者に勧めることが大切である[*6].

場所

- 順序は, まず寝具, 次に寝室と居間の絨毯, ゴザそして畳に対して行う.
- 寝具のDer 1量は平均$20\mu g/g$ dustで, 絨毯も同等の値であるが, 寝具のなかで過ごす時間のほうが長いため, 絨毯よりもまず寝具対策を行う.
- ゴザは$10\mu g/g$ dust, 畳は$3\mu g/g$ dustくらいであり, フローリングが最も低値で$2\mu g/g$ dust以下ある.
- ❺ に家庭でできるアレルゲン対策を示す[*7].

ペットアレルゲン対策

- ペットアレルゲンにはネコ, イヌ, ハムスターなどがある. このなかで最も重要なのはネコアレルゲンである.
- 欧米ではネコ飼育率が高いためネコアレルゲン量（Fel d 1量）は約$3\mu g/g$ dustであるが, 飼育率の低い日本では約$0.3\mu g/g$ dustである.

❺ 家庭でできるダニアレルゲン対策

寝具	布団カバーは最低週1回以上丸洗いする.
	布団は週1回以上天日干しし,その後,布団表面を家庭用掃除機で $1m^2$ 当たり20秒間吸引する.週に3日以上ではほとんどダニアレルゲン量は変化しないので,たとえできたとしても2日に1回までで十分である.特別な物を使用しなくても,掃除を3〜6か月継続すれば,かなりの量までダニアレルゲン量が減少する.
	さらに経済的余裕があれば,高密度繊維性防ダニ布団カバーを使用するのがよい[5].感作閾値以下にするためには高密度繊維性防ダニ布団カバーが必要である.布団の中身としては,羽毛,羊毛,綿に差はない.
絨毯・ゴザ	排除,できなければ週に1回以上掃除する.5〜6か月で十分な量まで低下する.
畳	畳は週に1回以上掃除する.週に2,3回以上継続すると2〜3か月でフローリング並みにダニアレルゲン量は低下する.
床	フローリングが理想的である.ダニ感作閾値レベルくらいに低値である.
使用しない布団	清掃した後に密封しておく.
	衣替えのときには完全に密封した状態で収納する.数か月後,急に布団を取り出すことになってもダニアレルゲンが少ないまま清潔に使用できるからである.衣替えのときに急に布団を代えて夜間咳がひどくなり,患者が来院するのはよくあることである.
枕の中身	プラスチック製を使用する.
ぬいぐるみ	置かない.置く場合は3か月に1回洗濯する.またはビニール袋に入れる.
布製ソファー・カーテン	定期的に掃除する.
掃除機	一般に市販されている家庭用掃除機で十分である.ダニアレルゲン量を減少させるのに重要なのは,掃除機の吸引力ではなく,掃除をする回数である.
	拭き掃除と掃除機による掃除の組み合わせでは,まず拭き掃除をしてから次に掃除機をかける.これは先に掃除機をかけてしまうと空気中にダニアレルゲンが浮遊したままで,拭き掃除をしてもアレルゲンを除去できないからである.
薬剤	人体に影響を与えないことが必要条件であり,ダニ生体を減少させても,ダニアレルゲンのもとであるダニの死骸を処理しなければ効果はない.
空気清浄機	その機械のまわりだけダニアレルゲンを吸塵しても効果はない.その部屋全体の吸塵をするものは効果がある.

- ネコアレルゲンは非常に軽いため空気中に長時間浮遊する[6].そのため,ネコを飼育していなくても地域のネコ飼育率が高ければ室内の Fel d 1 量も高値となる.
- 効果的なネコアレルゲン除去策としては,ネコを手放すか外で飼うことである.ネコを洗う,カーペットを洗う,空気清浄機を使うといった方法は気休めにしか効かない.

真菌アレルゲン対策

- 難治性の小児喘息患者にアスペルギルス,ペニシリウム,アルテルナリアといった真菌の感作が高率に認められているため喘息と真菌の関係が指摘されているが,直接的な因果関係を示した報告は認められない.ただしアスペルギルスが原因と考えられる症例報告は散見される.
- また,カンジダやマラセチアといった真菌とアトピー性皮膚炎の密接な関係が指摘されているため,真菌対策も重要と考えられる.真菌増殖の至適湿度も真菌の種類によって異なるが,一般的な対策を❻に示す[7].「乾燥,掃除,日光,薬剤,高温,習慣」が大切である.

❻ 真菌アレルゲン対策

1	乾燥	・真菌は乾燥に弱い． ・室内の風通しをよくする． ・押し入れにも空気の通り道をつくる．
2	掃除	・真菌は塵や埃に付いており，これを取り除けば真菌の量も減る． ・年に2回は大掃除をする． ・掃除機やエアコンのフィルターを定期的に掃除する． ・衣類や靴は汚れを落として保管する． ・観葉植物を部屋に持ち込みすぎない．
3	日光	・太陽の紫外線には強い死滅作用がある． ・台所や浴室の小物をときどき日光消毒する．
4	薬剤	・消毒用のエチルアルコールや次亜塩素酸ソーダは真菌を死滅させる．
5	高温	・20℃前後が至適温度．50℃以上で死滅する．
6	温湿度計を置き，それを読む習慣をつける．	

上記を予防的に行うのが望ましい．もし真菌が発生したら早期に行う．

花粉アレルゲン対策

- 花粉のなかにはスギ，ヒノキ，ハンノキなどがある．日本で最も重要な花粉アレルゲンはスギ花粉アレルゲンである．
- スギ花粉対策として最も重要なことは，可能な限り換気扇を回さない，換気をしないことである．換気時間の長い世帯ほど室内の花粉が多いからである．また，居間のカーペットやソファに長い間残存するため注意が必要である．
- 現在の空気清浄機は，室内のスギ花粉の大部分を除去する十分な性能を有しているのか疑わしいと考えられている．空気清浄機の更なる機能の向上が期待される．

おわりに

- アレルギー疾患の発症は複雑な因子によって引き起こされる．それゆえ，ダニアレルゲン対策だけで問題が解決するわけではない．
- ダニアレルゲン対策にしても寝具だけ行えばよいわけではない．当然，寝具周囲の清掃も重要である．しかし，患者家族が患児に対してできる根治療法のなかでは，寝具に対するダニアレルゲン対策が，最も臨床効果が期待できる手段なのである．
- できればアレルギー疾患発症前から，可能なら出生直後からダニアレルゲン対策を行うことが，ダニ感作を抑制し，ダニ汚染地域に住む日本人のアレルギー疾患増加を食い止める理想的な姿だと考える．
- 最後に，治療目標は患者の治癒であり，薬剤を使用している間は治癒とはいわない．早く治癒するため，アレルゲン回避の根治療法はすべてのアレルギー疾患に不可欠なのである．

■文献

1) Platts-Mills TA, et al. Indoor allergens and asthma：report of the Third International Workshop. J Allergy Clin Immunol 1997；100：S2-24.
2) Nishioka K, et al. Effect of home environment control on children with atopic or non-atopic asthma. Allergol Int 2006；55：141-8.
3) 西岡謙二，海老澤元宏．推奨される掃除法．「呼吸器common diseaseの診療」気管支喘息のすべて．東京：文光堂；2007．p.232-3.
4) Nishioka K, et al. Preventive effect of bedding encasement with microfine fibers on mite sensitization. J Allergy Clin Immunol 1998；101：28-32.
5) 西岡謙二，安枝 浩．ダニ防止布団の有効性とは？ Q&Aでわかるアレルギー疾患 2007；3(6)：616-7.
6) 安枝 浩．室内空気中アレルゲンの測定とその意義．呼吸器科 2005；8：334-41.
7) 高鳥浩介，太田利子．喘息増悪因子への対応―カビ対策．喘息 1998；11：39-44.

アレルゲン免疫療法

総論

小宮山謙一郎, 永田　真

概念と特徴

- アレルゲン免疫療法（allergen-immunotherapy）とは，アレルギー疾患の病因アレルゲンを漸増しながら生体内に投与していくことで，アレルゲンに対する免疫反応を修飾する治療法である．
- アレルギー疾患の診療の基本は，アレルゲンの同定と回避指導であり，これにアレルゲン免疫療法が能動的な治療手段として加わる．本療法は，一般的な対症薬物療法とはまったく異なった臨床的意義，すなわちアレルギー疾患の自然経過の修飾と，全身的・包括的な臨床効果を期待して行われるものである．
- 喘息の米国ガイドライン Expert Panel Report 3（EPR-3）[1]では，日本のガイドラインと異なり，アレルゲン免疫療法がメインチャートに考慮すべき治療として提示されている（❶）[1]．米国ガイドラインではアレルゲン回避などを含む環境整備や，鼻炎を中心とする併存疾患管理も全例で行うこととしている．一方，日本ではアレルゲン免疫療法は普及が進んでおらず，欧米諸国と比較して施行可能な施設が少なく，その役割は限定的といわざるをえない．
- アレルゲン免疫療法には，全身・包括的な治療法としての意義があり，また国際的にも重要視されており，今後アレルギー疾患の治療のなかで中核

❶ 喘息管理のための段階的アプローチ（成人および 12 歳以上の小児）

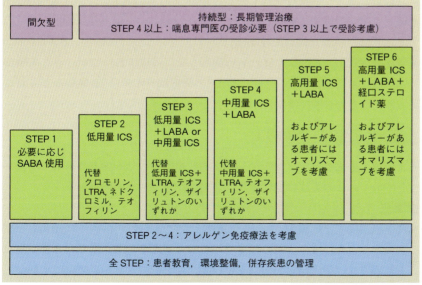

SABA：短時間作用性 β_2 刺激薬

ICS：吸入ステロイド薬

LTRA：ロイコトリエン受容体拮抗薬

LABA：長時間作用性 β_2 刺激薬

(Expert Panel Report 3. 2007[1])

免疫療法の実際

適応

- WHO（世界保健機関）の見解書[2]によれば，免疫療法はIgE媒介性のアレルギー性鼻炎・結膜炎，アトピー型気管支喘息，ハチの刺傷によるアナフィラキシー反応など，病因アレルゲンに対する特異的IgE抗体を有する患者で，アレルギー症状の治療に費やす期間・費用または危険性よりも，治療後のQOL向上による有益性が見合う症例が対象になるとしている．当該アレルゲンへの反応性や治療効果が確実に確認できる5歳以上が対象となる．ただし，❷に示す患者には原則として施行しない．

- アレルギー性鼻炎では，免疫療法の効果が薬物療法のそれを凌ぐとの報告もあり，治療対象は軽症から重症まで積極的な適応となりうる．気管支喘息では，日本の『喘息予防・管理ガイドライン2012』[3]および特にEPR-3[1]の2つのガイドラインを要約すると，一般には軽症から中等症のアレルギー型喘息であり，症状の発現が当該アレルゲンへの曝露によることが明白で，安定期の1秒率が70％以上であり，鼻炎を合併する例，薬物の減量を希望する症例，あるいは薬物で副作用が生じる症例がよい適応と考えられる．

- アレルゲンとしては通常は室内塵ダニとスギ花粉が主な治療対象となる．室内塵ダニの場合，日本では標準化ダニアレルゲンの使用が公的に認可されていなかったので，代替薬としてダニを主成分とするハウスダスト注射液が長く用いられてきた．

- 年単位で正確に行った場合，効果が長期間持続し，薬物の使用量を減らすことが期待される．また個々の患者の新規アレルゲンに対する感作が抑制されることや，小児アレルギー性鼻炎患者のその後の喘息発症頻度が抑制されることなどが報告されている[*1]．

- アレルゲン免疫療法の施行法としては，注射による皮下免疫療法（SCIT）と舌下免疫療法（SLIT）がある．

- 年代別では，SCITは5歳以上が適応として考慮されうるが，それ未満では一般に推奨されない．一方でSLITの適応は日本では12歳以上とされており，注意が必要である．

皮下免疫療法（SCIT）

- まず導入療法としてアレルゲンワクチンを効果のでる量まで漸増して投与していく．この方法には標準法，急速法，クラスター法がある．

標準法

- 標準法は皮内反応閾値から10倍希釈したアレルゲン0.05〜0.10mLを開始液とし，週に1〜2回の頻度で注射量と濃度を効果が得られる維持量まで増加させ，その後投与間隔を延ばし，最終的には4〜8週間に1回として3年以上を目安に継続する．

QOL：quality of life

❷ 免疫療法対象外の患者
- β遮断薬使用中の患者
- 1秒量予測値（％$FEV_{1.0}$）が70％以下，または不安定な気管支喘息患者
- 全身ステロイドの連用や抗癌剤を使用している患者
- 治療開始時に妊娠している患者
- 急性感染症に罹患している患者
- 自己免疫疾患の合併や既往，または濃厚な家族歴を有する患者

*1 WHO見解書ではベースの施行期間として，3〜5年を目安とすることが推奨されている．効果の期待できるアレルゲンエキスの維持量を，アレルゲン曝露のない期間（花粉の非飛散時期）をも含め年単位で確実に投与する必要があり，対症薬物療法のように即効性を期待して行うものではないことを，治療者も患者も正確に理解する必要がある．

SCIT：subcutaneous immunotherapy

SLIT：sublingual immunotherapy

- 標準法の場合，即効性が乏しく，維持量に達するまでは通院が必要であり，治療による局所的な副反応から全身性のアナフィラキシーまでさまざまな程度の副作用を伴う[*2]．
- 皮膚に局所症状が現れた際にはステロイド軟膏を塗布する．20分後の皮膚反応を測定し，発赤径が30 mm以下であれば注射量を漸増していく．0.5 mLまで増量した時点で10倍濃度を上げて，0.05（～0.10）mLから再び同様に増量していく．
- ❸に，スギ花粉症において標準化スギアレルゲンを用いた標準法の治療例を示す．
- 発赤径が30 mm程度以上となった場合には，同量の注射を反復すると反応が減弱して再増量が可能となることが多い．15歳以上であれば，効果の点からスギでは2,000 JAU/mL，HDでは10倍希釈液のおのおの0.1 mLを目標とすることが望ましいが，これに到達できないこともある．15歳未満の場合には，個々の症例ごとに体重などを考慮し，皮膚反応を観察しつつ維持量を決めるようにする．
- 維持量まで増量した後は，その濃度で一定期間注射を行う．その維持療法は3～5年を基本的な目安とするが，症状の残る場合などではさらに継続して行うことが多い．

急速法

- 入院管理下で，1～2時間ごとに1日数回皮下注射を反復する[*3]．投与濃度・量を漸増して5日間程度までで維持量を決定する．
- 安全性および有効性向上を目的に，H_1受容体拮抗薬とクロモグリク酸ナトリウム＋サルブタモールの前投薬を併用する．投与濃度・量を漸増して入院5日目には維持量まで到達し退院となる．
- 皮膚反応径が5 cmに達するか，咳などの気道症状がみられれば同量を反復し，減弱したのを確認した後，ペースを緩徐にして第7日まで増量する．
- 退院後の維持療法は，標準法と同様に行う．
- ❹に，米国で使用されている標準化ダニアレルゲンを用いた場合の急速法の一例を示す（ここでの単位は国際単位となっている）．

クラスター法

- 週1回，1時間ごとに1日3～5回注射を行い，数週間で維持量に到達させていく方法で，短期間で維持量に達することが可能である．

舌下免疫療法（SLIT）

- SLITはアレルギー性気道疾患をコントロールするための重要な治療法で，欧州などではすでに一般的な臨床の場で用いられている．日本でもスギ花粉のSLITが保険適用となり，免疫療法が徐々に確立されることが期待されている[*4]．
- SLITでは副作用は一般に少ないとされ，特有のものとして，口腔浮腫，口内炎症状，咽頭刺激感，口腔瘙痒などのアレルゲン投与部位と関連した症状がみられる．投与を続けるうちに軽減・消失することが多く，治療の完

[*2] 標準法における全身性副作用発生頻度は，患者1人あたりの頻度が1～5％，総注射回数での頻度は0.01～0.3％程度みられる．アナフィラキシーなどの副作用は皮下注射後20分以内に起こることが多く，その間は医師が近くで待機する．

❸ スギアレルゲンでの免疫療法の施行スケジュールの一例（標準法）

回	投与量
第1回	0.02 JAU×0.1 mL
第2回	0.02 JAU×0.3 mL
第3回	0.2 JAU×0.1 mL
第4回	0.2 JAU×0.3 mL
第5回	2 JAU×0.05 mL
第6回	2 JAU×0.1 mL
第7回	2 JAU×0.2 mL
第8回	2 JAU×0.3 mL
第9回	20 JAU×0.05 mL
第10回	20 JAU×0.1 mL
第11回	20 JAU×0.2 mL
第12回	20 JAU×0.3 mL
第13回	200 JAU×0.05 mL
第14回	200 JAU×0.1 mL
第15回	200 JAU×0.2 mL
第16回	200 JAU×0.3 mL
第17回	2000 JAU×0.05 mL
第18回	2000 JAU×0.10 mL
第19回	予備日
第20回	予備日

20回で導入終了．維持量到達以降は2週→4週→6～8週と間隔を延長していく．

JAU：Japanese Allergy Units

HD：house dust

[*3] アレルゲンを急速に吸収させるために注射部位をよくもみこみながら，皮下注射を反復する．

[*4] 免疫療法の機会を広げるということでは，皮下注射が問題になっていた小児領域では，特にSLITの導入が望まれている．

❹ ダニアレルゲンでの急速免疫療法の導入スケジュールの一例

日時	時間	HD 濃度
1日目	9:00AM	Df 0.01 AU
	10:00AM	Df 0.03 AU
	11:00AM	Df 0.10 AU
	1:00PM	Df 0.30 AU
	3:00PM	Df 1.00 AU
2日目	9:00AM	Df 3.00 AU
	11:00AM	Df 5.00 AU
	1:00PM	Df 10.00 AU
	3:00PM	Df 20.00 AU
3日目	9:00AM	Df 30.00 AU
	1:00PM	Df 40.00 AU
4日目	9:00AM	Df 50.00 AU
5日目	9:00AM	Df 50.00 AU*

＊5日目は外来での安全性を確認する目的で，H_1 拮抗薬などの前投与は中止して，注射後はもみこまず，24時間問題がないことを確認して退院とし，維持療法に移行する．

❺ スギアレルゲンでの舌下免疫療法の施行スケジュールの一例

1週目増量期		2週目増量期		維持期
200 JAU/mL		2,000 JAU/mL		2,000 JAU/mL
1日目	0.2 mL	1日目	0.2 mL	
2日目	0.2 mL	2日目	0.2 mL	
3日目	0.4 mL	3日目	0.4 mL	
4日目	0.4 mL	4日目	0.4 mL	1回1mL/日
5日目	0.6 mL	5日目	0.6 mL	
6日目	0.8 mL	6日目	0.8 mL	
7日目	1 mL	7日目	1 mL	

遂性に影響を及ぼす可能性は低い．
- SCIT と比較すると，苦痛が少なく簡便であり，SCIT でみられるような重篤なアナフィラキシーの報告は認めなかったとされ[4]，安全性だけでみれば SLIT が優れている．しかしながら，鼻炎症状，喘息症状，蕁麻疹，アナフィラキシーが生じる可能性が皆無ではないことを銘記する．
- SLIT を施行する症例は自宅での治療が主体のため，これらの副作用に関する情報を含め，事前に十分な説明を行い，SCIT 以上に，免疫療法について患者自身が十分にその意義と実際の方法を理解する必要がある．

スギ花粉症の場合

- 適応は12歳以上である．スギ花粉飛散時期には開始せず，少なくとも2年間毎日連続して投与可能であること，かつ月に1度受診可能であることを確認する必要がある．
- 投与する際は，舌下にアレルゲンを滴下し，2分間保持させ，飲み込ませる．その後5分間はうがい，飲食を控えさせる．
- 投与開始後2週間程度を増量期として1日1回，舌下に滴下する．3週目以降は維持期とし，目標維持量を 2,000 JAU/mL の 1 mL とする場合，これを1日1回舌下に滴下する（❺）．この目標維持量は12歳以上であれば，副作用などの問題がない限り，一律である．スギ花粉が飛散しない時期を含めて2年間以上連日継続する＊5．

治療効果

- 気管支喘息に対して，アレルゲン免疫療法が症状抑制，気道過敏性抑制，吸入ステロイド薬や短時間作用性 $β_2$ 刺激薬の薬物減量などの効果を示すことが報告されている[5-8]＊6．
- 喘息合併花粉症患者を対象に SLIT 群とプラセボ群を比較したランダム化

＊5
WHO 見解書に立脚すれば維持療法はできれば3〜5年施行することが望ましい．

＊6
筆者らの検討でも，純化ダニアレルゲンを用いた急速プロトコルによる SCIT をダニアレルギー喘息患者に対して施行すると，ダニ特異的 IgG4 の産生亢進がみられ，アレルゲン免疫療法による特異的 IgG4/IgG1 比の上昇はアレルゲン特異的気道過敏性の改善と相関した[9]．

試験では，SLIT群は症状スコア[10]，気道過敏性[10-12]および呼吸機能の改善[10]，喘息発症率の有意な低下[12]が示された．3〜5年のSLITは症状，気道過敏性の改善を中止後も約7年持続させ，その後SLITを再開しても初回治療時と同程度の改善度を有していた[10]*7．

- また，ダニSLITを小児喘息患者に4年行うと，喘息寛解（アウトグロー）の達成率は薬物療法単独患者群よりも有意に高い．しかも，このような効果はSLIT中止6年後（開始時点から10年後）でも維持されている[13]．
- SCITと比較すると，SLITの臨床効果や免疫学的変化誘導作用は劣るとする報告もみられ，SCITとSLITのいずれを選択するかについては，前述の年代別の要素も加えて，症例ごとに検討する必要がある．

*7
しかしより重要なことは，個々の患者のアレルギー病態に干渉し，その自然史を修飾する作用である．その一つは，新規のアレルゲン感作抑制作用がダニ単独感作アレルギー性鼻炎・喘息において示されていることである[10]．

免疫療法の今後

- アレルゲン免疫療法は，即効性が乏しいことや手技の煩雑さなどから，日本では普及が遅延する傾向にあった．しかし，アレルギー疾患に対する唯一の根治的治療法であり，アレルギー性鼻炎では免疫療法がガイドライン上の標準治療となっている．喘息では，発症早期の段階での施行が特に有用である．
- 日本アレルギー学会は，学会見解としてアレルギー疾患の各領域において免疫療法の適応が広がっていく可能性を指摘している．
- 日本においても，純化ダニアレルゲンあるいはSLITが使用できるようになる状況でアレルギー疾患を診療する医療者は，日進月歩するアレルゲン免疫療法について正しい知識を習得できるよう研鑽を積むことが求められる．

■ 文献

1) Expert Panel Report 3（EPR-3）: Guidelines for the Diagnosis and Management of Asthma. 2007.
2) Bousquet J, et al. Allergen immunotherapy: thepapeutic vaccines for allergic disease. A WHO position paper. J Allergy Clin Immunol 1998；102：508.
3) 日本アレルギー学会．喘息予防・管理ガイドライン2012．東京：協和企画；2012．
4) Radulovic S, et al. Sublingual immunotherapy for allergic rhinitis. Cochrane Database Syst Rev 2010；12：CD002893.
5) Abramson MJ, et al. Is allergen immunotherapy effective in asthma? A meta-analysis of randomized controlled trials. Am J Respir Crit Care Med 1995；151：969-74.
6) Abramson MJ, et al. Injection allergen immunotherapy for asthma. Cochrane Database Syst Rev 2010；4（8）：CD001186.
7) Maestrelli P, et al. Effect of specific immunotherapy added to pharmacologic treatment and allergen avoidance in asthmatic patients allergic to house dust mite. J Allergy Clin Immunol 2004；113：643-9.
8) Blumberga G, et al. Steroid-sparing effect of subcutaneous SQ-standardised specific immunotherapy in moderate and severe house dust mite allergic asthmatics. Allergy 2006；61：843-8.
9) Nagata M, et al. Effect of rush immunotherapy in house-dust-mite（HDM）-sensitive adult bronchial asthma: changes in in vivo and in vitro responses to HDM. Intern Med 1993；32：702-9.
10) Marogna M, et al. Long-lasting effects of sublingual immunotherapy according to its duration: a 15-year prospective study. J Allergy Clin Immunol 2010；126：969-75.
11) Marogna M, et al. Clinical, functional, and immunologic effects of sublingual immunotherapy in birch pollinosis: a 3-year randomized controlled study. J Allergy Clin Immunol 2005；115：1184-8.
12) Marogna M, et al. Preventive effects of sublingual immunotherapy in childhood: an open randomized controlled study. Ann Allergy Asthma Immunol 2008；101：206-11.
13) Di Rienzo V, et al. Long-lasting effect of sublingual immunotherapy in children with asthma due to house dust mite: a 10-year prospective study. Clin Exp Allergy 2003；33：206-10.

総論 経口免疫療法

小倉聖剛，佐藤さくら，海老澤元宏

背景，概要

- 乳幼児期に発症する食物アレルギーの多くは，年齢とともに耐性獲得することが知られ，食物経口負荷試験（以下，負荷試験）を適切な時期に行い，「必要最小限の食物除去」を指導することが原則である．
- しかし，一部の児は負荷試験を繰り返し行っても成長に伴う耐性獲得が進まず，長期にわたって原因抗原の除去を続ける場合がある．重症例では食生活の質が損なわれ，誤食による誘発症状を繰り返すケースも少なくない．
- 自然経過による耐性獲得が困難な児に対して，食物アレルギーの積極的な治療として経口免疫（減感作）療法（OIT）[*1]が注目されている（❶）[1]．
- OITで原因食物を繰り返し摂取することで，症状誘発閾値が上昇し，多くは原因食物の摂取を継続していれば症状が出現しにくい脱感作状態（desensitization）を誘導できることがわかってきた．
- 治療により耐性獲得する例も一部に認めることから，自然経過よりも早期の耐性化誘導の可能性が期待されている．
- 現時点ではOITは研究的な治療と位置づけられており，一般診療として推奨されていない[*2]．

OIT：oral immunotherapy

[*1] **OIT**
本来，除去を指示されている原因食物を医師の監督下で少量から摂取し始め，計画的に目標量まで増量し，年単位にわたって自宅で食べ続けていく治療法である．

[*2] 現在，抗IgEモノクローナル抗体であるオマリズマブを併用したOITや，舌下免疫療法（SLIT），経皮免疫療法（EPIT）およびそれらとの組み合わせなどが試みられている．

SLIT：sublingual immunotherapy

EPIT：epicutaneous immunotherapy

既存の報告による治療成績

- Burksらの鶏卵アレルギーを対象とした報告では，治療開始10か月後に

❶ 経口免疫療法の位置づけ

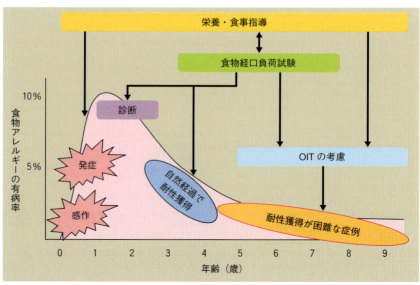

（Sato S, et al. 2014[1]）を基に筆者作成）

❷ 代表的な OIT 報告

報告者	抗原	対象	誘発症状の頻度	アドレナリンの使用状況	治療効果	結果
Burks AW, et al. 2012[2]	鶏卵	5〜11歳 OIT：40名 control：15名	初日：27.4％（摂取回数） 自宅：24.2％（摂取回数）	アドレナリン 筋注：なし	OIT：症状誘発閾値↑ control：変化なし	脱感作：55％ 耐性獲得：28％ 脱落：13％
Longo G, et al. 2008[3]	牛乳	5〜17歳 OIT：30名 control：30名	急速期：100％（患者数） 自宅：57％（患者数）	アドレナリン 筋注：4回	OIT：症状誘発閾値↑ control：変化なし	脱感作：36％ 脱落：10％
Anagnostou K, et al. 2014[4]	ピーナッツ	7〜16歳 OIT：39名 control：46名	全期間：81％（患者数）	アドレナリン 筋注：1回	OIT：症状誘発閾値↑ control：変化なし	脱感作：62％ 脱落：13％

OIT 群の 55％が脱感作状態に到達していた[2]．治療開始 24 か月後には 2 か月間の鶏卵完全除去後の負荷試験で，OIT 群の 28％が耐性化を得たと報告している．一方，プラセボ群では治療開始 10 か月後の負荷試験ですべての症例で誘発症状を認めた．

- Longo らの重症牛乳アレルギーを対象とした報告では，OIT 群の 54％に症状誘発閾値の上昇を認め，1 年後に 36％が脱感作状態に到達した[3]．
- Anagnostou らのピーナッツアレルギーを対象としたコントロールスタディでも，OIT 群は除去継続群と比較して，明らかな症状誘発閾値の上昇を認めていた[4]．
- これら既存の報告（❷）より，OIT は原因食物に対する症状誘発閾値の上昇という点で一定の効果が期待される．しかし，標準化されたプロトコルがなく，耐性化判定後の長期経過が不明のため，現状でのエビデンスレベルは低い[5]．

方法

- 現時点で標準化された手法はなく，実施施設によって摂取する食品，摂取間隔，目標量，耐性獲得の評価方法などは異なる．一般的には，数日〜数週間の入院中に積極的な増量を試みる急速法と，外来・自宅で摂取量を少量ずつ漸増する緩徐法に分けられる（増量期，❸）．
- 目標量まで増量後は，一定の期間，自宅で同じ量を摂取し続ける（維持期）．
- 目標量を無症状で過ごせた場合でも，原因食物の摂取を中断すると症状誘発閾値が再び低下することがある．このため耐性獲得の判定には，一定期間原因食物を除去したうえで，再度原因食物を摂取させ耐性獲得を判断することが重要である[*3]．
- 耐性獲得と判断された場合でも，園や学校での除去を解除する前には，OIT の目標量を超えた大量摂取や，摂取後の激しい運動でも症状が起こらないことを確認する必要がある．

*3 脱感作状態と耐性獲得は異なることを理解しておく必要がある．

注意すべき点

- OIT は可能な限り安全に行うべきであるが，ほとんどの症例では症状が誘

❸ OIT の概要

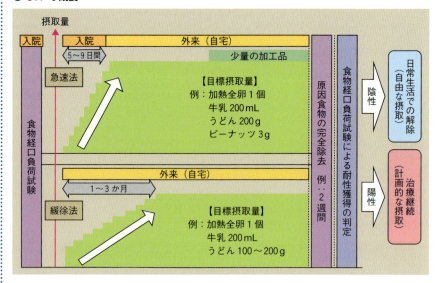

発され，まれにアナフィラキシーを起こす可能性もある．特に増量期においては誘発症状を認めやすく，慎重に原因食物を導入する必要がある[*4]．
- 維持期でも，感冒や摂取後の運動などで予期せぬ誘発症状を経験することがあり注意を要する．
- 自宅で原因食物の摂取を行うため，本人・保護者へ症状出現時の指導（エピペン® 含む）を十分に行ったうえで，アレルギー専門医と救急医療機関が連携して対応できる環境で OIT を行うことが望ましい．
- 体調不良時や摂取直後の安静が守れない場合は，脱感作状態の摂取量でも症状を起こしやすくなるため，自宅摂取における注意点を事前に指導しておくことが重要である．体調不良の際は OIT を一時中断する．
- OIT を一時的に中断した後に再開する場合は，摂取量の減量や医療機関での再開を検討することが望ましい．
- 好酸球性食道炎などの即時型症状とは異なる副反応も，まれではあるが報告されている[6]．

[*4] 場合によっては症状誘発リスクを軽減するため，一時的に抗ヒスタミン薬などを併用することもある．

国立病院機構相模原病院小児科での成績

- 2008 年より鶏卵，牛乳，小麦，ピーナッツの食物アレルギー患児を対象として OIT を行っている．事前に必ず負荷試験を行い，誘発症状の重症度や症状を誘発する原因抗原の量を確認し，OIT の適応を判定している．
- アナフィラキシー例では入院管理下で，軽症〜中等症の例では外来において原因食物の摂取を開始し，その後は誘発症状に応じて外来および自宅で摂取量を徐々に増減し（増量期），目標量に到達した後，一定期間を維持する（維持期）．最終的な耐性獲得の有無は，2 週間の完全除去後に負荷試験を行って判定している．
- これまでに入院管理下で OIT を開始した重症例 227 名の検討（❹）では，治療開始 2 年までの脱感作率が，鶏卵で約 90％（目標：加熱全卵 1 個），

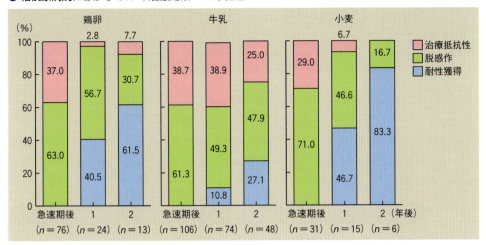

❹ 相模原病院における OIT の治療効果—2 年経過

牛乳で約 80％（牛乳 200 mL），小麦で 100％（ゆでうどん 200 g）であった．耐性獲得率については鶏卵で約 60％，牛乳で約 30％，小麦で約 80％の症例が，臨床的に症状なく自由な摂取が可能になった[1]．
- 自宅での誘発症状の多くは軽症状であったが，まれにアドレナリン筋注を必要とした症例を経験した．また，繰り返す誘発症状や患児の摂取拒否によって，途中で治療中断となった児も一部認められた．
- 抗原別の比較では，牛乳が他の抗原と比べて症状誘発率が高く，耐性獲得率が低かった．

まとめ

- OIT により症状誘発閾値の上昇が誘導でき，一部の症例では耐性獲得を誘導する可能性が報告されている．一方で，長期的な治療効果と安全性に関するエビデンスは限られ，標準化されたプロトコルがないなど未解決の点も多い．また，耐性獲得と判定された後の日常生活でも継続的なフォローが必要である．
- 現時点では OIT を一般的な臨床現場における食物アレルギーの治療とすることは勧められないが，患者の重症度に合わせた安全でより有効性の高い治療法の確立が望まれる．

■ 文献

1) Sato S, et al. Clinical studies in oral allergen-specific immunotherapy：differences among allergens. Int Arch Allergy Immunol 2014；164：1-9.
2) Burks AW, et al. Oral immunotherapy for treatment of egg allergy in children. N Engl J Med 2012；367：233-43.
3) Longo G, et al. Specific oral tolerance induction in children with very severe cow's milk-induced reactions. J Allergy Clin Immunol 2008；121：343-7.
4) Anagnostou K, et al. Assessing the efficacy of oral immunotherapy for the desensitisation of peanut allergy in children（STOP Ⅱ）：a phase 2 randomised controlled trial. Lancet 2014；383：1297-304.
5) Yeung JP, et al. Oral immunotherapy for milk allergy. Cochrane Database Syst Rev 2012；11：CD009542.
6) Sanchez-Garcia S, et al. Possible eosinophilic esophagitis induced by milk oral immunotherapy. J Allergy Clin Immunol 2012；129：1155-7.

総論

分子標的薬——オマリズマブを中心に

粒来崇博

- アレルギー反応のメカニズムの解析が進むにつれ，鍵となるサイトカイン，メディエーターが明確になりつつある（❶）[1]．
- 2014年時点で認可されている抗体製剤は抗IgE抗体のオマリズマブのみであるが，報告されている薬剤の標的としては，IL-4R，IL-5，IL-13，TSLPなどがある．

TSLP：thymic stromal lymphopoietin

オマリズマブの作用機序

- オマリズマブはIgEに対する特異的抗体である．血液内の遊離IgEに結合し，IgEを介したアレルギー反応，すなわち抗原にIgEが吸着，架橋形成，マスト細胞などのFcεR1受容体に結合，脱顆粒からアレルギー反応の連鎖，という過程を阻害すると考えられる．
- 2009年に成人重症喘息対象に認可され，2013年に小児にも適応追加された．投与経路が皮下注であるために全身にいきわたることから，IgEを介するI型アレルギー疾患[*1]に関してはすべて効果があると予測される．

*1
I型アレルギー疾患
アトピー型喘息，アレルギー性鼻炎，アレルギー性結膜炎，蕁麻疹，アナフィラキシーなど．

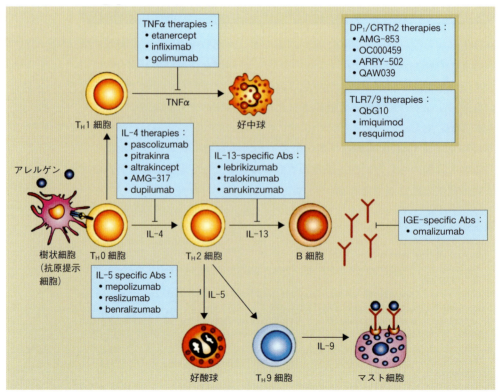

❶ 現在開発中の分子標的薬と標的部位

(Bice JB, et al. 2014[1])

- 作用機序から，遊離 IgE の量によって抗体量を調節し投与することになっている．しかし，遊離 IgE に対する効果のみであれば投与を中止した場合は効果がすぐに消失するはずであり，血清 IgE があまりに大量にある場合，または低い場合は効果が期待できないはずであるが，臨床データでは投与終了後も効果が持続した，IgE 低値の症例で有効であった，などの矛盾する報告がある．こうした臨床的な事象から，オマリズマブは単に遊離 IgE と結合して反応を起こしにくくするにとどまらず，IgE 受容体の発現抑制やマスト細胞の膜安定化作用など複数の作用点があるのではないかと考えられている[2]．

オマリズマブの適応，利点と懸念

- 現在承認されているのは，複数の薬剤でコントロールができない重症喘息のみ，となっている．
- 血清 IgE 値と体重に応じて投与量を決定し，2 週ないし 4 週ごとに皮下注射で行う（付表❶）．初回はアナフィラキシーのチェックのため 2 時間は医療機関内で観察する．16 週投与で効果判定を行い，継続の是非を判定する．
- オマリズマブは IgE を標的とした抗体であるため，ピンポイントに I 型アレルギー反応を抑制する．全身投与のため，気管支喘息のみならず鼻炎，蕁麻疹，結膜炎などの全身アレルギーが合併している場合に有効な可能性が高い．ステロイド，ロイコトリエン受容体拮抗薬，気管支拡張薬，抗ヒスタミン薬など従来の薬剤と標的が異なるので上乗せ効果が期待でき，臨床的な事象もこれを支持する*2．小児喘息では，アトピー型が多くを占めること，アレルギーマーチなど複数のアレルギーの合併が多いこと，ステロイド投与による成長抑制や長期影響の懸念があることから，利点の大きい薬剤といえる．
- 一方で懸念もいくつかある．先行して販売された関節リウマチの分子標的薬は細胞性免疫の極度の抑制から結核，真菌，ウイルスなどの感染症に対して脆弱となり，時に致死的となる重篤な感染症の発生を招くことがある．オマリズマブについてもその点が懸念されたが，そうした合併症はなく，副作用として目立つのはどんな薬剤でも生じうるアナフィラキシーと注射部位の腫脹などの局所反応のみである*3．
- また，成人の場合，気管支喘息の 1/3 は特定のアレルギーをもたない，遊離 IgE が少ない非アトピー型である．喘息は鼻炎や結膜炎，アナフィラキシーと異なり多因子の関与が想定されており，多段階に作用する薬剤はやはりステロイドである．吸入という投与経路で全身副作用の懸念を回避している吸入ステロイドが喘息の中心的薬剤であることは動かない．あくまで分子標的薬は補助的な薬剤である．
- 本薬剤は非常に高価である．アレルギー疾患が増加している昨今，費用対効果から，重症例に限られること，また投与継続の是非を常に検討することはやむをえない*4．

*2
重症喘息で発作の頻度を有意に減少させると報告されている．

*3
リウマチ薬剤の標的である TNFα，IL-6 などに比べ，IgE は生体内で微量であり，現在先進国ではほとんど問題とならない寄生虫感染に対する防御程度の役割を担っているのみで，たとえなくても大した不都合がないからと推察される．

TNF：tumor necrosis factor

*4
より治療反応性良好のフェノタイプを抽出する研究が行われており，末梢血好酸球高値，呼気 NO 高値，また血清ペリオスチン高値の症例は有効性が高い，とされている（❷）[3]．これらの検査は今後，適切な症例選択の方法として期待されている．

❷ 重症喘息におけるメディエーターとオマリズマブに対する治療反応性

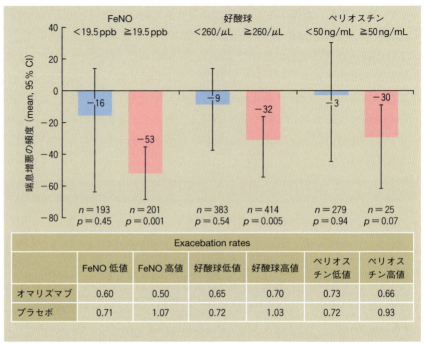

呼気 NO（FeNO）高値，末梢血好酸球高値，血清ペリオスチン高値症例では治療反応が良好である．
(Hanania NA, et al. 2013[3])

現在開発中の分子標的薬

- 分子標的薬の有効性は，その抗体が標的とする分子の作用による．アレルギー性炎症の一連の流れの一部を阻害する目的であり，効果は抗炎症的なものである．アレルギーに関係するものでは，抗 IL-13 抗体，抗 IL-4R 抗体，抗 IL-5 抗体，抗 TSLP 抗体について有効性が報告されている．

mepolizumab

- IL-5 は好酸球遊走能を中心としてアレルギー炎症に関与するため，抗 IL-5 抗体である mepolizumab は好酸球関連の病態では有効と考えられる[*5]．
- 好酸球抑制の効果は，機序から考えるとⅠ型アレルギーにおいては遅発反応が中心であり，また気管支喘息としては長期に抑制することでのマスト細胞の浸潤抑制，ひいては気道過敏性の改善につながると考えられる．
- すべての気管支喘息症例が好酸球増多を伴うわけではないことを考慮すると，効果の出やすいようなフェノタイプを選んで投与すべきであり，また効果判定は長期的な発作発生の抑制効果だろうと推測される[*6]．

lebrikizumab

- IL-13 は Th2 リンパ球に関与するサイトカインで，Th2 の成熟から一連の Th2 系の炎症発現に至る過程で重要視される．
- 抗 IL-13 抗体である lebrikizumab が有効なフェノタイプは Th2 系統の気道炎症を主体とする症例群と想定されるが，IL-13 を含む生体内のサイトカインの直接の測定は，微量，不安定のため難しい．Th2 系統の炎症が起

[*5] 当初の検証では喘息全体に使用したため好酸球減少以外に喘息の病態抑制効果が不明瞭となり一時開発が頓挫したが，これは治療効果判定の評価を今までの気管支喘息の薬剤と同様に考えたためとみられる．

[*6] 従来の薬剤と同様に呼吸機能で判定することには無理があるように思える．実際に症例を選択することで有意な効果を得ることができると報告されており，今後の治療結果の集積が期待される[4]．

こす一連の反応のなかで，ペリオスチンというfibroblastに影響するメディエーターが血清中に大量に安定して存在することが知られ，これをELISAで測定することでTh2系統の炎症の指標とする試みがなされている*7．

dupilumab

- IL-4は，IL-13と並んでTh2細胞がB細胞に作用しIgE産生を促す反応に関与する．抗IL-4R抗体であるdupilumabは，この作用により重症喘息の増悪抑制に働くとされる．

AMG-157

- TSLPは抗原提示反応からマスト細胞のアレルギー炎症の最初の段階で直接影響を与える因子であり，I型アレルギーであれば即時反応に関与し，また気道過敏性の形成にも関与すると注目される．これを標的としたAMG-157は，気管支喘息発作の抑制に有効であると考えられる*8．

- 上述のほかにも複数の薬剤の可能性が報告されている[1]．

アレルギーにおける分子標的薬の今後

- 慢性疾患はさまざまなフェノタイプを含む症候群ともいうべき疾患が多く，喘息も例外ではない．これらの抗体製剤は特定のフェノタイプには劇的な効果を生み出すが，すべての症例を対象とはしえない．より効率的に投薬するために，治療反応良好な症例を簡便に検出する手段が必要となる．血清ペリオスチン測定が認可され，スクリーニングとして利用できることが期待される．
- 先行して認可されているリウマチ関連の抗体製剤では細胞性免疫に対して重大な副作用が起こりうることが報告されている．オマリズマブでは重篤な副作用の報告はないが，今後認可されるだろう分子標的薬の標的によっては危険性が高まるおそれがあり，注意深い投薬と観察が必要である．

ELISA：enzyme-linked immunosorbent assay

*7 ペリオスチンと重症喘息症例における好酸球性気道炎症の関連が示されている．また，lebrikizumabの治療反応良好群では血清中のペリオスチンが高値であることが報告され[5]，日本の研究でもペリオスチン高値の症例では1秒量の経年変化が大きいことが示されている．オマリズマブの治療反応性も検出できるとされており，ペリオスチンを使った治療選択が現実のものになりつつある．

*8 軽症の気管支喘息を対象とした研究により，気道過敏性，気道炎症の有意な抑制がみられ，また抗原吸入反応をプラセボに比較して有意に抑制すると報告されている[6]．

文献

1) Bice JB, et al. Biologic targeted therapy in allergic asthma. Ann Allergy Asthma Immunol 2014；112：108-15.
2) Strunk RC, Bloomberg GR. Omalizumab for asthma. N Engl J Med 2006；354：2689-95.
3) Hanania NA, et al. Exploring the effects of omalizumab in allergic asthma：an analysis of biomarkers in the EXTRA study. Am J Respir Crit Care Med 2013；187：804-11.
4) Pavord ID, et al. Mepolizumab for severe eosinophilic asthma（DREAM）：a multicentre, double-blind, placebo-controlled trial. Lancet 2012；380（9842）：651-9.
5) Corren J, et al. Lebrikizumab treatment in adults with asthma. N Engl J Med 2011；365：1088-98.
6) Gauvreau GM, et al. Effects of an anti-TSLP antibody on allergen-induced asthmatic responses. N Engl J Med 2014；370：2102-10.

乳児期

新生児・乳児消化管アレルギー

木村光明

*1 細胞依存性アレルギー
抗原（アレルゲン）特異的ヘルパーT細胞が中心となって炎症を引き起こし，諸症状が出現する．患者では，アレルゲン特異的ヘルパーT細胞の反応性が亢進しており，これをアレルゲン特異的リンパ球刺激試験（ALST）で検査することができる．

ALST：allergen-specific lymphocyte stimulation test

*2
通常の IgE 依存性即時型食物アレルギーでは，蕁麻疹などの皮疹が誘発されることが多く，時にアナフィラキシー症状が出現する．消化管アレルギーではこのような症状はみられない．ただし，一部 IgE 抗体陽性の患者がおり，その場合はこのような反応がみられることもある．

FPIES：food protein-induced enterocolitis syndrome
FPIP：food protein-induced protocolitis

*3
海外では，FPIES と FPIP に分類されているが，邦訳すれば，食物依存性胃腸炎および直腸炎という呼称であり，「アレルギー」という呼称は与えられていない．アレルギー疾患の根拠となる検査も定められていない[4]．

*4 米国の FPIES 患者の特徴
米国での FPIES の発症時期は，生後6か月ごろであり，日本の患者の発症時期と大きな差がある．原因食物として大豆や固形食品の比率が高い．消化管外症状として，発熱や CRP 上昇の記載はなく，lethargy や低血圧を呈する重症型が存在する．アトピー性皮膚炎や気管支喘息の合併率が日本の症例と比べて高い．耐性獲得時期が遅く，1歳ではほとんど耐性獲得がなく，90％が耐性を獲得するのは5歳ごろである．食物経口負荷試験は，症状鎮静化後1年以上あけて実施されている[5,6]．

*5 クラスター分類
消化管アレルギーを再分類する試みとして提唱されている．嘔吐と血便の有無により4群に分類されているが，病態研究や臨床応用への有用性については十分に証明されておらず，さらに検証を要する[7]．

定義と概念

- 消化管アレルギーは，細胞依存性アレルギー[*1] の機序で発症する食物アレルギーである[1,2] (❶)[2]．
- 『食物アレルギー診療ガイドライン 2012』で食物アレルギーの臨床分類に加えられた[2]．
- 症状は，嘔吐，下痢，血便，腹部膨満などの消化管症状である[3][*2]．
- 発生頻度は 0.21％ 程度である[2]．

分類

- 海外では，嘔吐と下痢を呈する FPIES と，血便を主とする FPIP に分類されている[*3]．
- 米国で報告される FPIES 患者の特徴は，日本の患者とは大きく異なる[*4]．民族性なのか，異なる疾患をみているのか，詳細は不明である．
- 新生児・乳児消化管アレルギーは，FPIES や FPIP を含め，すべての細胞依存性消化管アレルギーの病型を含む包括的概念である (❷)．
- 日本では，独自の臨床分類（クラスター分類[*5]）が提唱されている．

原因

- 牛乳タンパク（乳児用調製粉乳；育児用ミルク）が，原因の大半を占める．
- 患者の 10〜20％ は，完全母乳栄養で発症している[3]．
- 日本では，大豆や米などが原因の患者は少ない．
- 海外の FPIES 患者では，大豆や固形物が原因の患者が多い[*4]．

性差，家族歴

- 患者数に明らかな性差はみられない．

❶ 新生児・乳児消化管アレルギーの概念

項目	内容	備考
症状	・主症状は消化管症状（嘔吐，血便，下痢，腹部膨満など）	・発熱，脱水，メトヘモグロビン血症，栄養障害，発育障害などの全身症状を伴うこともある
発症時期	・乳児期，特に新生児期に多い	・牛乳アレルギーは70％が新生児期発症
原因食物	・ミルク：牛乳，母乳，大豆 ・固形食：米，大豆，野菜，果物，魚など	・牛乳アレルギー患者が最も多い ・完全母乳栄養児に発症することもある
免疫学的機序	・細胞依存性アレルギー	・通常，特異的 IgE 抗体は陰性 ・症状は大半が摂食後24時間以内，一部は1時間以内に発症

（食物アレルギー診療ガイドライン 2012[2] を基に筆者作成）

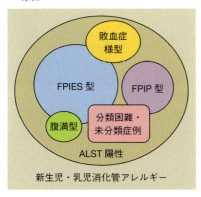

❷ 新生児・乳児消化管アレルギーの多様性

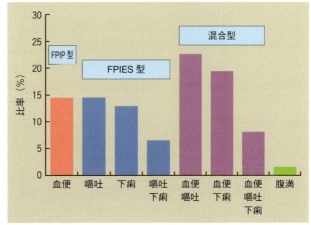

❸ 新生児・乳児消化管アレルギーの症状

（木村光明ほか．2008[3)] を基に作成）

- 約10％の患者では，同胞や家族に消化管アレルギーがみられる．
- 気管支喘息やアトピー性皮膚炎の家族歴の陽性率は低い．

発症時期，症状

- 発症時期は早く，約70％は新生児期に発症する．
- 症状は，血便単独群（FPIP型）と嘔吐・下痢群（FPIES型）を合わせて約半分，残り半分は両者の混合型が占める（❸）．
- 新生児期に高度の腹部膨満を呈し，外科的疾患を疑われる症例が存在する．
- 一部に発熱し，高度のCRP上昇を伴うことから，敗血症が疑われる患者（敗血症様型）が存在する．
- まれに，体重増加不良を呈する患者が存在する．治療乳に変更すれば，すみやかに体重増加が得られる．
- 発症時にアトピー性皮膚炎や気管支喘息を合併していることはまれである．

検査

- 牛乳特異的IgE抗体は80％の患者で陰性である．
- 牛乳特異的IgE抗体陽性患者でも，そのレベルは低い．
- 臨床検査として，細胞性免疫検査法であるALSTが，陽性率，識別精度とも高く，有用である[*6]．
- 患者の約70％で末梢血好酸球が上昇し，約50％でCRPが上昇している[*7]．
- CRPが高度に上昇している患者では，発熱を伴うことが多く（敗血症様型），重症感染症との鑑別が必要となる．
- 下痢や血便を呈する患者では，しばしば便中好酸球が陽性となる．
- 病理組織検査では，好酸球浸潤がみられることが多い[*8]．

診断

- 診断には❹の診断基準を満たす必要があり，確定診断のためには，食物経口負荷試験で症状が再現される必要がある．

[*6] ALST検査で新生児・乳児消化管アレルギーを識別する精度は，感度，特異度ともに80〜90％程度である[8)]．

[*7] 通常，末梢血好酸球と血清CRPの両者が同時に高度に上昇することはなく，いずれか一方に限られる．これは，新生児・乳児消化管アレルギーには異なる病態の患者が混在することを示す検査所見である[9)]．

[*8] 大腸においては粘膜上皮内および粘膜下組織への好酸球の浸潤が認められる．小腸においては，絨毛の萎縮と粘膜下組織への炎症細胞の浸潤，陰窩の過形成がみられる．

NEC : necrotizing enterocolitis
（壊死性腸炎）

❹ 新生児・乳児消化管アレルギーの診断基準

項目	内容
診断要件	1. 原因食物摂取後に発症 2. 原因食物除去で症状消失（除去試験陽性） 3. 食物経口負荷試験陽性
診断基準	診断要件1〜3を満たし，除外診断に該当しないもの
除外診断	感染症，外科的疾患，血液疾患，慢性炎症性腸疾患，NEC，肥厚性幽門狭窄，代謝疾患など
備考	ALSTは陽性率が高く，アレルギーの機序を示す参考情報として有用

（食物アレルギー診療ガイドライン 2012[2)] を基に筆者作成）

❻ 耐性獲得率の年齢推移

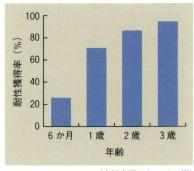

（木村光明ほか. 2011[11)]）

❺ 食物経口負荷試験プロトコルの一例

重症度	検査日程					
	第1日	第2日	第3日	第4日	第5日	第6日
低リスク	5 mL/kg	1回量全量	1日量[#]全量			
中リスク	1 mL/kg	5 mL/kg	1回量全量	1日量[#]全量		
高リスク	1 mL/kg	2 mL/kg	5 mL/kg	10 mL/kg	1回量全量	1日量[#]全量

リスク分類	発症時の重篤な症状[*]	重篤な合併症[**]
低リスク	なし	なし
中リスク	あり	なし
高リスク	不定	あり

実施にあたっての注意点
- 乳児用調整粉乳（育児用ミルク）を使用する
- ミルクは1日1回投与とする
- 1日全量負荷段階では回数制限なし
- 事前に牛乳特異的IgE抗体を測定しておく
- 牛乳特異的IgE抗体がクラス2以上の場合は，アレルギー専門医と相談する

[*]：敗血症様症状，ショック，NEC，外科的治療など
[**]：重度の脳性麻痺，呼吸不全，心不全，低出生体重児など
[#]：哺乳回数が3回以下の場合は省略可

食物経口負荷試験[10)]

- 負荷試験は，診断確定および耐性獲得の判定のために実施する．
- 1回哺乳量をいきなり投与すると，約半数で治療を要する強い症状が誘発される．
- 患者のリスク分類と，それに適したプロトコルの組み合わせにより，安全性と効率を両立させることができる（❺）．
- 大多数を占める低リスク群の患者では，2段階程度の漸増プロトコルで安全に実施可能である．
- リスクのある患者では，より緩徐な増量プロトコルで実施する．
- 低リスク群患者では，症状鎮静化後1週間程度あければ実施可能である．
- 乳児期は6か月ごと，1歳以降は1年ごとに反復して耐性獲得を評価する．

治療

- 治療には，アミノ酸調整乳や高度加水分解乳が用いられる*9．
- 症状が軽度で，母乳継続の希望がある場合には，母親に牛乳制限を課して母乳を使用できることもある．
- アミノ酸調整乳や高度加水分解乳ではビオチンが欠乏することがあり，長期に使用する場合はビオチンを補充する．
- アミノ酸調整乳ではカルニチン欠乏の恐れがある．
- 食物経口負荷試験で耐性獲得が確認されれば，制限を解除する．

*9 エレンタールP®はエレンタールフォーミュラ®と同等の治療効果が期待できるが，医療用であり，処方せんがないと入手できず，新生児・乳児消化管アレルギーはエレンタールP®の適用疾患ではない．E赤ちゃん®やMA-mi®，ミルフィー®などのペプチド乳は治療効果が不十分であり，推奨されない．大豆乳は大豆アレルギーを誘発することがあり，これも推奨されない．

予後[11]

- 1歳ごろまでには約70％，3歳ごろまでには90％以上が耐性を獲得する（❻）．中・高リスク群は耐性獲得が遅れる傾向がある．
- 海外のFPIES患者の予後も日本と同様であるが，なぜか米国の患者のみ明らかに耐性獲得が遅い*4．
- 将来，10％前後の患者に，牛乳以外の食物による消化管アレルギーが続発する．また，10％前後の患者に，即時型食物アレルギーが続発する．
- 20～40％の患者に，アトピー性皮膚炎や気管支喘息が続発する．

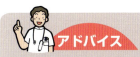

アドバイス

- 新生児や乳児に嘔吐・下痢・血便がみられた場合は，消化管アレルギーを疑う．

文献

1) Kimura M, et al. Usefulness of lymphocyte stimulation test for the diagnosis of intestinal cow's milk allergy in infants. Int Arch Allergy Immunol 2012；157：58-64.
2) 日本小児アレルギー学会食物アレルギー委員会．新生児・乳児消化管アレルギー．食物アレルギー診療ガイドライン2012．東京：協和企画；2011．p.82-7.
3) 木村光明ほか．消化管症状を主とする乳児の牛乳アレルギーの臨床像と検査値について．日児誌2008；112：1787-93.
4) Sicherer SH, et al. Food allergy. J Allergy Clin Immunol 2010；125：S116-25.
5) Ruffner MA, et al. Food protein-induced enterocolitis syndrome：insights from review of a large referral population. J Allergy Clin Immunol Pract 2013；1：343-9.
6) Caubet JC, et al. Clinical features and resolution of food protein-induced enterocolitis syndrome：10-year experience. J Allergy Clin Immunol 2014；134：382-9.
7) Nomura I, et al. Four distinct subtypes of non-IgE-mediated gastrointestinal food allergies in neonates and infants, distinguished by their initial symptoms. J Allergy Clin Immunol 2011；127：685-8.
8) 木村光明．食物アレルギーのin vitro診断．日小ア誌2014；28：193-200.
9) 木村光明ほか．牛乳蛋白による新生児・乳児の消化管アレルギー患者における好酸球とCRP値の関係．日児誌2011；115：777-81.
10) 木村光明．新生児・乳児消化管アレルギーの食物負荷試験．臨免疫・アレルギー科2014；62：609-14.
11) 木村光明ほか．牛乳蛋白による消化管アレルギー患者の予後についての研究．日児誌2011；115：1301-6.

アトピー性皮膚炎と食物アレルギー

小倉香奈子

乳児期発症の食物アレルギー

FA：food allergy

- 食物アレルギー（FA）は乳幼児期から学童期，成人へと年齢とともに有病率が低下し，原因食物，認める臨床症状も年代により異なる傾向がある．
- 乳児のFAの原因食物は鶏卵，牛乳，小麦が大部分を占める．
- 乳児期に発症したFAは，適切な対応により多くが成長とともに耐性を獲得し，3歳までに約50％，小学校入学前に80〜90％の耐性獲得が期待できる[1]．
- 学童期以降もFAが持続する症例は食物抗原特異的IgE抗体価が高値のまま持続し，1歳以降にアナフィラキシーを経験しているような症例に多い．

食物アレルギーの関与する乳児アトピー性皮膚炎

AD：atopic dermatitis

- 小児科医Werfelは，アトピー性皮膚炎（AD）患者に認めるFAの皮膚反応には，❶に示す3タイプの臨床パターンがあると報告している[2]*1．
- 実際，乳児期では経母乳的にごく微量の食物アレルゲンが入るためか，湿疹の悪化としてFAの皮膚症状が散見され，離乳食を開始すると体内に入る食物アレルゲンの増加により即時症状が主体となっていく．
- 日本では乳児のADにFAが合併している症例を「食物アレルギーの関与する乳児アトピー性皮膚炎」と分類しており，その診断プロセスを❷[3]に示す．

❶ AD患者に認められるFAの皮膚反応の臨床パターン
- 蕁麻疹などの即時型反応を主体とする非湿疹反応
- 湿疹反応
- 前二者の混在

*1 筆者らの施設では，食物の微量摂取により即時症状を呈する3歳以上の小児に対して経口免疫療法を行っている．即時症状を生じない程度の少量の原因食物の摂取を継続することにより，もともとあった湿疹が悪化したり再燃する現象を時に認める．

診療・診断のポイント

- 通常のスキンケアとステロイド外用療法にて湿疹が改善しない，または繰り返す場合にFAの関与を疑う．
- 逆に，上記の治療で湿疹がすみやかに改善する場合は，母親も通常どおりの食事を摂取したうえで授乳を続けるように指導を行う．
- 診断は皮膚テストや抗原特異的IgE抗体価を参考にし，食物除去試験や，できるだけ皮膚炎をコントロールした状態で可能なら食物経口負荷試験（経母乳も含む）を行う．
- 経母乳も含め食物経口負荷試験を行う場合は，負荷翌日まで慎重に経過を観察し，それでも反応を認めなかった場合は負荷を数日間継続して最終判定を行う必要がある．
- 抗原特異的IgE抗体は乳児では検出できないことがあり，その場合は皮膚テストが有用である[4]．
- 検査で多抗原の感作が認められた場合は，可能であれば離乳食開始前に専門施設に紹介し，除去する必要がある品目の絞り込みを行うべきである．
- すでに離乳食を開始しており，その食品の摂取によって湿疹の悪化や即時

アトピー性皮膚炎と食物アレルギー

❷ 食物アレルギー診断のフローチャート（食物アレルギーの関与する乳児アトピー性皮膚炎）

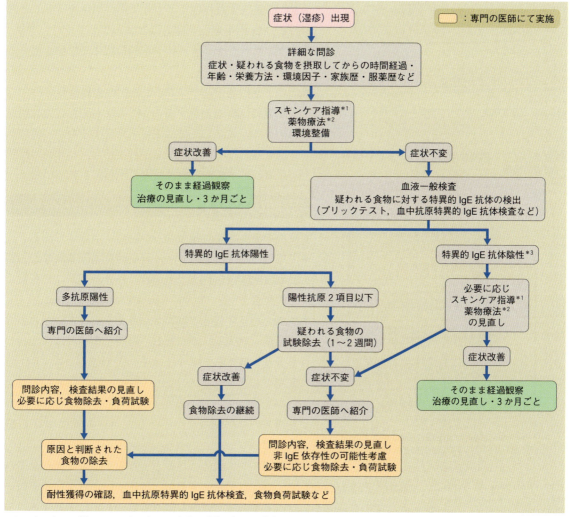

*1 スキンケアに関して：スキンケアは皮膚の清潔と保湿が基本であり，詳細は『アトピー性皮膚炎診療ガイドライン2009』などを参照する．
*2 薬物療法に関して：薬物療法の中心はステロイド外用薬であり，その使用方法については『アトピー性皮膚炎診療ガイドライン2009』などを参照する．非ステロイド系外用薬は接触皮膚炎を惹起することがあるので注意する．
*3 生後6か月未満の乳児では血中抗原特異的IgE抗体は陰性になる確率が高いので，プリックテストも有用である．

(食物アレルギーの診療の手引き2011[3])

症状を認めない品目は，ADへの関与は低く，検査が陽性であってもその時点から新たに除去をする必要はない．

アトピー性皮膚炎における食物アレルギーの合併

- 乳児期に発症するADの約1/3にFAを合併するが，成長とともにFAは寛解していき，青年期・成人のADではFAの合併はまれである．
- DBPCFCにより確認できたADにFAを合併する率は，乳児から幼児においては33〜63％と報告されている[2]*2．
- ❸[5)]にADを年齢区分したFAとの関わりを示す．これに加え，FAの呈する症状が成長とともに異なることをふまえて診療を行う必要がある．
- Hillらは，2,184名の乳児AD患者の国際的なコホート調査を行い，ADの

DBPCFC：double blind placebo controlled food challenge test（ダブルブラインドプラセボコントロール負荷試験）

*2 筆者らの施設の検討においても，慢性に経過する湿疹を主訴に受診した208例のうち，148例を乳児ADと診断し，さらに食物除去・負荷試験によりFAの合併を認めたものは109例（74％）であった[6)]．

❸ アトピー性皮膚炎と食物アレルギーの関係

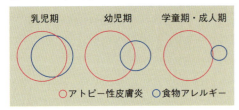

円の大きさは有病率，重なりは関与の大きさを示す．
（海老澤元宏，2009[5]）より抜粋）

❹ 皮膚のバリア機能を中心としたアトピー性皮膚炎の発症

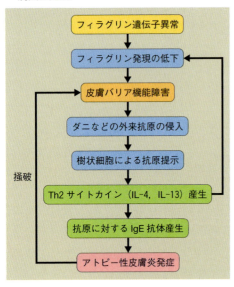

TEWL：transepidermal water loss

*3
人種により FLG 変異は異なるが，日本人で認められた 8 つの FLG 変異をもとに検討すると，健常人では FLG 変異は 3.7% に認められるのに対し，日本人の AD 患者 137 名中 27% に変異を認めたと報告されている[8]．

*4
食物抗原の経皮感作の可能性
手湿疹がある調理師などで魚アレルギーを発症するなど，経皮的な感作による FA が疑われる個々の症例は時々認められていた．2010 年より社会的な問題となった加水分解小麦含有石けん使用を契機とした小麦の食物依存性運動誘発アナフィラキシー症例の集積により，FA が経皮感作により起こりうることが証明された．

発症時期，重症度と食物感作の関係を調べた．その結果，生後 3 か月以内などより早期に AD を発症し，さらに AD の重症度が高いほど食物アレルゲン（牛乳，鶏卵，ピーナッツ）に対する IgE 抗体陽性率が高いことが示された[7]．

- このように乳児期では FA と AD の合併は多いが，FA を契機に AD を発症するのか，AD が先行し食物抗原への感作が成立した後に FA を発症するのか，現時点では結論は出ていない．しかしながら，いずれの疾患も皮膚バリア機能の破綻の関与が指摘されている．

皮膚のバリア機能

- 皮膚の最も重要な働きの一つがバリア機能である．
- 皮膚のバリア機能により，経皮的な水分蒸散量が調節され（inside-outside barrier），外界からダニや花粉などの侵入を防いでいる（outside-inside barrier）．
- 皮膚のバリア機能が障害されると，皮膚表面からの水分蒸散（TEWL）が亢進し，同時に角質内に含まれる水分量が低下してドライスキンが形成される．AD の乳児では，明らかなドライスキンがなくてもすでに TEWL が亢進している．
- 皮膚のバリア機能を中心とした AD 発症について ❹ に示す．
- 皮膚のバリア機能はさまざまな因子により保たれているが，主なものとして，フィラグリンやその分解産物による天然保湿因子としての機能，および角質細胞層下の細胞間を物質が自由に通過するのを防ぐタイトジャンクション機能があげられる．
- 尋常性魚鱗癬の原因遺伝子であるフィラグリン遺伝子（FLG）の変異が，AD 患者の一部でも認められることが 2006 年に発見された[*3]．
- また，AD 患者の皮疹部では，FLG 変異がなくても Th2 サイトカイン（IL-4，IL-13）増加の影響を受けて，フィラグリンの発現量が低下する[9]．
- さらに，ドライスキンになると皮膚の抗原提示細胞であるランゲルハンス細胞が活性化され，その樹状突起がタイトジャンクションを突き抜けて角層直下の外来抗原を取り込むことがマウスで証明されている[10]．
- 従来，ダニや花粉，ペットの毛などの外来抗原に曝露されると，抗原に対する IgE 抗体が産生され，AD を発症すると考えられてきた．乳児期では口周囲に乾燥や赤み，ただれを生じていることが多く，食物抗原が皮膚で感作されている可能性が近年指摘されつつある[*4]．

バリア機能低下と食物アレルギーの関連について

- Lack らは，ピーナッツアレルギー児の発症に関わる因子として，妊娠中

母親や小児の食事内容，スキンケアなどの調査を行った．その結果，炎症を起こした皮膚にピーナッツオイルを使用した場合にオッズ比が高くなり，経皮的なアレルゲンの曝露がFA発症につながる可能性を指摘した[11]．
- その後，*FLG*変異がピーナッツアレルギーのリスクを増加させることが報告されたが，AD合併の有無で調整すると相関が弱くなるため，ピーナッツアレルギーの発症は*FLG*変異のみでは説明できないとされた[*5]．
- Flohrらは，3か月の母乳栄養児619名に対し，*FLG*変異の有無，TEWL，AD重症度が食物感作に及ぼす影響を調べた．その結果，ADの有無やその重症度と食物感作には強い相関を認め，*FLG*変異の有無，TEWLには影響を受けなかったとしている[14]．
- ADとFAの関係については現在も検討が続けられており，まだ結論は出ていない．しかし臨床上，乳児期早期からの皮膚炎コントロールがその後のFA，ひいては気管支喘息などのアレルギー疾患を抑制できる可能性が示唆されており，そのことを念頭に置いて診療に取り組む必要がある．

*5
実際に，*FLG*変異は1歳時の食物感作の原因にはなるが，食物アレルギー発症には他の要素が関わっているのではないかとの報告[12]や，*FLG*変異は10歳時，18歳時におけるFAのリスク因子となっているが，それは直接的な影響ではなく，より早い時期に湿疹を認めたり，FA感作があることが重要であるとの報告[13]がなされている．

■文献

1) Sampson HA. Adverse reaction to foods. In：Adkinson NF Jr, et al. editors. Allergy：Principles and Practice. 6th ed. Vol Ⅱ. Philadelphia：Mosby；2003. p.1625-32.
2) Werfel T, et al. Eczematous reations to food in atopic eczema：position paper of the EAACI and GA2LEN. Allergy 2007；62：723-8.
3) 厚生労働科学研究班による「食物アレルギーの診療の手引き2011」．厚生労働科学研究費補助金 免疫アレルギー疾患等予防・治療研究事業，食物アレルギーの発症要因の解明および耐性化に関する研究．研究代表者：海老澤元宏．
4) 緒方美佳ほか．乳児アトピー性皮膚炎におけるBifurcated Needleを用いた皮膚プリックテストの食物アレルギーの診断における有用性（第1報）：鶏卵アレルギー．アレルギー 2008；57：843-52.
5) 海老澤元宏．アトピー性皮膚炎と食物アレルギー．小児科臨床ピクシス5 年代別アレルギー疾患への対応．東京：中山書店；2009．p.100．
6) 池松かおりほか．乳児期発症食物アレルギーに関する検討（第1報）：乳児アトピー性皮膚炎と食物アレルギーの関係．アレルギー 2006；55：140-50.
7) Hill DJ, et al. Confirmation of the association between high levels of immunoglobulin E food sensitization and eczema in infancy：an international study. Clin Exp Allergy 2008；38：161-8.
8) Nemoto-Hasebe I, et al. FLG mutation p.Lys4021X in the C-terminal imperfect filaggrin repeat in Japanese patients with atopic eczema. Br J Dermatol 2009；161：1387-90.
9) Howell MD, et al. Cytokine modulation of atopic dermatitis filaggrin skin expression. J Allergy Clin Immunol 2009；124（suppl 2）：R7-12.
10) Kubo A, et al. External antigen uptake by Langerhans cells with reorganization of epidermal tight junction barriers. J Exp Med 2009；206：2937-46.
11) Lack G, et al. Factors associated with the development of peanut allergy in childhood. N Engl J Med 2003；348：977-85.
12) Tan HT, et al. Filaggrin loss-of-function mutations do not predict food allergy over and above the risk of food sensitization among infants. J Allergy Clin Immunol 2012；130：1211-3.
13) Venkataraman D, et al. Filaggrin loss-of-function mutations are associated with food allergy in childhood and adolescence. J Allergy Clin Immunol 2014；134：876-82.
14) Flohr C, et al. Atopic dermatitis and disease severity are the main risk factors for food sensitization in exclusively breastfed infants. J Invest Dermatol 2014；134：345-50.

乳児喘息の診断と鑑別疾患

荒川浩一

乳児喘息の特徴

- 小児喘息の多くが乳幼児期に発症する*¹. 解剖学的・生理学的な特徴の理解は乳児喘息の病態把握に必須である.
- 自覚的に呼吸困難を訴えることができないため, 病状の把握は主に理学的所見による臨床的判断に頼らざるをえない.
- ウイルス性下気道炎を含めた他の喘鳴を呈する疾患との鑑別が重要であるが, 早期診断は必ずしも容易ではない.
- 小児喘息のよりよい予後を確立するために, 発症早期から重症度に応じた適切な長期管理（早期介入）*² が重要である.
- 広義に乳児喘息と診断された児では over diagnosis の可能性もあることから, ステップダウンを早めに実施し, 身長抑制の点から吸入ステロイド薬を漫然と継続することは慎むべきである[3].
- 治療にあたっては, 保護者, 特に不安や混乱が大きい母親に対し, 疾患を理解するための十分な説明, 日常生活における環境整備, 栄養, 感染予防などの指導を行うことが重要である.

病態生理

- 気管支喘息の本態は, 気道の粘膜, 筋層にわたる可逆性の狭窄性病変と, 好酸球が中心的な役割を果たす持続性炎症および気道リモデリングと称する組織変化からなる.

*1 小児喘息発症頻度
小学生を対象とした疫学調査では, 小児喘息の約60％が2歳までに, 80～90％が6歳までに発症する（❶）[1]. また, 最近, 発症の低年齢化が指摘されている.

*2 早期介入（early intervention）
喘息において気道の慢性炎症によりリモデリング（生体の組織がなんらかの傷害を被ったあとで修復する際の機能障害を伴う不全修復状態）が進行し, 気道過敏性の亢進や不可逆性の気道狭窄が生じるとの考えから, 発症後早期からの重症化・難治化予防としての介入を指す. ただし, 喘息発症リスクの高い反復性喘鳴の乳幼児を対象に吸入ステロイド薬による介入を試みた報告では, 喘息の自然経過を変えることはできないと結論している[2].

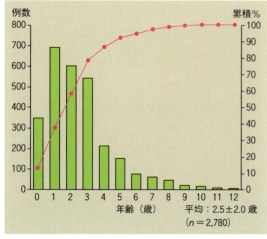

❶ 小児気管支喘息の発症年齢

（日本小児アレルギー学会. 2011[1]）

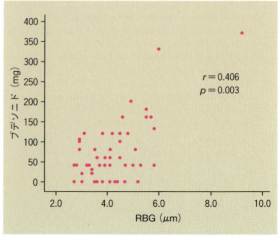

❷ 乳児反復性喘鳴児の気管支粘膜生検での基底膜（RBM μm）の肥厚と3歳時点でのブデソニド処方量（mg）との関連

（Malmström K, et al. 2011[5]）

- 乳児喘息では粘膜生検や気管支洗浄液などの検査が困難なことから，いまだ多くの知見は得られていない[*3]．
- 喘鳴を呈するとき，喀痰中にクレオラ体（剥離した気道上皮の集塊）が存在する場合には，乳児喘息であることが多い．
- 年長児と比較して気道狭窄が強く現れやすく，症状の進行が速いことが特徴である[*4]．

診断

- 乳児喘息の診断は必ずしも容易ではなく，確定された診断基準はない[*5]．
- 乳児喘息の病態の多様性[*6]を考慮し，発症早期からの適切な治療・管理を実現するために乳児喘息を広義に捉えて診断する．
- 気道感染の有無にかかわらず，明らかな呼気性喘鳴を3エピソード以上繰り返した場合に乳児喘息と診断する．ただし，繰り返す呼気性喘鳴3エピソードが乳児喘息の治療の開始に必須ということではない．また，エピソードとエピソードの間に無症状な期間が1週間以上あることを確認する．
- 広義に乳児喘息と診断するにあたり，家族歴や入念な診察を行い，喘息予測指数（mAPI）（❹）などを利用して，本格的な喘息に進展するハイリス

❸ 乳児から学童期の喘鳴とサブタイプ

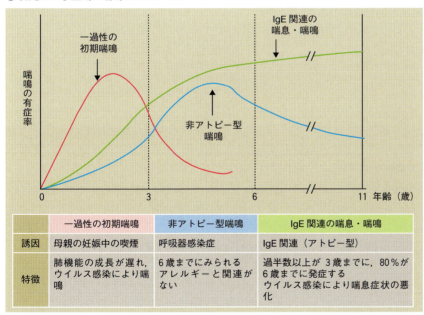

	一過性の初期喘鳴	非アトピー型喘鳴	IgE関連の喘息・喘鳴
誘因	母親の妊娠中の喫煙	呼吸器感染症	IgE関連（アトピー型）
特徴	肺機能の成長が遅れ，ウイルス感染により喘鳴	6歳までにみられるアレルギーと関連がない	過半数以上が3歳までに，80％が6歳までに発症する ウイルス感染により喘息症状の悪化

（Martinez FD. 2002[6]）

❹ Modified Asthma Predictive Index（mAPI）

大項目	小項目
1. 両親の喘息既往 2. 医師診断によるアトピー性皮膚炎 3. 1つ以上の吸入抗原感作	1. ミルク，卵，ピーナッツに対する感作 2. かぜと関連しない喘鳴 3. 好酸球数増多（4％以上）

大項目1つ以上または小項目2つ以上

（Guilbert TW, et al. 2004[7]）

[*3] **乳児喘息と気道リモデリング**
最近，Saglaniらが喘鳴を呈する乳児を対象にした気管支粘膜生検では，$β_2$刺激薬に対する可逆性の気道閉塞を示しても成人や年長児の喘息のような気道リモデリングの指標である基底膜肥厚を認めなかったと報告している[4]．しかし，その後，3歳までのフォローで基底膜肥厚や粘膜肥満細胞数と吸入ステロイド処方量が有意に相関していることを示している（❷）[5]．

[*4] **乳児喘息の病態における特異性**
- 乳幼児は解剖学的に気道径が細く，気管支平滑筋の発達が未熟で肺弾性収縮力が低い．
- 粘液分泌腺や杯細胞が過形成で生理学的な分泌が多い．
- 胸郭が未発達で柔らかく横隔膜が水平に付着して呼吸運動が小さい．
- 1回換気量が少なく代償性に呼吸回数が多い．

これらの特徴により気道閉塞の進行が速く，気管支拡張薬の反応は乏しくなる．

[*5] 反復性に咳嗽，喘鳴を繰り返す時期と明らかな呼吸困難症状（努力性呼吸）を伴う時期に若干のずれがある．また，自覚的に呼吸困難を訴えることができないため，他覚的所見をもとに呼吸困難の程度を判定せざるをえない．呼吸機能検査や気道過敏性検査の実施が困難であり，病状の把握は主に理学的所見に基づく臨床的判断となる．

[*6] **乳児喘息の病態の多様性**
Martinezは，米国のTucsonにおける大規模な出生コホート研究により，小児期の喘鳴疾患を一過性の初期喘鳴と非アトピー型喘鳴，IgE関連の喘息・喘鳴群の3群に分類し，長期予後の相違を示している（❸）[6]．また，ERS Task Forceが発表したレポートでは，喘鳴のタイプをmultiple-trigger wheeze, episodic (viral) wheezeの2種に分け，PRACTALL consensus reportでは，喘息の表現型（phenotype）としてallergen-induced asthmaとvirus-induced asthmaの2種の分類を採用している．

- 乳児喘息に対しては，急性増悪（発作）時だけでなく定期的な経過観察を行い，その発作の程度と重症度を把握する．

鑑別診断

- 喘鳴をきたした回数によって急性喘鳴（1回だけのエピソード）と反復性喘鳴の2群に大別して考えるのが有用である（❺）．
- 急性細気管支炎は冬季に流行することが多く，数日間の感冒症状後に喘鳴や多呼吸が出現する．3か月未満の児では無呼吸発作を伴うこともあり，6か月未満の児や基礎疾患を有する児（心疾患や早産児など）は重症化しやすい．RSウイルス感染症の有無は抗原迅速診断キットで確認できる[*7]．
- 気管支炎や肺炎など下気道に分泌物が貯留する病態でも喘鳴を生じる．繰り返す場合には反復性喘鳴としての鑑別が必要になる．
- ピーナッツなどによる気道異物は，誤嚥から時間が経過していると保護者からそのエピソードの訴えがない場合がある．鑑別診断には十分な問診と聴診で左右差を聴取することが大切である．
- 新生児期における呼吸器障害の既往や先天性心疾患などの基礎疾患を有する児では鑑別は比較的容易であるが，血管輪や胃食道逆流症などによる喘

[*7] **細気管支炎の原因**
大半はRSウイルス感染による．その他，パラインフルエンザウイルス，ヒトメタニューモウイルス，アデノウイルス感染などでも発症する．ヒトメタニューモウイルスやアデノウイルスは抗原迅速診断キットで確認できる．

❺ 急性および反復性喘鳴の鑑別疾患

急性喘鳴	反復性喘鳴
急性細気管支炎 気管支炎・肺炎 食物アレルギーによるアナフィラキシーなど クループ 気道異物	乳児喘息 喉頭・気管軟化症 慢性肺疾患（新生児期の呼吸器障害後） 先天性異常による気道狭窄（血管輪や気管狭窄症など） 胃食道逆流症 閉塞性細気管支炎 心不全（喘息様気管支炎/喘息性気管支炎）

❻ 喘息の一次予防

出生前因子	・妊娠中の母親の食事制限が児のアレルギー発症予防に有用であることを示す十分な証拠はなく，一般的にはバランスのとれた食事を心がけることが望ましい．
出生後因子	・ハイリスク児では，少なくとも生後4か月までは母乳栄養（母乳が与えられない場合は高度加水分解乳）が推奨される．プロバイオティクス（ビフィズス菌，乳酸菌など）などが腸内細菌叢に影響を与え免疫系の調整に関与するとの報告があるが，いまだ仮説の域をでない．
喫煙	・出産前後にタバコの煙に曝露されることは喘鳴性疾患発症に悪影響を与える．

（Global Strategy for Asthma Management and Prevention. 2004[8]）

❼ 喘息の二次予防

1. チリダニ曝露の抑制は特に乳幼児にとって重要である．
2. 女性の喫煙，特に妊娠中および乳幼児の近くでの喫煙を減らす．
3. 乳幼児期のウイルス性感染症に対する予防策を講ずることが有効であると考えられるが，一方，乳幼児期の感染症（ウイルス，細菌を含む）の減少が喘息などのアトピー性疾患の増加に関連しているとの報告もある（衛生仮説）．
4. 抗アレルギー薬投与により発症予防が可能な場合がある．
5. アレルゲン免疫療法が季節性のアレルギー性鼻炎の患児での喘息発症を予防したという報告がある．

鳴の鑑別には，これらの疾患を念頭に置いて診療することが大切となる．
- 乳児期にウイルス感染に伴う咳嗽や喘鳴を繰り返す疾患に，喘息様（性）気管支炎という病名が現在でもいまだ用いられている*8．

喘息の予防

一次予防

- 喘息発症のハイリスク者に発症危険因子への曝露前に実施すべき予防であり，小児においては，主としてアレルゲン感作前の出産前後に実施すべき予防である（❻）[8]．

二次予防

- アレルゲン曝露により感作された後の喘息発症前における発症予防であり，また危険因子を有する者に対しての早期診断法の確立も有用である（❼）．

三次予防

- 喘息発症後の増悪予防であり，アレルゲンや非特異的増悪因子を回避するための環境整備が強く推奨される．喘息増悪因子の回避またはコントロールを中心にした薬剤によらない予防は，喘息の段階的治療方法の前提条件である．

*8
喘息様（性）気管支炎
認定要件に関する検討会（1980年）において，医師の治療を要する気管支炎を1年間に4回以上繰り返し，低音性喘鳴を伴い呼吸困難（努力性呼吸）がないか，あっても軽い者と定義づけられた．2歳以下の者に多くみられ，6歳以上になっても依然として臨床症状がある場合には，喘息を含む他の疾患を考慮して鑑別診断に努めるべきであるとしている．しかし，早期介入の面から，いつまでも漫然とこのような診断名を用いることを避け，早期に適切に鑑別診断し，必要に応じて長期管理の薬物療法の導入ならびに保護者の教育を行うべきである．

■文献

1) 日本小児アレルギー学会. 小児気管支喘息治療・管理ガイドライン2012. 東京：協和企画；2011.
2) Bisgaard H, et al. Intermittent inhaled corticosteroids in infants with episodic wheezing. N Engl J Med 2006；354：1998-2005.
3) Kelly HW, et al. Effect of inhaled glucocorticoids in childhood on adult height. N Engl J Med 2012；367：904-12.
4) Saglani S, et al. Airway remodeling and inflammation in symptomatic infants with reversible airflow obstruction. Am J Respir Crit Care Med 2005；171：722-7.
5) Malmström K, et al. Lung function, airway remodelling and inflammation in symptomatic infants：outcome at 3 years. Thorax 2011；66：157-62.
6) Martinez FD. Development of wheezing disorders and asthma in preschool children. Pediatrics 2002；109（2 Suppl）：362-7. Review.
7) Guilbert TW, et al. Atopic characteristics of children with recurrent wheezing at high risk for the development of childhood asthma. J Allergy Clin Immunol 2004；114：1282-7.
8) Global Strategy for Asthma Management and Prevention. NIH Publication 2004. p.98-9.

乳児喘息の急性発作

乳児期

吉原重美

特徴

- 乳児とは一般的には 1 歳未満を意味するが，乳児喘息は 2 歳未満の喘息患児を指す．小児喘息の約 60％が 2 歳までに発症する[1,2]．
- 乳児喘息の病態における特異性として，① 年長児に比べて気道内径が狭い，② 肺弾性収縮力が小さい，③ 気管支平滑筋が少ない，④ 粘液分泌腺や杯細胞が過形成しやすい，⑤ 胸郭，横隔膜による呼吸運動が小さい，といった呼吸器系における解剖学的・生理学的特徴があげられる．
- したがって，乳児喘息では喘息発作が起こりやすく，重症化しやすい．

臨床症状

- 受診時に初発の発作である可能性も低くない．
- 主訴は，咳嗽，呼気性喘鳴，呼吸困難だが，きわめて強い発作では呼吸音が減弱し喘鳴が聴取しにくいこともあるので，注意が必要である．
- 患児が症状を訴えるのは困難なため，機嫌，生活の状態，喘鳴，多呼吸，鼻翼呼吸，肩呼吸，陥没呼吸，呼気の延長，チアノーゼの有無などとその程度，酸素飽和度（SpO_2）などを総合して評価する．
- 乳児喘息の強い発作時の症状（❶）[1] と，診断に有用な所見（❷）[1] を示す．

治療

- 乳児喘息発作は急速に重症化することがあり，発作の程度の的確な判定と，それに応じた治療の選択が重要である[5,6]．また，治療の選択には患児の重症度を加味する（❸）[1]．
- すでに喘息の慢性管理をしている患児では，発作時の吸入薬や内服薬を指示され，自宅で施行してきている場合もあるので，確認が必要である．
- 基本的には β_2 刺激薬吸入，ステロイド薬が主体となる（❹）[1]．
- アミノフィリン注射薬は，痙攣性疾患の既往がある児には原則として推奨しない．使用時には細心の注意が必要である[*1]．
- 全身性ステロイド薬の使用が 1 か月に数日以上に及ぶ場合は，小児の喘息治療に精通した医師の指導・管理のもとで行う．すなわち，小児アレルギー専門医の指導下に治療されるのが望ましい．

❶ 乳児喘息の強い発作時の症状

1. 咳嗽が激しい（嘔吐することがある）
2. 喘鳴が著明（時に減弱）
3. 胸骨上窩，鎖骨上窩，肋間の陥没
4. 頻呼吸
5. 鼻翼呼吸
6. シーソー呼吸
7. 抱かれているほうが楽（起坐呼吸）
8. 寝ない（または，眠れない）
9. チアノーゼ
10. 呻吟
11. 頻脈
12. 機嫌が悪い
13. 泣き叫ぶ（興奮）
14. 意識レベルの低下

（小児気管支喘息治療・管理ガイドライン 2012[1]）

*1 2 歳未満では，ウイルス感染や発熱時にはテオフィリン関連痙攣の問題から使用しないほうがよいと考える専門医が増えている．

❷ 乳児喘息の診断に有用な所見

"明らかな呼気性喘鳴を 3 エピソード以上繰り返す"
これに加えて以下の所見がある場合は，より喘息の診断に有用となる
- 両親の少なくともどちらかに，医師に診断された気管支喘息（既往を含む）がある
- 両親の少なくともどちらかに，吸入抗原に対する特異的 IgE 抗体が検出される
- 患児に，医師の診断によるアトピー性皮膚炎（既往を含む）がある
- 患児に，吸入抗原に対する特異的 IgE 抗体が検出される
- 家族や患児に，高 IgE 血症が存在する（血清 IgE は年齢を考慮した判定が必要である）
- 喀痰中に好酸球やクレオラ体[3,4]が存在する（鼻汁中好酸球，末梢血好酸球の増多は参考にする）
- 気道感染がないと思われるときに呼気性喘鳴をきたしたことがある
- β_2 刺激薬吸入後の呼気性喘鳴や努力性呼吸困難の改善，または酸素飽和度の改善が認められる

（小児気管支喘息治療・管理ガイドライン 2012[1]）

❸ 急性発作に対する医療機関での対応のフローチャート（2歳未満）

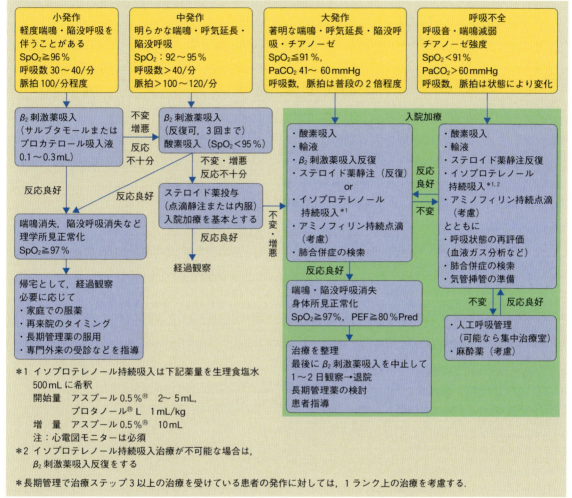

（小児気管支喘息治療・管理ガイドライン 2012[1]）

医療機関での対応（❸）[1]

- 乳児喘息発作に対する医療機関での対応の留意点[5,6]を❺[1]に示す.

小発作に対する薬物治療

- 初期治療として，β_2刺激薬であるサルブタモールあるいはプロカテロール吸入液 0.1〜0.3 mL を生理食塩水あるいはクロモグリク酸ナトリウム 2 mL と一緒にネブライザーを用いて吸入する．効果を認めない場合は，20〜30分間隔で再度吸入を追加する.
- 吸入後 15〜30 分が経過しても症状があまり改善しない場合や，むしろ悪化する場合は，中発作に対する追加治療を行う.
- 普段からステップ3以上の長期管理薬による治療が十分になされている患児や，家庭で β_2刺激薬吸入を行っても効果が乏しかった患児では，中発作の治療を行うことが考慮される.

中発作に対する薬物治療

- 初期治療は，小発作の場合と同様にネブライザーによる β_2刺激薬の吸入

❹ 医療機関での小児気管支喘息発作に対する薬物療法プラン（2歳未満）

発作強度	小発作	中発作	大発作	呼吸不全
初期治療	・β₂刺激薬吸入	・β₂刺激薬吸入（反復可*¹） ・酸素投与（SpO₂＜95％）	入院 ・β₂刺激薬吸入反復*¹ ・酸素投与 ・輸液 ・ステロイド薬静注反復*⁴	入院 ・イソプロテレノール持続吸入*³ ・酸素投与 ・輸液 ・ステロイド薬静注反復*⁴
追加治療	・β₂刺激薬吸入反復*¹	（基本的に入院） ・ステロイド薬投与*²（静注・経口） ・輸液 ・アミノフィリン持続点滴（考慮）*⁵,⁶	・イソプロテレノール持続吸入*³ ・アミノフィリン持続点滴（考慮）*⁵,⁶	・気管内挿管 ・人工呼吸管理 ・アミノフィリン持続点滴（考慮）*⁵,⁶ ・麻酔薬（考慮）

長期管理でステップ3以上の治療を受けている患者の発作に対しては，1ランク上の治療を考慮する．
*1 β₂刺激薬吸入は15〜30分後に効果判定し，20〜30分間隔で3回まで反復可能である．大発作以上では必要に応じ随時吸入する．
*2 ステロイド薬は注射薬（ヒドロコルチゾンは5mg/kg，またはプレドニゾロンやメチルプレドニゾロンは0.5〜1mg/kg）を10分程度かけて静注または30分程度かけて点滴静注するか，内服薬を経口投与する．乳児では基本的に入院して行う治療である．全身性ステロイド薬の安易な投与は推奨しない．その使用は，1か月に3日間程度，1年間に数回程度とする．これを超える場合は小児の喘息治療に精通した医師を紹介する．
*3 イソプロテレノールを持続的に吸入する．この治療が不可能な施設では，β₂刺激薬吸入を反復する．
*4 症状に応じ，ヒドロコルチゾンは6〜8時間ごと，またはプレドニゾロンやメチルプレドニゾロンは6〜12時間ごとに使用．呼吸困難が改善したら中止し，できる限り短期間の使用にとどめる．なお，中止において漸減する必要はない．
*5 過剰投与にならないように注意．痙攣性疾患のある乳児への投与は原則として推奨しない．発熱時の使用は適用の有無を慎重に考慮する．
*6 本治療は小児の喘息治療に精通した医師のもとで行われることが望ましい． （小児気管支喘息治療・管理ガイドライン2012¹⁾）

❺ 乳児喘息発作に対する医療機関での対応の留意点

・乳児喘息発作は短時間に重症化することがある．
・発作の程度を的確に判定し，それに応じた治療を選択する．その際，今回の発作に対して家庭で行った治療を確認，考慮する．
・長期管理薬物治療の程度を考慮して，治療を選択する．治療ステップ3以上の治療を実施中の患者では，発作時治療を強めに行う．
・中発作は，β₂刺激薬への反応が良好な場合を除き，原則入院加療とする．
・アミノフィリン注射液の投与に際しては，その副作用に十分に留意し，小児の喘息治療に精通した医師が行うことが望ましい．
・ウイルス性気道感染症に伴う発作時に，抗菌薬の投与は基本的に不要である．
・中枢性の鎮咳薬は基本的に適応とならない．
・全身性ステロイド薬の使用が1か月に数日以上に及ぶ場合は，小児の喘息治療に精通した医師の指導の下に治療されるのが望ましい．
・乳児の急性発作の治療にあたっては，初発発作での喘息死もごくまれではあるが存在することを念頭に置き，治療にあたる必要がある．

（小児気管支喘息治療・管理ガイドライン2012¹⁾）

ISP：isoproterenol

で，必要に応じて20〜30分間隔で反復吸入（3回まで）が可能である．SpO₂が95％未満では酸素投与下で行う．反復吸入により改善がみられない場合や再燃を認める場合には，ステロイド薬の静注や輸液を行う．これ以降の治療は，基本的に入院加療を考慮する．

● 普段からステップ3以上の長期管理がなされている患児では，ステロイド薬の経静脈・経口投与は早期に開始する．
● 経静脈投与は，ヒドロコルチゾン5mg/kgを4〜6時間ごと，プレドニゾロンやメチルプレドニゾロン0.5〜1mg/kgを4〜8時間ごと，10分程度かけてゆっくりと静注または30分程度かけて点滴静注することを考慮する．経静脈投与ができない場合は，プレドニゾロン0.5〜1.0mg/kg/日を分3で使用する．また，症状により適宜，投与量，間隔を変更する．
● ステロイド薬投与が効果不十分な場合，SpO₂ 96％以上を保持できるように十分な酸素投与下でイソプロテレノール（ISP）の少量持続吸入を行う．
● アミノフィリンの持続点滴に関しては，中発作以降の追加使用が考慮され

ている．アミノフィリン注射薬使用に関する注意事項を踏まえ，小児喘息の治療に精通した医師のもとで行われることが望ましい．

大発作に対する薬物治療
- 入院して，β_2 刺激薬の反復吸入，酸素投与，ステロイド薬静注，輸液を行う．
- 反応不良例では，追加治療として ISP の少量〜大量持続吸入を SpO_2 96％以上を保持できるように十分な酸素投与下で施行する．

呼吸不全に対する治療
- 大発作に対する治療が無効の場合には，気管挿管をして人工呼吸管理を考慮すべきである．麻酔や救急の医師と協力して集中管理することが望ましい．呼吸管理が困難な場合には，全身麻酔管理が必要となる．

家庭での対応
- 家庭での急性発作時の対応を**付表❻**に示す．

症例

11 か月男児．生後 3 か月時に RS ウイルス細気管支炎で入院歴あり．その後，感冒時に何度か喘鳴を聴取されていたが，気管支喘息と診断されたことはなかった．父親にアトピー性皮膚炎の既往がある．

6 月 8 日ごろから咳嗽が出現，夜になって咳嗽の増強と喘鳴を認め，入眠困難となったため，翌朝小児科受診．

来院時，チアノーゼは認めなかったが，機嫌は悪く，軽度の陥没呼吸を認め，両肺野に呼気性喘鳴を聴取した．SpO_2 93％，呼吸数 45/分，脈拍 115/分．

酸素吸入下で β_2 刺激薬吸入を施行したところ，陥没呼吸は消失し，喘鳴も軽減したが十分ではなかったため，再度 β_2 刺激薬吸入を施行した．繰り返し吸入施行後，SpO_2 96％（room air）と上昇したが喘鳴は消失せず，ヒドロコルチゾン 5 mg/kg の点滴静注を施行した．点滴終了後，喘鳴は消失し SpO_2 98％と改善したため帰宅とし，外来管理とした．

アドバイス

- 乳児喘息は年長児のそれよりも急激に増悪する可能性が高いので注意する．
- β_2 刺激薬反復吸入で十分な症状改善を認めない場合は，速やかにステロイド薬の投与を選択する．
- 呼気性喘鳴を呈する他の病態との鑑別を念頭に置いて診断をする．
- 中発作以上の場合は原則として入院加療とする．
- アミノフィリンの投与に関しては，痙攣疾患を有さない児においても，テオフィリン関連痙攣を念頭に置き，乳児喘息治療に精通した医師が行うことが望ましい．

■文献
1) 日本小児アレルギー学会．小児気管支喘息治療・管理ガイドライン 2012．東京：協和企画；2011．
2) 吉原重美．第 8 章 乳児喘息，ガイドライン解説．日小ア誌 2012；26：762-8．
3) Yamada Y, et al. Creola bodies in wheezing infants predict the development of asthma. Pediatr Allergy Immunol 2004；15：159-62.
4) Yoshihara S, et al. Association of epithelial damage and signs of neutrophil mobilization in the airways during acute exacerbations of pediatric asthma. Clin Exp Immunol 2006；144：212-6.
5) 吉原重美．小児の気管支喘息．山口 徹ほか編．今日の治療指針 2012 年版〔ポケット判〕．東京：医学書院；2012．p.1175-7.
6) 吉原重美．急性発作への病院での対応．小林茂俊編．小児科学レクチャー 子どもの気管支喘息．東京：総合医学社；2014．p.325-33.

乳児喘息の長期管理

板澤寿子, 足立雄一

長期管理の流れ

- 『小児気管支喘息治療・管理ガイドライン（JPGL）2012』では，早期介入を進めるために「3エピソード以上の喘鳴」を広義の乳児喘息と診断し，軽症持続型以上の児には長期管理を開始することを推奨している[1].
- 一方，この診断方法では気管支炎を繰り返しただけでも喘息と診断してしまう，あるいは他の喘鳴性疾患を見逃してしまうというリスクも伴っている（2章"乳児喘息の診断と鑑別疾患"参照）.
- over diagnosis に伴う過剰な治療を防ぐために，症状安定後は比較的早期のステップダウンを行う.
- 長期管理薬による治療を開始しても症状が軽快しない場合には，薬物療法が不十分であると考えると同時に，喘息以外の喘鳴性疾患の鑑別を考慮する必要がある（❶)[2].

長期管理薬の選択 (❷)[1]

- 長期管理薬による治療が始められていない患児では，まず発作の強度や頻度によって重症度を判断する.
- 特に乳児で注意すべき点は，その重症度を判断する際の指標である．年長児とは異なり，呼吸困難などの自覚症状を自分で訴えることのできない乳児では判断が甘くなることが多く，保護者に症状の見分け方をよく理解してもらう必要がある.
- その際に参考になるのが多呼吸や陥没呼吸などの理学所見とともに，夜間の咳嗽による覚醒や激しい咳嗽に伴う嘔吐，呼吸器症状に伴う不機嫌などである.

間欠型

- 季節性に小発作を数日間認める程度の児にはステップ1の治療を行うが，増悪傾向になった場合には長期管理が必要であることを前もって保護者に伝えておく[*1].
- 発作の頻度では間欠型でも，いったん発作が起こると外来点滴や入院が必要となる程度の児を「重症間欠型」と分類することがある．このような児には，抗炎症作用のある長期管理薬を使用することも考慮する必要がある[*2].

---

*1 具体的な目安（たとえば「月1回以上のペースで喘息症状を認めたら」など）を示すことが大切である．

*2 **吸入ステロイド薬による早期介入の効果**
2006年に喘鳴を主訴とする乳幼児へのICSを用いた早期介入に関する3つの大規模臨床研究の結果が報告されたが，発症早期からICSを開始しても典型的な喘息への進展は阻止できないことが明らかとなった．一方，ロイコトリエン受容体拮抗薬による早期介入の効果については十分なエビデンスはない．

ICS：inhaled corticosteroid

*3 JPGL2012には，「ステップ3以上の治療は，小児の喘息治療に精通した医師の指導・管理のもとで行うことが望ましい」と記載されている．

---

❶ 喘鳴のある乳児へのアプローチ

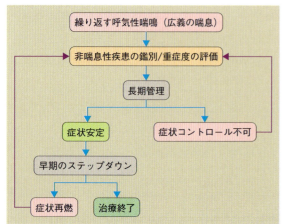

（足立雄一．2006[2]）

❷ 小児気管支喘息の長期管理に関する薬物療法プラン（2歳未満）

	治療ステップ1	治療ステップ2	治療ステップ3	治療ステップ4
基本治療	発作の強度に応じた薬物療法	ロイコトリエン受容体拮抗薬*1 and/or DSCG	吸入ステロイド薬（中用量）*2	吸入ステロイド薬（高用量）*2 以下の併用も可 ロイコトリエン受容体拮抗薬*1
追加治療	ロイコトリエン受容体拮抗薬*1 and/or DSCG	吸入ステロイド薬（低用量）*2	ロイコトリエン受容体拮抗薬*1 長時間作用性β_2刺激薬 （貼付薬あるいは経口薬）	長時間作用性β_2刺激薬 （貼付薬あるいは経口薬） テオフィリン徐放製剤 （考慮） （血中濃度5〜10μg/mL）

DSCG：クロモグリク酸ナトリウム
*1 その他の小児喘息に適応のある経口抗アレルギー薬（Th2サイトカイン阻害薬など）
*2 各吸入ステロイド薬の用量対比表（単位はμg/日）

	低用量	中用量	高用量
FP, BDP, CIC	〜100	〜200	〜400
BIS *3	〜250	〜500	〜1000

FP：フルチカゾン
BDP：ベクロメタゾン
CIC：シクレソニド
BIS：ブデソニド吸入懸濁液

*3 6か月以上すべての年齢

① 長時間作用性β_2刺激薬は症状がコントロールされたら中止するのを基本とする．経口薬は，12時間持続する1日2回投与の薬剤とする．
② テオフィリン徐放製剤は6か月未満の児は原則として対象にならない．適応を慎重にし，痙攣性疾患のある児には原則として推奨されない．発熱時には一時減量あるいは中止するかどうかあらかじめ指導しておくことが望ましい．
③ 治療ステップ3以上の治療は小児の喘息治療に精通した医師の指導・管理のもとで行うのが望ましい．
④ 治療ステップ4の治療は，吸入ステロイド薬も高用量であるため，十分な注意が必要であり，小児の喘息治療に精通した医師の指導・管理のもとで行う．

（小児気管支喘息治療・管理ガイドライン2012[1]）

軽症持続型

- 月1回の喘息症状が継続する場合には，ステップ2の治療を行う．吸入ステロイド薬（ICS）は追加治療に位置づけられている．
- 吸入薬を用いる場合には，適切なデバイスや吸入補助具の選択が重要である[3]．

中等症・重症持続型

- 週1回以上の喘息症状が持続する場合には，ステップ3以上の治療を行う*3．

コントロール状態の評価とその後の対応

- 治療を開始した後には，その治療が有効であるかどうかについてコントロール状態を指標として判断する（❸）．
- 年長児では喘息コントロールテストなどの質問票，肺機能測定，喀痰検査，呼気一酸化窒素濃度（FeNO）測定などが可能であるが，これらすべてが乳児では実施困難であるため，十分な問診が重要である*4．
- コントロール状態が不良と判断された場合には，治療へのアドヒアランス（服薬状況や吸入手技など）を確認のうえ，治療をステップアップする*5．
- 環境因子への対応*6についてのチェックも必要である．

長期管理薬

吸入ステロイド薬

- JPGL2012では，乳児のほうが年長児に比して吸入効率が低いために，ICS

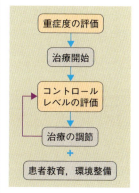

❸ 喘息管理の流れ

FeNO：fractional exhaled NO

*4 喘息症状による日常生活への制限や夜間の覚醒，β_2刺激薬の頓用回数などをチェックする．

*5 ICS使用時には，不十分な吸入手技のために吸入効率が低下している可能性もあり，実際に目の前で吸入してもらったうえでその手技を確認することが大切である[3]．

*6 ダニやペット対策，受動喫煙への注意など．

❹ ICS 使用による副作用発現を減らすために

- 良好なコントロールレベルを維持できる最低用量の ICS を用いる
- スペーサーを用いて吸入する
- 吸入後にうがいや飲水をする
- 身長の伸びをチェックする
- 適切な食事（カルシウムなど）や運動を行っているかチェックする
- ICS の増量を考慮したときには，以下の点をチェックする
  ・薬剤へのアドヒアランス
  ・吸入手技
  ・環境要因（アレルゲン，受動喫煙など）
  ・ICS の増量を行う前に，抗 LT 薬などの追加を考慮する

(Rachelefsky G. 2009[4]) を基に筆者作成)

*7 小児において，通常用量の ICS の定期吸入によって身長の伸びが抑制される可能性が報告されている．ICS を開始した後は漫然と継続するのではなく，副作用発現を減らすための工夫をする（❹)[4]．

*8 絵本を読み聞かせながら，あるいはビデオを見せながら吸入する．

DSCG：disodium cromoglycate

の用量設定は年齢に関係なく一定となった*7．

- 乳児に吸入薬を用いる場合，内服と異なり吸入方法によって肺内への到達率に大きな差が生じるので注意が必要である[5]．
- マスク付きスペーサー＋加圧噴霧式定量吸入器（pMDI）の場合には，マスクが患児の顔に十分密着しているか，十分な呼吸回数でスペーサー内の薬物が肺内にしっかり到達しているかを確認し，必要に応じてスペーサーや ICS の種類を変更する．
- 吸入懸濁液をネブライザーで吸入するほうが上記の方法よりも簡便であるが，数分間の吸入中にじっとさせていることが難しい場合も多く，工夫*8 が必要である．
- 吸入による薬物の口腔内沈着や顔面への付着を減らすために，吸入後には飲水や顔面の清拭を行うことを指導しておく．
- 啼泣時には薬物の肺内到達率が著しく低下することが知られているため，安静換気で吸入できるように指導する必要もある．

ロイコトリエン受容体拮抗薬（抗 LT 薬）

- 軽症持続型以上で適応となる以外に，発作頻度は低くとも咳などの軽微な症状が続く場合にも効果があることがある．
- 乳児喘息に適応がある経口抗アレルギー薬として，ヒスタミン H_1 受容体拮抗薬や Th2 サイトカイン阻害薬などがある．

吸入 DSCG

- ステップ 1 の追加治療かステップ 2 の基本治療に用い，中等症以上では ICS の使用が優先される．

テオフィリン薬

- テオフィリン薬の抗炎症作用は血中濃度が 5 μg/mL 程度でも十分に発揮されると考えられているが，乳児期には発熱や感染などによって血中濃度が上昇しやすいことが知られており，その使用には注意が必要である．

経口・貼付 β_2 刺激薬

- β_2 刺激薬は抗炎症作用が乏しいために単独での長期使用は推奨されておらず，ICS などの抗炎症作用を有する薬物との併用が原則である．また，経口薬と貼付薬を併用する場合には，血中濃度上昇に伴う副作用発現に注意が必要である．

❺ 乳児喘息におけるステップダウン

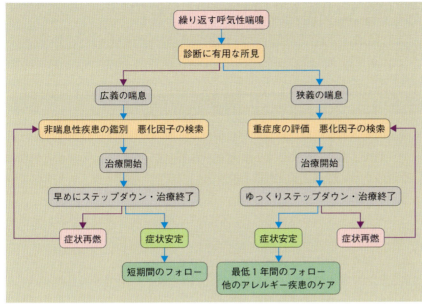

(足立雄一. 2007[6])

- ICS と長時間作用性 β_2 刺激薬の合剤は，乳児喘息での適応はない．

ステップダウン (❺)[6]

- ステップダウン，さらに治療終了には明確な基準はないが，乳児喘息を狭義の喘息と広義の喘息に分けて考えるとよい[6]．
- 狭義の喘息ではある程度慎重にステップダウンを行うべきであり，良好なコントロール状態が 3～6 か月程度続いた場合にステップダウンならびに最終的な治療終了を考慮する．
- 広義の喘息の場合には，種々の病態が含まれている可能性があるため，比較的早期からのステップダウンが望ましい．具体的には，良好なコントロールが得られたら 2～3 か月のスパンでステップダウンを進めていく．
- ステップダウン途中あるいは治療終了後に症状が再燃してきた場合には，狭義の喘息では重症度の再評価とともに悪化因子について検索する．広義の喘息では，まず喘息以外で喘鳴をきたす疾患の除外診断とともに悪化因子の検索を行い，そのうえで次の対応を検討する．

■ 文献
1) 日本小児アレルギー学会. 小児気管支喘息治療・管理ガイドライン 2012. 東京：協和企画；2011.
2) 足立雄一. 乳児喘息の実態，診断，治療. 日小ア誌 2006；19：27-32.
3) 足立雄一. 乳幼児喘息の吸入ステロイドの適正使用について教えて下さい. 勝沼俊雄編. 小児喘息のここが知りたい Q&A. 東京：中外医学社；2011. p.49-51.
4) Rachelefsky G. Inhaled corticosteroids and asthma control in children：assessing impairment and risk. Pediatrics 2009；123：353-66.
5) 板澤寿子. 家族や患児への ICS の説明について教えて下さい. 勝沼俊雄編. 小児喘息のここが知りたい Q&A. 東京：中外医学社；2011. p.64-8.
6) 足立雄一. ディベート乳児喘息：長期管理の変更と終了をどうするか. アレルギー免疫 2007；14：1346-52.

気管支喘息の急性発作

幼児期

佐藤一樹

*1 乳児は口呼吸がほとんどできないため,鼻閉だけでも呼吸困難をきたす.発作時に気道分泌物が過剰な場合は,必要に応じて鼻腔から吸引するとよい.家庭での鼻汁吸引を補助する器具も市販されている.

❶ 乳幼児喘息の呼吸生理・病理学的な特徴

1. 肋間が狭く肋骨や横隔膜が水平に付着しているため,呼吸運動が小さい
2. 呼吸の補助筋が発達していないため,努力呼吸時に疲労しやすい
3. 気道内径が狭く,弾性収縮力が低い
4. 気道の平滑筋が少ない
5. 粘液分泌腺や杯細胞が過形成を起こしやすい

これらの理由が合わさって,気流制限,呼吸困難を起こしやすく,急速に進行しやすい.

*2 乳幼児の喘息や一過性喘鳴は,受動喫煙が重大なリスクファクターの一つである.特に長時間一緒にいる母親の喫煙は影響が大きい.家族内に喫煙者がいる場合は,原則として禁煙を勧める.禁煙外来を紹介するなど具体的な対策を示さないと,アドバイスだけでは効果がない場合が多い.

*3 たとえば,年長児に比べてβ_2刺激薬に対する反応が悪い,テオフィリン製剤の血中濃度が上がりやすく,重篤な関連痙攣の報告がある[3],など.

*4 バイタルサインや経皮的酸素飽和度(SpO_2)の値などはさまざまな因子の影響を受けて変化するため,モニターの数値や喘鳴の程度のみで判断すると判定を誤る場合がある.

乳幼児喘息発作の特徴

- 喘息の基本的な病態は好酸球がかかわる気道のアレルギー性炎症で,成人や年長児と大きく変わらないと考えられている.しかし,乳幼児の生理的特徴のために呼吸困難を起こしやすく[*1],症状が急変することもまれではない[1](❶).
- 乳幼児の喘鳴性疾患は喘息だけではない.診断確定は案外困難で,発症から間もないため診断が確定していないことも少なくない.治療と並行して鑑別診断や患者教育[*2]を進めていく必要がある.
- 乳幼児は呼吸困難の程度を適切に訴えられない.保護者も喘息について十分理解していない場合など,受診のタイミングが遅れることがある.
- 他の急性疾患では患児の機嫌が重症度の目安になることがあるが,乳児喘息では機嫌と呼吸困難の程度は必ずしも一致しない.保護者にも理学的所見から重症度を判定する方法を指導する(❷).
- ほとんどの発作はRSウイルスやライノウイルスなど気道のウイルス感染に関連して起こる.乳幼児期は気道感染を頻繁に繰り返すため,発作の頻度も高い.また喘息発作が重症でなくとも脱水症,肺炎などの合併症が多いため,発作治療と並行して合併症の治療も必要となる[2].
- 発作治療薬の効果・副作用も学童期以降とは異なる場合がある[*3].

発作強度の判定

- 発作の治療はまず,発作強度の判定に始まり,次に発作強度に応じて治療法を選択する.小発作,中発作,大発作,呼吸不全の4段階で判定する.基本的には,年長児の発作強度判定と同じだが,ピークフローによる判定はできない.
- 乳幼児は呼吸困難を正確に訴えることができないため,他覚症状から呼吸困難の程度を判定する(❷).その際,咳の程度は発作強度の判断基準にならない.
- 喘鳴は,小〜中発作では重症になるほど著明に聴取できるが,気流制限が高度になると換気量が減るためかえって聞こえにくくなってくる.
- 発作強度の判定は呼吸の状態,脈拍や呼吸数,生活への影響,機嫌,SpO_2などを総合して判定する[*4](付表❹).
- 咳の程度は呼吸障害の程度と一致しないが,咳が強いと患児は「息が苦しい」と訴えることが多い.気流制限による呼吸困難と咳による苦痛を混同しないよう注意する.
- 呼吸数・心拍数は発作強度の変化に対するよい指標になる.発熱やβ_2刺激

❷ 重症度判定法（保護者指導用）

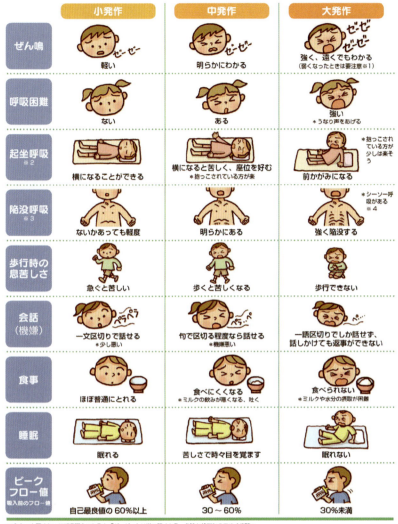

※1 もっと悪くなって呼吸不全になると「ゼーゼー」は逆に弱くなる。危険な状態なのですぐ病院へ。
※2 起坐呼吸………息が苦しくて横になることができない状態
※3 陥没呼吸………息を吸う時に、のどやろっ骨の間が強度にへこむ（陥没する）。
※4 シーソー呼吸…息を吸ったときに胸が凹んでお腹が膨らむといったように、呼気と吸気時に胸部と腹部の膨らみと陥没がシーソーのように逆の動きになる。腹式呼吸を意識的に行っている場合は該当せず。
＊乳幼児のおもな特徴（乳幼児の場合は判別が難しく、比較的わかりやすい特徴を掲載）

薬，患児の興奮などの影響を受けるが，治療効果判定の際にも経時的に評価できる．
- SpO_2 は乳幼児では測定が困難な場合がある＊5．

自宅での対応と指導

- 乳幼児は頻繁に発作を繰り返すこともまれではない．症状の進行が速い場合もあり，発作早期の対応が重要となる．
- あらかじめ自宅での発作への対応について，重症度や理解度に応じて個別に指導し，発作時のプランを立てておく必要がある（❸）．
- 腹部膨満があれば横隔膜を圧迫し，呼吸障害はさらに悪化する．発作時は

＊5
脈が浅く速いこと，測定部位の指を動かしてしまうこと，末梢の循環不全などが影響する．

❸ 喘息発作の家庭での対応フローチャート（乳幼児）

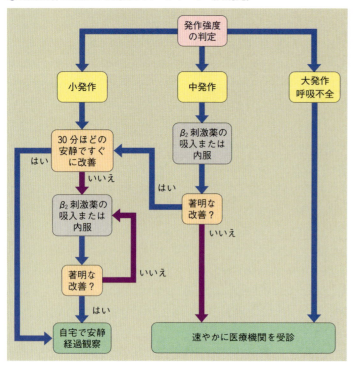

❹ 乳児喘息の強い発作時の症状

1 咳が激しい（嘔吐することがある）
2 喘鳴が著明（時に減弱）
3 胸骨上窩，鎖骨上窩，肋間の陥没
4 頻呼吸
5 鼻翼呼吸
6 シーソー呼吸
7 抱かれているほうが楽（起坐呼吸）
8 寝ない（眠れない）
9 チアノーゼ
10 呻吟
11 頻脈
12 機嫌が悪い
13 泣き叫ぶ（興奮）
14 意識レベルの低下

（小児気管支喘息治療・管理ガイドライン2012[1]）

*6
呼吸困難があっても小〜中発作では機嫌のいい乳幼児もいるので要注意．症状が長引けば体力も消耗していく．かぜなどと同様に機嫌を判定基準にしてはいけない．

MDI：metered dose inhaler

*7
夜間・休日対応のできない医療機関では，救急時の受診先もあらかじめ決めて紹介しておくとよい．

- 満腹になるまで授乳や食事をさせないよう注意する．
- 自宅での対応も発作強度の判定から始まる．特に β_2 刺激薬服用後の改善の確認が重要だが，自宅では判断を誤ることもある．陥没呼吸，シーソー呼吸は言葉での説明はわかりにくいので，実際に症状があるときに保護者にみてもらうか，イラストなどを利用するとよい（❷）．特に重い発作のサインを見落とさないように指導する*6（❹）[1]．β_2 刺激薬服用後の改善の確認が重要だが，自宅では判断を誤ることもある．
- β_2 刺激薬の貼付薬は十分な効果の発現まで数時間かかるため，発作時の救急薬としては適さない．また，内服の β_2 刺激薬と貼付薬は原則として併用禁忌である．
- 発作時に自宅にネブライザーがない場合は，β_2 刺激薬の MDI ＋スペーサーでも上手に吸入できればネブライザーと同等の効果が期待できる．
- 乳幼児が泣いている最中は，速く浅い吸気となるため吸入効率が非常に悪い．寝ている最中に吸入をするほうがそれよりは効果はある．
- 中発作以上では，基本的に時間外や休日であっても受診を勧める*7．
- 大発作以上では，救急車の利用も検討し，呼吸不全があれば躊躇しない．

医療機関での対応

- 医療機関ではまず発作強度や脱水などの合併症の程度を正確に把握し，発作強度に応じた治療を速やかに行う．その際，自宅ですでに使用した薬剤を考慮する．重症発作の既往がある患児，STEP 3 以上の長期管理薬を使用している患児でははじめから強めの治療を検討する（付表❺）．

- β_2刺激薬吸入は，吸入後15〜30分で効果判定を行い，20〜30分程度の間隔で3回まで反復が可能である．
- 中発作以上では，β_2刺激薬吸入で著明な改善を認めた場合以外は，原則入院を勧める[*8]．
- 大発作以上の治療は，治療開始から酸素を投与しながら行い，速やかに低酸素状態の改善を図る．SpO_2が改善しても，陥没呼吸や頻脈などのすべての呼吸不全の所見が改善するまでは注意が必要である．
- アミノフィリン注射薬の使用は，テオフィリン関連痙攣や重篤な後遺症の報告がなされているため使用頻度が落ちている．中発作以上では必要となる場合があるが，乳幼児喘息の治療とアミノフィリンの使用に習熟した医師の指導下に行う．
- ステロイド薬静注はヒドロコルチゾン5 mg/kgを，またはプレドニゾロンかメチルプレドニゾロン0.5〜1 mg/kgを6〜8時間ごとに使用し，ゆっくり静注するか点滴にする．効果の発現まで数時間以上かかることに注意する．
- イソプロテレノール持続療法は，低濃度で行えば安全性・有効性の高い治療法である．酸素吸入下で，他の治療に反応が十分でなければ躊躇せず行う．
- 内服や静注[*9]など全身性のステロイド薬投与が1か月の間に数日に及ぶ場合，あるいは年数回に及ぶ場合は，ステロイド依存や副腎抑制への配慮から専門医への紹介が望ましい[1]．

[*8] 救急受診時と入院中は，コントローラーの必要性を説明したり吸入手技の練習をするなど患者教育のチャンスである．

[*9] ステロイド薬は，内服のほうが即効性，有効性とも勝る場合がある．可能であれば内服を優先する（処方例：リンデロン®シロップ 1 mL/kg 分3，3日）．

[*10] ジャイアントネブライザーでは，O_2濃度のみを下げると空気の流入が増えるのでイソプロテレノール吸入量はかえって増える．流量を減らして漸減する．

[*11] 換気血流不均衡によるもの．

イソプロテレノール持続吸入療法

- 大発作以上が適応となる．適切に行えば乳幼児でも安全で有効性が高い．
- イソプロテレノールは循環器への作用もあるが，数秒で代謝され蓄積がないため持続吸入が可能で，強力な気管支拡張作用を有する．
- 必ずラインを確保する．心電図，呼吸数，SpO_2を常にモニタリングしながら行うこと．
- 循環器の合併症がないことも確認しておく．
- 他のβ_2刺激薬は中止する．
- ジャイアントネブライザーを用いて，イソプロテレノールを生理食塩水で希釈し，マスクなどを用いて持続的に吸入させる〔処方例：アスプール® 2 mL＋生理食塩水400 mL O_2 100％ 10 L（体重にかかわらず一律）〕．
- 十分にミストが出ていることを確認し，効果を判定する．通常，30分以内にSpO_2の上昇，脈拍の低下，呼吸数の減少を認める．効果が不十分であれば気管挿管を考慮する．
- 2，3日間を目安に，十分な呼吸不全の改善を認めたら[*10] 1，2日で終了し，β_2刺激薬の反復吸入に切り替える．
- 中止直後のSpO_2の低下[*11]は，他の呼吸困難の所見がなければ自然と改善することが多いので経過をみる．

文献

1) 日本小児アレルギー学会. 小児気管支喘息治療・管理ガイドライン2012. 東京：協和企画；2011.
2) 望月博之，森川昭廣. 乳児喘息の急性発作の対応. アレルギー科 2003；16（6）：584-90.
3) 井上壽茂. ディベート テオフィリン薬（徐放薬，注射薬）の使い方—乳児喘息でのリスク・ベネフィットは？ アレルギー・免疫 2007；14（10）：1310-4.
4) 山口公一. ディベート 急性増悪時のステロイド薬（静注，内服）の使い方—ガイドラインにおける位置づけとその効果. アレルギー免疫 2007；14（10）：1306-9.
5) 西牟田俊之. 小児及び思春期の気管支ぜん息患者の重症度等に応じた健康管理支援，保健指導の実践及び評価方法に関する調査研究研究報告書. 神奈川：独立行政法人環境再生保全機構；2007.

幼児期

気管支喘息重積発作

高増哲也

❶ 重積発作を考える徴候

- 睡眠，食事，会話，歩行が困難
- 呼吸困難感がみられる
- 呼吸数の増加
- 呼気延長があり，喘鳴の程度が著明，あるいは呼吸音の減弱がある
- 陥没呼吸，起坐呼吸，肩呼吸，シーソー呼吸，鼻翼呼吸
- 意識低下，あるいは興奮
- チアノーゼ
- SpO_2 の低下（91％以下）
- pCO_2 の上昇（呼吸数が増加しているにもかかわらず 40 mmHg 以上）

以上の所見が治療によっても改善しにくい状態

*1
慢性呼吸不全, 心疾患などにより普段より低酸素血症がある患者はこの限りではない.

*2
鼻かみ
片方の鼻腔を押さえて閉じ, もう一方から鼻をかむ（両方）.

*3
咳・排痰
十分に吸気をし, 咳払いをするように咳をして排痰する.

- 気管支喘息は，定常状態と発作状態に区別される（**付表 ❸**）.
- 発作の強度は，小・中・大発作と呼吸不全の 4 段階に分類され[1],「重積発作」とは発作の強度が大きく，通常の治療を行っても改善しにくい，すなわち呼吸不全に向かっている状態と考えることができる.
- 喘息重積発作を疑ったとき（❶）に病態として考えるべきポイントは，① 気道平滑筋の収縮が非常に強い，② 気道粘液分泌過多が著明，である.

治療[2]

酸素投与

- 必ずパルスオキシメータを用いて SpO_2 をモニタリングし，95％未満であれば，95％を保つよう，十分な酸素投与を行う*1.
- 酸素投与によっても SpO_2 の上昇に乏しいときは，無気肺の存在を疑う.

$β_2$ 刺激薬吸入

- $β_2$ 刺激薬を十分に吸入し，前後で呼吸状態を比較してその効果を確認する.
- サルブタモールあるいはプロカテロール 0.3 mL（体重によらず）を生理食塩水 2 mL と混合して吸入する. 20～30 分ごとに 3 回繰り返してよい.
- 入院加療の場合には，2 時間ごとに上記の量の吸入を繰り返し行ってよい.
- $β_2$ 刺激薬を使うと心筋の酸素消費量が増えるので，十分な酸素投与のうえで行う.

排痰

- $β_2$ 刺激薬吸入の効果が十分でない場合は，気道平滑筋の収縮よりも，気道粘液分泌過多の影響が強いのだろうか，と考えるとよい.

気道粘液分泌過多に対する治療――十分な酸素投与のうえで

- 鼻かみ*2, 咳・排痰*3 を促す. どちらも，実演して見せ，まねをさせるとよい.
- 幼児では有効な手技ができないことが多いが，たとえ排痰がみられなくとも，分泌物があがってくることによって状態の改善につながりやすい.
- 2 歳くらいまでで自分で排痰させることがどうしても困難な場合は，鼻腔からカテーテルを用いて吸引する. 羊水吸引カテーテル（❷）を入手すれば，自宅でも吸引が可能である.
- 鼻腔から吸引した痰（吸引痰）は，細胞診（❸）を行うことで，好酸球性炎症が主体の典型的な喘息発作かどうかを確認することもできる.

スクイージング（❹）

- 両脇を抱えるようにして胸郭に手を当て，本人の呼吸による胸郭の動き方

気管支喘息重積発作

❷ 羊水吸引カテーテル

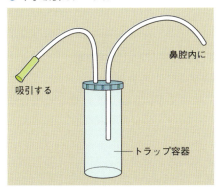

片方を鼻腔内に挿入し，もう片方で吸引すると，分泌物がトラップ容器に入り効率よく吸引できる．

❸ 喀痰細胞診

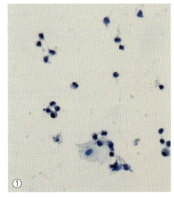
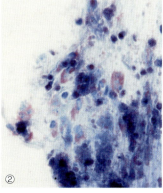

①はRSウイルス性細気管支炎，②は喘息重積発作（1歳女児）で，気管挿管例の吸引痰の細胞診（eosin染色）．①では好中球が主体であるが，②では好酸球を多数認める．臨床症状のみでは鑑別は困難であった．

❹ スクイージングの手技

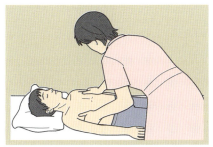

❺ 去痰薬とその周辺の治療薬

分類	一般名	商品名（例）	特徴
粘液修復薬	カルボシステイン	ムコダイン	粘液を喀出しやすくする
気道潤滑薬	アンブロキソール	ムコソルバン	ウイルス気道粘膜接着阻止
気道分泌細胞正常化薬	フドステイン	クリアナール	分泌量を減らす
界面活性剤	チロキサポール	アレベール	吸入用の溶解液
粘液溶解薬	ブロムヘキシン	ビソルボン	分泌量を増加，喘息を誘発
消炎酵素薬	リゾチーム	アクディーム	卵アレルギーには禁忌
抗コリン薬	イプラトロピウム	アトロベント	吸入薬・気管支拡張作用も

を把握し，呼気に合わせて同じ方向に軽く圧迫して呼気を補助する．吸気時には自然に吸気できるように手を緩める．手技がうまくいくと，呼気音を聞き取りやすくなる．
- 身体を動かしたほうが分泌物は貯留しにくい．可能な限り，点滴・モニター類，酸素のカテーテルは早期にはずし，身体を動かすことを促す．
- 水分や食事は，経口摂取できればしたほうがよい．したがって，経口摂取の制限を指示しないようにする．全身状態が悪ければ，自然に本人が摂取不能となるだけである．

去痰薬（❺）の投与

- アンブロキソールとカルボシステインの組み合わせが用いられることが多いが，気道上皮杯細胞の過形成抑制作用をもつフドステインが有効な症例もある．
- 抗コリン薬の吸入を試みてもよい．

その他の薬物療法

ステロイド薬の静注

- ステロイド薬を全身的に投与する（静注または内服）ことについては効果

- が確認されている．即効性はなく，効果発現には少なくとも4時間かかるので，必要性を認めたら早めに開始する．
- プレドニゾロン1〜1.5 mg/kg，以後0.5 mg/kgを6時間ごと，またはメチルプレドニゾロン1〜1.5 mg/kgを4〜6時間ごとに静注する．
- プレドニゾロン1 mg/kgを分3で内服することもある．
- 5日以内の投与であれば改善後中止してよいが，5日以上の投与の場合は漸減中止する．

ステロイド薬の吸入
- 発作時に高用量の吸入ステロイド薬を用いると効果があるという報告があるが，現時点では意見が分かれている．

ロイコトリエン受容体拮抗薬
- 現在のところ長期管理薬としての位置づけであるが，急性増悪時にも使用できる．内服薬でも約2時間後には効果をみる[*4]ことができるため，併用しておいてよい．

テオフィリン
- テオフィリン（注射ではアミノフィリン）の点滴静注を急性増悪の治療として使用すべきかどうかについては，①$β_2$刺激薬を十分量使用すれば，テオフィリンの併用効果は乏しいのではないかという点と，②テオフィリン投与中の痙攣が難治化することがある点から議論となっている[*5]．
- 幼児の重積発作時にどうすべきか，一定の見解はない．喘鳴がみられても気管支喘息かどうかはっきりしない例には安易に使用すべきではない．
- 典型的な気管支喘息では投与量に十分に注意し，血中濃度を測定し，$10\,\mu g$/mL前後を目安に使用するのは選択肢としてありうる．
- 発熱時，肥満児では使用量を減量する．

イソプロテレノール持続吸入療法[3]
- $β_2$刺激薬のなかでも強力な気管支拡張作用をもち，作用時間は数分と非常に短い．この特徴を利用して，$β_2$刺激薬が効くが効果が十分でないとき，イソプロテレノールの持続吸入療法が行われる．
- ❻のように投与量には幅があるが，重積発作の治療としてここでは生理食塩水500 mLに対してアスプール®液0.5％を10 mL加え，インスピロンネブライザー（❼）を用いて吸入する方法を紹介する．アスプール®液とプロタノール-L®注の違いについては❽に示す．
- まず，心電図呼吸モニターを装着する．心電図では心拍，不整脈，T波の変化などを確認する．胸部X線（2方向），血液ガス，血算，生化学などを検査しておく．
- 薬液をインスピロンネブライザーに入れ，まず酸素濃度を（十分な量に）設定し，次に酸素流量を設定すると，吸気と混ざって噴霧量が決まる仕組みになっている[*6]．
- イソプロテレノールの効果は短いので，持続吸入療法中は吸入が中断されないよう注意が必要で，マスクがはずれたり，じゃばらに吸入液が貯留し閉塞しないようにする．

[*4] 即効性のある注射薬は開発中である．

[*5] ①については，最近のメタアナリシスでテオフィリンの併用効果は認められている．
②の痙攣の難治化は重大な問題であるので，痙攣性疾患のある例では使用を控えるべきである．

[*6] 酸素濃度100％，酸素流量10L/分と同程度の噴霧量にするには，酸素濃度60％では酸素流量5L/分，酸素濃度40％では酸素流量2.5L/分となる．

❻ イソプロテレノール持続吸入療法の薬量の比較

生理食塩水500 mLに対する薬液量	含まれるℓ体の量	治療法の位置づけ
アスプール®液0.5％50 mL	125 mg	イソプロテレノール持続点滴に代わりうる
アスプール®液0.5％10 mL	25 mg	心拍数を増加させないで拡張効果を十分に
アスプール®液0.5％4 mL	10 mg	↓
プロタノール-L®注25 mL	5 mg	↓
プロタノール-L®注5 mL	1 mg	より早期に導入するための方法

イソプロテレノール持続吸入療法といっても，このように含まれるℓ体の量には大きな幅があり，同列に扱うことはできない．施設で行っている方法がどの薬量の治療を行っているかによって，導入すべきタイミング，期待される効果，気をつけるべき副作用は異なる．効果が不十分な場合は一段階上の治療に切り替えることを考える．

❼ インスピロンネブライザー

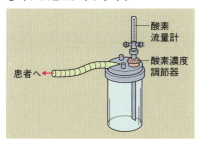

❽ アスプール®液とプロタノール-L®注の比較

	アスプール®液 0.5％	プロタノール-L®注 1 mL
光学異性体	d : l = 1 : 1	l > 98％
ℓ体の濃度	2.5 mg/mL	0.2 mg/mL
ℓ体1 mgあたりの費用	7.04 円/mg	1,185 円/mg
保険適用	吸入	注射

薬価は2014年8月現在．なお，このほかにアスプール®液には1％のもの，プロタノール-L®注には5 mLのものがあり，それらではデータが異なるので注意する．

- 呼吸状態が十分に改善したら，噴霧量を漸減して中止し，サルブタモールあるいはプロカテロールの間欠吸入を再開する．
- イソプロテレノール持続吸入療法でも効果が十分でなければ，イソプロテレノールの量を増量する．生理食塩水500 mLに対して，アスプール®液0.5％を50 mLが最大の濃度である．

気管挿管，人工呼吸管理

- それでも呼吸不全状態に至る場合は，気管挿管，人工呼吸管理が必要である．可能な限り麻酔科医の協力を要請し，ICUに収容してから行う．
- 人工呼吸器の条件は呼気相に十分な時間をかける．また，気胸や皮下気腫，縦隔気腫に注意する．
- 酸素化は十分に行うが，$PaCO_2$は急速に正常域に下げない．
- 重炭酸イオンによる呼吸性アシドーシスの補正は，行うとしてもpH 7.2程度を目安にゆっくりと行う．
- 気管挿管，人工呼吸管理はあくまで気管支喘息発作の治療ではなく，呼吸不全を回避し，時間をかせぐものである．
- 気管支拡張作用のあるセボフルランなどの揮発性吸入麻酔薬が用いられることもある．

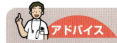

アドバイス
気管支喘息発作の治療は，まずこれ！
- きっちり酸素
- たっぷり吸入
- しっかり排痰

■ 文献
1) 日本小児アレルギー学会．小児気管支喘息治療・管理ガイドライン2012．東京：協和企画；2011．
2) 高増哲也．小児気管支喘息急性増悪への対応の多様性．喘息 2005；18（4）：43-6．
3) 高増哲也．発作治療薬—重積状態におけるisoproterenolの用い方．小児内科 2004；36：584-6．

幼児期　気管支喘息の長期管理

栗原和幸

幼児期の気管支喘息

- 日本における小児喘息の発症年齢は1～3歳が多く，5歳までに90%が発症する[1]．この時期に適切な対応ができるかどうかが重要である．
- 現在，気管支喘息の基本的病態として好酸球を主体とする気道の慢性炎症は広く認識されているが，乳幼児期の気道粘膜に関する直接的な情報は限定されている[*1]．

鑑別診断と合併症

- この時期には，感染などを契機に認められる予後の良い喘鳴もあり，喘息との鑑別が容易でない場合もある．症状の推移を細かく観察し，治療が妥当かどうか繰り返し検討する必要がある[3]．
- 気管支喘息患者では高率にアレルギー性鼻炎の合併が認められる．喘息患者の診察時には，鼻鏡・耳鏡を使って鼻粘膜の詳細な観察が必要である．
- 副鼻腔炎も見逃しの多い疾患であり，痰がらみの咳（湿性咳嗽）[*2]があるのに下気道疾患が確認できない場合は副鼻腔炎を疑い，膿性鼻汁，特に後鼻漏の有無について時間をかけて確認する[*3]．
- 鼻炎・副鼻腔炎の合併に気がつかないと喘息の重症度を過大評価して過剰治療を行う危険性がある（❶）[4]．

薬物療法

- 『小児気管支喘息治療・管理ガイドライン（JPGL）2012』[1]では臨床症状に基づく発作型分類と治療ステップを定めて，各ステップの使用薬剤を

❶ 小児のアレルギー性鼻炎と喘息の鑑別・治療

咳異型喘息？	または	咳異型鼻炎？
・コントロール不足の喘息の夜間の咳込み ・喘鳴なし ・気管支拡張薬に反応		・咳（特に夜間）と後鼻漏 ・アレルギー性鼻炎の既往 ・アレルゲン除去，抗ヒスタミン薬 and/or ステロイド点鼻に反応 ・誤診は吸入ステロイド薬，β_2刺激薬，経口ステロイド薬などの過剰投与につながる

喘息と鼻炎が合併するとき
- 喘息が本来の程度よりも悪くみえる
- 咳は喘息のためとみなされる
- 高用量吸入ステロイド薬の誤用へつながる
- アレルギー性鼻炎の正しい診断と治療がステロイド減量につながる

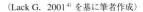
（Lack G. 2001[4]を基に筆者作成）

＊1
英国・ロンドンのRoyal Brompton Hospitalの小児科グループは，年長難治例では成人喘息と同様にリモデリングが認められるが，2歳未満では炎症もリモデリングも認められないこと，また7～57か月（中央値29か月）の幼児例では，好酸球の浸潤を中心とする炎症所見と年長児ほどではないがリモデリングの所見が確認されることを報告し[2]，小児において典型的な気管支喘息の組織所見が完成されていく経過を明らかにした．この知見が普遍的なものであるかどうかはさらに検討を要する．

気管支喘息におけるリモデリング
気管支喘息はかつては機能的異常のみの疾患と考えられていたが，現在では，気道粘膜に基底膜顆粒層の肥厚，平滑筋肥大，上皮の杯上皮化生，血管増生などの組織的変化が起こり，少なくともその一部は非可逆的と考えられている．リモデリングを引き起こす機序はまだ十分に解明されていない．

＊2
湿性咳嗽
咳嗽は湿性と乾性に大きく分類される．この鑑別は非常に重要で，実際に喀痰排出があるかどうかを確認することが肝要である．心因性咳嗽は，就寝中にはほとんど完全に消失するのが特徴で，患者は痰がからむと訴えるが実際には排痰はない．乳幼児では喀痰排出があっても嚥下してしまって吐き出さないことが多い．

＊3
診断確定に画像診断も必要となる場合があるが，幼児期の副鼻腔X線所見の読影はしばしば困難であり，Waters撮影の角度を減らすなど工夫を要する[5]．

❷ 小児気管支喘息の長期管理に関する薬物療法プラン（2～5歳）

	治療ステップ1	治療ステップ2	治療ステップ3	治療ステップ4
基本治療	発作の強度に応じた薬物療法	ロイコトリエン受容体拮抗薬[1] and/or DSCG and/or 吸入ステロイド薬（低用量）[2]	吸入ステロイド薬（中用量）[2]	吸入ステロイド薬（高用量）[2] 以下の併用も可 ・ロイコトリエン受容体拮抗薬[1] ・テオフィリン徐放製剤 ・長時間作用性 β_2 刺激薬の併用あるいは SFC への変更
追加治療	ロイコトリエン受容体拮抗薬[1] and/or DSCG		ロイコトリエン受容体拮抗薬[1] 長時間作用性 β_2 刺激薬の追加あるいは SFC への変更 テオフィリン徐放製剤（考慮）	以下を考慮 ・吸入ステロイド薬のさらなる増量あるいは高用量 SFC ・経口ステロイド薬

DSCG：クロモグリク酸ナトリウム
SFC：サルメテロールキシナホ酸塩・フルチカゾンプロピオン酸エステル配合剤
1：その他の小児喘息に適応のある経口抗アレルギー薬（Th2 サイトカイン阻害薬など）
2：各吸入ステロイド薬の用量対比表（単位は μg/日）

	低用量	中用量	高用量
FP, BDP, CIC	～100	～200	～400
BUD	～200	～400	～800
BIS	～250	～500	～1000

FP：フルチカゾン
BDP：ベクロメタゾン
CIC：シクレソニド
BUD：ブデソニド
BIS：ブデソニド吸入懸濁液

① 長時間作用性 β_2 刺激薬は症状がコントロールされたら中止するのを基本とする．長時間作用性 β_2 刺激薬ドライパウダー定量吸入器（DPI）は自力吸入可能な 5 歳以上が適応となる．
② SFC への変更に際してはその他の長時間作用性 β_2 刺激薬は中止する．SFC と吸入ステロイド薬の併用は可能であるが，吸入ステロイド薬の総量は各ステップの吸入ステロイド薬の指定範囲内とする．SFC の適応は 5 歳以上である．
③ 治療ステップ 3 の治療でコントロール困難な場合は小児の喘息治療に精通した医師の下での治療が望ましい．
④ 治療ステップ 4 の追加治療として，さらに高用量の吸入ステロイド薬や SFC，経口ステロイド薬の隔日投与，長期入院療法などが考慮されるが，小児の喘息治療に精通した医師の指導管理がより必要である．

（小児気管支喘息治療・管理ガイドライン 2012[1]）

❷[1] のように推奨しており，月1回の症状の出現をステップ2の長期管理薬使用の基準としている．
● 気道炎症に対する効果が最も強力なのは吸入ステロイド薬であるが，JPGL 2012 では幼児期のステップ 2 では「ロイコトリエン受容体拮抗薬 and/or DSCG and/or 吸入ステロイド薬（低用量）」の順で掲載している．

ロイコトリエン[*4] 受容体拮抗薬

● 軽症～中等症持続型の患者では吸入ステロイド薬と拮抗した効果を示し，アドヒアランスでは勝っており，ウイルス感染の関与する状況ではより優れた効果を示す可能性もある．
● アレルギー性鼻炎のある患者では両疾患を 1 剤で治療できる可能性がある．
● 安全性が高く使いやすい．

吸入ステロイド薬

● 喘息治療の一般的な長期管理薬として最も強力な気道炎症抑制作用をもつ薬剤である．
● 幼児の喘息でもある程度の重症度がある患児には吸入ステロイド薬が必要となる場合が多い．積極的に使用すべきであるが，必要最小量の使用を心がける．

DSCG：disodium cromoglycate

*4
ロイコトリエン
ロイコトリエン（LT）はヒスタミンよりも長時間にわたって強力に平滑筋収縮を起こす活性から発見され，当初，slow reacting substance of anaphylaxis（SRS-A）とよばれたが，後に LTC_4, LTD_4, LTE_4 であることが解明された．マスト細胞のほか，好酸球からも産生され，好酸球を活性化し，線維芽細胞，気道上皮細胞，平滑筋の増殖にも関与し，喘息の病態における気道収縮，炎症，リモデリングのすべてに関与する重要な化学伝達物質である．

- 中用量であっても，小児期の使用で成長抑制をきたす可能性が報告されている[*5].

吸入方法の選択と吸入手技

- 吸入ステロイド薬を使用する場合，どの吸入方法を選択するかをまず検討する．
- 吸入ステロイド薬にはpMDI（加圧式定量噴霧式吸入器），DPI（乾燥粉末吸入器），ネブライザー吸入用懸濁液の3種類の形態がある．
- マスク付きスペーサーを併用すれば，pMDIは乳児期から利用が可能である．
- これまでのβ_2刺激薬に関するpMDI（スペーサー使用）とネブライザーの比較検討では，乳幼児を含めた検討でも両者は同等か前者が優れるとの結論に達しており[8)]，吸入ステロイド薬でも同様と考えられる．
- 吸入薬は正しい吸入法を実践しなければ本来の効果は発揮されない．特にpMDIやDPIは吸い方を実演して見せ，パンフレットなどを渡し，定期的に繰り返し患児の吸入方法をチェックすることが必要である[*6]．
- pMDIとDPIでは吸入方法が微妙に異なり，前者ではゆっくり深く，後者では速く深く吸入する．
- いずれも吸入後には口腔内に沈着した薬剤を洗い流しておくことが必要であるが，うがい，口すすぎが不可能な場合は飲食によって飲み込ませる．

テオフィリン薬

- テオフィリンの喘息治療における位置づけは，徐々に後退する傾向にある．その理由は，血中濃度の安全閾が比較的狭く，モニタリングが必要であり，さらに安全閾でも重篤な痙攣などを誘発する危険性があるためである．
- 痙攣，中枢神経疾患などの既往のある患児には使用すべきでない．
- 使用する際は，血中濃度のモニターを心がけ，発熱，ウイルス感染，クラリスロマイシンやエリスロマイシン使用時などは減量を検討する．

治療の評価

- 開始した治療が有効かどうかは，継続的な評価が必要である．数か月ごとの経過によって管理・治療を修正しながら，1年単位で順調かどうかを判断する．
- 喘息手帳や小児用の質問票[*7]（JPAC，C-ACTなど）を利用して評価し，ステップアップ，ステップダウンを考える．呼吸機能（フローボリューム曲線，ピークフロー），呼気一酸化窒素（FeNO）濃度測定などは一部の幼児で利用可能である．
- 長期管理を成功させるためには，コンプライアンスではなく能動的に積極的に治療を実践しようとする保護者のアドヒアランス[*8]の向上が不可欠で，長期管理薬の効果，必要性，副作用などとともに，治療の目標を保護者が正しく理解していることが必須である．

[*5] **吸入ステロイド薬による成長抑制**
有名なCAMP studyの長期フォローの結果，思春期前に3年程度中用量のブデソニドを使用すると，最終身長が1.2cm程度低くなることが報告され，女児群，開始時低年齢群でその影響が大きかった[6)]．また，2〜3歳で中用量のフルチカゾンを2年間使用した後に，2年間休薬しても，体重が少なめの2歳児では身長抑制の回復が認められなかったことも報告されている[7)]．

pMDI：pressurized metered dose inhaler

DPI：dry powder inhaler

[*6] Global Initiative for Asthma (GINA) 2014[9)]では，下記の4つのCで吸入器具の適正な実施の実現をめざしている．
Choose（選択）
Check（評価）
Correct（修正）
Confirm（確認）

[*7] 喘息のコントロール状態を評価して点数化する簡便な質問票がつくられている．

JPAC：Japanese Pediatric Asthma Control Program

C-ACT：Childhood Asthma Control Test

[*8] **コンプライアンスとアドヒアランス**
患者の服薬態度の善し悪しを表すために使われる用語である．コンプライアンス (compliance)の本来の意味は服従であり，その行動は受動的で，言われたからやっているという状況であるのに対して，アドヒアランス (adherence)は遵守，堅持などの意味があり，自分自身がその行為を支持して実践する能動的な意味合いをもち，両者の意味はかなり異なる．

症例

4歳，男児．半年前に最初の喘息発作で入院．ロイコトリエン受容体拮抗薬の連用を開始したが，発作を数回繰り返したために吸入ステロイド薬（pMDIタイプ，マスク付きスペーサーを使用）が追加となった．しかし，症状の改善がないために当科を紹介された．

吸入の仕方を確認してみると，マスクが顔面に密着しておらず隙間から外気を吸い込んでおり，速い呼吸を10回程度繰り返していた．マスクを顔面に密着させて一方向弁が呼吸とともに動くのを確認しながら，2秒以上のゆっくりした吸気で3回呼吸を繰り返して吸入することとした．

数日後から著明に臨床症状が改善した．

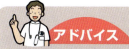

アドバイス

- 長期管理を目的として使用する薬剤は長期使用に意味のある薬剤でなければならない．
- チペピジンヒベンズ酸などの鎮咳薬やアンブロキソール塩酸などの去痰薬，あるいは抗ヒスタミン薬が漫然と投与されている例を時にみかけるが，これらは純然たる対症療法薬であって，長期使用によってなんらかの喘息治療に貢献する作用が期待できるわけではない．
- β_2刺激薬は急性増悪期には最も重要な薬剤であるが，その連用はステップ（3〜）4に相当し，吸入の実施方法や薬物療法以外の環境整備などについて総合的に再検討すべきである．
- 吸入ステロイド薬は喘息を発症する前に使用しても，発症を予防する根拠はなく，また，最終的に喘息を治癒させる効果は確認されていない．

■文献

1) 日本小児アレルギー学会. 小児気管支喘息治療・管理ガイドライン2012. 東京：協和企画；2011. p.32-44.
2) Saglani S, et al. Early detection of airway wall remodeling and eosinophilic inflammation in preschool wheezers. Am J Respir Crit Care Med 2007；176：858-64.
3) Martinez FD. Development of wheezing disorders and asthma in preschool children. Pediatrics 2002；109：362-7.
4) Lack G. Pediatric allergic rhinitis and comorbid disorders. J Allergy Clin Immunol 2001；108：S9-15.
5) 栗原和幸. ガイドライン解説 小児気管支喘息治療・管理ガイドライン2012 第11章 呼吸器関連合併症. 日小ア誌 2013；27：200-6.
6) Kelly HW, et al. CAMP Research Group. Effect of inhaled glucocorticoids in childhood on adult height. N Engl J Med 2012；367：904-12.
7) Guilbert TW, et al. Growth of preschool children at high risk for asthma 2 years after discontinuation of fluticasone. J Allergy Clin Immunol 2011；128：956-63.
8) 栗原和幸. Metered dose inhaler versus nebuliser. 西間三馨，森川昭廣編. 図説小児喘息の特徴. 東京：メディカルレビュー；2003. p.164-77.
9) Global Initiative for Asthma 2014. National Institute of Health, National Heart. Lung and Blood Institute. 2014.

アトピー性皮膚炎

猪又直子

AD : atopic dermatitis

- 幼児期のアトピー性皮膚炎（AD）は全身に症状が出ることが多くなり，掻破を繰り返すことによって慢性的な症状に移行する．
- 戸外遊びが盛んになり手足の皮疹が非常に治りにくく，また幼児保育の集団生活が始まり，ウイルスおよび細菌による皮膚感染の機会が増加する．
- 自分では何も手入れができない年齢であるので，周囲の大人がこまめに外用療法やスキンケアを実行できるかどうかが重要なポイントになる．
- AD 自体の長期化や，それに伴うステロイド外用薬治療の長期化による副作用に対して，養育者の不安や苛立ちが始まる時期でもある[1]．

幼児期 AD の特徴的な症状

- 幼児期は，顔の湿潤性病変がしだいに減少し，乾燥した状態を示すようになる．皮膚は全体として乾燥しカサカサしており，四肢近位側，体幹では毛孔に一致して角化性丘疹が多発し，粃糠様落屑が顕著となり，ときに紅色丘疹，掻破痕を伴うアトピー性乾燥皮膚（鳥肌様皮膚）という状態を呈してくる（❶）．
- 頸部や四肢関節屈側（肘窩，膝窩，腋窩周囲）などの湿疹病変部位は繰り返される掻破のため表皮肥厚が目立ち，苔癬化傾向を示してくる[2]．

❶ 幼児期アトピー性皮膚炎に特徴的な皮膚症状

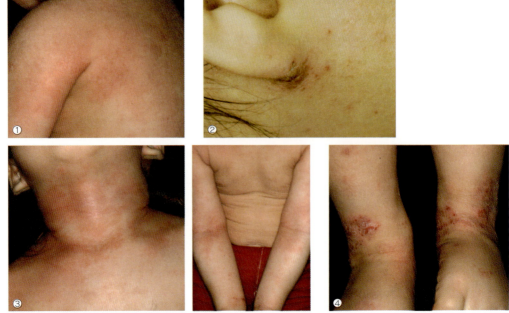

① アトピー性乾燥肌：毛孔一致性の角化性丘疹により鳥肌様の外観を呈す（背部，四肢近位）．② 耳切れ．③ 頸部皮膚または腋窩，肘窩，もしくは膝窩の皮膚を中心とした紅斑，丘疹または苔癬病変がみられる．④ 繰り返される掻破のため表皮肥厚が目立つ苔癬化局面（足関節部）．

- その他の症状として，耳朶基部の紅斑と亀裂（いわゆる耳切れ），頬などに好発する粃糠様鱗屑を付す類円形の不完全脱色素斑（単純粃糠疹，はたけ），摩擦のかかる足底の前1/3くらいに生じる乾燥性角化性病変であるズック靴皮膚炎がみられる[3]．

幼児期ADの合併症と鑑別すべき疾患

皮膚感染症

伝染性膿痂疹（とびひ）

- 黄色ブドウ球菌による水疱性膿痂疹（❷）は，夏季に多く発症する．
- 伝染力が強く，接触により簡単に感染する．他人への伝播だけでなく，患者自身の掻破によって体中に広がり重症化するので，掻破による拡大防止のため患部を洗浄した後に外用薬やガーゼで覆う[4]．
- 最近，培養でメチシリン耐性黄色ブドウ球菌（MRSA）が分離されることが多いが，ほとんどの場合，高度耐性や多剤耐性ではないのでホスホマイシンの内服投与を行う．

Kaposi水痘様発疹症

- 単純ヘルペスウイルスの初感染あるいは再発による．
- 発症はADの重症度と相関するので，ADを適切にコントロールすることが予防となる．
- 中心臍窩と周囲の紅暈を伴う小水疱が多発拡大していく．顔面では集簇することが多い．発熱，表在リンパ節腫脹もみられる．
- 入院のうえ，抗ウイルス薬を投与する．

伝染性軟属腫（水いぼ）

- 伝染性軟属腫ウイルスにより生じる．プールなどで感染することが多い．
- 径1〜5mmほどの常色あるいは淡紅色の軟らかい丘疹で，比較的大きいと中心に臍窩状に陥凹し，白色内容物を認める．
- ADでは増加・拡大しやすいので，自然治癒を待つのではなく，少ないうちに摘出する[4]．

低タンパク血症

- 中等〜重症のADで，皮膚炎部位から長期間滲出液が出る（❸）ことにより，低タンパク血症をはじめ，電解質異常，血小板増加，好酸球増加などの検査異常，臨床的には末梢性チアノーゼ，浮腫，ショック症状がみられるようになる[5]．
- 慢性的に進行しているため，一見すると食欲もあり機嫌はそれほど悪くない．成長発達障害の有無を確認する．

食物アレルギー

- 乳児期に発症した卵，牛乳アレルギーが継続することもあるが，年齢とともに寛解に向かうことが多いので，定期的に検査を行い不必要な除去の継

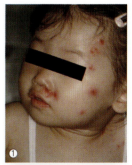

❷ MRSAによる伝染性膿痂疹（とびひ）

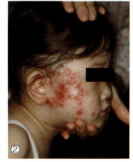

① 鼻孔周囲の水疱やびらんから始まることが多い．鼻孔をいじるくせがあると，いじった手で湿疹を掻き，次々と"とびひ"する．② 耳切れの部位にも，"とびひ"した．

MRSA：methicillin-resistant *Staphylococcus aureus*

❸ 低タンパク血症合併例

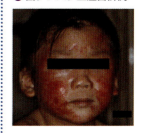

続を避けるようにする（3章"食物アレルギー"参照）.

接触皮膚炎

- シャンプーなどの洗浄剤による刺激性接触皮膚炎や，外用薬によるアレルギー性接触皮膚炎を合併しやすい.
- 外用薬では，非ステロイド系消炎外用薬（ブフェキサマクやイブプロフェンピコノール）が多く，アミノグリコシド系抗菌薬（フラジオマイシン硫酸塩やゲンタマイシン硫酸塩），ときにステロイド軟膏も原因となる.

幼児期ADの治療

- 治療の基本は，①原因・悪化因子の検索と対策，②皮膚機能異常の補正（スキンケア），③薬物療法の3つからなる.

原因・悪化因子の検索と対策

- 原因・悪化因子は，❹[6]に示したように多様である.
- 患者によって関与する因子は異なるので，個々の患者においてADに大きな影響を与えている因子を確認していく.

スキンケア

- 皮膚機能の異常（水分保持能・バリア機能低下，かゆみ閾値の低下，易感染性）が，皮膚炎の発症や増悪に深くかかわることが知られている.
- 1日1回はシャワーや入浴をして，養育者が石けんを使って洗い，皮膚を清潔にする．ただし，石けんは1日1回までとする.
- 保湿・保護外用薬による保湿は，シャワーや入浴後すぐに，身体が湿っている状態で行うのがよい.

❹ 原因・悪化因子，皮膚バリア異常と薬の関係

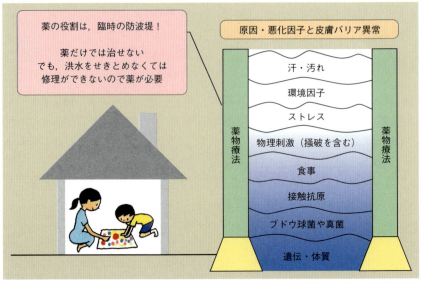

（大矢幸弘，2007[6]）を基に筆者作成）

薬物療法

- 幼児期 AD の薬物療法の基本例を ❺[7] に示す．
- 炎症に対する治療として，ステロイド外用薬とカルシニューリン阻害薬（タクロリムス水和物外用薬）が最も効果的である．両者の長所・短所をよく理解したうえで，両者を上手に組み合わせて，副作用が少なく，しかも効力を最大限にできるよう，患者ごとに工夫する（❻）[8]．
- ステロイド外用薬は寛解導入に，タクロリムス水和物外用薬は寛解維持に適している[*1]（❼）．
- NSAIDs は抗炎症効果がきわめて低く，接触皮膚炎を生じることがまれで

[*1] **プロアクティブ療法**
寛解導入後，週に2～3回のタクロリムス軟膏外用を続けることで，症状の再燃を有意に抑えられるとの報告がある[9,10]．このような寛解維持療法をプロアクティブ療法（proactive treatment）とよぶ．

❺ 幼児期アトピー性皮膚炎におけるステロイド外用薬の選択目安

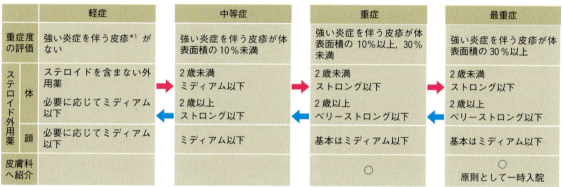

		軽症	中等症	重症	最重症
重症度の評価		強い炎症を伴う皮疹[*1]がない	強い炎症を伴う皮疹が体表面積の10％未満	強い炎症を伴う皮疹が体表面積の10％以上，30％未満	強い炎症を伴う皮疹が体表面積の30％以上
ステロイド外用薬	体	ステロイドを含まない外用薬 必要に応じてミディアム以下	2歳未満 ミディアム以下 2歳以上 ストロング以下	2歳未満 ストロング以下 2歳以上 ベリーストロング以下	2歳未満 ストロング以下 2歳以上 ベリーストロング以下
	顔	必要に応じてミディアム以下	ミディアム以下	基本はミディアム以下	基本はミディアム以下
皮膚科へ紹介				○	○ 原則として一時入院

十分な効果が認められない場合（ステップアップ）　→　十分な効果が認められた場合（ステップダウン）　←

[*1] 軽度の皮疹：軽度の紅斑，乾燥，落屑主体の病変
　　強い炎症を伴う皮疹：紅斑，丘疹，びらん，浸潤，苔癬化などを伴う病変

（古江増隆ほか．2002[7]）を基に筆者作成）

❻ ステロイド外用薬とタクロリムス水和物外用薬の特徴と違い

	ステロイド外用薬	タクロリムス水和物外用薬（小児用0.03％）
抗炎症治療における位置づけ	寛解導入と寛解維持（間欠投与）	寛解維持
適応年齢	全年齢	2歳以上（2歳未満は使用不可）
使用量の制限	特にないが，多量を長期に外用するのは望ましくない*	2～5歳の1回塗布量：1g（＝母親の手掌面積の4枚分相当）
使用回数	1日1～2回が基本	1日1～2回まで
適する部位	下段に記した以外の部位	軽い赤み，かゆみのある顔や頸部
適さない部位	副作用が出やすい，顔頸部，間擦部 感染がある部位	びらんや掻破のある部位（二次感染のリスク増加，吸収量が上昇し刺激感の悪化）
効能の強さ	ランクにより強さを選択できる	ステロイド（ミディアム）＜タクロリムス＜ステロイド（ストロング）
長所	重症度や部位に合わせて，ランクによる強さの調節が可能 適応年齢や適応部位が広い	局所的副作用はない 間欠的な使用が可能 正常部位に外用しても吸収されない（分子量が大きいため）
短所	毛細血管拡張や皮膚萎縮などの局所的副作用 急激なステップダウンでリバウンド現象が生じる	外用開始数日の皮膚刺激感 年齢制限あり（2歳以上） 使用量の制限あり
誤解されやすい点	白色ワセリンなどと混合しても，ステロイドのランクが下がるわけではない	本剤の外用により皮膚感染症を明らかに増加させるという事実はない

*1か月に体重10kg当たり15g未満の使用量であれば，通常全身性の副作用は起こらない．

（古江増隆．2006[8]）

❼ アトピー性皮膚炎の炎症に対する外用療法の考え方

寛解導入	寛解維持
ステロイド外用薬 連日投与	ステロイド外用薬の ステップダウン⇒間欠投与 または タクロリムス水和物外用薬

皮膚炎

はないため，適応範囲は狭い．

ステロイド外用薬

- 一般的には，皮疹の重症度に合わせて強いランクのものから始め，症状の軽快とともに弱いものへと徐々にステップダウンする（❺[7]，❼）．たとえば，通常はミディアム（マイルド）クラスのステロイド外用薬で維持されている患児が急性増悪した場合には，一時的にステップアップさせ，症状が軽快したら，また元のランクに戻す，といった変更が必要となる．
- 顔面は高い薬剤吸収率を考慮して，原則としてミディアムクラス以下を選ぶ．その場合でも，1日2回の外用を1週間程度にとどめ，診察を行いながら間欠的に使用する．

タクロリムス水和物外用薬

- プロトピック®軟膏0.03％が2～15歳の小児患者への適応が認められている．ステロイド外用薬に認められるような局所性副作用がなく，しかも正常皮膚からは吸収されにくいのが特徴である（❻）[8]．
- 小児用プロトピック®軟膏の効能はステロイド外用薬のミディアムクラスよりは優れ，ストロングクラスよりは劣る程度であり，使用方法として，長期の寛解維持の際，ステロイド外用薬は間欠的使用にとどめ，プロトピック®軟膏を主体として使用することが推奨されている[11]．
- 特に，①局所的副作用が起こりやすい部位，すなわち，顔面・頸部，間擦部位の皮疹，②ステロイド長期使用により皮膚萎縮，毛細血管拡張，多毛などの局所的副作用がすでに出現している部位の皮疹に適する．ただし，日本においては，2～5歳では1回塗布量は1gまでと使用量制限が設けられている．
- 使用に関しての一番の留意点は，灼熱感，ヒリヒリ感，かゆみなどの皮膚刺激症状であるが，一般には外用後3～5日前後で軽快してくる．顔面・頸部に使用した場合，約80％の割合で出現するので，このことを患者・家族によく伝えておかなければならない．
- びらん・搔破痕が認められる皮疹では刺激感はより高度となる．その場合，ステロイド外用薬を短期間使用した後に，タクロリムス水和物外用薬の使

用を行うほうがよい.

その他
- 抗ヒスタミン薬・抗アレルギー薬の内服は，個々の患者のかゆみの程度に合わせて補助治療として用いる[*2].
- 掻破行動は皮膚バリア機能低下と炎症の増悪を引き起こすが，小児期の習慣性掻破行動に対しては，あえて子どもから視線をはずし，顔を遠ざけるようにすることで，掻けばスキンシップが得られるという患児の癖づけを解除していくように養育者に指導する[5].

皮膚科へ紹介するタイミング

- 以下を参考に，少しでも疑問な点があれば皮膚科医に尋ねるとよい.

皮膚症状の面からみたタイミング

- 皮疹が重症以上のとき.
- 二次感染や接触皮膚炎の合併が疑われるとき.
- ステロイド外用薬の局所的副作用が認められたとき.

治療面からみたタイミング

- 重症度に合った強さのステロイド外用薬を選んでいるのに改善しないとき.
- ベリーストロング以上のランクのステロイド外用薬を使用する必要性があると判断したとき.
- ステロイド外用薬のステップダウンがなかなか進まないとき.
- ステロイド外用薬の使用が長期化したとき.

[*2] かゆみが強い場合は，非鎮静性ないし軽度鎮静性の第2世代抗ヒスタミン薬の併用が推奨されている．たとえば，ザイザル®シロップ（生後6か月以上），アレロック®顆粒（2歳以上），ジルテック®ドライシロップ（2歳以上），クラリチン®ドライシロップ（3歳以上），アレジオン®ドライシロップ（3歳以上）などがある．

文献

1) 佐々木りか子．こどものスキンケア，アトピー性皮膚炎児の治療例―幼児について（1～4歳）．小児看護 2006；29（10）：1345-9．
2) 日本皮膚科学会アトピー性皮膚炎診療ガイドライン作成委員会．アトピー性皮膚炎診療ガイドライン．日皮会誌 2009；119：1515-34．
3) 中川秀己．小児アトピー性皮膚炎診療のコツ，Ⅲ治療のコツ―小児と成人のアトピー性皮膚炎の違い．小児診療 2006；69（8）：1121-4．
4) 溝口昌子．合併症および周辺疾患の治療 3―皮膚感染症．斎藤博久監．小児アレルギーシリーズ アトピー性皮膚炎．東京：診断と治療社；2007．p.128-32．
5) 野村伊知郎．小児アトピー性皮膚炎診療のコツ，Ⅳトピックス 低蛋白血症を伴う小児アトピー性皮膚炎．小児診療 2006；69（8）：1193-6．
6) 大矢幸弘．アトピー性皮膚炎患児と養育者へのアプローチ．斎藤博久監．小児アレルギーシリーズ アトピー性皮膚炎．東京：診断と治療社；2007．p.2-9．
7) 平成8年度厚生省長期慢性疾患総合研究事業アレルギー総合研究および平成9～13年度厚生科学研究．分担研究「アトピー性皮膚炎治療ガイドラインの作成」主任研究者 九州大学皮膚科 古江増隆．
8) 古江増隆．小児アトピー性皮膚炎診療のコツ，Ⅲ治療のコツ―ステロイド軟膏適正使用ガイドライン．小児診療 2006；69（8）：1152-7．
9) Wollenberg A, et al. Proactive treatment of atopic dermatitis in adults with 0.1% tacrolimus ointment. Allergy 2008；63（7）：742-50.
10) Breneman D, et al. Intermittent therapy for flare prevention and long-term disease control in stabilized atopic dermatitis：a randomized comparison of 3-times-weekly applications of tacrolimus ointment versus vehicle. J Am Acad Dermatol 2008；58（6）：990-9.
11) 中川秀己．臨床最前線 アトピー性皮膚炎の新しい治療―プロトピック軟膏小児用についてのレビュー．Allergia Trends 2005；7（3）：21．

幼児期

食物アレルギー

伊藤浩明

診療の基本姿勢

- 保育所・幼稚園への入園に伴い，診断書や生活管理指導表の提出など，社会的なアドバイスが求められる．
- そのためには，甲殻類・軟体類・貝類・魚卵・ソバ・ピーナッツなどの摂取状況も確認し，アレルギーの有無を明らかにする必要がある．
- 乳児期にアレルギー症状を経験した食物でも，耐性獲得が進んでいる可能性を考慮する．
- 患児自身が，自分の食物アレルギーについて意識し始める時期でもあり，精神面を配慮した対応も求められる．
- アナフィラキシー歴のある患児に対して，アドレナリン自己注射薬[*1]の処方も考慮する．

*1 **アドレナリン自己注射薬**
体重15〜30kgは0.15mg製剤，体重30kg以上は0.3mg製剤が適応．処方医は事前講習と登録が必要となる．

幼児期における食物アレルギーの疫学・予後・病像

- 食物アレルギーの有症率は，平成21年度に日本保育園保健協議会が行った全国調査によると，1歳の9.2％をピークとして次第に減少し，5歳で2.5％（保育園平均4.9％）であった[1]．
- 乳児期に発症した食物アレルギーの3歳時点での耐性獲得率は，卵白31％，牛乳60％，小麦63％，大豆78％である．特異的IgE抗体が高値の食物は，耐性獲得しにくい傾向がある[2]．
- 卵・牛乳・小麦・大豆が6歳までに耐性獲得しにくい因子として，アナフィラキシーショックの既往，アトピー性皮膚炎の合併，多種食物アレルギーがあげられる[3]．
- 生涯耐性を獲得しにくい甲殻類・ピーナッツ[4]・ソバ・ゴマ・ヤマイモ[5]などのアレルギーもみられるようになる．
- 花粉感作の始まりを反映して，果物による口腔アレルギー症候群も増加する．

診断

問診のポイント

- 摂取に伴うアレルギー症状を保護者から具体的に聴取する問診の技術が，診療の決め手となる．アレルギーが疑われる食物だけでなく，未摂取食品を含めた食物全般に関する摂取歴を聴取する[*2]．
- 母親が観察した症状の程度や，「お腹が痛い」といった主観的訴えは，全身状態や再現性に注意して評価し，必要なら食物経口負荷試験で確認する．

*2 **未摂取食品**
アレルギー症状の既往があるために除去している食品と，まったく食べた経験がない未摂取食品は，区別して把握する必要がある．

食物アレルギー

- 口腔粘膜症状を「からい」「にがい」「いたい」「いがいがする」などと表現することが多い．表現に再現性があれば，診断的価値がある．
- アトピー性皮膚炎合併例では，湿疹との因果関係に注意して問診する．摂取後4時間以上経過して，かゆみの悪化など非即時型反応を疑う場合は，症状の再現性に注意し，「食物日誌」を利用することも有効である．
- 食品の直接刺激による一次刺激性皮膚炎や，食品中に含まれる薬理活性物質（ヒスタミンなど）に起因する紅斑や瘙痒と鑑別する．

検査―皮膚プリックテスト，特異的 IgE 抗体，ヒスタミン遊離試験

- 特異的 IgE 値（イムノキャップ®）と食物経口負荷試験陽性（確定診断）率との関係は，プロバビリティーカーブによって示される．同じ特異的 IgE 値でも，幼児は乳児と比較してプロバビリティーが低い，すなわち摂取できる可能性が増加する（❶）[6]．
- 症状誘発に強く関与するコンポーネント（小麦の ω-5 グリアジン[7]*3，ピーナッツの Ara h 2[8]*4 など）を組み合わせると，より精度の高い診断が可能となる（❷）[8]．
- ヒスタミン遊離試験（アラポート HRT®）や皮膚プリックテストは，特異的 IgE 値と誘発症状が一致しないときに診断を補完する検査として有用である．

食物経口負荷試験

- 特異的 IgE 値が高値で未摂取の食物に関する診断確定，あるいはアレルギーの既往がある食物に関する耐性獲得確認の目的で行うことが多い（1章"食物経口負荷試験"参照）．
- 負荷試験が陰性であれば，最終摂取量（総負荷量の半分程度）から摂取開始の指導を行う．負荷試験陽性の場合でも，症状が誘発された閾値量や症状の重症度に基づいて，「食べられる範囲」を設定した摂取開始指導を行う

*3 **ω-5 グリアジン**
小児の即時型小麦アレルギーに強く関与するアレルゲンコンポーネント．特異的 IgE 抗体価クラス3以上で，95%以上の陽性的中率が期待できる[7]．

*4 **Ara h 2**
ピーナッツの貯蔵タンパク質の一つで，2S アルブミンに属する．他の豆類や木の実に存在する 2S アルブミンとアミノ酸配列の相同性が低いため，ピーナッツに特異的なアレルゲンとなる．

❶ 卵白特異的 IgE 抗体のプロバビリティーカーブ

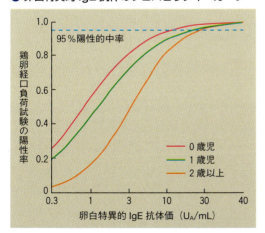

卵白特異的 IgE 値と鶏卵経口負荷試験陽性率の関係は，年齢によって異なる．　（Komata T, et al. 2007[6]）

❷ ピーナッツアレルギー判定フローの目安

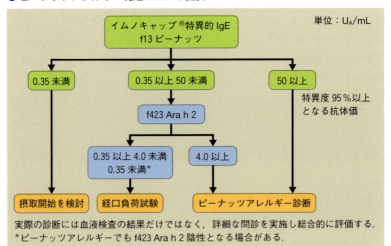

(海老澤元宏ほか. 2013[8])

ことがある[9].

栄養食事指導のポイント

管理栄養士による除去食指導

- 安全で確実な除去のため，アレルギー食品表示の見方[*5]などを伝える．
- 代替食品や調理法を伝え，豊かな食事と栄養摂取を確保する[*6]．
- 誤食を防ぐための台所や食卓の管理をアドバイスする．
- 保護者の調理や買い物に対する不安を解消し，楽しい食卓となる支援をする．

解除を進めるための栄養食事指導

- 日常の食生活の問診[*7]や食物経口負荷試験の結果などから，安全に食べられる範囲が確認されれば，それを超えない範囲でさまざまな調理や加工食品に応用する方法をアドバイスする．
- 牛乳や小麦の摂取量は，食品中に含有するタンパク質量を基準として設定できる[*8]．鶏卵は加熱によるアレルゲン性の低下が大きいため，加熱の程度を考慮した摂取方法を指導する[10]．
- 安全性を確認しながら，次第に摂取量を増やして解除をめざす．
- 給食の解除は，給食で出される献立中のアレルゲン量を把握したうえで，摂取後の運動によっても症状が誘発されないことを確認してから許可する．

経口免疫療法

- 幼児期は，多くは成長とともに耐性獲得の進むことが期待できるので，リスクを伴う積極的な経口免疫療法は推奨されない．

[*5] **紛らわしい表示**
乳化剤，乳酸，乳糖，乳酸菌など，保護者が誤解しやすい代表的な言葉について指導する．

[*6] **栄養食事指導料**
管理栄養士による食物アレルギーの栄養食事指導は，診療報酬の対象（130点）となっている．

[*7] **食歴の問診**
「何を除去しているか」よりも，「何を食べているか」に重点をおいた問診を行う．食生活の状況を具体的に聞き出すなかで，母親の誤解や疑問に答えていくことが，栄養食事指導の中心となる．

[*8] **タンパク質含有量**
牛乳は3.3％のタンパク質を含む．脱脂粉乳は34％，有塩バターは0.6％，プロセスチーズは22％（日本食品標準成分表2010）といったデータをもとに，乳製品の摂取許容量を換算することができる．

- 入院を伴う急速経口免疫療法は一部の専門施設で実施されているが，ほとんどは子ども自身が目的意識をもって取り組める5歳以上を適応条件としている．
- 重症アレルギー児に対する舌下免疫療法や，パンやマフィンなど小麦粉との焼き菓子を用いたbaked milkの免疫療法が研究されている．

社会的対応

- 給食のアレルギー食対応は，医師の診断書（生活管理指導表）に基づいて行うことが原則である．
- 生活管理指導表には，除去が必要な食品ごとに，その根拠を記載することになっている（p.144 ❸）．
- 専門医が地域の栄養士・保育士・教師など関連職種と連携して，食物アレルギーの知識[11]を啓発し，対応システムの構築に貢献する意義は大きい．

症例

原材料のコンタミネーションによるアナフィラキシー

強い小麦アナフィラキシーをもつ4歳，男児．小麦IgE 89.6 U$_A$/mL，ω-5グリアジンIgE 67.1 U$_A$/mL（イムノキャップ®）．小麦表示のないチーズケーキを食べて，直後から紅斑・喘鳴を発症した．母親がエピペン® 0.15mgを注射してすぐに来院し，到着時には全身の紅斑を認めたが，喘鳴は消失していた．「同じ製造ラインで小麦を含む商品を生産しています」の表記があり，会社の自主検査により10μg/g以上の小麦アレルゲンが検出された．

「怖くて食べさせられない」

軽いアトピー性皮膚炎と卵アレルギーをもつ2歳，男児．肉，魚，大豆など「何を食べてもかゆがるので，怖くて食べさせられない」と来院した．入院して疑わしい食品の摂取を進め，特定の食品摂取と掻破行動に因果関係がないことを，母親と一緒に確認した．この患児は後日，広汎性発達障害と診断され，衝動的な掻破行動も，心理的なパニックの一部であったと推測された．

■文献

1) 日本保育園保健協議会．保育園におけるアレルギー対応の手引 2011.
2) 池松かおりほか．乳児期発症食物アレルギーに関する検討（第2報）—卵・牛乳・小麦・大豆アレルギーの3歳までの経年的変化．アレルギー 2006；55：533-41.
3) 今井孝成ほか．遷延する食物アレルギーの検討．アレルギー 2007；56：1285-92.
4) 伊藤浩明．ピーナッツアレルギーの臨床像と診断．小児科 2005；46：1008-15.
5) 伊藤浩明ほか．ヤマイモアレルギーの臨床像とIgE抗体測定の意義．小ア誌 2005；19：65-8.
6) Komata T, et al. The predictive relationship of food-specific serum IgE concentrations to challenge outcomes for egg and milk varies by patient age. J Allergy Clin Immunol 2007；119：1272-4.
7) Ito K, et al. IgE antibodies to omega-5 gliadin associate with immediate symptoms on oral wheat challenge in Japanese children. Allergy 2008；63：1536-42.
8) 海老澤元宏，伊藤浩明．ピーナッツアレルギー診断におけるAra h 2特異的IgE抗体測定の意義．日小ア誌 2013；27：621-8.
9) 小林貴江ほか．食物経口負荷試験の結果に基づくアレルゲン食品摂取指導（第1報）．日小ア誌 2013；27：179-87.
10) 漢人直之．食物アレルギーにおける食事指導のポイント．小児科 2014；55：323-31.
11) 宇理須厚雄総監．ぜん息予防のためのよくわかる食物アレルギー対応ガイドブック 2014．独立行政法人環境再生保全機構；2014．http://www.erca.go.jp/yobou/pamphlet/form/00/archives_24514.html

幼児期

アレルギー性鼻炎

遠藤朝彦

- アレルギー性鼻炎の発症機序は成人も小児も同じであるが，小児は成長発育過程にあり，とりわけ幼児は年少児と年長児の発育差が大きく，幼児のアレルギー性鼻炎の診療にはいくつかの配慮が必要である[1]．
- アレルギー疾患の発症や重症度には遺伝や環境の影響が大きく，病態も千差万別であり，合併症も少なくない．
- 小児のアレルギー疾患は，抗体を産生するのも発症する確率が高いのも幼児期である．
- 近年，幼児のみならず小児のアレルギー性鼻炎の抗原も変化しつつあり，抗原が単一とは限らず，抗体保有者すなわち発症者でもない．
- 幼児期に発症する確率が高いものの，個々に発症時期を特定することは容易ではない．そのため幼児期のアレルギー性鼻炎は一律には診断できない．
- とはいえ，その後の成長に大きな影響を与える幼児期の病態は予後に大きな影響を残すので，早期に発見して対処すると同時に，成長を見守る必要がある．

診断

- 多くの保護者がアレルギーの発症に気づいていないため，初診時の訴えは合併症や併発症の症状が大半である．そのため鼻内所見が唯一のよりどころの症例も少なくないので，視診[*1]はきわめて重要である．
- 1～2歳児の鼻は大変小さくて狭い．肉眼では十分な視野がとれず，視診に難渋する例が少なくない[*2]．
- 3～4歳児は必ずしも協力的とは限らない．
- 5～6歳となってやっとコミュニケーションがとれる．それでも，幼児は言語発育が未熟なため十分なコミュニケーションがとれず，日常の観察は保護者まかせ[*3]とならざるをえない．
- 保育所や幼稚園の通園が始まると通園中の観察ができないだけでなく，保護者と寝室が別となる例が多く，保護者に患児の朝晩の仕草の観察を強く依頼して把握しないと患児の様子が確認できない．
- たとえば「口を開けて寝る」「いびき」などは「鼻づまり」，「鼻すすり」がみられるときは「鼻水」，「鼻をいじる」「こする」場合は「くしゃみ」の症状があると考える．
- 2歳を過ぎると成長とともに抗体保有率が上がり，アレルギー性鼻炎の発症と同時に，さまざまなアレルギー疾患が発症するので，きめ細かな観察が必要である．
- 環境面の問診[*4]は慎重かつていねいに行わねばならない．
- 診断の確定はアレルゲンが検出されて初めてなされるが，アレルゲン検索

[*1] 視診は年齢にかかわらず内視鏡を使用する必要があるが，乳幼児ほどその必要性が高い．

[*2] 1～2歳のときに恐怖体験があると潜在的に記憶に残り，医師に対して無意識に拒否行動をとり診療に難渋するので，1～2歳児に対しての粗暴な扱いには特に注意が必要である．

[*3] 症状の有無は成人の場合とは異なり，保護者に「くしゃみ」「鼻水」「鼻づまり」の有無を尋ねても的確な返答は返ってこない．

[*4] とりわけ幼稚園や保育所での生活や，スイミングなどの課外活動について細部にわたる問診が必要である．

❶ 幼児アレルギー性鼻炎の診断と治療

[診断]

		1歳	2歳	3歳	4歳	5歳	6歳
問診	本人	※	※	△	△	△	◎
	保護者	◎	◎	◎	◎	◎	◎
診断	鼻鏡検査	◎	◎	◎	◎	◎	◎
	鼻汁細胞診検査	○	○	○	○	○	○
	抗原皮膚試験	※	※	※	△	△	△
	抗原鼻誘発試験	△	△	△	△	△	△
	血清IgE抗体測定	※	※	※	△	△	◎
	X線検査	※	※	△	△	○	○

◎：積極的に行う，○：できるだけ協力を依頼，△：無理・強要はしない，※：できない例が多い

[治療]

		1歳	2歳	3歳	4歳	5歳	6歳
	環境調整・生活指導	◎	◎	◎	◎	◎	◎
	耳鼻咽喉科外来処置	○	○	○	○	○	○
薬物療法	抗ヒスタミン薬	○	○	○	○	○	○
	抗アレルギー薬	○	○	○	○	○	○
	局所ステロイド薬	△	△	△	△	△	△
	その他	△	△	△	△	△	△
	免疫療法	※	※	※	※	△	△
	手術療法	※	※	※	※	※	※

◎：保護者を通じて積極的に，○：強要せずに，△：実施困難な症例あり，※：できないか適応がない

には採血または皮膚試験が必要であり，年少児には行えない例も少なくない．その場合には，痛みを伴わない鼻汁好酸球検査が有効である．

- 合併症の発症率が高いのも幼児の特徴であり，とりわけ鼻副鼻腔炎の合併率が高い．鼻副鼻腔炎や鼻炎が合併するとその影響を受けてアレルギー性鼻炎の症状が遮蔽され診断を困難にする[*5]可能性がある．

治療

- 治療の第一歩はアレルゲン回避であるが，アレルゲン回避は簡単なようで容易ではない．検出された発症アレルゲンに基づいて，きめ細かな指導が必要である[*6]．成長発育過程にある幼児では，将来を見越した生活指導は欠かすことができない．
- 幼児のアレルギー性鼻炎の発症抗原のほとんどは環境アレルゲン[*7]なので，生活指導の中心は環境調整となる．
- 発症アレルゲン，年齢によらず一般的に行える治療に薬物療法[*8]がある．
- 鼻副鼻腔炎の合併があれば，並行して治療したほうがアレルギー性鼻炎の治療効果も上昇する．
- 一般的に，幼児に対する手術は適応とは考えられていない．
- 皮下免疫療法は5歳以上を対象としているが，日常臨床では施行例は少ない[*9]．
- 舌下免疫療法は将来有力な治療法の一つと考えられるが，現時点では臨床成績は得られていない．
- 診断と治療をまとめると❶のとおりである．

まとめ

- 幼児のアレルギー性鼻炎治療の成否の鍵は，保護者および本人との対話と説明につきるが，正しい診断に基づいていることが条件となる．
- 診断に迷ったとき，治療に難渋したときには耳鼻咽喉科受診を考えていただければ幸いである．

■ 文献

1) 遠藤朝彦. 小児アレルギー性鼻炎の臨床的特徴と検査・診断. JOHNS 2007；23（1）：57-160.

[*5] アレルギー性鼻炎が疑われる場合はX線検査を実施するか，鼻汁細胞診の結果を参考に判別するとよい．

[*6] アレルゲン回避や生活指導はどんなに指導を施しても，それを実行するのは保護者であり，保護者には繰り返し指導してコミュニケーションを図る必要がある．

[*7] 主たるアレルゲンは室内塵である．

[*8] 正しい診断に基づいて行い，薬物を漫然と長期に用いず，症状が軽減すれば，ステップダウンする必要がある．

[*9] 聞き分けのよい幼児ならば減感作療法ができる例もあり，ケースバイケースで考える必要もある．

幼児期

鼻副鼻腔炎

寺田明彦

病態，臨床症状

- 小児鼻副鼻腔炎の特徴として，反復する上気道感染，鼻汁過多，アデノイド肥大により鼻腔通気障害や分泌物の排泄障害が生じやすい[1]．
- 喘息に鼻副鼻腔炎が合併すると，① 鼻-気管支反射，② 炎症性細胞やメディエーターを含んだ後鼻漏の下気道への流入，③ 炎症性細胞やメディエーターが鼻局所から体循環へ移行し肺へ到達する，④ 鼻閉による吸気の濾過，加湿，保温作用の減弱などのため下気道の炎症・気道過敏性に影響すると考えられ，one airway, one disease といわれる[2]．
- 小児鼻副鼻腔炎の症状は，多量の鼻汁（特に膿性・粘膿性鼻汁），ぜろぜろ痰がからむ（下気道の痰ではなく後鼻漏が下咽頭に貯留），鼻閉，眼脂，急性中耳炎を合併，頬部腫脹，頭痛などである[1]*1．

*1 満1～6歳までの幼児90例で鼻副鼻腔炎に伴う症状を比較したところ，鼻汁と咳が主症状であり，特に喘息患者では長引く咳の例が多かった（❶）．しかし，幼児は症状を訴えることが難しく，鼻副鼻腔炎による特徴的症状は乏しかった．

*2 幼児喘息46例中72％に鼻副鼻腔炎を認め，非喘息例に比べて肥厚型（❶-②）が多かった．

診断

- 確定診断には画像検査が必要である．上顎洞超音波検査[3]，単純X線検査（Waters法），さらに低被曝CTが有用である[4]*2．
- 鼻汁中好中球が多い場合は，鼻副鼻腔炎の有力な手がかりになる[5]．

❶ 低被曝CT画像と幼児鼻副鼻腔炎の検討

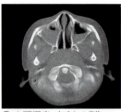

① 上顎洞炎（びまん型）

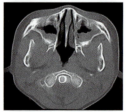

② 上顎洞炎（肥厚型）

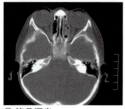

③ 篩骨洞炎

喘息の有無	喘息：46（男35：76％）		非喘息：44（男27：61％）	
鼻副鼻腔炎*1	あり 33（72％）	なし 13（28％）	あり 30（68％）	なし 14（32％）
症　状				
4週間以上続く咳	18％	15％	23％	14％
2週間以上続く咳	18％	8％	10％	14％
咳	63％	31％	67％	43％
鼻水	48％	46％	47％	21％
膿性鼻汁	6％	0％	10％	14％
後鼻漏	3％	0％	7％	0％
鼻粘膜肥厚	30％	62％	17％	0％
アレルギー性鼻炎 （PAR/SAR*2）	45％ （13/2）	62％ （6/2）	17％ （3/2）	14％ （1/1）
喘息重症度 間欠/軽症/中等症/重症	14/5/5/9	5/3/2/3		
上顎洞陰影 びまん型/肥厚型/混合型	11/18/14		12/11/3	
抗菌薬平均投与日数*3	32日		21日	

*1 低被曝CTにて判定：TOSHIBA Aquilion 4DAS Computed Tomography System，管電圧130kV，管電流20mA，撮影時間5～7秒．
*2 PAR：通年性アレルギー性鼻炎，SAR：季節性アレルギー性鼻炎．
*3 $p<0.05$ Mann-Whitney U test.

❷ 小児喘息に合併した鼻副鼻腔炎の治療指針

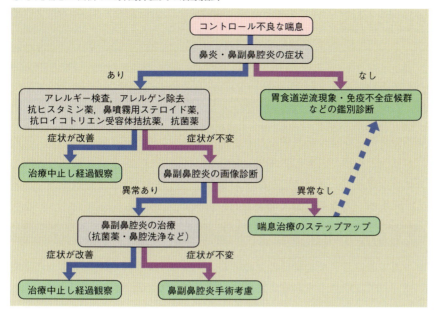

（Lai L, et al. 2006⁶⁾ を基に筆者作成）

治療

- 小児喘息に合併した鼻副鼻腔炎に対する治療指針を ❷ に示す[6]．
- 鼻副鼻腔炎の薬物療法としての第一選択薬は AMPC, CVA/AMPC が用いられる．難治例では少量マクロライド療法が有効との報告がある[7]*3．
- アレルギー性鼻炎合併例ではロイコトリエン受容体拮抗薬，ステロイド点鼻薬も有効である．
- 家庭でできる鼻処置として「アトム羊水吸引カテーテル（アトムメディカル社）」を用いた「鼻汁吸引」と，50 mL ディスポシリンジを用いた1％食塩水による「鼻洗い」が有用である[4]．抗原や病原体の物理的除去，粘稠な鼻汁の排出によるドレナージ効果もある．

AMPC：アモキシシリン

CVA：クラブラン酸

*3
マクロライドはクロライドチャネルの阻害による水分の分泌抑制，ムチン産生抑制，気道上皮細胞からの IL-8 の遊離抑制による好中球遊走活性阻害により効果を発揮すると考えられる．

まとめ

- 小児科医は長引く咳，痰がからむ，膿性鼻汁などの訴えに対して，β_2 刺激薬や抗菌薬を多用する傾向があると思う．日頃から鼻副鼻腔炎を鑑別診断に加え，耳鼻咽喉科医と連携を密にとりながら治療方針を考えていく姿勢が大切である．

■ 文献
1) 工藤典代．鼻副鼻腔炎．小児臨 2002；99：1463-8.
2) Bousquet J, et al. Allergic rhinitis and its impact on asthma. J Allergy Clin Immunol 2001；108：S147-334.
3) 西村龍夫．小児の長引く咳嗽に関与する副鼻腔炎の頻度．日児誌 2008；112：31-5.
4) 寺田明彦．小児科医ができる鼻アレルギー・副鼻腔炎診療．小児診療 2007；70：1319-25.
5) 寺田明彦．小児気管支喘息と副鼻腔炎の検討．アレルギーの臨 2001；21：393-7.
6) Lai L, et al. Pediatric chronic sinusitis and asthma: a review. J Asthma 2006；43：719-25.
7) 平田佳代子ほか．無作為化比較試験による慢性副鼻腔炎に対するマクロライド少量長期投与療法の検討．耳鼻と臨 2002；48（4）：276-82.

幼児期

花粉症

木村光明

定義

- 花粉症は，鼻炎や結膜炎などのさまざまなアレルギー症状のなかで，花粉が原因となって引き起こされるものをさす．
- 花粉の飛散シーズンにのみ症状がみられるという季節性が特徴であり，スギ花粉症[*1]がその代表である．

スギ花粉症の低年齢化

- 小児におけるスギ花粉症の発症時期は，食物アレルギーやアトピー性皮膚炎，気管支喘息より遅く，学童期以降とされていた．
- しかし，近年，アレルギー児を対象とした調査では，2歳児で20％弱，3歳児で40％弱の頻度で症状がみられ，発症が低年齢化している[*2]（❶）[2]．
- 最も早い発症年齢は1歳であった[*3]．
- 最近の小学1年生を対象とした経年的調査でも，有症率の上昇が確認されている[4]．

症状

- スギ花粉シーズンに一致して出現し，シーズン終了とともに軽快・消失する．
- 鼻炎症状としては，鼻水やくしゃみ，かゆみ，鼻閉などがあり，結膜炎症状としては，かゆみや流涙，結膜腫脹，充血などがみられる．鼻炎症状，特に鼻閉が強いと睡眠障害もみられる．
- 年長児では鼻炎と結膜炎の両方をもつ症例の割合が高いが，低年齢児では結膜炎単独が多い（❷）[2]．

[*1] スギ花粉は，直径30μmほどの粒子である．雄花の中で成熟し，春になると一斉に放出される．花粉が鼻や眼の粘膜に付着すると水分に触れて破裂し，内部の水溶性のアレルゲンが溶け出して粘膜に浸透する．Cry j 1およびCry j 2が代表的なアレルゲン活性をもつタンパク質である．これがマスト細胞表面のスギ花粉特異的IgE抗体（スギIgE）と結合すると，細胞内部に貯蔵されたヒスタミンが放出され，鼻炎や結膜炎などのアレルギー症状が引き起こされる．

[*2] スギ花粉症の低年齢化を裏打ちするように，スギIgE産生の低年齢化も進んでおり，アレルギー児を対象とした調査では，1歳で約10％，2歳で約50％が陽性である．少数ながら0歳で陽性となる症例もある[1]．

[*3] 乳児アトピー性皮膚炎では，スギ花粉に対する細胞性免疫は初回の接触後，速やかに誘導される．同時にIgE抗体産生を誘導するサイトカインの産生も始まり，その後のスギ花粉特異的IgE抗体産生につながる[3]．

❶ スギ花粉症の有症率

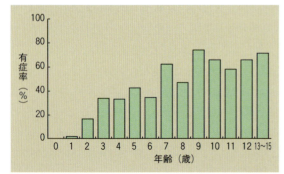

当院通院中のアレルギー患者のスギ花粉症有症率の年齢推移を示す．
(木村光明．2007[2])

❷ スギ花粉症の症状

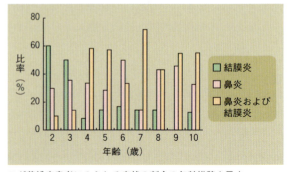

スギ花粉症患者にみられる症状の割合の年齢推移を示す．
(木村光明．2007[2])

診断

- 春に悪化する鼻炎や結膜炎がみられる場合は，スギ花粉症を疑う．初発の場合は，上気道炎との区別がつかないので，2週間以上持続することを条件とする．
- 通年性のアレルギー性鼻炎との鑑別が問題になるが，参考となるのは鼻粘膜の状態である．通年性鼻炎では鼻粘膜は蒼白であるのに対し，花粉症の場合は赤く腫脹しているのが特徴である．
- 症状がスギ花粉飛散シーズンに一致して出現し，アレルギー検査でスギIgEが陽性であれば診断は確定する．

治療[*4]

鼻炎

- まず，抗ヒスタミン薬の内服で様子をみる．
- 鼻閉が強い場合は，ロイコトリエン受容体拮抗薬を併せて処方する．ただし，ドライシロップや細粒製剤には鼻炎の保険適用はない．
- 内服で症状が消失しない場合は，抗ヒスタミン薬やメディエーター遊離抑制薬の点鼻薬を併用する．
- 重症の鼻炎の場合は，ステロイド含有点鼻薬を併用する．
- 血管収縮薬の点鼻は即効性であるが，長期連用すると副作用が出現する．また，2歳未満の乳児には禁忌とされる製品がある[*5]．
- 3歳以上になればマスクを勧めてみる．

結膜炎

- 軽症の場合，抗ヒスタミン薬やメディエーター遊離抑制薬の内服，または点眼薬で様子をみる．効果が不十分な場合は，両者を併用する．
- それでも結膜炎症状が管理できない場合は，ステロイド含有点眼薬を併用する．緑内障などステロイドの副作用に注意を払う．

舌下免疫療法[*6]

- 注射による減感作療法に比べ，痛みがなく，安全性が高い．自宅で実施できるため，利便性も高い．
- 有効率は70～80％とされ，20～30％が無治療寛解状態となる．

[*4] 治療の一環として，花粉量を減らすことも重要である．スギ花粉の多い日の外出や日光浴を避けること，そのような日は窓や戸を閉めておくこと，帰宅時に衣服についた花粉を持ち込まないことなどに注意する．衣類や布団，シーツは，花粉シーズン中は外に干すのを避け，乾燥機を使用するようにする．シーズン中は室内塵にも花粉が含まれており，こまめに清掃する．

[*5] ナファゾリン硝酸塩（プリビナ®）．2歳未満では禁忌，小児では過剰投与により全身症状が発現しやすいので使用しないことが望ましい．

[*6] 平成26（2014）年より実施可能となった．小児は12歳以上が対象である．

■文献

1) 山出晶子ほか．スギ花粉特異的IgE抗体産生の低年齢化について．日児誌 2000；104：25-9.
2) 木村光明．花粉症の低年齢化要因．アレルギーの臨 2007；27：119-23.
3) Kimura M, et al. Japanese cedar pollen-specific interleukin-4 production develops immediately after the first exposure to pollens in infants with atopic dermatitis. Clin Exp Allergy 2004；34：1032-6.
4) 黒坂文武ほか．アレルギー疾患の疫学調査—アトピー性皮膚炎は減少している・姫路市の小学新入生調査から．日小ア誌 2014；28：50-7.

幼児期 保育所におけるアレルギー疾患への対応

海老澤元宏

- 食物アレルギーは保育所での食事を含む日常生活の管理に影響することなので適切な対応が求められる[1,2].
- 2011年には厚生労働省より「保育所におけるアレルギー対応ガイドライン」が発行されている[1].

食物アレルギーの症状と臨床病型

- 食物アレルギーの臨床型分類を ❶[3] に示す.
- 「食物アレルギーの関与する乳児アトピー性皮膚炎」において,食物が悪化要因として関与することは認められる.
- 幼児,学童と成長に伴い食物アレルギーがアトピー性皮膚炎の悪化要因として関与する例は少なくなる.
- 即時型症状では血圧低下により脱力状態に陥り,緊急に対応しないと生命に影響を及ぼすアナフィラキシーショックに至る場合もある.
- 即時型の特殊型に「口腔アレルギー症候群」があり,幼児,学童,成人に果物や野菜などで口の粘膜や口周囲の皮膚に症状が惹起される.
- 特定の食物と運動の組み合わせで蕁麻疹から始まり呼吸困難,そしてショック症状に至る場合を「食物依存性運動誘発アナフィラキシー」という.
- 保育所で主に問題になるのは,食物アレルギーの関与する乳児アトピー性皮膚炎と即時型である.

❶ 臨床型分類

臨床型		発症年齢	頻度の高い食物	耐性獲得（寛解）	アナフィラキシーショックの可能性	食物アレルギーの機序
新生児・乳児消化管アレルギー		新生児期 乳児期	牛乳（育児用粉乳）	多くは寛解	(±)	主に非IgE依存性
食物アレルギーの関与する乳児アトピー性皮膚炎*		乳児期	鶏卵,牛乳,小麦,大豆など	多くは寛解	(+)	主にIgE依存性
即時型症状（蕁麻疹,アナフィラキシーなど）		乳児期～成人期	乳児～幼児：鶏卵,牛乳,小麦,そば,魚類,ピーナッツなど 学童～成人：甲殻類,魚類,小麦,果物類,そば,ピーナッツなど	鶏卵,牛乳,小麦,大豆などは寛解しやすい その他は寛解しにくい	(++)	IgE依存性
特殊型	食物依存性運動誘発アナフィラキシー（FEIAn/FDEIA）	学童期～成人期	小麦,エビ,カニなど	寛解しにくい	(+++)	IgE依存性
	口腔アレルギー症候群（OAS）	幼児期～成人期	果物・野菜など	寛解しにくい	(±)	IgE依存性

* 慢性の下痢などの消化器症状,低タンパク血症を合併する例もある.すべての乳児アトピー性皮膚炎に食物が関与しているわけではない.

（食物アレルギーの診療の手引き2011[3]）

保育所での食物アレルギー対応

- 保育所で預かる乳児，幼児は学童に比べて食物アレルギーの頻度が高い（❷）．
- 保育所ごとに食物アレルギーの対応が異なっているため，現場では著しく混乱し，誤食事故も頻発している．
- そのため，2011年に厚生労働省が主導しガイドラインが作成された．
- 食物アレルギーに関する正しい診断や指導を受けていない子どもも多くみられる．
- 乳児では離乳食を進めていく時期であるので試したことのない食物も多く，IgE抗体の感作陽性だけを理由に食物除去の指示をされている場合も多い．

保育所におけるアレルギー疾患生活管理指導表の運用

- 保育所におけるアレルギー疾患生活管理指導表（❸）は，アレルギー疾患と診断された園児が，保育所の生活において特別な配慮や管理が必要となった場合に限って作成する．

食物アレルギーへの対応

- 乳幼児期の現状や問題点をふまえ，ガイドラインでは保育所における食物アレルギー対応の原則を❹[1]のように示している．
- 寛解途上にある児に対して人的に余力もあり，細かい対応が可能な保育所の細やかな対応を妨げる指針ではない．
- 食物アレルギーに対しては，人的ミスによる誤食を避ける観点から食物除去は単純にすべきである．

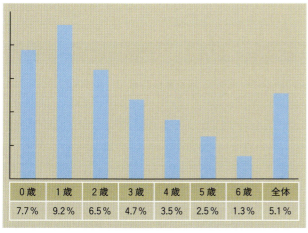

❷ 保育所での食物除去率

0歳	1歳	2歳	3歳	4歳	5歳	6歳	全体
7.7%	9.2%	6.5%	4.7%	3.5%	2.5%	1.3%	5.1%

保育所におけるアレルギー疾患対応についての調査票・集計結果
総所数：892園，対象園児数：101,322名

❸ 保育所におけるアレルギー疾患生活管理指導表

<参考様式>
保育所におけるアレルギー疾患生活管理指導表（食物アレルギー・アナフィラキシー・アレルギー性鼻炎）　提出日　平成＿＿年＿＿月＿＿日

名前＿＿＿＿＿　男・女　平成＿＿年＿＿月＿＿日生（＿＿歳＿＿ヶ月）＿＿組

この生活管理指導表は保育所の生活において特別な配慮や管理が必要となった場合に限って作成するものです。

（生活管理指導表の詳細は省略）

❹ 保育所における食物アレルギー対応の原則

1) アナフィラキシー症状が発生したとき，全職員が迅速，かつ適切に対応できる．
2) 職員，保護者，主治医・緊急対応医療機関が十分に連携する．
3) 食物除去の申請には医師の診断に基づいた生活管理指導表が必要である（診断時＋年1回の更新）．
4) 食物除去は完全除去を基本とする．
5) 鶏卵アレルギーでの卵殻カルシウム，牛乳アレルギーでの乳糖，小麦での醤油・酢・麦茶，大豆での大豆油・醤油・味噌，ゴマでのゴマ油，魚でのかつおだし・いりこだし，肉類でのエキスなどは除去の必要がないことが多いので，摂取不可能な場合のみ申請する．
6) 除去していた食物を解除する場合は親からの書面申請で可とする．
7) 常に食物アレルギーに関する最新で，正しい知識を職員全員が共有し，記録を残す．

（保育所におけるアレルギー対応ガイドライン．2011[1]）より抜粋）

保育所でのアナフィラキシー対応

- アナフィラキシーはアレルギー反応の最重症な症状で，時には命に関わることもある緊急の対応を必要とする．
- 保育所でのアナフィラキシーの原因として最も多いのは食物アレルギーである．
- アナフィラキシーの症状として最も危険なのは，呼吸器系の症状として呼吸困難（喉頭浮腫，喘鳴など）を呈する場合である．
- 保育所関係者としてまず行うべきは症状の把握であり，重症度の適切な評価である．
- 2005年から，日本でも食物や薬物によるアナフィラキシーに対して自己注

❺ 一般向けエピペン®の適応

	エピペン®が処方されている患者でアナフィラキシーショックを疑う場合，下記の症状が一つでもあれば使用すべきである．		
消化器の症状	・繰り返し吐き続ける	・持続する強い（がまんできない）おなかの痛み	
呼吸器の症状	・のどや胸が締め付けられる ・持続する強い咳込み	・声がかすれる ・ゼーゼーする呼吸	・犬が吠えるような咳 ・息がしにくい
全身の症状	・唇や爪が青白い ・意識がもうろうとしている	・脈を触れにくい，不規則 ・ぐったりしている	・尿や便を漏らす

当学会としてエピペン®の適応の患者さん・保護者の方への説明，今後作成される保育所（園）・幼稚園・学校などのアレルギー・アナフィラキシー対応のガイドライン，マニュアルはすべてこれに準拠することを基本とします．

（日本小児アレルギー学会．2013[4]）

- 射用アドレナリン製剤（エピペン®[*1]）が成人と小児に対して承認された．
- 2013年に日本小児アレルギー学会から出された「一般向けエピペン®の適応」を❺[4]に示す．
- 保育所においては緊急時の対応（搬送先の確保，保護者との連絡など）は保護者との間で取り決めておくべきである．
- アナフィラキシー症状に対して患者自身と保護者が使用することは認められているが，保育所においては低年齢の子どもが自ら管理・注射することは困難なため，緊急避難として保育所が使用することもガイドラインにおいて推奨されている．
- 2009年からは救急救命士が業務としてエピペン®を使用することも可能となっている．
- 園医は，保育所でのアレルギー対応ガイドラインに関して十分に理解をし，近隣のアレルギー専門医と連携し，園でのアレルギー対応に積極的に関与してほしい．

[*1] **エピペン®**
ペン型のバネ仕掛けの注射器で，保育所では0.15mgの製剤が対象となる．
使用するタイミングとしては，喉頭浮腫や下気道の狭窄による呼吸困難などが出現したときが適応である．

■ 参考文献
1) 厚生労働省．保育所におけるアレルギー対応ガイドライン．2011．
2) 日本保育園保健協議会．保育園におけるアレルギー対応の手引き2011．
3) 厚生労働科学研究班による「食物アレルギーの診療の手引き2011」．厚生労働科学研究費補助金免疫アレルギー疾患等予防・治療研究事業，食物アレルギーの発症要因の解明および耐性化に関する研究．研究代表者：海老澤元宏．
4) 日本小児アレルギー学会．一般向けエピペン®の適応．2013．http://www.jspaci.jp/modules/membership/index.php?page=article&storyid=63
5) Ebisawa M. Management of food allergy in Japan "food allergy management guideline 2008 (revision from 2005)" and "guidelines for the treatment of allergic diseases in schools". Allergol Int 2009；58：475-83.

学童期

気管支喘息の急性発作

亀田　誠

- 急性発作時の症状は，典型的には乾性・湿性の咳嗽，呼気に優位な喘鳴，呼吸困難である*¹．
- 急性発作時の生理学的特徴は呼気性の呼吸困難といわれるが，患者は往々にして「息を吸えない」と訴えることに注意する．
- 診察者は，患者が呼吸困難を自覚していても喘鳴（聴診を含め）を伴わない場合があることに注意する必要がある．
- 聴診のほかに陥没呼吸や肩呼吸などの努力呼吸と呼気時間延長の有無を確認することが重要である．

発作強度の判定

- 付表 ❹ に『小児気管支喘息治療・管理ガイドライン2012』[1]から発作強度の判定基準を示した．判定はこれら基準を総合的に判断する．
- 注意すべきは，小発作では自覚症状または他覚所見を欠く場合がある点である．それゆえパルスオキシメータや簡易ピークフローメータによるピークフロー（PEF）値を用いて，より正確な判断に結びつけることが望ましい*².

家庭での対応

- 発作時にそなえ，患児の喘息重症度や過去の発作時の進行，本人・家族の対応を勘案して患者ごとに個別に指導する．患者・家族は往々にして病状を過小評価するため，受診が消極的にならないよう注意する．
- 家庭での対応は，医療機関を受診すべきタイミングを逃さないために「強い喘息発作のサイン」の有無に注目し，それに従って対応を判断することを指導しておく．家庭での対応の流れを ❶[1] に示す．
- 「強い喘息発作のサイン」がある場合は，大発作あるいは呼吸不全に該当すると考えられ，直ちに医療機関を受診する．頓用の吸入 β_2 刺激薬がある場合には，受診までの間に20～30分ごとに3回まで使用してよい．著明な呼吸困難や意識レベルの変化がある場合には救急車を要請する．
- 「強い喘息発作のサイン」がない場合は，小発作あるいは中発作に該当すると考えられ，自宅で頓用の β_2 刺激薬（吸入，内服）を用いることで症状が改善する可能性がある．改善が十分でない場合には，速やかに医療機関を受診するよう指導する*³．
- 発作時に家庭で用いるのは β_2 刺激薬である．一般に学童以降ではエアロゾル製剤やドライパウダー製剤（DPI）の使用が可能である．吸入薬は即効性に優れるが，適切な吸入が可能であることを確認し，過度依存に陥らないよう指導する必要がある．また DPI は吸気努力を要するため，発作が強くなると十分な効果が得られない可能性がある．内服薬は効果発現に30～

---

*¹ 急性発作に至った原因・誘因を探ることは，発作対応自体には不要であるが，慢性期管理を行ううえで有用であるため，発作治療を行うとともに確認すべきである．

PEF：peak expiratory flow rate

*² 患者に治療による PEF 値の改善を示すことは，患者自身が病状を理解し，治療の必要性を認識できる有効な手段でもある．

*³ 救急外来ではなく，かかりつけ医に受診できるよう週末などではより早い対応を行うよう指導する．

DPI：dry powder inhaler

気管支喘息の急性発作

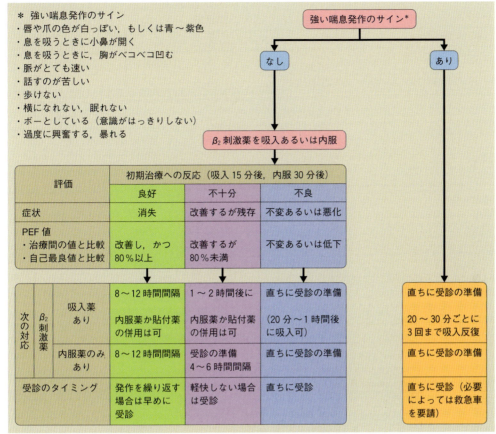

❶ 喘息発作時の家庭での対応（家族への伝え方）

（小児気管支喘息治療・管理ガイドライン 2012[1]）

60 分を要するが，早期に用いるならば十分有用である．貼付薬は効果発現に数時間を要するため，発作時頓用薬としては不適切である．

- $β_2$ 刺激薬（吸入，内服）を反復して使用する場合の間隔，反復使用が可能な回数を ❶[1] に示す．
- 一般的な対応として，水分補給や理学療法（呼吸調整，呼吸介助）があり，排痰や呼吸筋の疲弊を抑制する効果が期待される．しかし，理学療法単独での発作改善効果のエビデンスは乏しく，あくまで補助的な治療と認識すべきである．

医療機関での対応（❷）[1]

外来

- 発作強度を把握し，外来治療が可能か入院治療が必要かを迅速に判断する．一般に中発作までであれば外来治療から開始できる．
- 同時に，喘息発作に関連する既往，長期管理薬，受診までに使用した薬物などの情報を収集する．必要に応じて合併症の検索や他疾患の鑑別を行う．
- SpO_2 を 95％以上に保ち，$β_2$ 刺激薬を吸入させる[*4]．必要であれば，20〜

[*4] $β_2$ 刺激薬吸入液は 0.2〜0.4 mL を生理食塩水や DSCG 吸入薬などと混合して 1〜2 mL として使用する．

DSCG : disodium cromoglycate

❷ 喘息発作時の医療機関での対応（2〜15歳）

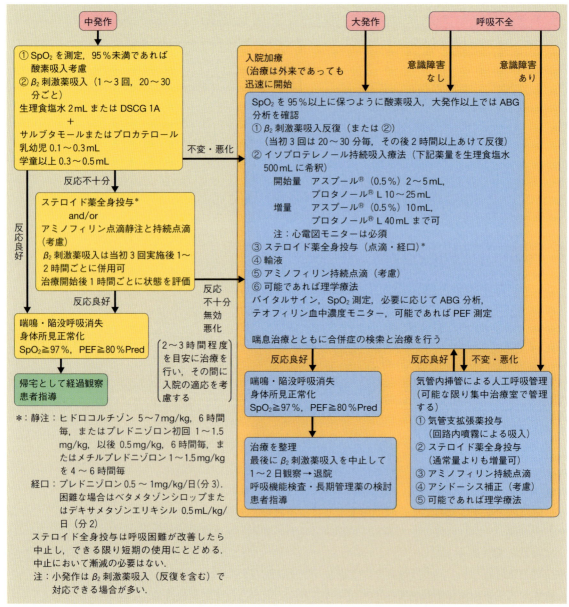

（小児気管支喘息治療・管理ガイドライン 2012[1]）

30 分ごとに 3 回まで反復する．その後は 1〜2 時間ごとに使用できるが，2〜3 時間を目途に入院治療への移行を考慮する．
- 治療ステップ 3 以上の長期管理がなされている場合や呼吸不全の既往，過去 1 年間に喘息発作による入院がある場合には全身性ステロイド薬投与を早期から考慮する．推奨投与量を❸[1]に示す．
- アミノフィリン持続点滴は，迅速な血中濃度測定が行えない現状では副作用の観点から外来治療の場合には使用を控えるべきである．
- 症状が消失し，呼吸数が正常，SpO₂ が 97％以上で PEF 値が改善していれば帰宅可能と判断できる．

❸ 全身性ステロイド薬の投与方法（学童期以降）

静脈内

	初回投与量	定期投与量
ヒドロコルチゾン	5〜7 mg/kg	5〜7 mg/kg 6時間ごと
プレドニゾロン	1〜1.5 mg/kg	0.5 mg/kg 6時間ごと
メチルプレドニゾロン	1〜1.5 mg/kg	1〜1.5 mg/kg 4〜6時間ごと

経口

プレドニゾロン	0.5〜1 mg/kg/日（分3）

＊プレドニゾロンの内服が困難な場合
ベタメタゾンシロップあるいはデキサメタゾンエリキシル 0.5 mL（0.05 mg）/kg/日（分2）

〈静脈内投与方法〉
10分程度かけて静注または30分程度の点滴静注
〈注意点〉
・ヒドロコルチゾン：ミネラルコルチコイド作用もあるため，数日以内の使用にとどめること．
・静脈内投与でまれに即時型アレルギー反応が誘発されることあり．
・使用は1か月に3日間程度，1年間に数回程度とする．これを超える場合には，小児の喘息治療に精通した医師に紹介する．

（小児気管支喘息治療・管理ガイドライン 2012[1)]より抜粋）

❹ イソプロテレノール持続吸入療法実施の要点

1. 準備するネブライザー
インスピロンまたはジャイアントネブライザーとフェイスマスクを使用（マスクが装着できないときは酸素テントに収容し，テント内に噴霧）

2. 吸入液の調節
アスプール®（0.5%）2〜5 mL（またはプロタノール® L 10〜25 mL）＋生理食塩水 500 mL
アスプール®の量は症状に応じて2倍量に増量可
　注：注射用製剤プロタノール® Lは吸入薬としての使用に保険適用はない．

3. 方法
1) 酸素濃度50%，酸素流量10 L/分で開始する．
2) SpO_2 を95%以上に保てるように酸素濃度と噴霧量を調整する．
　注：インスピロンでは酸素濃度を上げるとイソプロテレノールの供給量が減少するため，拡張薬としての効果が低下する．イソプロテレノール供給量を保つためには酸素流量も増量する必要がある．
3) イソプロテレノールの効果は早期に現れるため，30分で有効性が確認できない場合は増量，あるいは人工呼吸管理を考慮すべきである．
4) 発作の改善がみられたら，噴霧量を漸減し中止する．その後はβ_2刺激薬吸入の間欠的投与に変更する．

4. モニター
1) パルスオキシメーター，心電図，血圧，呼吸数は必須
2) 血液検査：血清電解質，心筋逸脱酵素，血液ガス

5. 注意点
1) 必ず人工呼吸管理への移行を念頭に実施する．
2) 一定時間ごとに排痰，体位変換，体動を促す．
3) チューブの閉塞（折れ曲がり，液貯留，圧迫など）や噴霧状況などに常に注意する．本療法では生理食塩水を用いるため，特にインスピロンで目詰まりに注意する．
4) 心電図上の変化，胸痛など心筋障害を疑う所見があったときには心筋逸脱酵素を検査するとともに，イソプロテレノールの減量と人工呼吸管理への移行を早急に検討する．

（小児気管支喘息治療・管理ガイドライン 2012[1)]）

入院

- 外来治療で改善が不十分であったための入院と，当初から大発作・呼吸不全で入院治療を開始した場合では，おのずと緊急度が異なる．大発作・呼吸不全は濃厚な治療が必要であり，同時に血液ガス分析による状態把握と，合併症（気胸，縦隔気腫，無気肺，肺炎など）の検索を行う必要がある．
- 入院治療でも SpO_2 が95%以上を保つよう酸素吸入を行い，β_2刺激薬吸入を反復する．外来での治療を行っていない場合は当初20〜30分間隔で3回行い，その後は2時間以上間隔をあけて実施する．
- β_2刺激薬吸入での改善が不十分な場合や大発作の場合には，当初からイソプロテレノール持続吸入の実施を考慮する．実施の要点を ❹[1)] に示す[*5]．
- イソプロテレノール持続吸入療法中は血圧，心拍数，心電図，呼吸数，SpO_2 などをモニターし，細心の注意をもって管理する．同時に患児への排痰援助，体位変換などを負担にならない範囲で励行する．
- 同時にステロイド薬を反復投与する（❸[1)]．ステロイド薬は十分量を必要最低期間用いて中止することを原則とする．通常は3〜5日間の使用で十分な効果[*6]が期待できる．
- アミノフィリン持続点滴の位置づけは，特に副作用の観点から以前と比べ後退している．しかし他の治療薬に反応不十分である場合には，使用を考

[*5] イソプロテレノール持続吸入療法は通常30分以内に効果が期待できるが，それでも病状が悪化する場合には人工呼吸管理が必要である．

[*6] この場合の十分な効果とは，努力呼吸がなくなるなど呼吸状態の改善を指す．なおヒドロコルチゾンはミネラルコルチコイド作用を有し，ナトリウム蓄積，浮腫を生じる可能性があり，数日間以上使用する場合は他のステロイド薬に変更する．

❺ 喘息発作時のアミノフィリン投与量の目安（テオフィリン血中濃度が不明なとき）

	年齢（歳）	投与量	
		初期投与 （mg/kg）	維持量 （mg/kg/時）
あらかじめ経口投与 されていない場合	2〜15	4〜5	0.8
	15以上	4〜5	0.6
あらかじめ経口投与 されている場合	2〜15	3〜4	0.8
	15以上	3〜4	0.6

注）・初期投与量は250 mgを上限とする．
　　・肥満児の投与量は標準体重で計算する．

（小児気管支喘息治療・管理ガイドライン2012[1])）

❻ 長期管理における患者・家族指導で考慮すべきこと

- 喘息の病態
- 今回の発作強度，および患者の重症度
- 今回の受診までの発作対応の適切性と改善すべき点
- 予防的治療と発作治療の違い
- 「強い喘息発作のサイン」を含む発作強度の判断方法と家庭での対応
- （5歳以上では）PEFモニタリングとその活用方法
- 頓用としての$β_2$刺激薬の処方と使用方法
- 上記を踏まえた喘息個別プランの作成と説明
- 帰宅後の発作治療薬の継続期間
- 発作誘因の検索と対策
- 長期管理薬の見直しと吸入方法の指導
- 帰宅後の悪化時の対応，悪化がない場合の再診日

（小児気管支喘息治療・管理ガイドライン2012[1])を基に筆者作成）

慮することもある．特に呼吸不全では使用を否定する積極的な根拠はない．テオフィリン血中濃度が不明な場合のアミノフィリンの投与量の目安を❺[1])に示すが，早期に効果を発現させ，かつ副作用を回避するために血中濃度測定は必須である．

- イソプロテレノール持続吸入療法に反応不良である場合と意識障害がある場合には，気管挿管による人工呼吸管理が必要である．この場合，できるだけ麻酔科医などの挿管経験の豊富な医師に依頼することが望ましい．
- 喘息発作時の人工呼吸管理は，気道抵抗が上昇していることから高めの気道内圧を設定し，かつ十分な呼出量を得るために十分な呼気時間を設定する（呼吸回数を少なく設定する）．当初は air leak syndrome などの致命的な合併症を予防するため $PaCO_2$ の上昇は許容する．
- 症状が改善すれば，その程度に応じて治療を調整する．最終的に $β_2$ 刺激薬吸入を中止したうえで，症状の消失，SpO_2 の安定，呼吸機能の正常化などが確認できれば退院としてよい．

発作改善時の指導

- 外来治療で帰宅できる場合であっても退院時であっても，長期管理の見直しと適切な患者・家族指導[*7]が必要である．その際に考慮すべき内容を❻にまとめる．

鑑別診断，合併症

- 鑑別診断，合併症として学童期以降に比較的頻度が高いのが，下気道感染症，心因性咳嗽，声帯機能不全（VCD）などであり，見逃してはならない疾患として過敏性肺臓炎，気道内外の異物や腫瘍などがあげられる．
- 急性発作時の重要な合併症として気胸や縦隔気腫などの air leak syndrome と無気肺[*8]がある．突然胸痛が出現した場合には，前者を疑うべきである．また無気肺は，持続する局所の呼吸音の減弱や SpO_2 の改善が思わしくない場合には疑うべきである．

[*7] 指導時には患者・家族の受療態度，理解の程度，重症度などを勘案し，具体的に治療行動に結び付くように心掛ける．

VCD：vocal cord dysfunction

[*8] 無気肺は，喘息発作時の分泌物増多と強く関連するため，理学療法などを併用して排痰を行い，予防に努める．

■ 文献
1) 日本小児アレルギー学会．小児気管支喘息治療・管理ガイドライン2012．東京：協和企画；2011．
2) 日本小児アレルギー学会．小児気管支喘息治療・管理ハンドブック2007．東京：協和企画；2007．

気管支喘息の長期管理

学童期

井上壽茂

長期管理の基本方針

- 基本病態である気道の慢性炎症を抑制するため，環境整備（増悪因子の軽減）と薬物療法を組み合わせて長期的な包括的介入を行い治療目標（❶）[1]の達成をめざす．
- 医療者と患者・保護者がパートナーシップを確立し，共通認識をもって定期的な評価，アドヒアランスの向上を図りながら良好なコントロール状態をめざす．良好な管理状況が維持できれば寛解・治癒も期待できる．

喘息のコントロール状態

- 治療目標の達成度を評価し治療方針に反映させる必要があるので，比較的

❶ 小児気管支喘息の治療目標

最終的には寛解・治癒をめざすが，日常の治療の目標は，症状のコントロール
・β_2 刺激薬の頓用が減少，または必要がない ・昼夜を通じて症状がない
肺機能の正常化
・ピークフローやスパイログラムがほぼ正常で安定している ・気道過敏性が改善し，運動や冷気などによる症状誘発がない
QOL の改善
・スポーツも含め日常生活を普通に行うことができる ・治療に伴う副作用がみられない

（小児気管支喘息治療・管理ガイドライン 2012[1]）

❷ 喘息コントロール状態の評価

評価項目	コントロール状態		
	良好 （すべての項目が該当）	比較的良好	不良 （いずれかの項目が該当）
軽微な症状	なし	（≧1回/月）<1回/週	≧1回/週
明らかな喘息発作	なし	なし	≧1回/月
日常生活の制限	なし	なし（あっても軽微）	≧1回/月
β_2 刺激薬の使用	なし	（≧1回/月）<1回/週	≧1回/週

1) コントロール状態を最近1か月程度の期間で判定する．
2) 軽微な症状とは，運動や大笑い，啼泣の後や起床時に一過性にみられるがすぐに消失する咳や喘鳴，短時間で覚醒することのない夜間の咳き込みなど，見落とされがちな軽い症状をさす．
3) 明らかな喘息発作とは，咳き込みや喘鳴が昼夜にわたって持続あるいは反復し，呼吸困難を伴う定型的な喘息症状をさす．
4) 可能な限りピークフロー（PEF）やフローボリューム曲線を測定し，「良好」の判定には，PEF の日内変動が 20％以内，あるいは自己最良値の 80％以上，1秒量（FEV_1）が予測値の 80％以上，β_2 刺激薬反応性が 12％未満であることが望ましい．
5) 評価に際し，最近1年間の急性増悪による入院や全身性ステロイド薬投与などの重篤な発作，あるいは症状の季節性変動など各患者固有の悪化因子（リスク）を考慮して治療方針決定の参考にする．

（小児気管支喘息治療・管理ガイドライン 2012[1]）

❹ 運動誘発性喘息の誘発要因と対策

悪化要因
・コントロール不良 ・冷たい乾燥した外気 ・急激な持続運動 ・運動不足

対策
・運動の種類を考える（持久走より水泳） ・準備運動を十分にする ・口呼吸より鼻呼吸を ・前投薬（DSCG，β_2刺激薬） ・運動を計画的に継続して行う ・長期管理の見直し

DSCG：disodium cromoglycate

C-ACT：Childhood Asthma Control test

JPAC：Japanese Pediatric Asthma Control Program

FeNO：fractional concentrations of orally exhaled NO

*1 **具体的な対策**
- 十分換気を行う．
- ほこりがたまりにくく掃除のしやすいように工夫する（できるだけ家具は置かない，カーペットや布張りの家具，ぬいぐるみなどは避ける，など）．
- 寝具類はよく乾燥させ，1～2週に1回1m²あたり20秒以上掃除機をかける．
- ペットを室内で飼わない．
- 観葉植物を室内には置かない．

*2 **受動喫煙**
室外や換気扇下での喫煙の有効性は乏しい．また，喫煙者の衣類や家具などへの付着物による三次喫煙も問題視されている．喘息発症，増悪のみならず，呼吸機能の低下，気道感染症の増加などとの関連が示されているので，禁煙外来受診を勧めるなど具体的な指導が望ましい．

❸ フローボリューム曲線

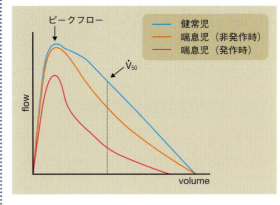

喘息児では，非発作時であっても末梢気道狭窄の程度を反映して，フローボリューム曲線の下降脚が下に凸になり，β_2刺激薬吸入後に改善を示すことが多い．

- 短期間（おおむね1か月程度）の喘息症状，日常生活状況，発作治療薬の使用状況からコントロール状態（❷）[1]を定期的に判定する．
- コントロール状態の評価には，喘息日誌や簡易質問票（C-ACT，JPACなど）の活用が有用である．
- 客観的指標として，ピークフロー測定やフローボリューム測定（❸），β_2刺激薬吸入に対する反応性，呼気NO（FeNO）測定などを活用する．

総合治療の必要性

- 薬物治療のみに依存するのではなく，気道炎症を増悪させる諸因子を排除・回避するための環境整備にも配慮し，心身の健全な成長発達を促すように患児や保護者のライフスタイルを考慮した治療方針を策定する．
- 患児の年齢や発達段階に応じて徐々に患児自身が治療の主導権をもち，保護者の援助が得られる状況が確立されるように働きかける．
- 増悪時の対応を指導し，主体的に適切に対処できるようにしておく．

環境整備

- アレルゲン（ダニや家屋塵，ペット，カビなどが多い）を同定し，換気や掃除の仕方を含め，具体的な環境改善方法*1を指導する．
- 受動喫煙*2は増悪因子であり，家族の禁煙を指導する．また，適切な換気により化石燃料の燃焼に伴う室内空気の汚染を避ける．
- 運動により症状が誘発される児が多い．患児本人に確認しないと保護者が認識していない場合や運動を自主的に制限している場合がある．気道過敏性の亢進を反映しており，適切な対応により制限することなく運動に参加できるようにする（❹）．
- ウイルス性気道感染が発作誘発因子として重要視されている．手洗いやうがいなどとともに，ワクチン接種などを考慮する．
- 心理・社会的要因が喘息の臨床経過と深く関与することがあり，心身医学的視点での対応が不可欠である（❺）．増悪因子となる一方で，喘息の存在が心理・社会的悪影響を与えている場合もある．

❺ 心理・社会環境が喘息管理に与える影響

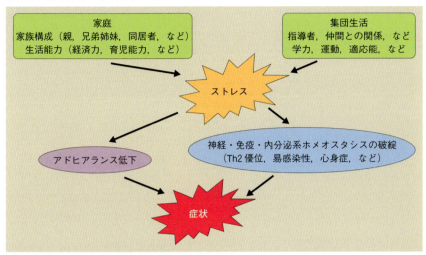

家庭や学校，塾など喘息児を取り巻く環境が好ましくない場合には，日常生活でのストレスが治療継続に支障をきたすだけでなく，ホメオスタシスが破綻し，喘息増悪因子として作用する．

❻ 小児気管支喘息の長期管理に関する薬物療法プラン（6〜15歳）

	治療ステップ1	治療ステップ2	治療ステップ3	治療ステップ4
基本治療	発作の強度に応じた薬物療法	吸入ステロイド薬（低用量）[*2] and/or ロイコトリエン受容体拮抗薬[*1] and/or DSCG	吸入ステロイド薬（中用量）[*2]	吸入ステロイド薬（高用量）[*2] 以下の併用も可 ・ロイコトリエン受容体拮抗薬[*1] ・テオフィリン徐放製剤 ・長時間作用性 β_2 刺激薬の併用あるいは SFC への変更
追加治療	ロイコトリエン受容体拮抗薬[*1] and/or DSCG	テオフィリン徐放製剤（考慮）	ロイコトリエン受容体拮抗薬[*1] テオフィリン徐放製剤 長時間作用性 β_2 刺激薬の追加あるいは SFC への変更	以下を考慮 ・吸入ステロイド薬のさらなる増量あるいは高用量 SFC ・経口ステロイド薬

DSCG：クロモグリク酸ナトリウム　　SFC：サルメテロールキシナホ酸塩・フルチカゾンプロピオン酸エステル配合剤
*1：その他の小児喘息に適応のある経口抗アレルギー薬（Th2 サイトカイン阻害薬など）
*2：各吸入ステロイド薬の用量対比表（単位は $\mu g/$日）

	低用量	中用量	高用量
FP, BDP, CIC	〜100	〜200	〜400
BUD	〜200	〜400	〜800
BIS	〜250	〜500	〜1000

FP：フルチカゾン
BDP：ベクロメタゾン
CIC：シクレソニド
BUD：ブデソニド
BIS：ブデソニド吸入懸濁液

① 長時間作用性 β_2 刺激薬は症状がコントロールされたら中止するのを基本とする．
② SFC への変更に際してはその他の長時間作用性 β_2 刺激薬は中止する．SFC と吸入ステロイド薬の併用は可能であるが，吸入ステロイド薬の総量は各ステップの吸入ステロイド薬の指定範囲内とする．
③ 治療ステップ3の治療でコントロール困難な場合は小児の喘息治療に精通した医師の下での治療が望ましい．
④ 治療ステップ4の追加治療として，さらに高用量の吸入ステロイド薬や SFC，経口ステロイド薬の隔日投与，長期入院療法などが考慮されるが，小児の喘息治療に精通した医師の指導管理がより必要である．

（小児気管支喘息治療・管理ガイドライン 2012[1]）

薬物療法

- 環境整備を行っても持続型の症状が残存したり，発作治療薬の使用が頻回となる場合は，抗炎症作用を有する薬物を継続的に用いて症状のコントロールを図る必要がある．
- 『小児気管支喘息治療・管理ガイドライン 2012』には重症度に対応した治療ステップが長期管理に関する薬物療法プランとして示されている（❻）[1]．

❼ 現在の治療ステップを考慮した真の重症度の判断

症状のみによる重症度 (見かけ上の重症度)		治療ステップ	現在の治療ステップを考慮した重症度 (真の重症度)			
			ステップ			
			1	2	3	4
間欠型	・年に数回，季節性に咳嗽，軽度喘鳴が出現する ・時に呼吸困難を伴うが，β₂刺激薬頓用で短期間で症状が改善し，持続しない		間欠型	軽症 持続型	中等症 持続型	重症 持続型
軽症持続型	・咳嗽，軽度喘鳴が1回/月以上，1回/週未満 ・時に呼吸困難を伴うが，持続は短く，日常生活が障害されることは少ない		軽症 持続型	中等症 持続型	重症 持続型	重症 持続型
中等症持続型	・咳嗽，軽度喘鳴が1回/週以上．毎日は持続しない ・時に中・大発作となり日常生活や睡眠が障害されることがある		中等症 持続型	重症 持続型	重症 持続型	最重症 持続型
重症持続型	・咳嗽，喘鳴が毎日持続する ・週に1～2回中・大発作となり日常生活や睡眠が障害される		重症 持続型	重症 持続型	重症 持続型	最重症 持続型

❽ コントロール状態による長期管理の進め方

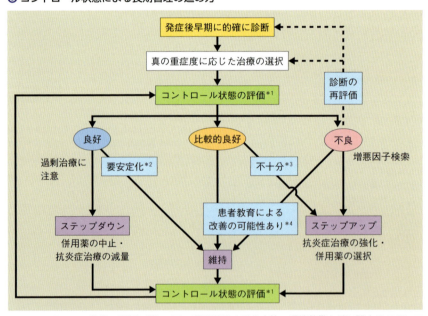

*1：コントロール状態の評価に際しては，服薬状況や吸入方法，環境整備などに関するアドヒアランスを確認し，必要ならば適宜，患者教育を行う．
*2：良好な状態が3か月以上安定していることが確認されるまで治療内容を維持する．
*3：比較的良好と判定される状態が3か月以上持続する場合は治療が不十分と判断しステップアップを検討する．
*4：患者教育（*1）による改善効果が期待できる場合には，治療内容をステップアップをせずに維持してもよい．

(小児気管支喘息治療・管理ガイドライン2012¹⁾)

- 症状と治療内容を考慮して真の重症度（❼）を判定し，対応する治療ステップの基本治療薬を中心に開始する．
- 持続型吸入ステロイド薬を基本治療薬とする．身長発達抑制や副腎皮質機能抑制などの副作用を避けるために追加治療薬の併用も考慮する．
- 追加治療薬の明確な選択基準はない．呼吸機能の改善や症状コントロール

気管支喘息の長期管理

症例　ピークフローモニタリングによる吸入ステロイド薬導入が有用であった例

7歳，男児，中等症持続型．2歳発症，5歳からテオフィリンRTC療法，DSCG＋プロカテロール定期吸入．呼吸困難発作はほとんどみられないが，運動時の喘鳴が頻回で吸入にて軽快．ピークフロー不安定．フローボリュームほぼ正常．吸入回数を2回から3回にすると喘鳴はみられなくなったが，ピークフローは依然不安定．吸入ステロイドに変更後，1か月ほどでピークフロー安定．

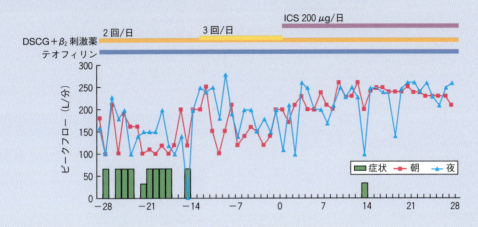

アドバイス

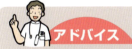

- 病歴を詳細に把握し，症状の経過と客観的指標を参考に喘息の診断，現在のコントロール状態，真の重症度を判定する．
- 真の重症度に対応した薬物療法を開始し，環境整備を含めた生活指導も十分に行う．
- 喘息の病態，長期管理の必要性などを十分に説明し，自己管理能力を高める患者教育を繰り返す．漫然と薬剤を処方するだけでなく，コントロール状態良好を維持できるメリハリのある治療・指導を行い，挫折を回避する．

の点では長時間作用性吸入 β_2 刺激薬（LABA）の優位性が示され，吸入ステロイド薬とLABAの配合薬の使用頻度が増加しているが，患者に応じた追加治療薬の選択が必要である．

- 治療に対する反応性を確認し，コントロール状態の評価[*3]を行う．コントロール状態良好が維持されるように薬物療法を調整・維持する（❽）[1]．
- ステップ4の治療でコントロールできない場合はできるだけ小児喘息治療に精通した医師に紹介する．
- ヒト化抗IgEモノクローナル抗体であるオマリズマブは，既存治療でコントロール困難な最重症アトピー型喘息で用いられる．
- ステップダウンのやり方は標準化されていない．コントロール状態とともに患者固有の症状増悪リスク[*4]にも配慮し，まず追加治療薬，その後基本治療薬を徐々に減量する．
- 長期管理薬の中止基準はない．最低維持量で良好なコントロール状態が維持できていれば中止を試みる．環境整備，生活管理の継続，再燃の可能性や再燃時の対応などを指導し，1～2年はフォローすることが望ましい．

LABA：long acting β_2 agonist

*3 うまくコントロールできない場合，単に薬物療法の強化を図るのではなく，増悪因子の存在，アドヒアランスなどを再確認し，必要に応じた対策を講じる．

*4 重篤な増悪や全身性ステロイド薬使用の既往，季節的変動や増悪因子の有無など．

■文献

1) 日本小児アレルギー学会．小児気管支喘息治療・管理ガイドライン2012．東京；協和企画；2011．
2) 日本小児アレルギー学会．小児気管支喘息治療・管理ハンドブック2013．東京；協和企画；2013．

アトピー性皮膚炎

学童期

朝比奈昭彦

原因

- 病態に関与しうる遺伝子に，アレルギー・免疫異常につながるものと，バリア機能など皮膚の生理機能の異常につながるもの（代表はフィラグリン遺伝子）がある．こうした遺伝的体質のもと，さまざまな刺激あるいは悪化因子が加わり，皮膚炎が引き起こされるが，詳細は不明である（**付表❷**）．

疫学

- アトピー性皮膚炎は，加齢とともに徐々に軽快ないしは自然寛解することが多いとされる．しかし，最近は有症率が増加している[*1]．理由は明らかではない[*2]が，世界的な傾向である．
- 最近行われた日本における疫学調査[1)]では，小学1年生の11.8％，6年生の10.5％が罹患している．有症率に目立った地域差や男女差はなかった．軽症，中等症，重症，最重症は，それぞれ74％，24％，1.6％，0.3％であり，軽症例が多い．

臨床症状

- 乳幼児期における紅斑や湿潤性病変から，幼児期，学童期になると，しだいに乾燥症状が目立ってくる[*3]．体幹や四肢の近位部は毛孔も鳥肌様に角化し，皮膚全体に粉をふいたような糠様落屑を認める（atopic dry skin）．顔面にも，単純性粃糠疹（いわゆる，はたけ）がみられる．
- 学童期では，顔面がしばしば蒼白で神経質そうに見え，眼瞼の色素沈着や下眼瞼のしわ（Dennie-Morgan folds）が目立つ．掻破のため眉毛の外側が脱落（Hertoghe sign）する．これらの特徴はアトピー顔貌ともよばれる．
- 湿疹病変は，肘，膝の屈側や頸部に目立ち，浸潤を伴う紅斑や紅色丘疹がみられる．繰り返す掻破により，表皮肥厚が目立つ苔癬化局面となり，掻破痕が混じる．
- 耳周囲の湿潤性の亀裂（耳切れ）や口唇炎，足底の前1/3くらいの，亀裂を伴う角化性落屑性局面（ズック靴皮膚炎）も多い．
- バリア機能や皮膚免疫能の低下による，Kaposi水痘様発疹症，伝染性軟属腫（水いぼ）や伝染性膿痂疹（とびひ）といった皮膚感染症の合併に注意する[*4]．

診断の進め方

- 診断は，基本的に臨床症状による．瘙痒を伴う，特徴的な湿疹病変が左右対側性に生じ，慢性，反復性の経過をたどり，他の疾患を除外できれば診

[*1] 経過は個人差が大きい．軽快せずに重症化していく例や，いったん軽快したものが再燃する場合もある．

[*2] 衣食住の環境変化のほか，不適切な治療や治療の遅れなども原因として考えられている．

[*3] 小児の皮膚の特徴
小児の皮膚は，成人に比べて構造も機能も未発達である．皮膚が薄くて軟らかく，皮脂の分泌量も少ないために，もともと乾燥傾向にある．

[*4] 伝染性軟属腫と伝染性膿痂疹は，集団生活のなかで素肌の接触によりうつし合う場合がある．プールで伝染性軟属腫に感染する例が多い．

[*5] 家族歴や既往歴，血清IgE値からみたアトピー素因は参考項目であり，20〜30％の患者ではこれを認めない．

[*6] 抗原特異的IgE値（イムノキャップ®）の年齢による傾向
乳幼児では経皮感作などにより卵白や牛乳などの食物抗原で上昇する場合があり，一般に年齢が上がると，ダニやハウスダスト，真菌，花粉など環境抗原に対するIgE値が上昇するようになる．

[*7] アトピー性皮膚炎の皮疹の経過を追ううえでの参考にするため，血清総IgE値（RIST），末梢血好酸球数，血清LDH値のほか，血清可溶性E-セレクチン値，血清TARC/CCL17値，MDC/CCL22値なども用いられる．

断に至る[2,3]*5.

- アトピー素因の検索，あるいは悪化因子の把握のため，血清IgE値を測定する*6．皮膚を用いたプリックテストやパッチテストを行う場合もある．
- アトピー性皮膚炎の皮疹の重症度を反映できるような客観的指標は少なく，疾患特異性も低い*7．

治療

治療目標

- 治療目標は完治ではなく，皮疹をよくして悪化させず，患児のQOLを高めることである．
- 敏感肌の状態は続くにせよ，湿疹病変が成人まで持ち越さずに軽快，自然治癒する例も少なくない．炎症状態を長引かせると，難治化しやすくなる．

治療方針

- 対症療法であり，①原因・悪化因子をみつけて避けること，②生じた湿疹病変に対して薬物療法を行うこと，③普段からスキンケアを心がけることが，治療の柱となる．

薬物療法

外用療法

- ステロイド外用薬は，皮膚の炎症や異常な免疫反応を抑えるのに優れる．長期連用による副作用に注意し*8，部位，症状に応じて，そのつど適切な強さの薬剤を選択する*9．
- 免疫調節外用薬（タクロリムス水和物外用薬）*10も有用で，特にステロイド外用薬を用いにくい顔面や頸部でよい適応となるが，苔癬化病変では効果が低い．
- 亀裂に対する亜鉛華軟膏あるいはステロイド貼付薬の使用，角化病変に対するサリチル酸軟膏あるいは尿素軟膏の使用など，症状に応じた外用薬を用いる．
- 炎症が改善すれば，外用薬を弱いものに変更しつつ，あるいは外用量を減らし，しだいに保湿剤*11を主体に切り替えて，よい状態を維持する．
- ステロイドあるいはタクロリムス水和物外用薬を，皮疹の軽快後にも定期的に継続するプロアクティブ療法の試みもある．

全身療法

- 止痒薬として，H_1受容体拮抗薬である抗ヒスタミン薬あるいは抗アレルギー薬がある*12．後者は眠気の副作用が少ないものもある*13．
- ステロイド薬の全身投与は，きわめて難治な場合にのみ，短期に限り用いる．シクロスポリンの小児への適応はない．
- その他，漢方薬や，感染症を合併したときの抗菌薬，抗ウイルス薬などが用いられる．

QOL：quality of life

*8
ステロイド外用薬の副作用
主な副作用は外用局所のものである．皮膚の萎縮は，頸部や鼠径部のような密閉部位や，顔面，外陰部のような皮膚が薄い部位で起こりやすい．強力な外用薬では，経皮吸収され全身性の副作用をきたす可能性がある．副腎機能の抑制や医原性Cushing症候群のほか，成長障害も知られている．こうした副作用は，医師のもとで適切に使用すれば，ほとんど問題にならない．

*9
小児に対するステロイド外用薬の使用法
小児では，体表面積の割合が成人より高く，皮膚萎縮も起こりやすいため，外用量に気をつける．原則として，成人に比べ，ランクを1つ落とした弱めのものを第一選択とする[2,3]．

*10
タクロリムス水和物外用薬は，小児用0.03％のものを，2歳以上16歳未満のアトピー性皮膚炎患者に用いる（成人では0.1％）．臨床効果は，ミディアムないしはストロングクラスのステロイド外用薬に匹敵する．刺激感があるが，皮膚萎縮は起こらない．分子が大きいため，皮疹の改善につれて皮膚からの吸収が減り，刺激も治まる．

*11
保湿剤は，バリア機能を補うためのスキンケアとしても重要である．白色ワセリン，尿素製剤や，ヘパリン類似物質の外用薬などがあるが，市販の保湿剤でも差し支えない．

*12
夜間に掻破させずに十分な就眠をさせることで，掻破による悪循環を断ち切れる．成長ホルモンが夜間に出ることを考えると，成長障害を防ぐ意義もある．

*13
impaired performance
内服薬の種類によっては，眠気を自覚していなくても，日中の集中力や判断力，作業効率の低下（impaired performance）など中枢神経機能の抑制症状が現れる．患児の学業成績にもかかわるため，注意を要する．

- 紫外線療法，特にナローバンドUVB療法は，回数を重ねれば有効であるが，低学年の児童には使いにくく，慎重に適応を検討する．

環境整備と除去食療法

- 学童期は，環境抗原に過敏なことが多い．身のまわりを清潔にし，適温，適湿でダニなどが繁殖しにくい環境に整備することが望まれる[*14]．
- ペットや動物は，家での世話以外に学校で飼育する場合があり，これが増悪原因の可能性があれば，接触を避ける．
- 食事については，牛乳や卵に代わり，米，小麦，大豆などの穀物に対するアレルギーが増加する時期である．客観的な食物経口負荷試験などから関与が証明できた場合は，除去食療法も検討する[*15]．

生活指導

- 個別の評価や問診で見つかった原因・悪化因子は，日常生活から取り除く（❶）．
- 課外活動や運動により，発汗，汚れのほか，皮膚に特定の刺激が加わる場合がある．
- シャワーや入浴で，刺激の少ないシャンプーや石けんを使用し汗や汚れをとり，十分にすすぎ，入浴後には適当な保湿剤を用いて皮膚の乾燥を避ける[*16]．手の洗いすぎはよくない．
- ストレスを避け，規則正しい生活を心がけさせる．通塾，受験勉強，あるいはゲームに熱中するなどで，睡眠や休息が十分とれていないケースがある．
- 爪は短く切って掻破を避け，皮疹部をいじらない．
- 毛製品など，ごわごわして皮膚に刺激をもたらす衣服を避ける．
- プールは，皮疹が高度なときには避け，入った後にシャワーをすることと，その後のスキンケアが欠かせない．

[*14] 防ダニ対策を徹底しても，必ずしも皮疹の改善につながらない．悪化因子は単一でなく，1つのことに必要以上に神経質にならなくてもよいと思われる．

[*15] 特異的IgE値が上昇しているのみで食事制限をすることは，栄養障害をきたすおそれもあって慎まねばならない．

[*16] これまで家族がスキンケアをしていたものが，学童期では，しだいに自分自身で行うようになる．治療への本人の自覚を促し，家族にも確認させる必要がある．

❶ 学童期のアトピー性皮膚炎の背景

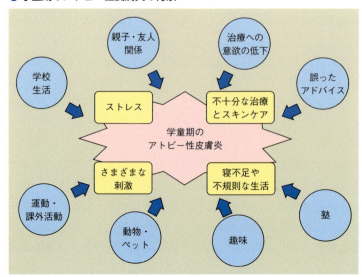

アトピー性皮膚炎

症例　アレルギー性鼻炎と合併した例

12歳，男児．幼少時よりアトピー性皮膚炎で，アレルギー性鼻炎を合併．ウサギを飼育する．現在は主に，肘窩と膝窩に苔癬化を伴う紅斑を認める（❷）．血清IgE 3,210IU/mL，イムノキャップ®値は，ヤケヒョウヒダニ100＜（score 6），コナヒョウヒダニ100＜（score 6），ウサギ上皮 8.38（score 3），カビマルチアレルゲン 2.55（score 2），イネ科マルチアレルゲン 16.70（score 3），卵白，牛乳，大豆，小麦，米はいずれも 0.35＞（score 0）．ステロイド外用薬と生活指導で皮疹は改善するが，しばしば再燃し，慢性の経過をたどっている．

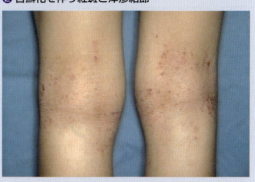

❷ 苔癬化を伴う紅斑と痒疹結節

アドバイス

- 皮膚を強く掻きこわし，通常の治療で改善しないときは，時に心身医学的アプローチが必要である．学童期は社会のなかで他人とのかかわり合いも強くなり，さまざまな葛藤を抱える．自我に目覚め始める時期でもある．高学年では，学業成績に関するストレスもありうる．親の過剰な干渉も葛藤につながる．学校あるいは塾における対人関係や，親子関係についてもチェックすべきである．親が子どもに無関心な場合は，親の愛情を引くための掻破行動もありうる．
- 以下の症状のときは，専門医による治療が望ましい．
  ① 皮疹が広範囲を占め紅皮症に近い場合
  ② 頑固な苔癬化病変を認める場合
  ③ 顔面の皮疹が目立つ場合
  ④ 急性の炎症症状が強く皮疹からの滲出がみられる場合
  ⑤ 標準的な治療を1か月程度行っても改善がみられない場合
  ⑥ 伝染性膿痂疹やKaposi水痘様発疹症のような感染症の合併がある場合
- 顔面の皮疹が改善しない場合，湿疹自体の増悪や，感染症の合併のほか，ステロイド外用薬の副作用（顔面における酒皶様皮膚炎や口囲皮膚炎）や，外用薬による接触皮膚炎もありうる．NSAIDsは，効果が弱いうえに接触皮膚炎を起こしやすい．
- ステロイド外用薬を怖がって十分に外用せず，再燃させるケースもみかける．学童の治療を成功させるには，患児の家族に対する十分な説明と信頼関係の構築が必要である[*17]．皮疹が改善しないと，患児の不登校や引きこもりにもつながる．

[*17] 治療経過の説明も欠かせない．外用後の炎症性色素沈着を理解しないと，ステロイド外用薬の副作用と誤解して早期に外用を中止したり，効かないと解釈して外用を継続するケースがある．

■ 文献

1) Saeki H, et al. Prevalence of atopic dermatitis in Japanese elementary schoolchildren. Br J Dermatol 2005 ; 152 : 110-4.
2) 日本皮膚科学会アトピー性皮膚炎診療ガイドライン作成委員会（古江増隆ほか）．アトピー性皮膚炎診療ガイドライン．日皮会誌 2009 ; 119 : 1515-34.
3) 厚生労働科学研究・アトピー性皮膚炎治療ガイドライン 2008．平成8年度厚生省長期慢性疾患総合研究事業アレルギー総合研究および平成9-20年度厚生科学研究．

蕁麻疹・血管性浮腫

秀 道広

*1
マスト細胞活性化の機序は種々のものが知られているが，実際の蕁麻疹における活性化の機序は，Ⅰ型アレルギー機序による場合などを除き，多くは解明されていない．臨床的には種々の因子が蕁麻疹の病態に関与しうる．

C1-INH：C1-inhibitor

ACE：angiotensin converting enzyme

*2
蕁麻疹・血管性浮腫のガイドラインとしては，日本ではプライマリケア向けには2007年に厚生労働省免疫アレルギー疾患予防・治療推進事業により作成されたもの[1]があるが，2011年には日本皮膚科学会から「蕁麻疹診療ガイドライン」[2]（2005年に発表されたガイドラインの改訂版）が発表されている．

定義

- 蕁麻疹は膨疹，すなわち紅斑を伴う一過性・限局性の浮腫が病的に出没する疾患（❶）で，多くはかゆみを伴う．
- 通常の蕁麻疹に合併して，あるいは単独に，皮膚ないし粘膜の深部を中心として出現する限局性浮腫は，特に血管性浮腫（❷）とよぶ．

病態

- 蕁麻疹では，皮膚マスト細胞の脱顆粒により放出されたヒスタミンをはじめとする化学伝達物質が病態の中心的役割を果たす*1．
- 病理組織学的には，真皮上層の微小血管の拡張と浮腫がみられ，軽度～中等度の炎症細胞浸潤を伴うことが多いが，器質的な変化はみられない．
- 血管性浮腫は，蕁麻疹と同様にヒスタミンなどのマスト細胞由来の因子によるものと，ブラジキニンによるものがある．後者では，先天性または後

❶ 特発性の蕁麻疹

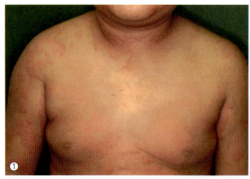
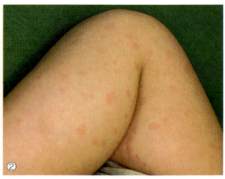

膨疹の大きさと形態はさまざまである．① 大型の膨疹と紅斑（急性蕁麻疹），② 小型の膨疹と紅斑（慢性蕁麻疹）．

❷ 血管性浮腫

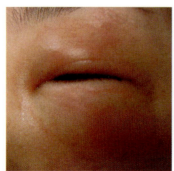
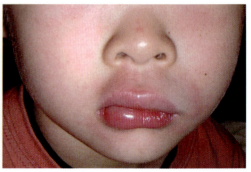

皮膚，粘膜の深部に生じる一過性限局性の浮腫．

蕁麻疹・血管性浮腫

天性の補体 C1 阻害因子（C1-INH）不全, アンジオテンシン変換酵素（ACE）阻害薬によるブラジキニンの代謝阻害によるものなどがある.

病型分類と臨床的特徴

- 蕁麻疹には種々の病型があり, 病型の特徴を踏まえて対処することが大切である. 日本皮膚科学会のガイドライン[*2]では, 蕁麻疹を類症4疾患を含む4グループ16病型に分類している（❸）.
- 小児では, 成人に比べて慢性蕁麻疹, 機械性蕁麻疹は少なく, 急性蕁麻疹, コリン性蕁麻疹（❹）が多くみられる.
- 小児におけるアレルギー性の蕁麻疹は食物アレルギーの症状として現れることが多く, 接触蕁麻疹として発症することもある.

診断

- 多くの場合, 皮膚症状の特徴的な経過から蕁麻疹と診断することは容易であるが, 適切な診療のためには病型診断が重要である. また, 1人の患者

❸ 蕁麻疹の主たる病型と特徴

I．特発性の蕁麻疹（明らかな誘因なく, 毎日のように自発的に膨疹が出没する）
1. 急性蕁麻疹：発症して1か月以内のもの. 細菌・ウイルス感染などが原因となっていることが多い[*3]
2. 慢性蕁麻疹：発症して1か月以上経過したもの. 原因は特定できないことが多い. 自己免疫機序によるものがある.
II．刺激誘発型の蕁麻疹（特定刺激ないし負荷により皮疹を誘発することができる蕁麻疹）
3. アレルギー性の蕁麻疹：生体が食物や薬剤などに含まれる特定の物質（抗原）に曝露されると症状が現れる. プリックテストや血清中の特異的IgEの検出により診断できる.
4. 食物依存性運動誘発アナフィラキシー：特定の食物摂取後2〜3時間以内に運動すると, 蕁麻疹をはじめとする種々のアナフィラキシー症状が出現する.
5. 非アレルギー性の蕁麻疹：造影剤, I型アレルギーによらない薬剤などにより誘発される.
6. アスピリン蕁麻疹（不耐症による蕁麻疹）：消炎鎮痛薬, 食品添加物などにより症状が出現する. 特異的IgEは関与しない.
7. 物理性蕁麻疹（機械性蕁麻疹, 寒冷蕁麻疹[*4], 日光蕁麻疹, 温熱蕁麻疹, 遅延性圧蕁麻疹, 水蕁麻疹, 振動蕁麻疹〈振動血管性浮腫〉）：特異的刺激により刺激部位に一致して膨疹が出現する.
8. コリン性蕁麻疹：入浴や運動, 精神的緊張などの発汗刺激により起こる. 10〜20代に多く, アトピー性皮膚炎との合併例が多い. 重症例ではアナフィラキシー症状を起こすことがある.
9. 接触蕁麻疹：皮膚に特定の物質が接触するとその部位に一致して膨疹が現れる. アレルギー性と非アレルギー性がある.
III．血管性浮腫（皮膚・粘膜の限局性深部浮腫）[*5,6]
10. 特発性の血管性浮腫：明らかな直接的誘因なく浮腫を繰り返す.
11. 外来物質起因性の血管性浮腫：何らかの特定の物質により浮腫が現れる.
12. C1-INHの低下による血管性浮腫（HAE）, 自己免疫性血管性浮腫など.
IV．蕁麻疹関連疾患
13. 蕁麻疹様血管炎：蕁麻疹に似るが, 個々の皮疹が24時間以上持続し, 消退後に色素沈着を残す. 組織学的に血管炎の像を示す.
14. 色素性蕁麻疹：褐色の斑または局面が単発または多発する. 本態はマスト細胞腫である. 皮疹部を擦過すると膨疹を生じる（Darier徴候）.
15. Schnitzler症候群：24時間以上持続する膨疹のほか, 発熱, 関節痛などを伴う. 血清IgM, まれにIgG濃度のモノクローナルな上昇がみられる.
16. クリオピリン関連周期熱（CAPS）：*cryopyrin*遺伝子（*CIAS1*）の異常に起因し, IL-1βの産生が亢進して発熱や倦怠感, 関節痛などの炎症症状と蕁麻疹様の皮疹の出現を繰り返す.

（秀 道広ほか. 2007[1], 2011[2] を基に作成）

[*3] 感染症に伴う蕁麻疹に特異的な所見はないが, 特に細菌性の場合には, 発熱, 白血球増加, 好中球増加, CRP上昇などの所見のほかに, 膨疹が広範囲に次々出没する, 紅斑の色調が強い, 膨疹の持続時間が長い, 抗ヒスタミン薬などによる通常の治療に抵抗性である, など強い症状を示す場合があり, これらを急性感染性蕁麻疹としてまとめる場合もある.

[*4] **寒冷蕁麻疹**
冷却された部位に一致して膨疹が生じる局所性寒冷蕁麻疹と, 全身が冷却された場合に全身皮膚に小豆大前後の紅斑と膨疹を生じる全身性寒冷蕁麻疹がある. 水泳などの全身的な寒冷刺激によりショック症状をきたすことがある.
乳児期より寒冷刺激による蕁麻疹を認める場合は, 自己炎症性疾患に含まれるクリオピリン関連周期熱（CAPS）を鑑別する. CAPSには, 家族性寒冷蕁麻疹, これに感音性難聴とアミロイドーシスを伴うMuckle-Wells症候群, さらに中枢神経症状を伴うNOMID（CINCA症候群ともいう）がある. いずれの場合も*NLRP3*遺伝子の異常によりIL-1βの産生が亢進する.

CAPS：cryopyrin-associated periodic syndrome

NOMID：neonatal-onset multi-system inflammatory disease

CINCA：chronic inflammatory neurological cutaneous articular

[*5] **血管性浮腫**
血管性浮腫には, 表在性の蕁麻疹を伴うものと, 伴わないものがあり, 前者では蕁麻疹と同様に病型を診断する. 後者は, 蕁麻疹と同様の機序によるもののほか, 主としてブラジキニンの関与するものがあり, 特に小児では遺伝性血管性浮腫の鑑別が必要である.

❹ コリン性蕁麻疹

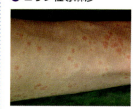

直径1〜5mmの小型の膨疹と紅斑が特徴である. 皮疹出現時にはかゆみだけでなく, ビリビリした痛みを伴うこともある.

*6
遺伝性血管性浮腫（HAE）[3]

- *C1-INH* 遺伝子の変異によるC1-INH タンパク量の減少（タイプⅠ）または機能異常（タイプⅡ）による．
- 常染色体優性遺伝疾患であるが，家族歴が明らかでない場合もある．
- 初発年齢は 5 歳以下が 40％，15 歳以下が 75％である．
- 外傷，抜歯，扁桃摘出などの外科的処置，感染，月経，心理的要因などが誘因となり，反復して皮下あるいは粘膜下の浮腫を生じる．血管性浮腫の好発部位は，顔面，四肢，咽喉頭であるが，消化管に起こり腹部疝痛発作を呈する場合も少なくない．
- 検査上，C4 低値，C1-INH 活性低下を認める．

HAE : hereditary angioedema

*7
蕁麻疹における検査

蕁麻疹だからといってルーチンに行うべき検査はない．アレルギー性の蕁麻疹における特異的 IgE の証明（アレルゲンの同定），物理性蕁麻疹におけるそれぞれの誘発試験など，病型に応じた検査を行う．病型，病歴に関連しない検査結果の意義は乏しい．

*8
小児の蕁麻疹では，成人に比較してアレルギー性や感染の関与するものが多い．病型（❸）や蕁麻疹の病態に関与する因子（❺）[2]を念頭に，注意深く病歴を聴取することが大切である．

*9
蕁麻疹に対する第 1 選択薬は抗ヒスタミン薬である．小児においては使用できる薬剤に限りがあるが，基本的には非鎮静性の薬剤が推奨される．鎮静性の薬剤では，眠気だけではなく，学習・運動時の機能抑制が問題となりうる．また，脳内移行による副作用として，てんかんを起こしうる．

QOL : quality of life

*10
特発性の蕁麻疹においても増悪因子が存在しうるため，その検索と対策も怠らない．

*11
明らかな誘因なく膨疹の出没を繰り返す慢性蕁麻疹では，患者が不安になっていることも多い．しかし，病歴，身体所見などから異常の存在が示唆される場合を除いて，検査により原因がみつかる可能性は低い．いずれ治癒する可能性が高いことを含め，この病型についての十分な説明・指導も重要である．

---

❺ 蕁麻疹の病態に関与する因子

1. 直接的誘因（主として外因性，一過性）
1) 外来抗原
2) 物理的刺激
3) 発汗刺激
4) 食物*：食物抗原，食品中のヒスタミン，仮性アレルゲン（豚肉，タケノコ，もち，香辛料など），食品添加物（防腐剤，人工色素），サリチル酸*
5) 薬剤：抗原，造影剤，NSAIDs*，防腐剤，コハク酸エステル，バンコマイシン（レッドマン症候群）など
6) 運動

2. 背景因子（主として内因性，持続性）
1) 感作（特異的 IgE）
2) 感染
3) 疲労・ストレス
4) 食物：抗原以外の上記成分
5) 薬剤：アスピリン*，その他の NSAIDs*（食物依存性運動誘発アナフィラキシー），ACE 阻害薬*（血管性浮腫）など
6) IgE または高親和性 IgE 受容体に対する自己抗体
7) 基礎疾患：膠原病および類縁疾患（SLE，シェーグレン症候群など） 　　　　　 造血系疾患，遺伝の欠損など（血清 C1-INH 活性が低下） 　　　　　 血清病，その他の内臓病変など 　　　　　 日内変動（特発性の蕁麻疹は夕方〜夜にかけて悪化しやすい）

これらの因子の多くは，複合的に病態形成に関与する．急性蕁麻疹では感冒などの急性感染症，慢性蕁麻疹ではしばしば上記の自己抗体やヘリコバクター・ピロリ菌感染などが関与し得ることが知られているが，それだけでは病態の全体像を説明できないことが多い．また，一般に上記の直接的誘因は個体に曝露されると速やかに膨疹を生じることが多いのに対し，背景因子は個体側の感受性を亢進する面が強く，因子出現と膨疹出現の間には時間的隔たりがあることが多い．また，両者は必ずしも一対一に対応しない．

*：膨疹出現の直接的誘因のほか，背景因子として作用することもある． (秀　道広ほか．2011[2])

に複数の蕁麻疹の病型が合併することも少なくない．

- 診断には，詳細な病歴聴取が重要である*[7,8]．蕁麻疹は診察時に皮疹を視認できないことも多いが，跡形のない皮疹の消失はむしろ診断の助けになり得る．
- 蕁麻疹は病型により，また重症度により，対処法と予後が異なる．膨疹を主訴とする症例の診療にあたっては，重症度，治療の緊急性の判断とともに，正しい病型診断が大切である．

治療

- 蕁麻疹の治療の基本は原因・悪化因子の除去，回避と，ヒスタミン H_1 受容体拮抗薬（抗ヒスタミン薬）*[9]を中心とした薬物治療であるが，病型によりその比重が異なる（❻）[2]．
- 皮疹を誘発できるタイプの蕁麻疹（❸ 刺激誘発型の蕁麻疹）では，薬物療法の効果は限られ，原因・悪化因子への対策がより重要となる．
- 特発性の蕁麻疹では，対症的な薬物治療が中心となるが，その効果も現れやすい．また，自然治癒することも多いので，具体的な治療の内容は蕁麻疹による QOL 障害の程度，副作用の可能性も含めた治療による患者負担などを考慮して決定する*[10,11]．
- 血管性浮腫の場合には気道閉塞に注意する．遺伝性血管性浮腫では，予防的にトラネキサム酸，タンパク同化ホルモンを内服し，重篤な発作には C1-

❻ 蕁麻疹の病型と治療目標

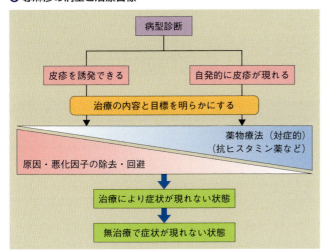

蕁麻疹はまず臨床的にその種類を診断し，個々の症例の特徴を踏まえて治療内容を計画することが大切である．特定の刺激に反応して皮疹が現れる場合（刺激誘発性の蕁麻疹と一部の血管性浮腫）では膨疹を誘発する直接的刺激を回避することがより大切であり，自発的に皮疹が現れる場合（特発性の蕁麻疹および多くの血管性浮腫）では抗ヒスタミン薬を基本とする薬物療法が中心である．
(秀　道広ほか．2011[2])

INH製剤（ベリナート®P）を静脈注射する．喉頭浮腫に対して気管挿管，気管切開が必要となることもある．

■文献

1) 秀 道広ほか．プライマリケア版 蕁麻疹・血管性浮腫の治療ガイドライン．平成17・18年度厚生労働省免疫アレルギー疾患予防・治療研究推進事業；2007．http://www.jaanet.org/guideline/06_jinma/index.html
2) 秀 道広ほか．蕁麻疹診療ガイドライン．日皮会誌 2011；121：1339-88．
3) Boyle RJ, et al. Hereditary angio-oedema in children: a management guideline. Pediatr Allergy Immunol 2005；16：288-94．
4) 秀 道広，宮地良樹編．じんましん最前線．東京：メディカルレビュー；2007．

学童期

食物アレルギー

岡田 悠

疫学，特徴

- 食物アレルギーの有症率は小学生4.1％，中学生4.2％，高校生3.2％であり，食物アレルギー患者の割合は増加傾向にある[1]*1.
- 乳児期の即時型食物アレルギーの原因食物は鶏卵，牛乳，小麦の3抗原が大部分を占める．学童期になると，鶏卵，牛乳の割合は減り，果物，ソバ，甲殻類の割合が増えてくる（❶）[2]．これは，乳児期発症の食物アレルギーが年齢を経るに従い自然に耐性を獲得する一方で，学童期に食生活が広がること，学童期以降が好発年齢である食物依存性運動誘発アナフィラキシーや口腔アレルギー症候群が発症することが影響していると考えられる．
- 乳幼児期の保育所・幼稚園の通園は任意であることに対し，学童期の小学校・中学校への通学は義務とされている．小学校・中学校の昼食は給食であることが多く，小学校入学時点で食物アレルギーの有無，除去抗原を明確にすることが全保護者に求められる．一方，医師の立場で考えると，正しい診断に基づいた必要最小限の原因食物の除去には，数回の診療では困難なことも少なくない．誤食による症状誘発から数年経っていたり，除去品目が多かったりする患者は，早めに食物経口負荷試験が実施可能な施設への紹介が望まれる．

経口免疫療法

- 乳児期に発症した鶏卵，牛乳，小麦，大豆のアレルギーは，学童期に向け

*1
食物アレルギー患者が増えている理由としては，環境が以前より清潔になっていることによるという衛生仮説や，食物アレルギーが認知されるようになったことに伴い，医療機関を受診し食物アレルギーと診断される機会が増加したことが影響していると考えられる．

❶ 年齢別の即時型食物アレルギーの原因抗原

原因食物	0歳	1歳	2〜3歳	4〜6歳	7〜19歳	20歳以上	合計
鶏卵	789 (62.1)	312 (44.6)	179 (30.1)	106 (23.3)	76 (15.2)	24 (6.6)	1,486 (38.3)
牛乳	255 (20.1)	111 (15.9)	117 (19.7)	84 (18.5)	41 (8.2)	8 (2.2)	616 (15.9)
小麦	90 (7.1)	49 (7.0)	46 (7.7)	24 (5.3)	48 (9.6)	54 (14.8)	311 (8.0)
果物	40 (3.1)	30 (4.3)	30 (5.1)	40 (8.8)	45 (9.0)	47 (12.8)	232 (6.0)
ソバ	4 (0.3)	23 (3.3)	45 (7.6)	27 (5.9)	54 (10.8)	26 (7.1)	179 (4.6)
魚	21 (1.7)	32 (4.6)	22 (3.7)	18 (4.0)	37 (7.4)	41 (11.2)	171 (4.4)
甲殻類	4 (0.3)	10 (1.4)	20 (3.4)	29 (6.4)	59 (11.8)	39 (10.7)	161 (4.1)
ピーナッツ	4 (0.3)	22 (3.1)	31 (5.2)	28 (6.2)	22 (4.4)	3 (0.8)	110 (2.8)
大豆	22 (1.7)	16 (2.3)	9 (1.5)	8 (1.8)	9 (1.8)	12 (3.3)	76 (2.0)
肉	13 (1.0)	6 (0.9)	7 (1.2)	7 (1.5)	19 (3.8)	19 (5.2)	71 (1.8)
その他	28 (2.2)	88 (12.6)	88 (14.8)	83 (18.3)	89 (17.8)	93 (25.4)	469 (12.1)
合計	1,270	699	594	454	499	366	3,882

（ ）内は％．

(Akiyama H, et al. 2011[2])

❷ 原因食物別の耐性化の経過

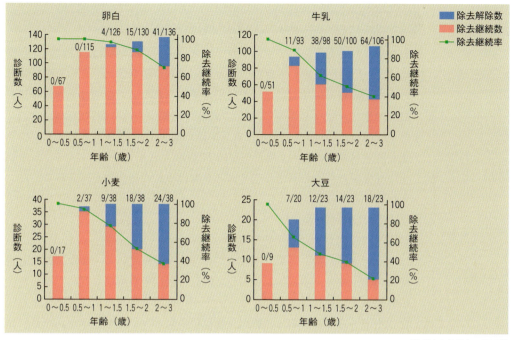

(池松かおりほか. 2006³⁾)

て自然に耐性を獲得していく（❷）³⁾．しかし，食物アレルギー患者のなかには，学童期になっても食物アレルギーが遷延する児がいる．そのような児は学童期以降，自然に耐性獲得する割合は減っていく．6歳以降も食物アレルギーが遷延する危険因子として，アナフィラキシーショック既往歴，アトピー性皮膚炎の遷延，抗原特異的IgE抗体価高値，総除去品目数が多いことがあげられる⁴⁾．

- 食物アレルギーが遷延している児に対して耐性獲得を誘導する方法の一つとして，経口免疫療法が行われている．経口免疫療法の確立された定義はないが，平成23（2011）年に経口免疫療法の全国調査が行われた際に用いられた「事前の経口食物負荷試験で症状誘発閾値を確認した症例に対し，原因食物を医師の指導のもと施設で統一された計画的プロトコールで経口摂取させ耐性獲得を誘導する治療法」⁵⁾という定義がわかりやすい．
- 日本で従来行われていた経口免疫療法は大きく分けて，急速法*² と緩徐法*³ の2つがあった．各施設がより安全で有効な治療法をめざそうとするなかで，目標摂取量を減らしたり，負荷食を低アレルゲン化したり，オマリズマブを併用したりと，経口免疫療法の方法が多様化してきた．このことによって，現在，急速法と緩徐法という枠組みだけでは日本の経口免疫療法の実態をとらえることは難しくなった．
- 経口免疫療法はさまざまな施設で行われるようになり，食物アレルギーの耐性獲得の誘導を示唆する報告がなされるようになってきた．しかし，経口免疫療法には，各施設で決められた基準はあるものの，全国で統一された基準がない事項*⁴ が多くある．これらが明らかにされるまでは，経口免

*²
急速法
一定期間入院を行い，入院期間中に可能な限り摂取量を増やそうとする治療．

*³
緩徐法
外来で治療が開始され，自宅で摂取量を徐々に増やしていく治療．

*⁴
- 症例の選択基準
- 負荷食の形態
- 目標摂取量と増量方法
- 治療期間
- 併用薬の種類や量
- 自宅で起こりうる誘発症状への対応
- 耐性獲得の判断基準　など

疫療法は専門医療機関で行われるべき治療であるといえる．

食物依存性運動誘発アナフィラキシー

- 食物依存性運動誘発アナフィラキシーは，原因食物の摂取後4時間以内（多くは1～2時間以内）に運動したときに症状が誘発され，食物摂取単独あるいは運動負荷単独では症状の発現は認められない．症状は全身蕁麻疹や血管運動性浮腫など重篤で，複数の臓器・組織にわたる症状が認められる．
- 男女比は4：1と男性に多く，有病率は小学生が約22,000人に1人，中学生が約6,000人に1人，高校生が約12,000人に1人とされている[6]．中学生で頻度が高くなる理由としては，食物摂取量や運動量が増えることによる影響が考えられている．

原因食物と誘発要因

- 日本での原因食物は，甲殻類55％，小麦45％という報告がある[6]．近年は欧米同様に果物，野菜，木の実での報告も増えている．また，乳児期発症の鶏卵，牛乳，小麦アレルギーに対して経口免疫療法を行い，原因食物摂取単独では症状を認めなくなった児が，原因食物摂取後に運動をすると症状を認めることがある．原因食物は摂取量が多いほど症状が誘発されやすく，複数の食物の組み合わせによってはじめて症状が誘発されることもある．
- 症状を誘発する運動は，ウォーキング程度の軽いものから，部活動などの激しい運動までさまざまであるが，比較的運動量の多い場合に誘発されやすい傾向がある．原因食物の摂取と運動に加えて，入浴，全身状態の悪化（疲労，寝不足，感冒，ストレス），寒暖，NSAIDsの服用，月経，花粉への曝露といった要因が発症に関与することがある．

診断

- 診断の基本は，詳細な病歴聴取と血液検査や皮膚テストの結果に基づいた原因食物の検索と絞り込みである．これらによって原因食物が確定できることもあるが，血液検査や皮膚テストの陽性と食物アレルギー症状が出現することとは必ずしも一致しないため，誘発試験を必要とすることが多い[*5]．

治療，管理

- 治療・管理の原則は，原因食物の除去およびアナフィラキシー発症時の対応の指導である．原因食物の除去ができれば，日ごろの運動を制限する必要はない．原因食物を誤食してしまったら，最低2時間は運動を避ける．
- アナフィラキシー発症時の対応の指導の一環として抗ヒスタミン薬やアドレナリン自己注射薬を処方することが望ましい[*6]．
- 発症時間の80％は昼食後であったという報告もあり[6]，原因食物の除去対応およびアナフィラキシー発症時の対応の指導は，患児の保護者だけでなく，学校関係者にも行う必要がある．

口腔アレルギー症候群

- 口腔アレルギー症候群[*7]の主要な原因食物は生の果物や野菜である．本症

---

*5 **誘発試験**
専門の医師の管理下で食物摂取と運動を行うことで，陽性であれば原因食物を確定することができる．一般小児科医は原因食物が確定できない場合，専門の医師に積極的に紹介を行うべきである．

*6 特に，重篤な症状を経験した例，症状の誘発を繰り返す例，原因食物を特定できていない例には，アドレナリン自己注射薬を処方するべきである．

*7 **口腔アレルギー症候群**
口腔粘膜に限局したIgE抗体を介した即時型アレルギーである[1]．花粉-食物アレルギー症候群（PFS）ともよばれる．

PFS：pollen-food allergy syndrome

は花粉抗原と食物抗原の交差反応によって起こっている．このため，ある花粉に感作がある場合，どの果物や野菜の口腔アレルギー症候群が発症しやすいかがわかっている[*8]．

症状

- 口腔内症状は，口唇や軟口蓋の刺激感や瘙痒感，閉塞感があり，具体的には「むずむずする」「イガイガする」「つっぱる」「のどが詰まる感じがする」などの主観的症状が多様に現れる．
- 他覚的には，咽喉頭浮腫や腫脹，水疱や血疱などを認める．時に，口腔内症状に引き続きその他の臓器症状，なかには全身症状にまで至る場合もある．
- 原因食物の摂取量が多いほど，重篤な症状が起こりやすい．

診断

- 診断は血液検査や皮膚テストを参考にして行う．抗原特異的IgE抗体価による検査は容易であるが，検査が可能な果物や野菜は限られている．生の果物や野菜を使用したプリックテスト（prick-to-prick test）は，あらゆる果物や野菜の検査を行うことができるため，有用である．食物経口負荷試験を必要とすることは少ないが，診断を確定するため，専門の医師のもとで食物経口負荷試験を行ってもよい．
- 花粉と食物の交差反応の原因抗原を調べるにはCRDが有用であるが，現在のところ保険適用外の検査である．

治療

- 治療は，原因となる生の果物や野菜の除去を行う．原因抗原は加熱によって変性しやすく，加熱した果物や野菜は安全に摂取可能であることも多い．加熱した果物や野菜摂取の可否は，特に学校給食での対応を考えるうえで重要となる．
- シラカバ花粉症に伴うリンゴの口腔アレルギー症候群に対して，シラカバの皮下免疫療法，シラカバの舌下免疫療法[7]やリンゴの経口免疫療法[8]が有効であったという報告があるが，他の経口免疫療法と同様に研究段階の治療である．

[*8] 花粉と果物や野菜の交差抗原性については，6章"口腔アレルギー症候群"を参照されたい．

CRD：component-resolved diagnostics

■文献

1) 日本学校保健会．平成25年度 学校生活における健康管理に関する調査 事業報告書．2013．
2) Akiyama H, et al. Japan food allergen labeling regulation-history and evaluation. Adv Food Nutr Res 2011；62：139-71．
3) 池松かおりほか．乳児期発症食物アレルギーに関する検討（第2報）―卵・牛乳・小麦・大豆アレルギーの3歳までの経年的変化．アレルギー 2006；55：533-41．
4) 今井孝成ほか．遷延する食物アレルギーの検討．アレルギー 2007；56：1285-92．
5) 海老澤元宏ほか．わが国における経口免疫（減感作）療法の実態．日小ア誌 2012；26：158-66．
6) 相原雄幸．食物依存性運動誘発アナフィラキシー．アレルギー 2007；56：451-6．
7) Maruo M, et al. Birch-apple syndrome treated with birch pollen immunotherapy. Int Arch Allergy Immunol 2011；156：416-22．
8) Kopac P, et al. Continuous apple consumption induces oral tolerance in birch-pollen-associated apple allergy. Allergy 2012；67：280-5．

アレルギー性鼻炎

今井 透

- アレルギー性鼻炎とは，鼻粘膜のI型アレルギー性疾患で，原則的には発作性反復性くしゃみ，水性鼻漏，鼻閉を3主徴とする．
- 学童期には男児に多いが，思春期に男女差はほぼなくなる．
- アトピー性体質の学童に発症することが多く，アトピー性皮膚炎，気管支喘息を合併することが多い．
- アトピー性皮膚炎，気管支喘息は小学校高学年までに自然寛解することも多いが，アレルギー性鼻炎の自然寛解はあまり多くはない[*1]ので，長期的な対策が必要である．

[*1] 学校検診によると，多くの耳鼻咽喉科疾患の有病率は学童期から生徒に成長することでほとんど低下するが，アレルギー性鼻炎に関しては小学生8％から中学生12％と増加している[1]（❶）[4]．

臨床症状

- 小児アレルギー性鼻炎は他のアレルギー疾患の合併もあるが，同時にさまざまな耳鼻咽喉科的疾患の合併も多いので，それらへの対応が必要である．
- 鼻の機能が低下することで耳管を介して中耳に影響を及ぼし，急性中耳炎，滲出性中耳炎を合併しやすい．また鼻閉により口呼吸が起こり，急性咽喉頭炎，習慣性扁桃炎を起こしやすい．さらに睡眠時無呼吸症候群を起こし，肺性心や成長障害をきたす場合もある．
- 原因アレルゲンは室内塵が多く，これはほとんどがダニの死骸や排泄物である．室内アレルゲンとしては他にもネコなどのペット，アルテルナリアなどの真菌が関与する．
- 室外アレルゲンとしてはスギ，ヒノキなどの樹木花粉，カモガヤ，ブタクサなどの草本花粉が原因となり，特にスギ花粉症の若年化が近年認められている[2,3]．

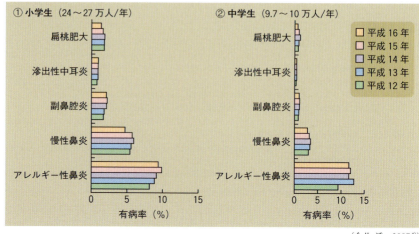

❶ 学校検診での有病率

（今井 透．2007[4]）

アレルギー性鼻炎

診断の進め方

- 学童になれば成人と同様に皮膚試験，鼻誘発試験を行い，採血による血清総 IgE 値やアレルゲン特異的 IgE 抗体値を測定することが可能である．
- 症状の把握はアレルギー日記の記載が望ましい．
- 小児は鼻副鼻腔炎やアデノイド増殖症の合併も多いので，副鼻腔 3 方向 X 線写真の撮影も有用であり，重症例には副鼻腔 CT 撮影が望ましい．

治療[*2]

- まずアレルゲン回避[*3]が必要である．
- 薬物療法も成人に準ずるが，小児に適応のある薬剤は少ない．適応があるのは抗ヒスタミン薬や遊離抑制薬の内服と点鼻，ロイコトリエン受容体拮抗薬や Th2 サイトカイン阻害薬の内服，鼻噴霧用ステロイド薬などである[*4]．
- アレルゲン回避，薬物療法で十分な効果が得られない場合は，アレルゲン特異的免疫療法や手術療法の適応を考慮して，実際に行っている施設へ紹介することがよく，学童以上ならばそれらの治療の適応がある．
- アレルゲン免疫療法は従来皮下注射法が用いられていたが，舌下投与法による利点も確認され[*5]，日本では，スギ花粉症に対する舌下免疫療法が 2012 年より可能となった．さらにアレルギー性鼻炎や気管支喘息に対するダニ舌下錠の臨床試験が開始されている．

耳鼻咽喉科医に紹介すべきタイミング

- 特に粘性・粘膿性鼻汁を伴う鼻副鼻腔炎を疑う難治例や，水様性鼻汁が多くアレルギー性鼻炎以外の鼻過敏症が疑われ十分な治療効果が得られない症例，さらに鼻閉を主とする場合に鼻噴霧用ステロイド薬やロイコトリエン受容体拮抗薬などのガイドラインに沿った薬物療法を 1 か月以上継続しても十分な効果が得られない際にも専門医への紹介が勧められる[5]．
- 小児花粉症は自然寛解が少ないので，専門医による免疫療法も治療選択肢の一つとして家族に説明することがガイドラインに示されている．
- さらに小児アレルギー性鼻炎に対して鼻腔内通気改善のために行う手術を小学生以上の年代で行えることが示してある[5]．手術の適応を決めることは容易ではないが，鼻閉の管理が不十分な場合，鼻閉により睡眠障害を引き起こしている場合には手術の適応を含めて専門医への紹介が必要である．
- 喘息の鍛錬療法のためなどで水泳教室に続けて通う学童には，耳鼻咽喉科医との連携[*6]が必要である．

■ 文献

1) 今井 透. 子どもを蝕む大人の病気―アレルギー性鼻炎（花粉症）. 小児科 2007；48：829-33.
2) 斎藤博久監. 小児アレルギーシリーズ 花粉症と周辺アレルギー疾患. 東京：診断と治療社；2007. p.8-14.
3) 西間三馨，森川昭廣監. 小児のアレルギー性鼻炎. 東京：現代医療社；2003. p.184-97.
4) 今井 透. 学童期児童のアレルギー性鼻炎の診療―アンケート調査からみた診療の実態. JHONS 2007；23：175-9.
5) 鼻アレルギー診療ガイドライン作成委員会編. 鼻アレルギー診療ガイドライン―通年性鼻炎と花粉症―2013 年版（改訂第 7 版）. 東京：ライフ・サイエンス；2013. p.83-5.

[*2] 耳鼻咽喉科医会会員にアンケート調査を行った際に，小児アレルギー性鼻炎診療上の苦労点を質問した．多くの回答では，治療目標点の設定が難しいこと，治療法と薬剤が限られていること，治療終了を決めにくいこと，耳鼻咽喉科合併症が多いこと，アレルギー性疾患合併症が多いことがあげられていた[4]．そこで鼻炎に限って対応するのでなく，小児科，耳鼻咽喉科を含めて総合的な対応が必要と考えられた．

[*3]
- 室内ダニの除去には室内の掃除を十分に行い，織物のソファ，カーペット，畳をできるだけやめるように指導する．さらにベッドのマット，布団などにダニを通さないカバーをかけること，室内の湿度を 50％に，室温を 20～25℃ に保つような努力が必要である．
- ペットアレルゲンを減量するためには，ペットの飼育をやめること，屋外で飼育し，特に寝室には入れないこと，飼育環境を清潔に保つことが勧められる．

[*4]
経口ステロイド薬は極力避けるのが望ましく，血管収縮性点鼻薬の使用も短期にとどめることが望ましい．

[*5] 欧米ではイネ科花粉症やキク科花粉症に対して臨床応用がなされている．さらにデンマークとフランスではダニの舌下免疫療法の臨床試験が行われている．

[*6]
急性中耳炎を繰り返したり滲出性中耳炎を合併しやすい場合もあるため．

アレルギー性結膜疾患——アレルギー性結膜炎・春季カタル

学童期

高村悦子

*1
春季カタルといっても春以外の季節にも悪化するが、スギ花粉の大量飛散の年に春季カタルの初診患者が増加し、例年に比べ重症化することから考え、スギ花粉の影響も少なからずあることが推測される.

*2 充血
結膜炎でみられる結膜充血は、後結膜動脈の充血で、鮮紅色で血管は表在性で可動性があり、角膜から離れるほど赤みが増す. 角膜炎や虹彩炎に伴う毛様充血は、深在性の紫彩色の充血で、角膜周辺部に認められる.

*3 春季カタルの病型
増殖性変化が、眼瞼結膜に著明なものを眼瞼型、輪部の病変が著しいものを輪部型とよぶ.

*4 角膜障害の病態
結膜から遊走してきた活性化好酸球やその顆粒タンパクによる障害と考えられている.

*5 乳頭
結膜に炎症が続くと結膜上皮層の肥厚と上皮下組織の増殖が起こる. 瞼板部結膜は下に瞼板があるため、増殖した上皮組織は外方に向かって突出し、乳頭を形成する. 上皮下には細胞浸潤と線維増殖が起こる. 細隙灯顕微鏡で観察すると、突出した乳頭の中心部に、新生した毛細血管が赤い小点として観察される.

*6 巨大乳頭
乳頭が数個融合したもので、乳頭内に数本の血管が現れ乳頭内で分枝を出す.

- アレルギー性結膜疾患とは、「I型アレルギー反応が関与する結膜の炎症性疾患でなんらかの自他覚症状を伴うもの」と定義される[1].
- 臨床像の違いにより、アレルギー性結膜炎（季節性，通年性），アトピー性角結膜炎，春季カタル[*1]，巨大乳頭結膜炎に病型分類される.
- アレルギー性結膜炎と春季カタルが小児にみられることが多い.
- 季節性アレルギー性結膜炎は、スギ花粉症が代表であり、花粉の飛散時期に眼瘙痒感，充血，流涙，異物感などの自覚症状が出現する.
- 通年性アレルギー性結膜炎は、主にダニ、ハウスダストがアレルゲンであり、慢性の経過をとる.
- 春季カタルのアレルゲンとしてはダニが主体であるが、患児はスギにも感作されている場合が多い.

臨床症状

- アレルギー性結膜炎は、眼瘙痒感が特徴的で、充血[*2]，眼脂，流涙，羞明，異物感など結膜炎の症状を呈する.
- 他覚的には、結膜の充血，浮腫，乳頭，濾胞などの所見が観察される.
- 春季カタルはアトピー体質の学童、特に男児に好発し、結膜の増殖性変化[*3]や角膜病変を伴い重症な経過をとる. 眼瘙痒感や眼脂などの症状はアレルギー性結膜炎に比べ激しい.
- 角膜障害[*4]を伴うと、異物感，眼痛，羞明のため、目が開けられず、視力も低下し、学校生活にも支障をきたす.
- 眼瞼結膜の増殖性変化の代表は、石垣状乳頭増殖（❶）であり、上眼瞼結膜に大小不同の直径1mm以上の巨大な乳頭増殖所見を呈する[*5,6].
- 輪部には、Trantas斑という炎症細胞の浸潤や堤防状隆起（❷）がみられる.
- 角膜障害としては、点状表層角膜炎，落屑様点状表層角膜炎，角膜びらん，シールド（盾型）潰瘍（❸）[*7]が特徴であり、結膜病変の悪化とともにこれらの角膜所見は重症化する.

❶ 春季カタルの石垣状乳頭増殖

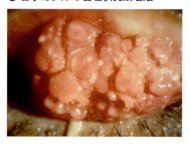

❷ 輪部型春季カタル

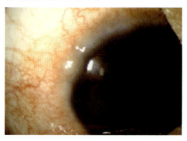

❸ シールド潰瘍

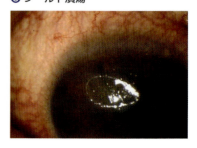

診断の進め方

- アレルギー性結膜炎の確定診断には，眼瘙痒感を主症状とする結膜炎があること，また，結膜局所でのI型アレルギー反応の証明として眼分泌物中の好酸球*8 の検出，および皮膚テストや血清学的検査によるアレルゲンの確認が必要である．

小児のアレルギー性結膜疾患と鑑別すべき疾患

- アレルギー性結膜炎と鑑別が必要な結膜炎の主な原因としては細菌やウイルスによる感染性結膜炎*9 があげられ，まず，臨床所見，眼脂の性状から鑑別する．
- 感染症との鑑別診断には，眼脂や結膜擦過物を用いた病因検索が必要ではあるが，小児では検体採取が難しく，臨床診断で治療を開始せざるをえない場合もある．
- 小児の細菌性結膜炎の起炎菌は，インフルエンザ菌，肺炎球菌，黄色ブドウ球菌が多く，黄色っぽい粘液膿性の眼脂，結膜充血を呈するが，抗菌薬の点眼により数日で症状が改善する．
- アデノウイルスによる咽頭結膜熱*10 は結膜炎，咽頭の発赤，39℃以上の高熱を特徴とし，感染力が強く，小児の夏かぜとして流行することがある．
- アデノウイルス結膜炎の典型例では，耳前リンパ節腫脹と濾胞性結膜炎の臨床像を呈する．結膜擦過物を用いた迅速診断が可能であるが，時に偽陰性となる．

治療

- アレルギー性結膜炎の治療薬としては，抗アレルギー点眼薬（❹）*11, 12 が第一選択薬である．治療効果としてはほぼ同等だが，抗ヒスタミン薬には即効性が期待できる．

アレルギー性結膜炎

- 抗アレルギー点眼薬を開始し，症状が治まらない場合に低濃度ステロイド点眼薬を追加する．
- 花粉症では，抗アレルギー点眼薬による初期療法が飛散時期の症状の軽減や症状発現時期の短縮に有効である．

春季カタル

- 重症例では，抗アレルギー点眼薬，ステロイド点眼薬，免疫抑制点眼薬で治療を開始し，症状の改善に伴い，ステロイド点眼薬の濃度，点眼回数を漸減する．抗アレルギー点眼薬と免疫抑制点眼薬はできるだけ継続したほうが，寛解期間の延長や，ピーク時の症状の軽症化が期待できる．
- ステロイド点眼薬（❺）は，重症度に応じ，点眼薬の種類，濃度，点眼回数を選択する[2]．

---

*7 **シールド潰瘍，プラーク**
角膜上皮欠損部にムチンや変性上皮，炎症性残渣が堆積したもので，潰瘍底は灰白色に混濁し，潰瘍周囲は浮腫状になった角膜上皮で囲まれたように見える．シールド潰瘍底の堆積物が増加し，角膜面上から白色の部分が隆起した所見をプラークとよぶ．

*8 **好酸球**
正常な結膜上皮には炎症細胞として，リンパ球，好中球は存在するが，好酸球は存在しない．アレルギー性結膜炎が起こると，結膜上皮内に好酸球が浸潤してくる

*9 **ウイルス性結膜炎にかかった場合の注意事項**
- 眼脂や涙はティッシュペーパーなど使い捨てのもので拭いてすぐに捨てる．
- タオルなど顔に触れるものは家族とは別のものを使う．
- ウイルスは熱に弱いので，食器やタオルなどは煮沸するか，熱湯をかけてから洗う．
- 風呂は最後に入る．

*10 学校感染症に指定されており，保育所，学校，家庭内で感染が広がることもある．

*11 抗アレルギー点眼薬は，いずれも内服薬や点鼻薬としてすでに認可され処方されているものである．

*12 **点眼回数**
1日4回であるが，1日2回のものもあり，学校で点眼しにくい場合でも，朝晩2回の点眼は自宅ででき便利である．低濃度であっても，眼圧チェックが行えない場合はステロイド点眼薬を処方することは避ける，ということを推奨する．

❹ 抗アレルギー点眼薬の種類と点眼回数

ケミカルメディエーター遊離抑制点眼薬	
クロモグリク酸ナトリウム（インタール）	1日4回
アンレキサノクス（エリックス）	1日4回
ペミロラスト（アレギサール）	1日2回
トラニラスト（リザベン，トラメラス）	1日4回
イブジラスト（ケタス，アイビナール）	1日4回
アシタザノラスト（ゼペリン）	1日4回
ヒスタミンH₁受容体拮抗薬	
ケトチフェン（ザジテン）	1日4回
レボカバスチン（リボスチン）	1日4回
オロパタジン（パタノール）	1日4回
エピナスチン（アレジオン）	1日4回

（　）内は商品名

❺ ステロイド点眼薬の作用による分類

作用	一般名	商品名	濃度
強	ベタメタゾン	リンデロン	0.1%
強	デキサメタゾン	サンテゾーン	0.1%
中	デキサメタゾン	サンテゾーン	0.02%
中	ベタメタゾン	リンデロン	0.01%
中	フルオロメトロン	フルメトロン	0.1%
弱	フルオロメトロン	フルメトロン	0.02%

❻ 免疫抑制点眼薬

一般名	商品名	濃度
シクロスポリン	パピロックミニ	0.1%
タクロリムス	タリムス	0.1%

*13 ステロイド薬点眼中は短期間であっても定期的な眼圧チェックが必要である．

*14 0.1%シクロスポリン点眼薬（パピロックミニ®点眼液0.1%）
シクロスポリンは主にT細胞に作用し，T細胞からの各種サイトカインの産生を抑制し，アレルギー炎症を抑える⁴⁾．2006年から眼科医による処方が可能となったパピロックミニ®点眼液には防腐剤が含まれていないため0.4mLのシングルユース容器に入っており，1回1本，1日3回点眼する．高濃度ステロイド点眼薬に比較し効果の発現は緩徐だが，ステロイド点眼薬との併用で，1か月後には重症な角結膜所見の改善が期待でき，症状が落ち着けば，ステロイド点眼薬の減量や中止も期待できる．

*15 0.1%タクロリムス点眼薬（タリムス®点眼液0.1%）
タクロリムスはすでに，外用薬としてはアトピー性皮膚炎に対しタクロリムス軟膏（プロトピック®軟膏）が用いられている．2008年に認可された懸濁点眼薬で，1日2回の用法となっている．0.1%タクロリムス点眼薬は，春季カタル，アトピー性角結膜炎に対しプラセボを対象に行った多施設二重盲検比較試験では，投与1週間後には有意な症状の改善が得られ，ステロイド抵抗性の重症例に対しても治療効果が得られている⁵⁾．

- 角膜所見の改善がみられず，早期の改善を望む場合は，トリアムシノロンアセトニドなどのステロイド薬の瞼結膜下注射を行うこともある．また，プレドニゾロン5〜10mgを1〜2週間内服する方法もある．
- ステロイド点眼薬および瞼結膜下注射は，副作用として眼圧上昇を伴い*¹³，時に緑内障に進行する危険性があるため，特に小児では注意を要する³⁾．
- 角膜所見を伴う場合は，感染予防のために抗菌点眼薬を併用する．
- 輪部型春季カタルでは，抗アレルギー点眼薬に免疫抑制点眼薬を併用するだけで，ステロイド点眼薬を用いなくても短期間で改善する．
- 2種類のカルシニューリン阻害薬，0.1%シクロスポリン点眼薬*¹⁴と0.1%タクロリムス点眼薬*¹⁵が免疫抑制点眼薬（❻）として春季カタルに対し保険適用となっている．
- 免疫抑制効果は，0.1%シクロスポリン点眼薬に比べ0.1%タクロリムス点眼薬のほうが強力である．重症例やステロイド点眼薬で効果が得られない症例，アトピー性皮膚炎合併例ではタクロリムス点眼薬を用いるほうが短期間に効果を得やすい⁶⁾．
- 両薬とも全身への影響はほとんどない⁷⁾．頻度は低いが，眼感染症がみられることがある．
- 薬物治療によっても長期に角膜所見が改善しない場合は，乳頭切除や角膜掻爬などの外科的治療を併用する．

アトピー性眼瞼炎

- 治療には，ステロイド眼軟膏（❼）*¹⁶を用いるが，抗菌薬のフラジオマイシンを含有したものでは接触皮膚炎を起こすことがある．
- 安全性の点からは，抗菌薬の含有されていないステロイド眼軟膏の使用を勧める．
- ステロイド眼軟膏でも大量に塗布すれば，眼表面に残留し，眼圧上昇など

❼ ステロイド眼軟膏の種類

一般名	商品名	濃度
デキサメタゾン	サンテゾーン眼軟膏	0.05%
	デキサメサゾン眼軟膏	0.1%
ベタメタゾン＋フラジオマイシン	リンデロンA眼軟膏	0.1%
メチルプレドニゾロン＋フラジオマイシン	ネオメドロールEE	0.1%
酢酸プレドニゾロン	プレドニゾロン眼軟膏	0.25%
	プレドニン眼軟膏	0.25%

の副作用を起こす場合がある[*17].

セルフケア

- 眼表面のアレルゲンを洗い流し，角膜上皮障害に関連した眼脂中の好酸球やその顆粒タンパクを除去するために，人工涙液による洗眼が推奨される[1]．
- 頻回に行う場合は，点眼薬に含有される防腐剤による角膜上皮障害が問題となるため，市販の防腐剤無添加の人工涙液で行う[*18]．
- 人工涙液を冷蔵庫で冷やして点眼すると症状が緩和されることがある．
- カップ式の洗浄器具は，眼周囲の皮膚の汚れや皮膚に付着したアレルゲンをかえって眼表面に接触させることになり，また，洗浄液中には防腐剤や添加物が含まれているため，洗浄器具としては勧められない．

学校行事―プールに入るときの注意点

- 春季カタルの場合でも症状が寛解し，角膜障害が少なく，目が開けていられる状態であれば，プールに入るのは可能である．
- プールに入るときには，消毒薬として入っている塩素から粘膜を保護するためにゴーグルをつける．プールからあがったら水道水で洗顔し，その後，防腐剤無添加人工涙液で洗眼する[*19]．

眼科医へ紹介すべき患者

- ステロイド点眼薬の投与が必要なアレルギー性結膜炎や春季カタル，具体的には，抗アレルギー点眼薬を2週間継続しても眼症状が改善しない結膜炎は，鑑別診断の必要性も含め眼科医へ紹介してほしい[*20]．

■ 文献

1) アレルギー性結膜疾患診療ガイドライン編集委員会．アレルギー性結膜疾患診療ガイドライン（第2版）．日眼会誌 2010；114：831-70．
2) 髙村悦子．眼科疾患．山本一彦編．改訂版ステロイドの選び方・使い方ハンドブック．東京：羊土社；2011．p.273-91．
3) 大路正人ほか．小児におけるステロイド・レスポンダーの頻度．臨眼 1992；46：749-52．
4) 髙村悦子ほか．春季カタルに対するシクロスポリン点眼液0.1％の全例調査．日眼会誌 2011；115：508-15．
5) Ohashi Y, et al. A randomized, placebo-controlled clinical trial of tacrolimus ophthalmic suspension 0.1% in severe allergic conjunctivitis. J Ocul Pharmacol Ther 2010；26：165-73．
6) 春季カタル治療薬研究会．免疫抑制点眼薬の使用指針―春季カタル治療薬の市販後全例調査からの提言．あたらしい眼科 2013；30：487-98．
7) Ebihara N, et al. Blood level of tacrolimus in patients with severe allergic conjunctivitis treated by 0.1% tacrolimus ophthalmic suspention. Allergol Int 2012；61：275-82．
8) Ishioka M, et al. Deleterious effects of swimming pool chlorine on the corneal epithelium. Cornea 2008；27. 40-3．

---

*16
ステロイド外用薬の臨床効果のランクでは，眼軟膏の位置づけは低いが，顔面，特に眼周囲は皮膚が薄く，ステロイドの浸透性が他部位の皮膚より良好なので，眼軟膏でも効果は期待できる．

*17
必要最小限の眼軟膏の塗り方
人差し指の先に眼軟膏をのせ，親指で伸ばし，ごく少量を炎症のある部分にうっすらと塗る．

*18
使いきりタイプの防腐剤無添加の人工涙液は，残液の汚染の心配がなく，より安全に使用できる．1本で5～6滴は点眼できるので，両眼が十分洗眼できる．

*19
水道水での洗眼
水道水には低濃度塩素が含有されており，プールサイドに設置されている噴水式の洗眼用器具は積極的な洗眼としては好ましくない[8]．

*20
学校感染症に指定されているウイルス性結膜炎も，初期にはアレルギー性結膜炎と鑑別が難しい場合がある．

学童期

花粉症

大久保公裕

原因

- アレルギー性鼻炎全体に小児が占める割合は約30％であり，その数は年々増加傾向を示している（❶）[1]．また，この増加には鼻感染による鼻副鼻腔炎の減少が一因となっていると考えられている．
- 小児アレルギー性鼻炎は，ハウスダスト，ダニなどを抗原とする通年性アレルギー性鼻炎が主体であったが，最近では，スギ花粉の飛散数増加などに伴い花粉症が急増している[2,3]*1．

*1
筆者らの15歳以下のスギ花粉症有病率全国調査（❷）では，有病率は10.2％で，3～5歳まで4.5％，6～9歳まで10.5％，10～12歳まで12.1％，13～15歳まで15.1％と，年齢が進むにつれて，有病率は上昇する傾向にあった[2]．

❶ アレルギー性鼻炎の累積発症率

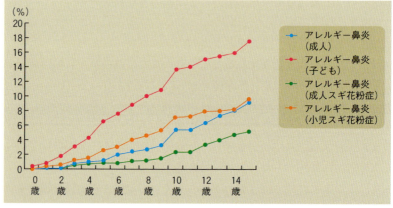

- 会社員およびその家族1,730名とその子ども1,285名を対象に調査した．両親ともアレルギー歴がある場合は低年齢で発症する傾向で，3歳でまず第1の発症ピークを迎える．
- 両親ともアレルギー歴がない場合は，子どもが花粉症を発症する年齢は学童期以降となる傾向にあった．
- アレルギー性鼻炎全体では，親の世代では15歳までの発症が約9％であったのに対し，子どもの世代では約17％であった．
- 花粉症では親の世代では15歳までの発症が約5％に対して子ども世代では約10％であり，花粉症の低年齢発症が明らかになった[1]．

（大久保公裕，2004[1]）

❷ 小児スギ花粉症の有病率（全国調査）

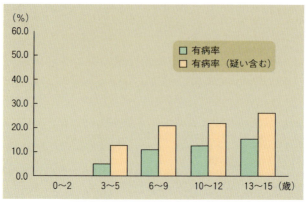

（Okubo K, et al. 2004[2]）

花粉症

- 当科の 15 歳以下の小児の通年性アレルギー性鼻炎と花粉症の割合は，通年性アレルギー性鼻炎単独例は 52.5％，通年性アレルギー性鼻炎と花粉症の合併例は 34.4％であり，花粉症単独例は 13.1％と決して少なくない．
- 小児花粉症の主な感作抗原として，スギ・ヒノキ科，草本類のイネ科のカモガヤ，ブタクサなどがあげられる．アレルギー疾患既往がなかったのにスギ・ヒノキ科花粉症を突然発症する学童の増加傾向が目立ち，スギ・ヒノキ科花粉の飛散シーズンが終わった後もカモガヤ花粉などにより長期にわたり花粉症が継続する症例もある．

臨床症状

- 臨床症状は鼻のかゆみ，くしゃみ，鼻水，鼻づまり，目のかゆみ，涙目，充血などの典型的な症状のほか，皮膚やのどなどあらゆる場所に症状が出現する．成人より全身症状（発熱，倦怠感）が出やすい，鼻や目のかゆみが成人より強いなどの特徴がある[*2]．
- 花粉飛散期で日中の体育の授業を休みがちな子どもには花粉症の可能性も疑われる．

診断の進め方

- 実際の小児アレルギー性鼻炎の診断では，「どのような症状があるか，どの症状が最も重いか，喘息やアトピー性皮膚炎はなかったのか，家族にはアレルギーはあるか」などの問診が最も重要である．
- 本人が直接鼻閉を訴えない，あるいは訴えられないことも多い．子どものしぐさ，特に鼻をすすっている動作や口呼吸の動作を鼻閉や鼻汁症状の指標として見逃さないように注意する．また，鼻や目をこすっているしぐさなども要注意である（❹）．
- 通年性アレルギー性鼻炎単独か，花粉症を合併しているのか，多種類の抗原に感作しているのかなどを見きわめることも重要である．
- 小児ではかぜを引きやすいので鼻副鼻腔炎が混ざり合う複雑な病態を示すことが多く，アレルギー治療薬での治療が効果のない場合には鼻副鼻腔炎の存在を疑う必要がある．
- アデノイド増殖症や滲出性中耳炎の合併が多いことにも注意する．

治療

- 小児アレルギー性鼻炎における最もつらい症状は鼻閉で，小児の 80％以上の患者で QOL が損なわれていた[4]．
- 治療にあたっては，くしゃみ発作，鼻水のみならず，鼻閉の改善が最も必要であり，日常

[*2] 小児 2,212 名の花粉症症例へのアンケートで最も多かった症状は鼻づまりであり，最も注意すべき症状である（❸）[3]．

❸ 花粉症の小児患児の症状

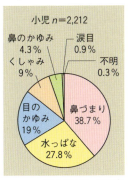

（大久保公裕．2004[3]）

QOL : quality of life

❹ 患児のしぐさの例

発作性再発性くしゃみ　水性鼻漏・鼻閉　瘙痒感などの眼症状

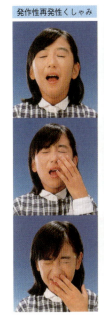
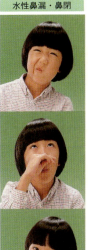
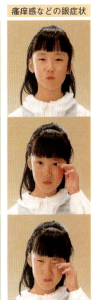

- 生活に支障のない状態にもっていく.
- 小児では鼻水の吸引,ネブライザーやネラトンカテーテルによる耳鼻咽喉科的処置も有効だが,大多数の患者を治療する手段となるのはやはり薬物療法である.
- 薬物療法は,『鼻アレルギー診療ガイドライン』[4]に基づき成人に準ずるが,小児専用の薬剤が少ない.
- 鼻噴霧用ステロイド薬は中等症以上のくしゃみ・鼻漏型,鼻閉型のいずれにも推奨されているが,低学年ではうまく使用できないこともある.
- 小児専用の鼻噴霧用ステロイド薬を鼻閉の著しい症例にも用いるが,効果が出るまで生理食塩水で薄めた血管収縮薬を併用することもある.
- 初めて点鼻薬を使用するときは,小児に薬剤の使い方について具体的に説明して理解させることが重要である.液だれする場合についても注意し,刺激の少ないものの選択や粉状の噴霧用剤の使用も考慮すべきである.
- 経口薬[*3]では,ケミカルメディエーター遊離抑制薬や抗ヒスタミン薬などの小児用製剤を主に用いる[*4].第2世代抗ヒスタミン薬ではインペアードパフォーマンス[*5]による学業の低下などの可能性を考慮して中枢移行性の少ない薬剤を選択する.
- アレルゲン免疫療法(減感作療法)は5歳以上で適応をもつ皮下注射による免疫療法である.アナフィラキシー,痛みの副作用や頻回の通院などから小児には広く行われていなかったが,施行終了後にも持続する後効果が証明されている.
- 2014年より12歳以上のスギ花粉症に対して新しい舌下免疫療法が保険適用になった[5].ダニでは2015年10月以降の発売をめざしており,より安全な免疫療法として小児でも治療法の一つとして考慮すべきである.

*3 鼻閉に効果のあるロイコトリエン受容体拮抗薬プランルカストはすでに小児アレルギー性鼻炎に保険適用となったが,モンテルカストのチュアブルはまだない.

*4 低学年の好む剤形はドライシロップ,シロップ,チュアブルなどであり,高学年の好む剤形は粒の小さな錠剤である.

*5 インペアードパフォーマンス
薬剤による能力の低下をさす.抗ヒスタミン薬では眠気,だるさなどの副作用があり,これによってインペアードパフォーマンスをきたす.

アドバイス

- 小児アレルギー性鼻炎では鼻腔が狭いことがより強い症状を発現させている.
- 鼻汁が多いのに鼻をかむことができず,表面上は鼻閉の症状として出ている場合があるので注意する.
- レーザーなどの手術療法は高学年でも特殊なケースには適応がある.
- 子どものQOLをまず考慮し,この子どもがあと60年以上花粉症であることを考え,免疫療法など後効果がある治療法を取り入れる.そのうえで,総合的・長期的視野に立った治療方針を立てる必要がある.

■文献

1) 大久保公裕.小児期アレルギー性鼻炎(花粉症)の長期予後.アレルギー免疫 2004;11:72-7.
2) Okubo K, et al. Prevalence of Japanese cedar pollinosis in children aged under 15 years throughout Japan. Clin Exp All Rev 2004;4:31-4.
3) 大久保公裕,奥田 稔.インターネットを用いたアレルギー性鼻炎患者に対するアンケート調査結果.アレルギー免疫 2004;11:100-15.
4) 鼻アレルギー診療ガイドライン作成委員会.治療―治療法の選択.鼻アレルギー診療ガイドライン―通年性鼻炎と花粉症―2013年版(改訂第7版).東京:ライフ・サイエンス;2005.
5) Okubo K, et al. A randomized double-blind comparative study of sublingual immunotherapy for cedar pollinosis. Allergol Int 2008;57:265-75.
6) 大久保公裕ほか.小児花粉症患者におけるプロピオン酸フルチカゾン(小児用フルナーゼ®点鼻液25)の有効性,安全性及び鼻炎QOLの検討.アレルギー免疫 2005;12:148-61.

心身症としてのアレルギー疾患

学童期

大矢幸弘

原因と対策の基本

- 気管支喘息やアトピー性皮膚炎などのアレルギー疾患は，古くから心身症的な側面があることが指摘されてきたが，心因性の気管支喘息や心因性のアトピー性皮膚炎といった特殊なアレルギー疾患があるわけではない．
- 心身症的な側面が強くても，あくまで気管支喘息でありアトピー性皮膚炎であることに変わりはない．したがって，重症度に応じた薬物療法が必要となるのは当然であり，心理療法[*1]だけで治ると考えるのは間違いである．
- まして，「気のせい」にしてよいような疾患ではない．特に喘息は VCD や EIH などの心因性上気道閉塞疾患が誤診されて心因性喘息という診断名がつけられているケースが多く，まずは正確な鑑別診断が必要となる．
- 薬物療法や環境整備に対するアドヒアランスと，疾患の悪化に影響を与える心理社会的ストレッサーをチェックし[*2]，それぞれへの適切な対応を行うことが心身症としてのアレルギー疾患への基本的な治療姿勢である．

[*1] 保護者が人格障害や重度の精神疾患に罹患しているケース，医療ネグレクトのケースには心理療法は無効のことが多い．いたずらにカウンセリングで時間をつぶすのではなく，ケースワーカーや児童相談所と連携して，長期施設入院療法や保護施設への入所なども検討する必要がある．

VCD：vocal cord dysfuncion

EIH：excercise induced-hyperventilation

[*2] 疾患のコントロールを不良にしている原因を心理社会的要因を含めて検索し，多因子性疾患としての包括的な対策を講ずることが大切である．

気管支喘息 ❶

診断の進め方

- 重症度に応じた適切なステップの薬物療法が行われている場合，学童期でコントロールが不良の気管支喘息児は少数派である．ガイドラインに従った治療を施してもコントロール不良ならば入院加療が必要となる．

❶ 喘息児に対する心身医学的診断と行動療法のフローチャート

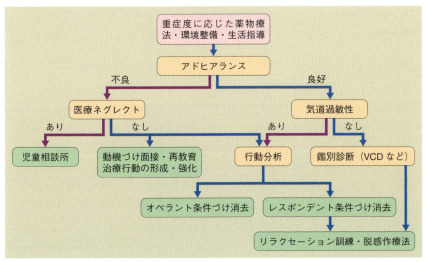

- 入院し服薬管理をきちんと行えば，自宅でのアドヒアランスが不良だった患者は，外来処方と同じ治療ステップでもコントロールがつくようになる．自宅でのアドヒアランスが良好だったにもかかわらず入院してコントロールがつくようになった例は，自宅環境の整備ができていない可能性が高い．
- 次にVCDやEIHなどを鑑別するために気道過敏性テスト（メサコリン負荷試験や運動負荷試験など）を行い，気管支喘息かどうかを再確認する．
- 気管支喘息であることが再確認できたら，外泊させて発作が出ないかどうかを確認する．自宅でのアドヒアランスや環境整備に問題がないにもかかわらず，外泊中や退院後にコントロールが不良となる場合は，条件づけによる喘息発作を疑う．以前に気管挿管を経験したような患児やスポーツエリートなどは，不安と喘息発作がレスポンデント条件づけ[*3]されていることがある．
- 同胞葛藤がある場合や保護者が自分自身の問題を抱えて子どもの相手を十分にしていないような場合は，オペラント条件づけ[*4]されていることが多い．すなわち，喘息発作を起こしたときしか，保護者が患児に真剣に向き合わないのである．こうしたケースはアドヒアランスも低下していることが多い．

治療

- VCDやEIHにはリラクセーション訓練を行う[1]．特に喉頭筋に関連した頸部や上半身の筋肉の弛緩を訓練するとよく，全身のリラクセーション訓練を行わなくても改善することが多い．
- アドヒアランスを向上させるには，動機づけ面接[2]で気づきを促し，再教

[*3] **レスポンデント条件づけ**
古典的条件づけともよばれ，無条件刺激と中性刺激が同時に提示されていると，本来は無条件刺激によって惹起されていた無条件反応が，中性刺激を与えただけで惹起されるようになること．

[*4] **オペラント条件づけ**
道具的条件づけともよばれ，ある行動の直後に好子（正の強化子）が随伴すると，当該行動が生起する頻度や程度が強化されること．

症例1

　7歳，小学校2年生の女児．喘息の発症は1歳で，2歳時から吸入ステロイド薬とロイコトリエン受容体拮抗薬を処方されている．乳幼児期には4回ほど入院を経験しているが，小学校に入学してからはかぜをひく頻度も減少し，2年以上入院治療や救急外来の受診歴はなかった．

　10月にかぜをひき喘息発作が起きたため，自宅で気管支拡張薬の吸入を行ったが治まらず，救急外来を受診した．ステロイド薬の内服と輸液を行い数時間観察したが改善せず，呼吸困難が持続し夜間に緊急入院となった．入院後の経過は良好で，気管挿管に至ることもなく2日後には酸素投与が不要となり，3日目には喘鳴も消失した．

　久々の発作だったので，何か理由があると思い，最近家庭や学校で変わったことはなかったかと母親に聞いてみた．すると，父親との離婚話が持ち上がっており「本人も何となく気づいている感じがする．患児は父親のことが嫌いではなくストレスも悪化因子の一つだと聞いていたので気にはなっていた」とのことであった．そこで，離婚話のストレスが原因で発作が起こった可能性もあるが，そのような話があるときには，患児に向けるエネルギーや時間が減少するため，必然的に患児に注目が集まるような生理的現象（喘息発作など）が起きやすくなるので，離婚話を進めるかどうかは別として，このようなときには，少なくとも今までと同様かそれ以上に患児に注意を注ぐ必要があることをアドバイスして退院となった．

　数か月後の外来受診時に，父親と別居することにしたが退院後，喘息発作は起こらなくなったとの報告を受けた．

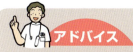

アドバイス

- 心身症を疑う喘息患者は少なくないが，心の問題にすべきではない．心という評価できないブラックボックスに入って迷宮入りしてしまう危険性が高いからである．
- 保護者の子どもの育て方や接し方に問題があると感じる症例も多いが，保護者を非難してはいけない．具体的な接し方がわからないから問題が起きているので，保護者に問題を指摘したところで改善できるはずがない．
- どのような態度で子どもに接すればよいのか，子どもの行動の種類に応じてどのような対応をすればよいのかをできる限り具体的に教示することと，その原理（オペラント条件づけなど）を伝えるべきである．
- アドヒアランスが低い症例の場合，動機づけ面接を行うとよい．患者教育の一環として喘息治療に対する目標を共有できたかどうかを確認し，具体的な方法について一緒に考えアクションプランを作成する．
- 受診時に次回受診までの短期目標を決め，実行したら喘息日誌にシールを貼る（低学年）など，受診時に必ず確認して努力を褒めるようにする．

育にて治療行動の形成や強化を図る．
- 喘息発作や咳がオペラント条件づけされているケースでは，保護者に対して子どもへの対応に関する見直しが重要である．非発作時に患児の面倒をよくみること，少なくとも発作時よりも愛情が感じられるような接し方をする必要があることを理解してもらう．
- 不安などのストレッサーと喘息発作がレスポンデント条件づけされているケースにはリラクセーション訓練を行い，次にいろいろな生活場面での不安階層表を作成し，低い不安場面から徐々に脱感作をしていく（系統的脱感作療法）．

アトピー性皮膚炎

診断の進め方

- 気管支喘息ほど診断は困難ではないが，コントロール不良の症例は，ガイドラインに載っている疾患の鑑別診断は再確認しておく．
- アドヒアランスの良否を確認する．口頭での確認だけでなく，回答された1日当たりや1週間での使用量と受診ごとの処方量に整合性があるかどうか，場合によっては，実際に処方薬を持参してもらい使用量を確認する．
- 患児や保護者にステロイドフォビア（ステロイド恐怖症）がないかどうか，同胞葛藤や親子の不和がないかどうかなど，アドヒアランス不良となる原因を探る．
- 就寝時間と起床時間，そして登校時刻を聞き出し，睡眠不足やリズム障害あるいは不登校になっていないかどうかを確認する．
- 習慣性掻破行動の有無を確認する．どのような場面で掻くのかを詳細に聞き出し，オペラント条件づけかレスポンデント条件づけかを行動分析する．

❷ オペラント条件づけされた掻破行動　　❸ レスポンデント条件づけされた習慣性掻破行動

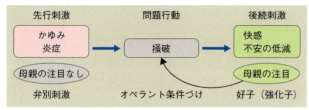
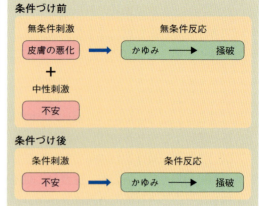

本人の自覚が乏しい場合は日誌などに記録を書かせる（❷❸）．
- 心理社会的要因がどのような行動の問題を引き起こしてコントロールが悪化しているのかを明らかにする．ストレスで悪化したというようなあいまいな記述は無意味である．ストレッサーと治療行動の関係に着目して具体的な記述を行う．

治療

- 学童期では本人がすべての治療行為を完遂するのは困難である．洗い方をチェックし，背中など本人が塗布しにくい部位を保護者が塗布しながら身体全体の外用薬の塗布について確認するとよい．薬物療法を含めたスキンケアがきちんとできていれば，ほとんどの症例はコントロール良好となる．
- アドヒアランスが良好であると思われるのに皮疹のコントロールができない場合や，外来診療ではアドヒアランスを改善できない場合は入院させる．
- 同胞葛藤や家庭内の問題で保護者の愛情が十分患児に注がれていないケースは，掻破行動がオペラント条件づけされていることが多い．適切なステロイド外用薬もしくはタクロリムス軟膏を使用して短期間に皮疹を消失させ，本人の掻破行動が生じていないときに保護者が本人の相手をするようアドバイスする．保護者が本人の代わりに掻いてやったり掻くのを止めようとする行為は逆効果である．
- 非常に重症なケースでは，不安などの情動変化と掻破行動が条件づけされていることもある．どのようなときに掻破行動が生ずるかを日誌などに記録させて自覚を促し，リラクセーション訓練を行って，掻破行動との条件づけをはずしていく．
- 生活が昼夜逆転してリズム障害が生じているケースは不登校や引きこもりになっていることが多い．必ず朝のスキンケアを実行させて自律神経に刺激を与え，午前中に日光を浴びさせるなどしてリズム障害の治療を並行して行う．

■ 文献
1) 大矢幸弘．私のアレルギー診療　アレルギー児の心のケア―心因性喘息と鑑別が必要な Vocal cord dysfunction. Q&A でわかるアレルギー疾患 2008；4：193-6.
2) Borrelli B, et al. Brief motivational interviewing as a clinical strategy to promote asthma medication adherence. J Allergy Clin Immunol 2007；120（5）：1023-30.

心身症としてのアレルギー疾患

症例2

　M君，小学校5年生の男児．乳幼児期には睡眠障害をきたすようなひどいアトピー性皮膚炎を経験した記憶はないが，小学校4年生の後半から急に悪化し，ステロイド外用薬が必要となった．中学受験の勉強を始めたころから悪化したので，母親は受験のストレスで悪化したことを心配して来院した．

　アナムネ聴取をしたところ，就寝時間は午前1時過ぎで，起床は午前7時過ぎ，塾通いで帰宅が遅く，夜のスキンケアも十分にできないことが多いという．夜間就寝中の掻破もあり，途中で覚醒し熟睡できていないとのこと．特に月曜日の朝は起きられないことが多く，2学期になってから休みがちだという．本人に直接話しかけても横から母親が答えてしまうことが多く，本人とのコミュニケーションが途切れがちになる．母親によると，早く寝ろと言っているのだが，本人がぐずぐずしているので就寝時刻が遅くなり睡眠不足になるとのこと，塾はやめさせてもよいと思っているが，本人がやめたがらないので行かせているという．

　全身に中等症以上の皮疹と掻破痕があり，夜間睡眠障害があるため入院加療とした．本人にスキンケアの方法を教え，朝夜実行させ，話し合いのうえ，母親には夜の外用薬の塗布を背中だけ手伝ってもらうことにした．患者は入院当初こそ心細そうにしていたが，院内学級に通い始め皮疹が改善して睡眠障害がなくなると活気が出てきた．家族について動物画を描かせると自分はネズミ，母親を大きなライオンとして描いた．父親はイヌで妹はウサギ，いずれもライオンより小さかった．

　入院1週間後にほとんど皮疹は消失し，生き生きしてきた患者を見て母親は何か感じるところがあったようだった．母親と患者に，ステロイド外用薬のステップダウン法を教え，患者にスキンケアの記録をつけさせることにした．外泊させスキンケアの方法と記録の仕方が理解できたことを確認し退院とした．外泊中，母親には，スキンケアと記録をつけることを本人に強制せず，実行したときだけ必ず褒めるようにとの指導をした．

　退院後は午後11時までには就寝するようになり，朝は午前7時前に起きてスキンケアをして登校し，塾は以前よりも早く帰宅できる別の塾に変えて受験勉強は前よりも真剣にしているとのことであった．

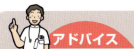

アドバイス

- アトピー性皮膚炎は学童期に軽快する症例が多いが，思春期が近づくと悪化する例もある．多くは心理社会的要因を抱えており，ストレスマネジメントや親子関係の再調整を必要とする．未就学児や低学年の児童のように保護者へのアドバイスだけで解決することは少ない．
- 本人への直接的な働きかけを行い，本人の自主性とやる気を引き出しつつ，保護者に患児へのかかわり方のモデルを示しアドバイスを行う．そして従来とは違う対応を体験してもらい，親子で成長しながら新たな信頼関係の絆を気づいてもらえるように心がける．
- 決してしてはならないことは，患児や保護者を責めることである．保護者の対応の未熟さが子どものストレッサーとなっていることは多いが，それを指摘すると多くの保護者は非難されたと受け止め自信をさらに失う．人によっては防衛的な態度を示して，良好な医師−患者関係が築けなくなる．
- 子どもへの適切な対応の見本を示し，うまくいくことを体験してもらうと，保護者自身がそれまでの自分の対応のまずさに気づくことが多い．親の欠点を指摘せず行動変容させるのがコツである．

学校におけるアレルギー対策

今井孝成

学校におけるアレルギー対応の現状

- 文部科学省が2013年に実施した全国調査によれば，小中学生の食物アレルギーの有病率は4.5％（407,546人），アナフィラキシーは0.48％（43,621人）であった．2004年の調査と比較して，食物アレルギーは1.7倍，アナフィラキシーは3.4倍の増加である（❶）．
- エピペン®を学校に持参する児童生徒は23,865人（0.26％）にも上った．食物アレルギー患者は，いまやほとんどの学校におり，その頻度は1クラスに1人程度にまで増加してきている[*1]．
- 従来の学校におけるアレルギー疾患への取り組みは，管轄する教育委員会や学校長の方針，関係者の経験や熱意に委ねられている面が大きく，地域や学校間格差が認められた．こうした状況を是正し，学校がアレルギー疾患の児童生徒に対して適切に取り組みを進めていくために，2008年に「学校生活管理指導表」（付表❶）およびその解説書である「学校のアレルギー疾患に対する取り組みガイドライン」[*2]（以下，ガイドライン）が財団法人日本学校保健会から発刊された．
- 指導表やガイドラインは普及・啓発をめざして満を持して発刊されたものの，教育委員会や学校現場での認識の違いから，それぞれが順調に普及してきたとはいえない[*3]．
- こうした実態および2012年末のアナフィラキシー死亡事故を受け，文部科学省は学校におけるアレルギー対応に関して，改めて報告書のなかで方針を掲げるに至った．

[*1] こうした調査結果を受けて，文部科学省は「アレルギー疾患はまれな疾患ではなく，学校保健を考える上で，既に，学校に，クラスに，各種のアレルギー疾患をもつ子どもたちがいることを前提としなければならない状況にある」との認識に立って施策を考えている．

[*2] http://www.gakkohoken.jp/uploads/books/photos/v00051v4d80367d6506f.pdf

[*3] 具体的には，ガイドラインに基づいてアレルギー対応している学校の割合は48％，「管理指導表の提出を必須とし，管理指導表に基づいて対応」している学校の割合は28.9％，「管理指導表またはその他の医師の診断書の提出を必須とし，それらに基づいて対応」が31.7％，一方で「保護者の申し出に基づいて対応（指導表やその他の医師の診断は求めない）」が58.5％にも及ぶ（❷）．

❶ 児童生徒のアレルギー疾患有病率（2004年と2013年の比較）

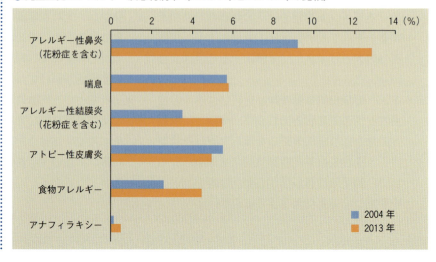

❷ 学校における食物アレルギー対応に関する回答

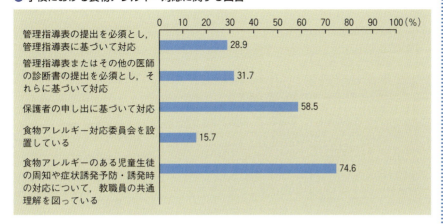

学校における食物アレルギー対応に関する文部科学省の方向性

- 「学校給食における食物アレルギー対応の基本的な考え方は,アナフィラキシーを起こす可能性のある児童生徒を含め,食物アレルギーの児童生徒が他の児童生徒と同じように給食を楽しめることをめざすことが重要である.そして学校での管理を求めるアレルギーの児童生徒に対しては,『ガイドライン』に基づき,医師の適切な診断による学校生活管理指導表の提出を必須にするとともに,実際の対応についても,学校生活管理指導表に基づくことを徹底すること.」[*4]
- 学校における食物アレルギー対応を保護者の申請のままに実施すれば,学校は本来不要の対応を強いられることが多くなり,貴重な時間と資源と人材を無駄にする.これを回避し本来対応が必要な児童生徒に集中させるためにも,学校におけるアレルギー対応は学校生活管理指導表,つまり医師の診断に基づいた対応を必須とするべきである.そしてその対応方針はガイドラインに基づくことで,全国の学校におけるアレルギー対応の均てん化が図れる.

*4 http://www.mext.go.jp/b_menu/hakusho/nc/_icsFiles/afieldfile/2014/03/27/1345963_2.pdf

学校におけるアレルギー対応充実のための取り組み

学校での取り組み

- 学校では,適切なアレルギー対応のために,情報の把握・共有,事故予防,緊急時対応を充実させることが求められている(❸).
- こうした取り組み推進が効率的かつ支障なく行えるように,学校には❹に示すことが求められる.

医師に期待される取り組み

- 学校における食物アレルギー対応を推進するために,その対応が医師の診断に基づくことが必須事項となるなかで,医師の役割と医師に期待されることは非常に重要である.特に,正しい診断と方針を与え学校生活管理指導表を発行すること,学校や所轄消防署と連携すること,そして緊急時(ア

❸ 学校におけるアレルギー対応充実のために求められる取り組み

情報の把握・共有	情報の把握・共有を進めることで，事故につながるリスクを低減化し，患児らを守り，教職員の不安や負担の軽減につながる．
事故予防	事故予防の観点で，現場では給食提供における各段階の工程をチェックし，事故リスクを評価し，予防策を検討するべきである．
緊急時対応	緊急時対応として，ゼロリスクの学校給食はないという考え方を教職員間で共有し，誰もがエピペン®注射を含めた緊急時対応ができる心構えと，組織的な取り組みが必要である．具体的には以下の取り組み推進が求められている． ・ガイドラインや指導表の活用促進と組織対応：指導表は，対応が必要な児童生徒においてはその提出を必須とし，その対応はガイドラインに基づく．また管理職の理解促進を特に進める必要性がある．エピペン®について，より積極的な取り組みが必要である． ・効率的，効果的な給食管理のあり方や，調理場の整備（施設整備や人員など），栄養教諭の配置拡大の方策などについて早期に検討すべきである． ・アレルギー対策の研修会などの充実と継続を図る．

❹ 取り組み推進を効率的に行うために求められること

対応環境整備の観点
・管理職を長として，食物アレルギー対応委員会を設置する ・保護者に対する情報提供を行う

安全な給食提供の観点
・安全を最優先に考えた給食提供を行う

緊急時対応の観点
・個別対応プランを作成する ・エピペン®を含めた緊急時対応を充実させる

ナフィラキシー）対応の充実を図ることが期待されている．

正しい診断と方針

● 最も重要なのは"正しい診断と方針"を与えることである．医師の診断によって学校のアレルギー対応は大きく変わりうることを強く意識することが求められる．かつて食物アレルギーは血液検査（特異的 IgE 値など）や皮膚テストの結果陽性に基づき診断されていたが，これは単に抗原感作を意味するだけで，診断の根拠とはならない．基本は食物経口負荷試験結果に基づくべきであり，安易で過剰な除去診断は，患者の QOL 低下をまねき，学校には不要な過重負担を強いることになる．この負担は間接的に，学校給食へのリスク増にもつながりかねない．

● そして，その正しい診断と方針を学校生活管理指導表に記入・発行し，学校での対応を促す．学校での食物アレルギー対応自体は，教育委員会や学校独自の対応ルールが定められているので，医師はあくまで診断を下し方針を示すまでであり，具体的な学校での対応は現場に移譲するべきである[*5]．

学校との連携，緊急時対応

● 緊急時対応は現場での対応はもちろんのこと，その後の医療機関への受診や事前準備への助言などに関して，医師は学校からの問い合わせや依頼に的確に答えることが期待されている．

学校生活管理指導表のポイント

● 学校生活管理指導表の食物アレルギーのパートは「病型・治療」と「学校生活上の留意点」と「緊急時連絡先」に分かれる（**付表⓬**）．

除去食物の診断の根拠を示す

● 従来「C．原因食物・診断根拠」に相当する診断書類の多くは，原因食物だけを列記すればよかった．しかし現状の食物アレルギー診療では，過剰に除去診断されることが少なくない．この過剰除去の弊害をできるだけ抑制する目的で，学校生活管理指導表ではその原因食品を除去する根拠[*6]を記載するようになっている．

---

*5
無論，そもそも教育委員会や学校対応があるべき姿でなかった場合は，医師から積極的に助言を行うことが必要である．

*6
除去の根拠
次の3つに分類される．
① 明らかな症状の既往
② 食物経口負荷試験陽性
③ IgE 抗体等検査結果陽性
診断根拠として最も高いのは②であり，次に①そして③となる．血清もしくは皮膚テストにおける特異的 IgE の証明は症状誘発と同等の関係ではない．検査結果のみで除去診断される風潮を防ぐ意味も，この除去根拠の記入には意図されている

学校給食における食物アレルギー対応は除去食対応を基本とする

- 給食対応の基本は除去食対応であり，またその除去は完全除去か解除かの二者択一の対応を実践することである．この対応は，たとえば鶏卵アレルギー患児の場合，中間的な多段階対応[*7]，すなわち「卵黄は解除」とか「つなぎ程度は解除」などは行わないことを意味する．
- 学校給食において最優先でめざすべきは，"安全性"の確保であり，"理想的な栄養"の享受は2番目であることを改めて認識することは，非常に重要である．

緊急時連絡先はアナフィラキシー対応が可能な施設を想定する

- 緊急時連絡先は，万が一学校でアナフィラキシー症状が誘発された場合，優先して搬送する医療機関を意図する．このため，クリニックや診療所ではなく，学校から最も近い位置関係にある二次医療以上の対応可能な医療機関が理想的である．
- ただ緊急時連絡先は，アナフィラキシーリスクの高い児童生徒が記入するものであり，たとえばOASで除去が必要な児童生徒の場合は，アナフィラキシーリスクは高くないため，必ずしも記入する必要はない．

[*7] 多段階対応は調理および配膳作業を煩雑化し，人為的な誤りの危険度を上げることになるため，勧められない．

OAS：oral allergy syndrome

学校におけるアナフィラキシー対応

- 学校でアナフィラキシー事象が発生したとき，学校関係者はエピペン®を含め，その対応が迅速かつ的確に行えることが期待されている．すでに教職員によるエピペン®注射は，2008年にその行為を妨げないとする方針が文部科学省から打ち出されている[*8]．
- 当該患児の主治医は，エピペン®運用に消極的な学校対応に遭遇した場合，現場で不安なく運用を進められるように説明・指導していくことが求められる．
- 保護者に求められるままに処方したり，十分な指導を行わずに処方したりすると，患者はもちろんのこと，学校現場もより混乱させる元凶となることを心に留めおくべきである．

[*8] 具体的には「アナフィラキシーショックを起こし，アドレナリン自己注射薬を自ら注射できない状況にある児童生徒等に代わり，その場に居合わせた教職員が同薬を注射することは，医行為を反復継続する意図がないものと認められるため，医師法違反にはならないと考えられる．同時に，人命救助の観点からやむをえず行った行為であると認められれば，刑法や民法等の規定により，その責任は問われないものと考えられるということである」とされており，積極的な学校現場での注射薬の運用が求められている．

おわりに

- われわれ医師は，学校における食物アレルギー対応の充実のために，必要最小限の原因食品の診断を行い，その結果を学校生活管理指導表に記入・発行すること，そして，その後の学校や保護者からの問い合わせに丁寧に答え，また積極的に介入していくことが必要である．
- そして，地域のアレルギー対応の改善のために，医師会などが組織的に教育委員会や学校を支援することも重要である．間違っても対応推進の足を引っ張るようなことになってはならない．

■ 参考文献

1) 日本学校保健会. 学校のアレルギー疾患に対する取り組みガイドライン. 2010.
2) 日本学校保健会. 平成25年度学校生活における健康管理に関する調査報告書. 2013.
3) アレルギー疾患に関する調査研究委員会（文部科学省）. アレルギー疾患に関する調査研究報告書. 2007.

成人期への移行　気管支喘息

釣木澤尚実

発症年代別による喘息の病型

- 1994年に秋山らが報告した成人気管支喘息の分類は，発症年齢により，小児喘息が寛解せずに成人まで継続して続いている「小児発症喘息」，成人になって初めて発症した「成人発症喘息」，小児喘息が一度寛解し成人になってから再発した「成人再発喘息」，思春期に発症した「思春期発症喘息」に分類される[1,2] *1．さらに小児発症寛解型と小児発症思春期再発型を入れた病型分類を ❶ に示す．

思春期喘息への対応

- 思春期・若年成人*2 の喘息の特徴[3] を ❷ に示す．
- 思春期は小児が肉体的にも精神的にも成人へと大きく成長する時期というだけでなく，喘息においてはアドヒアランス*3 の低下，リモデリング*4 の形成，喘息死という問題が増加する時期でもある．思春期喘息の特徴と問題点をよく理解し，対応していくことが喘息を治療・管理していくうえで重要である[7]．
- 小児喘息の治療では，保護者が治療の必要性を認識しているかどうかがアドヒアランスに影響を与える．小学校高学年の前思春期の段階から患児に直接，理解力に合わせた病態説明をする機会を設け，患児が自分でできそうなところから始めて，セルフケア行動ができるように指導した場合は喘息の管理が保護者から患児本人にスムーズに移行するが，患児本人への教育指導の開始が遅れた場合はアドヒアランスが不良になることもある*5．

*1
成人喘息のうち，小児の既往を有する症例の割合については，1992年の厚生省成人喘息調査研究班の秋山ら[2] の報告によると，32施設の 2,790 症例の発症年齢別では，小児発症で寛解がない成人喘息 11.1%，成人再発型喘息 3.7%，成人発症喘息 77.7% であり，小児喘息を有したものは全体の 14.8% 程度であった．

*2 思春期および 20 歳代早期
小児から成人への移行期である思春期とは二次性徴発現から成人に至るまでをさすが，その延長上にある若年成人に対しても医療的な対応の特徴から「思春期および 20 歳代早期」という表現を用いる[3]．

*3 アドヒアランス
患者が積極的に治療方針の決定に参加し，その決定に従って治療を受けることを意味する．

*4 リモデリング
気道の慢性炎症とそれによってもたらされる気道再構築のこと．気道リモデリングの特徴は基底膜下の線維化，平滑筋の増生，肥厚，杯細胞の過形成，粘液腺の増加，血管新生などがあげられる．

*5
特に思春期独特の親子の葛藤から患児が親の言うことを聞かなくなるケースも珍しくない．しかし，患児本人が受診した際に直接指導を行うことや，夏休みなどを利用して教育入院を行い，保護者から分離して指導すると効果的な教育指導ができることがある．しかし，本人が直接セルフケア行動をとることができるようになっても，保護者には本人が治療行動を継続できるようなサポートをする役割があることを説明しておくことも重要である[3,7]．

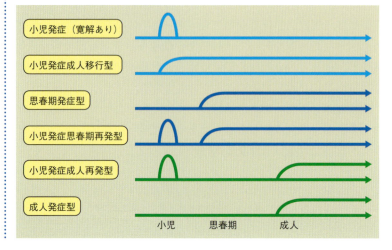

❶ 喘息の発症年齢別病型分類

小児喘息の予後

- 小児喘息の 30 〜 50％は 10 歳代に成長とともに，いわゆる natural outgrow[8]*6，すなわち自然治癒傾向を認めるが，一部は成人への持ち越しや成人期においての再発が認められる*7．
- 小児喘息の成人期への移行，成人期での再発のリスクファクターとしては，小児期のダニ・HD 感作，気道過敏性の亢進，女性，21 歳時の喫煙，発症年齢が低年齢であるという報告[12]や，それに加えて臨床症状の頻回反復症例，閉塞性障害の残存[13]，末梢血好酸球[8]，18 歳時の FEV_1/FVC 低下，21 歳時のメサコリン気道過敏性陽性または気管支拡張薬使用後の $FEV_1 \geq 10$％以上の気道可逆性陽性[10]があげられている．一方で 30 年後の臨床的寛解，完全寛解の予知因子として小児期の％FEV_1 が高く，5 〜 14 歳から 21 〜 33 歳までにさらに改善することなどが報告されている[9]．

思春期喘息の治療

- 吸入ステロイド薬（ICS）が小児喘息の寛解率を上昇させるというエビデンスは得られていないが，ICS は直接気道に到達し，気道炎症を抑制し，気道炎症の鎮静化，呼吸機能・気道過敏性の改善[14]，発作入院や喘息死の減少[15]が報告されている．
- ICS の使用に際しては，年齢や吸入能力に応じた薬剤を選択し，十分な吸入指導を行って吸入効率を高めることが重要である[7]．
- ICS を使用していない思春期喘息の患者には臨床症状を過小評価していないか，肺機能が正常域であるか，気道過敏性が残存しているかについて検討し，ICS の使用の可否を再検討する必要がある．
- ICS は中断により喘息症状が再燃し，気道過敏性が再び亢進すると報告[16]されているため，ICS の減量・中止は慎重を期す．

❷ 思春期または若年成人の喘息の特徴

- 寛解する時期ではあるが，この時期に喘息のコントロールができていない患者は成人まで持ち越す可能性が高い．
- 小児期と比較して喘息死が増加する．
- 薬物治療の効果が悪くなり，小児期と比較して発作入院期間が長引く傾向にあるが，患者・家族ともに退院を急ぐ傾向にある．
- 親子関係，友人関係，学業，進学，就職などに関連する心理・社会的ストレスが多く，生活が乱れやすい．
- 治療の主導権が保護者から患者本人になり，服薬アドヒアランスが低下し，治療がおろそかになることが多い．
- 思春期喘息は不安障害やうつ病を合併しやすく，また逆にこれらを有する思春期の若者は喘息の発症率が高い[4,5]．家族の心理的因子も影響する[6]．
- 受療率が減少する．
- 月経により発作が左右されることがある．
- 感染合併や無気肺は生じにくいが，air leak 症候群（縦隔気腫，皮下気腫）を合併する頻度は相対的に低い．
- 抗原特異的 IgE 値は低下の傾向にあるが成人よりは高く，アトピー型が多い．ただし，食物アレルゲン陽性者は少ない．

*6
喘息の寛解（outgrow）

無治療，無症状になった状態を寛解，寛解状態が 5 年以上継続する状態を臨床的治癒と定義し，臨床的治癒に加えて，呼吸機能（1 秒量）や気道過敏性が正常化した状態を機能的治癒と定義する．

*7
- 小児喘息の予後に関する報告として，Taylor らは 1,037 人中，18 歳までに寛解し，21 歳または 26 歳時に再発した割合は 35％と報告[9]，また Vonk らは小児喘息 119 人を追跡し，3 年間以上 ICS 使用がなく，臨床症状が消失し，％$FEV_1 < 90$％，ヒスタミン気道過敏性消失（$HistPC_{10} > 16\ mg/mL$）を満たす状態を完全寛解，3 年間以上 ICS 使用がなく，臨床症状が消失する状態を臨床的寛解と定義すると，30 年後の完全寛解は 22％に，臨床的寛解は 30％になると報告している[10]．
- Strachan ら[11]は 7 歳までに小児喘息，喘息様気管支炎と診断された 880 人を 33 歳まで追跡し，16 〜 23 歳の間に喘息症状を有していた症例は 19％（寛解なし 8％，15 歳までの再発 7％，16 歳以降の再発 4％），33 歳での有症率は 27％（寛解なし 5％，再発 15％，33 歳時での再発 7％），7 〜 33 歳までの完全寛解率は 35％であると報告している．
- Sears ら[12]はある 1 年間で出生した児の 3 〜 26 歳までを前向きに追跡した 613 人を検討し，出生後まったく喘鳴を認めなかった症例は 27.4％，喘鳴が発症後 26 歳まで持続した症例が 14.5％，喘鳴が一度は寛解した症例は 27.4％で，そのうち 45.3％はその後 26 歳までに再発を認めたと報告している．

ICS：inhaled corticosteroid

HD：house dust

思春期喘息の問題点と対策

- 思春期喘息の難治化の問題点を ❸[7] に，思春期喘息への対応を ❹[7] に示す．
- 思春期喘息の問題は個々の症例で異なるが，重症例では喘息死につながる場合もあることから，それぞれの症例に合わせた対応を行うことが必要である．地域，学校，職場の連携も必要になる[7]．

❸ 思春期喘息の難治化の問題点

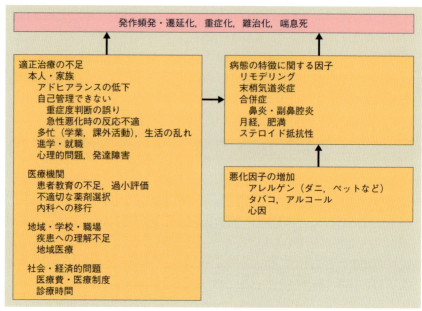

（小児気管支喘息治療・管理ガイドライン 2012[7]）

❹ 思春期喘息への対応

1. 思春期喘息の特徴・病態の変化をよく理解する	4. 連携
2. 評価 　1）アドヒアランスを評価する 　・アドヒアランスの阻害要因 　・アドヒアランス向上を図る 　・受診しやすいシステムの確立 　2）コントロールできているかどうかを評価する 　・喘息日記・PEF モニタリング 　・運動誘発性喘息 　・JPAC（Japanese Pediatric Asthma Control Program） 　・小児喘息コントロールテスト（Childhood Asthma Control Test：C-ACT） 　3）リモデリングや末梢気道閉塞，気道炎症を評価する 　・PEF 値の日内変動 　・フローボリューム曲線	1）地域 　・急性発作時の救急対応についての指示書 　・情報提供書 　2）学校 　・学校生活管理指導表の活用 　・修学旅行，課外活動，旅行などに際しての注意事項や紹介状 　3）職場 　・周囲の理解や配慮を得るための支援
	5. 合併症を念頭に置く 　・アレルギー性鼻炎・副鼻腔炎 　・縦隔気腫・皮下気腫，気胸 　・心身症
3. 自己管理能力向上のための支援 　・患者・家族との信頼関係，パートナーシップの確立 　・わかりやすい説明 　・患者教育プログラム 　・死に至る病気であることの自覚を促す 　・禁煙，入学，進学，就職，妊娠，出産などについてのアドバイス 　・アクションプランの提供 　・治療目的の再確認	6. 治療の再評価 　上記に配慮した上で，現在の治療を再評価する 　症状がコントロールされていない場合は治療を強化する

（小児気管支喘息治療・管理ガイドライン 2012[7]）

- 思春期は小児が肉体的にも精神的にも成人へと大きく成長する時期というだけでなく，喘息においてはアドヒアランスの低下，リモデリングの形成，喘息死という問題が増加する時期であること，思春期喘息の特徴と問題点についてよく理解し，対応していくことが喘息を治療・管理していくうえで重要である．

ポイント

- 成人喘息では，発症年齢別に小児発症，思春期発症，成人再発，成人発症に分類される．
- 思春期は小児が肉体的にも精神的にも成人へと大きく成長する時期というだけでなく，喘息の管理が保護者から本人に移行する時期である．
- 思春期喘息においてはアドヒアランスの低下，リモデリングの形成，喘息死という問題が増加する時期である．
- 小児喘息の成人期への移行，成人期での再発のリスクはダニ，HD感作，気道過敏性の亢進，女性，喫煙，発症年齢が低年齢，臨床症状の残存，気道過敏性の残存，低肺機能（%FEV$_1$）である．

アドバイス

- 思春期喘息の特徴と問題点についてよく理解し，診療を行う．
- 喘息管理が保護者から患児本人へ移行する時期であり，保護者から分離して本人への指導を行い，本人が直接セルフケア行動をとることができるように導く．
- アドヒアランスの低下がリモデリングの形成，喘息死へと進展する可能性があることを本人に理論的に説明する．
- ICSを使用していない思春期喘息の患者には，ICSの使用の可否を再検討する必要がある．

文献

1) 秋山一男．成人喘息の疫学調査から喘息の特徴を考える．日胸疾会誌 1994；32：200-10.
2) 秋山一男ほか．成人気管支喘息の新しい分類の提唱—小児発症喘息，成人発症喘息，成人再発喘息．アレルギー 1992；41：727-38.
3) 日本アレルギー学会喘息ガイドライン専門部会監．喘息予防・管理ガイドライン 2012. 東京：協和企画；2012.
4) Hasler G, et al. Asthma and panic in young adults：a 20-year prospective community study. Am J Respir Crit Care Med 2005；171：1224-30.
5) Tibosch MM, et al. Psychological characteristics associated with the onset and course of asthma in children and adolescents：a systematic review of longitudinal effects. Patient Educ Couns 2011；82：11-9.
6) 西間三馨．思春期喘息へのアプローチ．アレルギー 1989；38：1295-301.
7) 日本小児アレルギー学会．小児気管支喘息治療・管理ガイドライン 2012. 東京：協和企画；2011.
8) Sekerel BE, et al. Are risk factors of childhood asthma predicting disease persistence in early adulthood different in the develop world. Allergy 2003；61：869-77.
9) Taylor DR, et al. Asthma in remission. Can relapse in early adulthood be predicted at 19 years of age? Chest 2005；127：845-50.
10) Vonk JM, et al. Childhood factors associated with asthma remission after 30 year follow up. Thorax 2004；59：925-9.
11) Strachan DP, et al. Incidence and prognosis of asthma and wheezing illness from early childhood to age 33 in a national British cohort. BMJ 1996；312：1195-9.
12) Sears MR et al. A longitudinal, population-based, cohort study of childhood asthma followed to adulthood. N Engl J Med 2003；349：1414-22.
13) Toelle BG, et al. Childhood factors that predict asthma in young adulthood. Eur Respir J 2004；23：66-70.
14) Calpin C, et al. Effectiveness of prophylactic inhaled steroids in childhood asthma：a systemic review of the literature. J Allergy Clin Immunol 1997；100：452-7.
15) Suissa S, et al. Low-dose inhaled corticosteroids and the prevention of death from asthma. N Engl J Med 2000；343：332-6.
16) Guilbert TW, et al. Long-term inhaled corticosteroids in preschool children at high risk for asthma. N Engl J Med 2006；354：1985-97.

成人期への移行

アトピー性皮膚炎——思春期・成人期

古江増隆

概念と経過

- 遺伝的な「皮膚の弱さ」「湿疹体質」[*1]のうえに、環境アレルゲンに対するアレルギー的な機序が加わり発症・増悪する。加えて体調、ストレス、気候の変化などが増悪因子あるいは軽快因子として作用する。
- これらの多因子の遺伝背景に伴う表皮バリア機能異常によって、皮膚のかゆみ、乾燥肌、易感染性（ブドウ球菌、溶血性連鎖球菌、単純ヘルペスウイルス）などの特徴的な皮膚の生理学的異常が形成され、皮膚炎が発症・増悪すると考えられる。
- 皮膚の炎症に伴うサイトカインの環境は、生体の免疫をTh2側にシフトさせ、IgE産生が二次的に誘導されることも明らかになりつつある[3)*2]。
- 遺伝的皮膚の弱さ・湿疹体質に加え高IgE血症多型の両方を有していると、血中のIgEが著明に高いアトピー性皮膚炎（AD）を発症し、遺伝的皮膚の弱さ・湿疹体質のみで高IgE血症多型を有していない個体では、高IgE血症を伴わないADを発症すると考えられる。自己の汗に対するIgE抗体がADでは高頻度に検出されることも興味深い。
- 生下時に発疹をみることはきわめてまれで、通常生後1〜2か月ごろより発疹を認めるようになる。年長になるにつれ軽快・治癒することが多いが、なかには軽快せず徐々に重症化し成人に至る場合や、一時軽快したものの思春期になって皮疹が再発・増悪する場合などがあり、その経過には個人差が大きい。

皮膚症状

- 皮疹はおよそ左右対側性に分布し、年齢によってその好発部位に特徴がある[3)]。左右対側性の分布は、アトピー性皮膚炎が内因性の湿疹として考えられるゆえんである。

乳児期（2歳未満）

- 通常、頭部、顔面に初発する。生後1〜2か月より、口囲、頬部に紅斑や丘疹が出現し、滲出液を伴う湿潤性紅斑局面となることが多い。細菌感染を伴うと滲出液はさらに増加する。
- 次いで体幹や四肢にも紅斑が出現するようになる。前頸部、膝窩、肘窩、手首、足首などしわのある屈曲部位に好発する。

幼小児期（2〜12歳）

- 発疹は全体に乾燥性となり、粃糠様鱗屑が顕著となり、体幹・四肢近位部

[*1] 皮膚の弱さ、湿疹体質の背景となる関連遺伝子や病態については、表皮のバリア異常という観点から、表皮細胞のカスパーゼ1、IL-18、IL-1系の亢進の可能性、stratum corneum chymotryptic enzyme遺伝子異常によるバリア機能低下、フィラグリンタンパク遺伝子異常によるバリア機能低下[1)]などが次々と明らかになっている。また、角質層の細胞間脂質であるセラミドが減少していることも知られている[2)]。

[*2] 他のアレルギー疾患と同様に、高IgE血症はTh1・Th2不平衡をきたすさまざまなサイトカインとその受容体の遺伝的多型に左右されることが明らかとなってきた。

AD：atopic dermatitis

アトピー性皮膚炎

では鳥肌様に毛孔が目立つ．いわゆるアトピー性乾燥肌といわれる状態である．

- 額，眼囲，頸部や四肢屈曲部位では慢性的な掻破による苔癬化，色素沈着を認めるようになる．眼瞼の色素沈着，下眼瞼の特徴的なしわ（Dennie-Morgan下眼瞼皺襞）を認めることがある．
- 耳周囲にはしばしば紅斑や亀裂（耳切れ）が認められる．耳切れは頻繁に認められるので，耳介周囲の観察は重要である．
- 頬部では粃糠様鱗屑を伴う類円形の白色不完全脱色素斑すなわち白色粃糠疹（はたけ）を認めることもある．
- 紅斑部位を指でこすると，こすった跡が1時間以上も白くなる．これは白色皮膚描記症とよばれる血管の異常収縮反応であるが，他の皮膚病に比べ，アトピー性皮膚炎では特に顕著に認められる．このため，掻破によって顔面の紅斑が抑えられ，むしろ蒼白に見えることがある（顔面蒼白）．

思春期や成人期

- 発疹は再び上半身に強い傾向を示す．顔面〜前頸部〜上胸部，上背部，肘窩には特に好発する．顔面では眼囲，額に再発することが多い．
- 顔面の著明な潮紅を認めることも多い（いわゆるアトピー性赤ら顔）．髪の生え際も好発部位の一つである．眼囲を掻破すると，眉毛の外側部の脱毛（Hertoghe徴候）となる（❶）．
- 成人期の下肢の発疹は通常軽度である．
- 増悪例では乳頭湿疹がしばしば認められる．手湿疹もしばしば観察される．他の部位の発疹は治癒しても，手湿疹は長期に残存する場合も多い．
- 口唇炎も高頻度に認められ，軽快すると点状〜斑状の色素沈着*3を多発性に残す（❷）．
- 頭部の発疹が持続すると，難治性の円形脱毛症を合併することがある（アトピー性脱毛症，❸）．

*3 口唇のこの色素沈着は時にPeutz-Jeghers症候群と誤診されることがある．

❶ 顔面の紅斑とHertoghe徴候

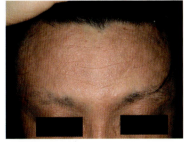

思春期・成人期では顔面のびまん性の紅斑を認めることが多く，「アトピー性赤ら顔」とよばれる．また掻破のために，眉毛の外側に脱毛を認めることが多い．これをHertoghe徴候という．

❷ 口唇炎と色素沈着

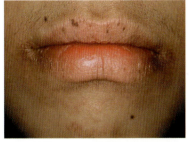

口唇も乾燥し，かゆみを訴えることが多い．乾燥するので舐めることが多くなり，余計に悪化する．著明な炎症後色素沈着が認められることがあり，整容的に患者を悩ませる．

❸ アトピー性脱毛症

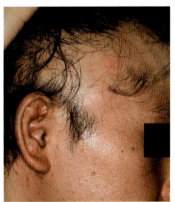

頭部のかゆみや炎症が続いていると，突然急速に円形脱毛症が合併してくることがある．多くは広範囲の円形脱毛症で難治となる．

治療に対する反応性

- Brunsting[4] は1936年に，思春期以後再発することも多く，この再発性病変のコントロールは困難であることをすでに指摘している[*4]．
- 思春期・成人期のアトピー性皮膚炎は，乳児期・幼小児期に比べ治療抵抗性であることは日常診療上感覚的に感じていた．筆者らは福岡県臨床皮膚科医会の協力を得て，1,271例の本症患者のステロイド外用薬の使用量，有効性および副作用に関する調査を行った[5]．
- 6か月間のステロイド外用使用量の90％値[*5]は，乳児期（2歳未満）で

❹ 6か月間のステロイド外用薬使用量（g）

		2歳未満	2歳以上13歳未満	13歳以上
患者数（人）		210	546	515
顔面	50％値	1	0	0
	75％値	5	5	15
	90％値	10	15	35
頭部	50％値	0	0	0
	75％値	0	0	0
	90％値	10	10	65
体幹・四肢	50％値	21	45	80
	75％値	40	80	160
	90％値	74.5	130	280
総外用量	50％値	25	45	95
	75％値	43	80	180
	90％値	90	135	304

❻ ステロイド外用薬の局所性副作用

ステロイド外用薬の局所性副作用	2歳未満	2歳以上13歳未満	13歳以上
頬部の血管拡張	0％	2.3％	13.3％
肘窩の皮膚萎縮	1.5％	5.2％	15.8％
膝窩の皮膚萎縮	1.9％	4.1％	9.8％
痤瘡・毛嚢炎	0％	1.3％	8.2％
多毛	0.5％	1.0％	2.7％
細菌感染症	1.4％	2.1％	2.5％
真菌感染症	1.9％	0.6％	1.2％
酒皶様皮膚炎	0％	0.4％	3.1％
接触皮膚炎	0％	0.4％	0.8％
皮膚線条	0％	0％	1％

❺ 治療前後の重症度の変化（人）

① 乳児期

		治療前			
		最重症	重症	中等症	軽症
治療後	最重症				
	重症		8		1
	中等症	2	9	41	6
	軽症		6	57	76
総計（206）		2	23	98	83

③ 思春期・成人期

		治療前			
		最重症	重症	中等症	軽症
治療後	最重症	15	2		
	重症	6	65	6	
	中等症	7	58	161	4
	軽症	2	21	92	64
総計（503）		30	146	259	68

② 幼小児期

		治療前			
		最重症	重症	中等症	軽症
治療後	最重症	3	2		
	重症	5	27	3	
	中等症	5	44	155	11
	軽症	1	17	141	117
総計（531）		14	90	299	128

6か月間でのコントロール不良の患者（■部分）が，2歳未満で7％（15/206），2歳以上13歳未満で10％（51/531），13歳以上で19％（98/503）．有意差あり．

90g 以内，幼小児期で 135g 以内（2 歳以上 13 歳未満），思春期・成人期（13 歳以上）で 304g 以内であった（❹）．
- この 6 か月間の治療でほとんどの症例は「軽快」ないしは「悪化を認めなかった」が，乳児期の 7%，幼小児期の 10%，思春期・成人期の 19% はコントロール不良（重症例の外用量が少なすぎると思われる）であった（❺）．
- このようにコントロール不良群の割合が成人になるにつれて増加することは，ステロイド外用薬に対する治療抵抗性という面からみても，成人になるにつれて難治の患者が増すのではないかと考えられた．
- ステロイド外用薬による副作用の発現頻度は年齢，性別，ステロイド使用量，罹病期間に関連していた．❻に代表的なステロイド外用薬の副作用の頻度をまとめたが，副作用の発生頻度は乳児期，幼小児期，思春期・成人期となるにつれ増加する．これはステロイド外用薬の使用頻度が年齢が長ずるにしたがって累積されるので当然のことと思われる．
- 大切なことは，全員に副作用が生じるわけではないこと，乳幼児の副作用発現率はきわめて低いことである．もちろん，乳幼児ではミディアムランクやウィークランクの弱いランクのステロイド外用薬が高頻度に使用されることも関連していると思われる．
- 通常の外用治療でコントロール不良の場合などでは，ステロイド外用薬のランクや使用量のモニタリング，増悪因子の再検討，紫外線療法の検討など，皮膚科医とのタイアップがきわめて重要である．

*4
「軽症例ではかゆみのコントロールで十分であろう．原則として自然軽快していく．患者には冬・秋に症状が悪化する傾向があることを前もって告げておく．止痒軟膏が有用である．コールタール外用，あるいはコールタール外用＋紫外線照射もよい．思春期に入り，最初の 3～4 年は再発が起こりやすく，局所療法に抵抗する．ヒ素療法やレントゲン療法を行うかどうかは熟考の余地がある．というのはレントゲン療法で症状は急速に軽快するが，ほとんどは繰り返し照射することになり，許容量を超えるからである．ウール，シルク，羽毛，香料などは避ける．食事制限として卵，ナッツ，魚，海産物，豚肉，トマト，イチゴ，チョコレート，チーズ，調味料，スパイス，コーヒーなどは避けてもよいが，効果がなければ食事制限は中止する．重症例では少なくとも 14 日以上，場合によっては数週間の入院が望ましい．安静にすることはかなり有効である．鎮静薬の投与も有効である」と述べている[4]．

*5
患者の 90% が 6 か月間に使用した外用量．

■ 文献

1) Palmer CN, et al. Common loss-of-function variants of the epidermal barrier protein filaggrin are a major predisposing factor for atopic dermatitis. Nat Genet 2006；38：441-6.
2) Ishibashi M, et al. Abnormal expression of the novel epidermal enzyme, glucosylceramide deacylase, and the accumulation of its enzymatic reaction product, glucosylsphingosine, in the skin of patients with atopic dermatitis. Lab Invest 2003；83：397-408.
3) 古江増隆ほか．日本皮膚科学会アトピー性皮膚炎治療ガイドライン 2004 改訂版．日皮会誌 2004；114：135-42.
4) Brunsting LA. Atopic dermatitis（disseminated neurodermatitis）of young adults. Arch Derm Syph 1936；34：935-57.
5) Furue M, et al. Clinical dose and adverse effects of topical steroids in daily management of atopic dermatitis. Br J Dermatol 2003；148：128-33.

成人期への移行

食物アレルギー

猪又直子

食物アレルギーの有病率と臨床型の年齢による変遷

FA：food allergy

- 日本の食物アレルギー（FA）の有病率は，乳幼児期の5～10％をピークに，小中学生では1.3％まで減少し，全年齢では約1～2％と推定されている[1]．
- FAは加齢とともに，その主たる臨床型が移り変わり（付表❼）[1]，同時に原因食品の上位品目も変わる（❶）[2]．
- 乳児～幼児早期に発症する，鶏卵や牛乳などのFAの多くは学童期までに寛解し，成人期への移行はまれである．学童期以降は，蕁麻疹，アナフィラキシーなどの即時型症状のほか，加齢に伴い特殊型とされる，食物依存性運動誘発アナフィラキシー（FDEIA）や口腔アレルギー症候群（OAS）の割合が増える．

FDEIA：food-dependent, exercise-induced anaphylaxis

OAS：oral allergy syndrome

- 学童期以降に発症するFAの多くは早期寛解が期待できず，成人期へと移行する．
- 近年，FAの発症に経皮感作の関与が指摘されている[3]．乳児期のみならず，それ以降のFA発症にも経皮感作は影響を及ぼす（付表❽）．その場合，主な経皮感作の機会は，スキンケアなどの美容性や，調理に関連する職業性の発症による[4]．

耐性獲得に関する危険因子

- 複数の食物アレルギーを有する場合や他のアレルギー疾患を有する場合，

❶ 年齢別の即時型食物アレルギーの原因食品

	0歳 n＝1,270	1歳 n＝699	2～3歳 n＝594	4～6歳 n＝454	7～19歳 n＝499	20歳以上 n＝366
1位	鶏卵 62.1％	鶏卵 44.6％	鶏卵 30.1％	鶏卵 23.3％	甲殻類 16.0％	甲殻類 18.0％
2位	牛乳 20.1％	牛乳 15.9％	牛乳 19.7％	牛乳 18.5％	鶏卵 15.2％	小麦 14.8％
3位	小麦 7.1％	小麦 7.0％	小麦 7.7％	甲殻類 9.0％	ソバ 10.8％	果物類 12.8％
4位		魚卵 6.7％	ピーナッツ 5.2％	果物類 8.8％	小麦 9.8％	魚類 11.2％
5位			甲殻類 果物類 5.1％	ピーナッツ 6.2％	果物類 9.0％	ソバ 7.1％
6位				ソバ 5.9％	牛乳 8.2％	鶏卵 6.6％
7位				小麦 5.3％	魚類 7.4％	

新規発症例 n＝3,882

（食物アレルギー診療ガイドライン2012[2]）

❷ 成人期移行の危険因子

耐性獲得しにくい食物が原因となり成人期に移行する場合	
甲殻類，小麦	FDEIA の代表的な原因食物 運動やアスピリンなどの解熱鎮痛薬などの二次的要因の関与に注意する
果物	環境抗原との交差反応性によって発症する場合が多い PFAS：花粉アレルギー（特にカバノキ科花粉）は危険因子 LFS：天然ラテックスゴムの職業的な使用は危険因子
ソバ，魚類 ピーナッツや木の実	外見から混入しているとわからず誤食し，感作の増悪や誘発が起こる危険性がある[5]
耐性獲得しやすい食物が原因であるにもかかわらず成人期に移行する場合	
鶏卵，牛乳	特異的 IgE 抗体価の個々の患者の最高値に依存する IgE が認識するエピトープによる

PFAS：pollen-food allergy syndrome

LFS：latex-fruit syndrome

- アナフィラキシーの既往がある場合は耐性獲得しにくい．ピーク時の特異的 IgE 抗体が高値の場合も耐性を獲得しにくい傾向がある[2]．
- 食物アレルゲンの種類として，乳幼児期に発症する鶏卵や牛乳は耐性を獲得しやすく，日本での耐性獲得率は 80～90％と報告されている[1]．一方，学童期以降に発症する FA の原因食品（甲殻類，小麦，果物，魚類，ソバ，ピーナッツなど）は耐性が得られにくい（❷）．
- 耐性獲得をしたようにみえても，後に再発することもある．米国の報告では，ピーナッツアレルギー患者の 8％は，プラセボ対照二重盲検食物負荷試験で耐性獲得を確認された後に，再発がみられている[6]．
- 再発例を検討すると，負荷試験で陰性であったにもかかわらず除去を継続しており，この除去継続が危険因子として推察され，耐性を維持するためにも原因食物の摂取の継続を推奨している．

成人期への移行に関する注意点

即時型症状（蕁麻疹，アナフィラキシーなど）

- ピーナッツやカシューナッツ，クルミなどの木の実類は，耐性獲得率が低く，成人期へ移行する例が多い．ナッツは，パウダー，ペーストなど形態から混入に気づきにくいことがあり，特に外食や店頭販売など成分表示義務のない食品[*1] の摂取で，誤食することがある[*2]．
- モモ[*3] や梅などの果物は，OAS の代表的な原因食物であるが，なかには花粉とは無関係にアナフィラキシーに陥るケースがある[7,8]．果物アレルギーの多くは，軽症な OAS（PFAS）が多いが，経消化管感作による重症例の鑑別が大切である．

食物依存性運動誘発アナフィラキシー（FDEIA）

成人期への移行に伴う二次的要因の変化

- FDEIA では，FA の発症を助長する二次的要因の関わりが重要となるが，小中高生から成人期に移行するにつれ運動強度は低下し[*4]，代わりにそれ以外の要因が複合的に関与するようになる[5]．

*1 現在，ソバ，卵，牛乳，小麦，落花生，えび，かにの 7 種は成分表示が義務づけられている．しかし，表示義務があるのは，容器包装された加工食品のみで，店頭販売品や外食は対象外であるため誤食する危険性があり，注意が必要である．（加工食品のアレルギー表示 www.caa.go.jp/foods/pdf/syokuhin18.pdf）

*2 たとえば，クッキーやケーキ，チョコレートなどの菓子類のほか，ジェノベーゼソースのカシューナッツや松の実などに注意が必要である．

*3 **モモの重症マーカー，ビマクレイン Pru p 7**
モモアレルギーでは口腔症状を示すにもかかわらずアナフィラキシーに進展する例が存在し，日本では Pru p 7 が主要アレルゲンである可能性がある[7]．ImmunoCAP でモモが陰性になり，欧州の重症マーカー Lipid transfer protein, Pru p 3 も陰性になる．重症例でモモ ImmunoCAP が陰性になった場合，モモを使ってプリック-プリックテストを施行することが必要である．日本と欧州の原因アレルゲンの違いは，食習慣に関係がある．日本人は果皮を剥くため，果皮優位に存在する LTP アレルギーは少なく，果肉優位に存在し消化安定なビマクレインに感作される例が多いものと推察される．

*4 10 代では，サッカーやテニスといった球技や体育の授業，全速力で登校するなど，運動強度が高いが，成人では，歩行，散歩，入浴など，日常的な軽微な運動の関与が多い．

NSAIDs : nonsteroidal antiinflammatory drugs

＊5 **イカの FDEIA の例**
高校生時代はイカフライを食べてバレーボールをしたときに誘発されたが，20 代では頭痛のために NSAIDs を服用し，バーベキューのイカを摂取後に散歩中に誘発された．このように，同一人物でも，年齢とともに二次的要因が変化する．

- 運動以外の二次的要因には，非ステロイド性抗炎症薬（NSAIDs）の内服[＊5]，飲酒，寒冷刺激，疲労などがあるが，なかでも NSAIDs は症状の増強効果が大きい．加齢とともに頭痛，歯痛などの急性疼痛や月経痛に対して NSAIDs を服用する機会が増え，当科の検討では 10 歳以上の症例の約 30 ％に関与がみられた．

経皮感作による小麦依存性運動誘発アナフィラキシー

- FDEIA の原因食品として最も多いのは小麦である．その多くはグルテン中の ω-5 グリアジンに消化管感作されて発症するものと考えられている．しかし 2011 年，日本では石鹸中に含まれた小麦成分（加水分解小麦，グルパール®19S）によって経皮・経粘膜感作されたために小麦依存性運動誘発アナフィラキシーになった患者が急増した．患者の年齢は 2 歳から 90 代にまで及び，本症は全年齢層で発症した．
- 使用中止とともに原因の加水分解小麦特異的 IgE 抗体価が速やかに低下した例が多いが，ピーク時の抗体価が高値の例では遷延する傾向にある（6 章 "茶のしずく" 参照）．

口腔アレルギー症候群（OAS）

- OAS とは，食物摂取後直ちに（数分〜1 時間以内），口腔咽頭粘膜症状を主症状として発症する IgE 介在型食物アレルギーである．時に蕁麻疹や喘息などの他臓器症状，さらにはアナフィラキシーへ発展しうる．
- 花粉との交差反応で起こる果物や野菜アレルギーは，口腔症状を主症状とすることが多いので，このような機序による FA を狭義の OAS とみなし，最近では花粉-食物アレルギー症候群（PFAS）ともよばれている[9]．
- PFAS は，花粉感作が始まってから数年経って発症するものと推察されており，花粉症の低年齢化[＊6]に伴い，学童期には OAS の発症がみられる．
- 花粉症罹患率は 10 代で 10 ％以上に上昇するため，OAS も 10 代以降に患者が増加し，個々の症例でも花粉特異的抗体価の上昇とともに，OAS の原因食品が増えたり，症状の悪化や，成人期への移行がみられる[10]．

＊6 **花粉症の低年齢化**
『鼻アレルギー診療ガイドライン 2013 年版』によれば，0〜4 歳までの花粉症有病率は，スギ花粉で 1.1 ％，スギ以外の花粉で 0.6 ％と，幼児期早期にすでに花粉症の発症がみられる．

AD : atopic dermatitis

経皮感作による FA

- 乳児期のアトピー性皮膚炎（AD）に合併する FA の発症機序として，2008 年に dual allergen exposure hypothesis という新たな機序が提唱された[3]．この仮説で注目されている経皮感作という機序は，乳児期以降の FA の考え方にも大きく影響を与えた．
- 経皮感作の機序：表皮，特に角層のバリア障害により，病原体成分や掻破などさまざまな外的シグナルが角化細胞を活性化し，TSLP などのサイトカインが産生され，その作用によりランゲルハンス細胞が皮膚に曝露した抗原を捕捉して，Th2 タイプのアレルギー応答が誘導され，IgE 感作が成立するものと考えられている．
- 代表例は，「（旧）茶のしずく石鹸」使用者に発症した小麦アレルギーである．典型的な経過として，先に抗原曝露部位に接触蕁麻疹を生じ，経皮曝

TSLP : thymic stromal lymphopoietin

露を繰り返すうちに，経口摂取時にもアレルギー症状が誘発される（❸）．
- 経皮感作が成立するには，表皮バリア障害下に食物抗原に頻回に経皮曝露する状況が必要である．そのような状況は，大きく3つのタイプがあると考えられる[4]．① 授乳・離乳食時に湿疹部位に食物成分が付着する乳児AD，② 食物成分含有の香粧品の使用による美容性，③ 食物を扱う職業性（調理師，主婦）である．
- ②③の場合でも，経皮曝露部位の湿疹病変やADの合併例が多い．また②では洗顔，③では手洗いなど，経皮曝露前後に石けん（界面活性剤）を使用することが多く，これにより皮膚バリア障害が生じ，経皮感作を助長している可能性もある．

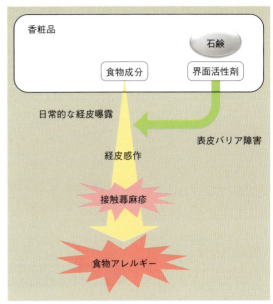

❸ 経皮感作による食物アレルギー（美容性に発症する場合）

成人期への移行例の管理

- 海外の報告によれば，致死的なアナフィラキシーは思春期〜青年層に最も高率に発症している．
- この年代は養育者の手を離れ，社会的な活動の幅が広がる一方で，セルフマネジメントが十分にできない．よって，原因除去や誤食時の対応，特に重症のアナフィラキシーの既往者に対してはアドレナリン自己注射薬[*7]の処方と，携帯や使用法の指導の徹底が大切となる．

[*7] **アドレナリン自己注射薬（エピペン®）**
ハチ毒に次いで，2005年には食物と薬物のアナフィラキシーにも追加承認された．本剤はアナフィラキシーのプレホスピタルケアとして中心的な薬剤であり，重篤なアナフィラキシー既往例には，本剤の情報を提供することが大切である（http://www.epipen.jp/about-epipen/photo.html）．

■ 文献

1) 厚生労働科学研究班による「食物アレルギーの診療の手引き2011」．厚生労働科学研究費補助金 免疫アレルギー疾患等予防・治療研究事業，食物アレルギーの発症要因の解明および耐性化に関する研究．研究代表者：海老澤元宏．
2) 日本小児アレルギー学会食物アレルギー委員会．食物アレルギー診療ガイドライン2012．東京：協和企画；2011．
3) Lack G. Avon Longitudinal Study of Parents and Children Study Team. Factors associated with the development of peanut allergy in childhood. N Engl J Med 2003；348：977-85.
4) Inomata N, et al. Food allergy preceded by contact urticaria due to the same food：Involvement of epicutaneous sensitization in food allergy. Allergol Int 2015；64：73-8.
5) Inomata N. Wheat allergy. Curr Opin Allergy Clin Immunol 2009；9：238-43.
6) Fleischer DM, et al. Peanut allergy：recurrence and its management. J Allergy Clin Immunol 2004；114：1195-201.
7) Inomata N, et al. Identification of peamaclein as a marker allergen related to systemic reactions in peach allergy. Ann Allergy Asthma Immunol 2014；112：175-7.
8) 猪又直子ほか．植物性食物による口腔アレルギー症候群63例の検討―原因食物ごとの皮膚試験と特異IgE測定における陽性率の比較及び花粉感作状況について．アレルギー 2007；56：1276-84.
9) 猪又直子．口腔アレルギー症候群．J Environ Dermatol Cutan Allergol 2010；4：125-36.
10) Maeda N, et al. Correlation of oral allergy syndrome due to plant-derived foods with pollen sensitization in Japan. Ann Allergy Asthma Immunol 2010；104(3)：205-10.

成人期への移行

アレルギー性鼻炎

松根彰志，大久保公裕

- 小児のアレルギー性鼻炎の自然寛解はきわめて少なく，多くは成人期に移行する．小児のアレルギー性鼻炎の治療は，単なる対症療法的な症状のコントロールを目的とするのみならず，成人期への移行を阻止するという観点も重要である．
- 薬物療法は対症療法的であることから，アレルギー性鼻炎の自然経過を改善させるアレルゲン免疫療法に対する関心が高まっている．日本でも，2014年10月にスギ花粉症に対する舌下免疫療法が臨床現場で実施できることになったが，現時点では12歳以上が適応となっている[1,2]．

免疫療法（❶❷）

- 1873年，Blackleyは，季節性の鼻症状を含む呼吸器疾患が花粉（枯草熱）と関連していることを示した．これはアレルギー疾患と，そのアレルゲンとの関係性を示した最初の報告といわれている．
- 1911年，Noonは論文『枯草熱に対する予防接種』を発表した．これは，イネ科花粉症（カモガヤ）に対する減感作治療法が初めて報告されたものであり，アレルゲン免疫療法の試みの起源とされている．
- 日本では，1963年にハウスダストエキス，1969年にスギ花粉エキスが発売され，注射法によるアレルゲン皮下免疫療法（SCIT）が行われるようになった．免疫療法の安定的実施には，抗原標準化が不可欠であるが，2000年からスギ花粉の標準化エキスが発売され，要望の高かったダニについても2015年から発売予定である．

SCIT：subcutaneous immunotherapy

注射法

- 1963年にハウスダストエキスが発売されて以来，SCITが大学病院やアレルギー診療に熱心な医療機関で盛んに行われるようになり，1970年代にはピークを迎えた．
- その後副作用の少ない第2世代抗ヒスタミン薬などが発売されるようになり，SCITによるアナフィラキシーショックの報告などが出るなかで，有効な治療法ではあるが次第に行われなくなっていった．

舌下法

SLIT：sublingual immunotherapy

- 舌下免疫療法（SLIT）は，1986年にダニによるアレルギー性鼻炎症例に対して用いられたが[3]，特に2000年頃からアナフィラキシーショックの心配がない有効な免疫療法として欧米を中心に広がった．
- 日本においても2014年に，まずスギ花粉症に対するSLITが開始された．そして，ダニに対するSLITも近く開始される予定である[1,2]．

❶ SCIT と SLIT の治療効果の違い（1）

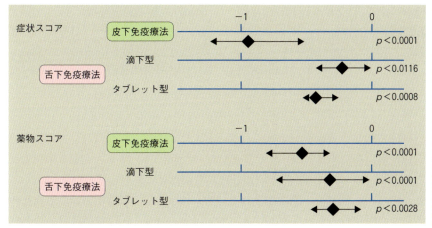

メタ解析による標準化平均差と 95％信頼区間を示す　　　（日本鼻科学会編．2013[2]）

❷ SCIT と SLIT の治療効果の違い（2）

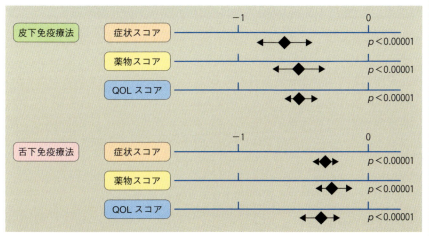

メタ解析による標準化平均差と 95％信頼区間を示す　　　（日本鼻科学会編．2013[2]）

QOL：quality of life

- ただし，現時点では欧米での「5 歳以上で実施」と異なり，日本では「12 歳以上で実施」ということになっている．近い将来，日本でも 5 歳以上で実施できるようになることが期待される．

小児アレルギー性鼻炎症例に対する SLIT

- 海外でのデータでは，5 歳以上の小児のアレルギー性鼻炎患者に対して SLIT を行うことで，鼻症状スコアは有意に改善し，薬物の使用量も減少させることが期待できる[2]．
- ただし，低年齢を対象とするほど質の高いエビデンスを得ることは難しい．舌下液使用の場合，口腔内での保持が低年齢では難しく，さらに QOL も含めた症状改善に関する聴取も容易ではないことなどがその理由としてあげられる．

SLIT の小児喘息への影響（❸❹）

- 軽症間欠型喘息を含めた 216 例の花粉症患児を対象に SLIT 群と対照群に

❸ 気管支喘息合併症例に対する SLIT の効果

気道過敏性の亢進を予防できるか？	可能：1 秒率も改善
気管支喘息の発症を予防できるか？	可能
新規感作率を抑制できるか？	可能

（日本鼻科学会編．2013[2]）

❹ 気管支喘息合併症例のマネジメント

注意点	① 発作時，症状の強い場合：中止 ② 重症喘息（$FEV_1 < 70\%$）：適応外 ③ 喘息合併例で副作用が多い ④ インフォームドコンセントを得る ⑤ 喘息発作時の対応を熟知する

（日本鼻科学会編．2013[2]）

- おける喘息の発症率を比較したランダム化オープン試験では，3 年後の持続性喘息発症率は SLIT 群では 1.5％，対照群では 28％で有意な抑制効果を認め，さらに SLIT 群では気道過敏性も有意に改善していた[4]．
- 花粉症（hay fever）患児 113 例を対象に SLIT 群と対照群における喘息の発症率を比較したランダム化オープン試験の結果，3 年後の喘息発作がコントロール群では SLIT 群の 3.8 倍で，SLIT 群では有意に抑制された[5]．

SLIT とアレルギーマーチ

- 小児期初期にアレルギー疾患症状が次々と現れることを，アレルギーマーチ（アトピーマーチ）とよんでいる[6]．
- 小児喘息とアレルギー性鼻炎の関係については多くの研究報告があるが，今後は小児用タブレットなどの開発によってダニ SLIT の低年齢（できれば 3 歳程度）での実施が可能となり，個々の疾患に対する効果のみならずアレルギーマーチ全般の予防や治療に生かされることが期待される．

アドバイス

- 免疫療法に関して SLIT が話題になっているが，現時点では 12 歳以上からとの制限がある．しかし，SCIT を行うことは可能なので，小児喘息をはじめとするアレルギーマーチに対する予防，治療効果を考えるとき，5 歳以上でのダニ抗原（2015 年国内販売）による SCIT は十分検討に値する治療法である．

■ 文献

1) 鼻アレルギー診療ガイドライン作成委員会編．鼻アレルギー診療ガイドライン―通年性鼻炎と花粉症―2013 年版（改訂第 7 版）．東京：ライフ・サイエンス；2013．
2) 日本鼻科学会編．アレルギー性鼻炎に対する舌下免疫療法の実際と対応．日鼻科会誌 2013；52(4)：435-88．
3) Scadding GK, Brostoff J. Low dose sublingual therapy in patients with allergic rhinitis due to house dust mite. Clin Allergy 1986；16(5)：483-91.
4) Marogna M, et al. Preventive effects of sublingual immunotherapy in childhood：an open randomized controlled study. Ann Allergy Asthma Immunol 2008；101(2)：206-11.
5) Novembre E, et al. Coseasonal sublingual immunotherapy reduces the development of asthma in children with allergic rhinoconjunctivitis. J Allergy Clin Immunol 2004；114(4)：851-7.
6) ARIA 日本語版編集委員会作成．ARIA 日本委員会監．ARIA ガイドライン 2010 日本語版―ARIA ガイドラインの理解を深めるために．東京：協和企画；2012．

成人期への移行

花粉症

岡本美孝

- 花粉を原因抗原（アレルゲン）とするアレルギー性鼻炎で，代表的なI型アレルギー疾患である．国内でも原因となる花粉の種類は60種類以上が報告されているが，このうちスギとヒノキの花粉が最も影響の大きい原因抗原となっている[*1]．大量の花粉飛散がみられ，さらにこれらの花粉は数十km以上の飛散が可能であること，飛散期間が比較的長期にわたることが特徴となっている．
- 現在も花粉症患者数の増加が指摘されているが，その原因として飛散花粉量の増加以外に，食生活の変化，腸内細菌叢の変化による体質の変化，大気汚染，居住環境の変化，ワクチンや抗菌薬の使用，生後間もない時期の感染症罹患の減少などが指摘されているが，明らかにはなっていない．

[*1] ただし，スギ花粉飛散は北海道や沖縄ではみられないかあってもわずかであり，ヒノキの植生は関東以西が中心で東北地方には少ない．北海道ではシラカバ花粉症が比較的多くみられる．

臨床症状

- 発作性のくしゃみ，水様性鼻汁，鼻閉といった鼻症状と，眼のかゆみといった眼症状はほぼ必発である．鼻症状からくしゃみ・鼻漏型と，鼻閉型，鼻閉を中心としてくしゃみ，鼻漏も併せもつ充全型の3つに大別される．
- 鼻や眼症状以外にも症状は多彩で，口腔症状（口腔アレルギー症候群の合併），喉頭症状（かゆみ，乾燥咳），気管・気管支症状，胃腸症状（下痢，腹痛など），皮膚症状（顔面など露出部の発赤，かゆみ），全身症状（頭重，頭痛，軽いうつ）などが高率に合併する．睡眠障害の誘導，労働生産性，児童の学習能力の低下など日常生活での強いQOL障害を示す報告もみられる．
- 喘息を合併している患者では，喘息症状の悪化を引き起こすことが明らかになっている．

QOL：quality of life

診断

- 患者の居住・生活地域での花粉症を引き起こす代表的な花粉の種類と飛散時期を把握しておくことは重要である．
- 前述の典型的な臨床症状を有し，❶に示すような手順でアレルギー検査から原因抗原を含めた診断を行うことが重要である．
- 上気道炎，通年性アレルギー性鼻炎との鑑別，健常者（非アレルギー性鼻炎）との区別が問題となる．健常者でもくしゃみや鼻漏はみられ，特に保護者が過剰に意識，判断してしまうケースもみられる[*2]．

[*2] 保護者の鼻症状に対する関心の程度も大きく影響し，関心が浅いと見逃し，逆に過剰な反応から正確な診断に難儀することも少なくない．

治療

花粉曝露の回避

- スギやヒノキ花粉に対しては飛散情報が提供されているので，その利用は

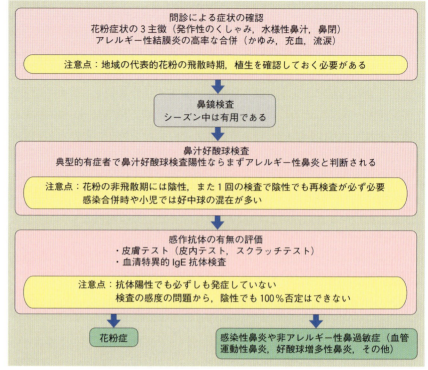

❶ 花粉症の診断の流れ（シーズン中の患者）

小児では誘発試験は困難なことが多い.

セルフケアに有用である．ただ，学校での生活，活動に制限を加えることは難しい．少なくとも教室内や家庭内に花粉を持ちこまない指導は重要である．

薬物療法

- 『鼻アレルギー診療ガイドライン』[1)]に成人に対する花粉症治療の指針が掲載されているが，小児に対しても原則的に同様である．重症度，病型に合わせた薬物治療が推奨されており，中等症以上では併用療法が中心となっている（❷）．
- 小児では成人と比較して喘息や鼻副鼻腔炎の合併率が高いことから，他科，他病からの併用薬に注意する必要がある．

アレルゲン免疫療法

- 花粉症はいったん発症すると中高年者を除き自然改善が少ない．特に小児患者の多くは改善がないまま成人に移行している．現在，唯一自然経過を改善させうる治療として注目されている．
- ただし，治療期間は2〜3年以上に及び，これまでの皮下注射法では50回以上の医療機関への通院が必要であること，まれとはいえ重篤な副作用発現の危険性があること（1,000〜2,000回に1回程度の喘息発作，100万回に1回程度のアナフィラキシーショック）から，患者にも医師にも負担が少ないわけではない．
- 近年，口腔粘膜を介してアレルゲンエキスを投与する舌下免疫療法が重篤な副作用が少ないこと，医師の指導下に自宅で投与が可能なことから注目

❷ 重症度に応じた花粉症に対する治療法の選択

重症度	初期療法	軽症	中等症		重症・最重症	
病型			くしゃみ・鼻漏型	鼻閉型または鼻閉を主とする充全型	くしゃみ・鼻漏型	鼻閉型または鼻閉を主とする充全型
治療	①第2世代抗ヒスタミン薬 ②遊離抑制薬 ③抗LTs薬 ④抗PGD$_2$・TXA$_2$薬 ⑤Th2サイトカイン阻害薬 くしゃみ・鼻漏型には①,②,鼻閉型または鼻閉を主とする充全型には③,④,⑤のいずれか1つ.	①第2世代抗ヒスタミン薬 ②鼻噴霧用ステロイド薬 ①と点眼薬で治療を開始し,必要に応じて②を追加	第2世代抗ヒスタミン薬 + 鼻噴霧用ステロイド薬	抗LTs薬または抗PGD$_2$・TXA$_2$薬 + 鼻噴霧用ステロイド薬 + 第2世代抗ヒスタミン薬	鼻噴霧用ステロイド薬 + 第2世代抗ヒスタミン薬	鼻噴霧用ステロイド薬 + 抗LTs薬または抗PGD$_2$・TXA$_2$薬 + 第2世代抗ヒスタミン薬 必要に応じて点鼻用血管収縮薬を治療開始時の1～2週間に限って用いる.鼻閉が特に強い症例では経口ステロイド薬を4～7日間処方で治療開始することもある.
			点眼用抗ヒスタミン薬または遊離抑制薬		点眼用抗ヒスタミン薬,遊離抑制薬またはステロイド薬	
					鼻閉型で鼻腔形態異常を伴う症例では手術	
		アレルゲン免疫療法				
		抗原除去・回避				

初期療法は本格的花粉飛散期の導入のためなので,よほど花粉飛散の少ない年以外は重症度に応じて季節中の治療に早めに切り替える.
遊離抑制薬:ケミカルメディエーター遊離抑制薬,抗LTs薬:抗ロイコトリエン薬,抗PGD$_2$・TXA$_2$薬:抗プロスタグランジンD$_2$・トロンボキサンA$_2$薬.

(鼻アレルギー診療ガイドライン―通年性鼻炎と花粉症―2013年版[1]より抜粋)

され,国内でもスギ花粉症に対して開発が進み2014年から保険診療として認可された.ただし,適応は12歳以上である[*3].舌下免疫療法は一定の講習会を受け十分な知識と副作用に対応できる医師に処方権が規定されている.
- 皮下注射法の対象は5歳以上である.
- 実施にあたっては,免疫療法のメリット・デメリットを十分に患者・保護者に説明し,インフォームドコンセントを得て行う必要がある

*3 12歳未満の小児患者には現在治験が行われている.

手術療法
- 鼻ポリープや重度の鼻中隔彎曲症の合併がある場合には手術適応となる.
- レーザー手術も,効果と再発の可能性を考慮すると適応は非常に限られる.

その他
- 重症の鼻閉型,充全型は通常の薬物治療に抵抗することが多い.改善がみられなければ専門医での診療治療を勧める.
- 小児花粉症の自然改善は少なく,免疫治療を希望し適応となる患者は専門医に紹介すべきであろう.

■ 文献
1) 鼻アレルギー診療ガイドライン作成委員会編.鼻アレルギー診療ガイドライン―通年性鼻炎と花粉症―2013年版.東京:ライフ・サイエンス;2013.
2) 奥田 稔.鼻アレルギー―基礎と臨床.大阪:医薬ジャーナル;1999.
3) 岡本美孝編.上気道アレルギー疾患研究―最近の進歩から.別冊・医学のあゆみ.東京:医歯薬出版;2007.

成人期への移行

鼻副鼻腔炎

春名眞一

- 小児鼻副鼻腔炎は，成人と異なる特徴を有する．まず鼻副鼻腔が発育段階であるばかりでなく，鼻副鼻腔炎自体も寛解と増悪を繰り返す不安定な状態にある．一方，しばしば自然治癒することも経験する．
- 最近では鼻アレルギーの関与もあり複雑化している．
- 小児鼻副鼻腔炎の治療の目的は，鼻副鼻腔の発育に支障を与えることなく，鼻副鼻腔炎の増悪と固定化を断ち切り，成人に移行させないことである．

小児鼻副鼻腔の形態学的変化と病態の不安定さ

- 小児の鼻副鼻腔の形態学的変化を発育の目安として，上顎洞体積の年齢的変化で計測した．片側の上顎洞体積の年齢的変化は15歳以降も増加傾向を認めるが，21〜40歳の群と10歳以降の小児群との間には上顎洞体積は有意差が認められなくなる（❶）[1]．
- 次に小児慢性鼻副鼻腔炎における不安定な病態について，各年齢における寛解や悪化を繰り返す病態の年齢的変化を，未治療時の自然経過による鼻副鼻腔X線での悪化率で調べた．4〜11歳までは11.1〜66.7％の悪化率が認められる一方，12歳以降では悪化率は0％であった（❷）．
- したがって，小児鼻副鼻腔炎における不安定な病態は形態学的に成人に近似する約10歳ごろが1つの指標として重要である．

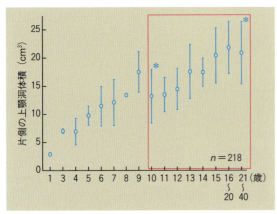

❶ 片側上顎洞体積の年齢的変化

上顎洞体積の計測は鼻副鼻腔水平断CT画像をコンピュータに取り込み，5mm間隔の各片側上顎洞面積（$a, b, c, \cdots, g$ cm^2）を計測し，片側上顎洞体積の近似値を $(a+b)h/2+(b+c)h/2+(c+d)h/2+(d+e)h/2+(e+f)h/2+(f+g)h/2 = (a+2b+2c+2d+2e+2f+g)h/2$（cm^3）（$h$：断層幅，0.5cm）の計算式で求めた．1〜15歳までの鼻副鼻腔陰影を呈さない59例118側の片側上顎洞体積の年齢的変化を計測し，16〜20歳の8例16側と21〜40歳までの37例74側の上顎洞体積と比較した．

＊ no significant

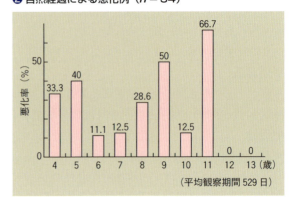

❷ 自然経過による悪化例（$n=54$）

（平均観察期間529日）

（森山 寛編．1999[1]）

アレルギーの関与した鼻副鼻腔炎

アレルギー性鼻副鼻腔炎

- 慢性鼻副鼻腔炎の有病率はおおむね3〜4％台で，20年前に比較して重症例が減少し，かつ地域差がなくなっている．反対にアレルギー性鼻炎の有病率は10％以上と急増し，30％台の頻度で鼻副鼻腔に陰影所見が認められる[2]．
- このような状況下，アレルギー性鼻炎を有し，膿性ではなくて水様性もしくは粘液性鼻漏を主症状とし，X線検査で鼻副鼻腔に陰影を認めるものをアレルギー性鼻副鼻腔炎という概念が提唱された[3]．
- アレルギー性鼻副鼻腔炎の発症機序として以下のことが考えられている．
  ① 上顎洞粘膜がⅠ型アレルギー反応を生じることによる．
  ② アレルギー性鼻副鼻腔炎と非アレルギー性鼻副鼻腔炎には好中球がともに多く，感染の関与が示唆される．
  ③ アレルギー性鼻炎によって鼻粘膜が腫脹し，そのために上顎洞自然口が閉塞し，上顎洞内が低酸素に陥り，血管内皮増殖因子（VEGF）産生が亢進し粘膜の腫脹が起こる．
- アレルギー性鼻副鼻腔炎の上顎洞陰影は粘膜肥厚型，ポリープ型，びまん型に分けられる．
- アレルギー性鼻炎の低年齢化が指摘されており，小児においても単純X線写真で鼻副鼻腔陰影を伴うことをしばしば経験する（❸）．小児のアレルギー性鼻副鼻腔炎では粘膜肥厚型，ポリープ型を呈することが多い．
- いずれの場合にも鼻閉，鼻漏などの自覚症状に反映されることは少なく，むしろアレルギー性鼻炎による鼻症状が臨床的に問題であり，治療の対象となる．
- 上記のように，小児ではしばしば感冒を契機に感染にさらされることが多く，アレルギー性鼻副鼻腔炎陰影に感染が加わっていることも少なくない．膿汁が多い場合には，前鼻鏡で確認できるが，鼻ポリープや後鼻漏のとき

VEGF：vascular endothelial growth factor

❸ アレルギー性鼻副鼻腔炎

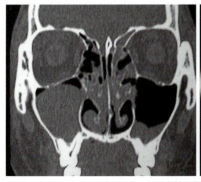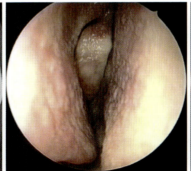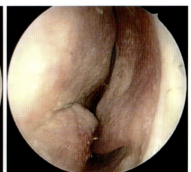

12歳，小児喘息（アトピー型）．鼻副鼻腔陰影を有するが，鼻閉，鼻漏の主因はアレルギー性鼻炎による．

❹ 鼻副鼻腔と上咽頭の内視鏡所見

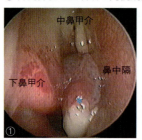
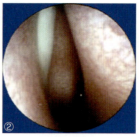
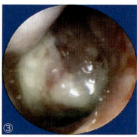

① ＊中鼻道から発生した鼻茸（右鼻腔），右鼻腔に鼻ポリープを認める，② 中鼻道の膿性鼻漏（右鼻腔），右中鼻道に膿汁を認める，③ 上咽頭の膿汁（右鼻腔により観察），咽頭に膿汁の付着を認める．

は内視鏡にて観察しないと正確な診断はできにくい（❹）．

好酸球性鼻副鼻腔炎

- 鼻副鼻腔粘膜に著明な好酸球浸潤を伴う場合とされ，アレルギー性鼻副鼻腔炎とはさまざまな違いがある[4]．
- Ⅰ型アレルギーの関与は問わず，上顎洞陰影に比べ篩骨洞陰影が優位である特徴がある．
- しばしば喘息を合併するが，小児に多いアトピー型ではなく非アトピー型である．
- 成人発症である場合がほとんどで，小児例はきわめてまれである[*1]．一般に，20歳以下で喘息を合併した鼻副鼻腔炎では好酸球性鼻副鼻腔炎を疑う必要はないと思われる．

[*1] 筆者も15歳のアスピリン喘息を合併した好酸球性鼻副鼻腔炎を1例のみ経験した．

治療

- 基本は以前より施行されている鼻処置後の抗菌薬やステロイド薬を含有したネブライザー療法などの局所療法と経口薬物療法である．
- 治療前に内視鏡を用い，化膿性炎症による鼻副鼻腔炎なのか，アレルギー炎症によるアレルギー性鼻副鼻腔炎なのか，あるいは両者が合併しているのかを鑑別すべきであろう．
- 化膿性炎症に対しては，主な検出菌であるインフルエンザ菌，肺炎球菌，カタラーリス菌に対するペニシリン系抗菌薬が第一選択となる．
- アレルギー合併例に対しては，アレルゲン除去のために生活指導や抗アレルギー薬，ステロイド点鼻薬の投与を行う．
- マクロライド療法が慢性化膿性鼻副鼻腔炎に対して有効視されている（❺）．粘液分泌の調節などの粘膜調整作用のある検出菌が急性上気道感染症の起炎菌に類似し，速やかな除菌効果が認められる．
- 投与期間は3～4か月間とし，漫然と投与しないように注意すべきである．
- 鼻ポリープ例には不良であるとされる．その場合には，内視鏡下鼻内副鼻腔手術の適応となる．特に後鼻孔ポリープは小児でみる機会の多いポリープであり，上顎洞自然口より鼻腔内から鼻腔後方へ向かい，鼻咽腔に発育増大する．鼻腔内のポリープのみの切除では容易に再発しやすいので，上

❺ マクロライド療法
X線所見（上顎洞および篩骨洞）

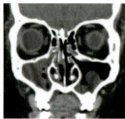
治療前

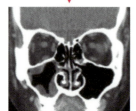
治療後

12歳，約3か月のマクロライド療法にて鼻副鼻腔陰影の改善を認める．

顎洞内の基部粘膜の処置を行う必要がある．

小児と成人例における鼻副鼻腔炎に伴う鼻茸の特徴

- 鼻茸の組織像は浮腫型，細胞浸潤型，線維型の3つに大きく分けられる．小児例では細胞浸潤型が多く，逆に成人例では浮腫型が多いといわれる．
- 組織中の浸潤細胞により好中球が多く浸潤している好中球優位型と好酸球が多く浸潤している好酸球優位型に分類すると，小児例では細菌感染性の要因が強い好中球優位型が多く，一方成人例ではアレルギー性要因の関与が生じており好酸球優位型の比率が増加してくると報告されている[5]．

耳鼻咽喉科紹介へのアドバイス

- 鼻副鼻腔は狭小でサイレントエリアであるが，咽頭，中耳疾患に炎症を波及する部位である．そのため，鼻副鼻腔の炎症が沈静化する前に急性炎症の治療を中断すると，鼻副鼻腔炎の遷延化につながる可能性がある．咳などの咽頭症状がなかなか改善しない場合や反復性中耳炎を起こす場合には，耳鼻咽喉科専門医の診察を指示すべきであろう．

症例

12歳，女児．感冒による発熱，咽頭痛にて小児科にて抗菌薬などを投薬される．全身症状は改善するも鼻閉，鼻漏，咳が続くことで耳鼻咽喉科を受診する．

鼻内内視鏡所見にて中鼻道から膿汁を認め，またCT画像にて鼻副鼻腔炎を認めた．マクロライド療法を約3か月行い（❺），自覚症状とCT画像の改善を認めた（❻）．

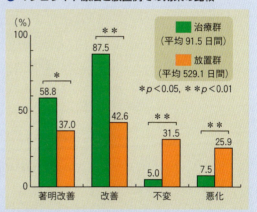

❻ マクロライド療法と放置例での効果の比較

著明改善，改善，不変，悪化で優位にマクロライド療法の有効性が認められた．

■文献

1) 森山 寛編．小児耳鼻咽喉科・頭頸部外科マニュアル．東京：メジカルビュー；1999．p.99-106.
2) 竹He幸夫, 夜陣紘治．鼻副鼻腔炎の病態の変遷とアレルギーの関与．アレルギー性副鼻腔炎．MB ENT 2002；17：13-7.
3) 石川 哮．副鼻腔炎と免疫・アレルギー．大山 勝編．耳鼻咽喉科・頭頸部外科 MOOK No.1 副鼻腔炎．東京：金原出版；1986．p.17-22.
4) 春名眞一ほか．好酸球性副鼻腔炎（Eosinophil sinusitis）．耳展 2001；44（3）：195-201.
5) 飯野ゆき子ほか．小児慢性副鼻腔炎に対するマクロライド療法の有効性．耳展 1997；40（2）：159-63.

アナフィラキシー総論

柳田紀之

アナフィラキシーの定義

- アナフィラキシーとは、「アレルゲン等の侵入により、複数臓器に全身性にアレルギー症状が惹起され、生命に危機を与え得る過敏反応」をいう.
- 「アナフィラキシーに血圧低下や意識障害を伴う場合」を、アナフィラキシーショックという[1] (❶).

アナフィラキシーの疫学 (❷)

- 平成25 (2013) 年の文部科学省調査では、アナフィラキシーの既往を有する児童生徒の割合は、小学生0.6％, 中学生0.4％, 高校生0.3％とされる.
- 米国では1.6％ (95% CI, 0.8〜2.4％)、ヨーロッパ10か国では0.3％ (95% CI, 0.1〜0.5％) とされる[1].
- 食物アレルギーによるアナフィラキシーにより死に至る確率は、患者10万

❶ アナフィラキシーの診断基準

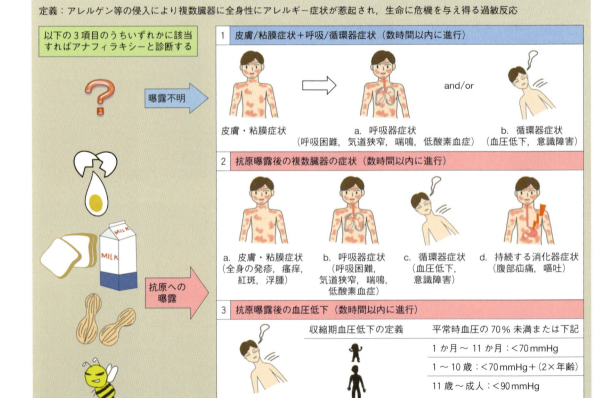

(参考：アナフィラキシーガイドライン. 2014[1])

❷ アナフィラキシーの疫学

a. アレルギー疾患罹患者（有症者）数

	食物アレルギー	アナフィラキシー	エピペン® 保持者
小学校	210,461 (4.5%)	28,280 (0.6%)	16,718 (0.4%)
中学校・中等教育学校	114,404 (4.8%)	10,254 (0.4%)	5,092 (0.2%)
高等学校	67,519 (4.0%)	4,245 (0.3%)	1,112 (0.1%)
合計	453,962 (4.5%)	49,855 (0.5%)	27,312 (0.3%)

（平成 25 年 8 月現在．文部科学省「学校生活における健康管理に関する調査」）

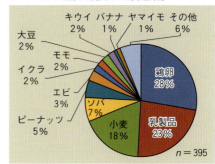

c. ショック症状を誘発した原因食物

鶏卵 28%, 乳製品 23%, 小麦 18%, ソバ 7%, ピーナッツ 5%, エビ 3%, イクラ 2%, モモ 2%, 大豆 2%, キウイ 2%, バナナ 1%, ヤマイモ 1%, その他 6%

$n = 395$

（Akiyama H, et al. 2011[2]）

b. アナフィラキシーショックによる死亡数

	2001	2002	2003	2004	2005	2006	2007	2008	2009	2010	2011	2012	2013	合計
総数	58	53	53	46	73	66	66	48	51	51	71	55	77	768
ハチ刺傷	26	23	24	18	26	20	19	15	13	20	16	22	24	266
食物	3	0	3	2	1	5	5	4	4	4	5	2	2	40
医薬品	17	17	19	19	31	34	29	19	26	21	32	22	37	323
血清	0	0	1	0	1	1	1	0	1	0	0	0	1	6
詳細不明	12	13	6	7	14	6	12	10	7	6	18	9	13	133

（アナフィラキシーガイドライン．2014[1]）

人あたり 1.35 〜 2.71 人，0 〜 19 歳では 3.25 人[3] とされる．

アナフィラキシーの機序

- アナフィラキシーの多くは IgE が関与する免疫学的機序により発生し，最も多くみられる誘因は食物，刺咬昆虫（ハチ，アリ）の毒，薬剤である（❸）[1]．
- 薬剤は，IgE が関与しない免疫学的機序およびマスト細胞を直接活性化することによっても，アナフィラキシーの誘因となりうる．
- 造影剤は，IgE が関与する機序と関与しない機序の両者により，アナフィラキシーの誘因となりうる．
- アレルギー反応の進行の速さや重症度を決めるものは，原因物質の進入ルート（静脈注射，筋肉注射，皮下注射，経口摂取の順に速い）や原因物質の量，さらに患者側の要因によることが多い．

アナフィラキシーの危険因子，誘因

- 喘息の存在はアナフィラキシー重篤化危険因子なので，そのコントロールを十分に行う．
- アナフィラキシーに対するアドレナリンの不使用は死亡のリスクを高める[1]．
- アナフィラキシーの誘因の特定は，発症時より前の数時間以内における飲食物，薬剤，運動，急性感染症への罹患，精神的ストレスなど，アレルゲン物質への曝露，経過に関する詳細な情報に基づいて行う．

❸ アナフィラキシーの発生機序

IgE が関与する免疫学的機序	食物	小児	鶏卵, 牛乳, 小麦, 甲殻類, ソバ, ピーナッツ, ナッツ類, ゴマ, 大豆, 魚, 果物など
		成人	小麦, 甲殻類, 果物, 大豆(豆乳), ピーナッツ, ナッツ類, アニサキス, スパイス, ソバ, 魚など
	昆虫		刺咬昆虫(ハチ, アリ)など
	医薬品		βラクタム系抗菌薬*, NSAIDs*, 生物学的製剤*, 造影剤*, ニューキノロン系抗菌薬など
	その他		天然ゴムラテックス, 職業性アレルゲン, 環境アレルゲン, 食物+運動, 精液など
IgE が関与しない免疫学的機序	医薬品		NSAIDs*, 造影剤*, デキストラン, 生物学的製剤*など
非免疫学的機序(例:マスト細胞を直接活性化する場合)	身体的要因		運動, 低温, 高温, 日光など
	アルコール		
	薬剤*		オピオイドなど
特発性アナフィラキシー(明らかな誘因が存在しない)			これまで認識されていないアレルゲンの可能性
	マスト(肥満)細胞症		クローン性マスト細胞異常の可能性

*複数の機序によりアナフィラキシーの誘因となる.

(アナフィラキシーガイドライン. 2014[1])

NSAIDs : nonsteroidal anti-inflammatory drugs(非ステロイド性抗炎症薬)

- アナフィラキシーの特異的誘因の多くは世界共通であるが, 食習慣, 刺咬昆虫に曝露する頻度, 薬剤の使用率により地理的差異がある.
- 致死的アナフィラキシーのリスクは, ① 思春期, 若年成人, ② ピーナッツ・ナッツ類, ③ 気管支喘息の合併, ④ アドレナリンを 30 分以内に使用していないこと, などがあげられる[4].

アナフィラキシーの症状

- アナフィラキシーが発症する臓器は多種である. 通常, 症状は, 皮膚・粘膜, 上気道・下気道, 消化管, 心血管系, 中枢神経系のうちの 2 つ以上の器官系に生じる.
- 皮膚および粘膜症状はアナフィラキシー患者の 80〜90%, 気道症状は最大 70%, 消化器症状は最大 45%, 心血管系症状は最大 45%, 中枢神経系症状は最大 15%に発現する[1].
- 症状および徴候のパターン(発症, 症状の数, 経過)は患者により異なり, 同一患者でもアナフィラキシーの発症ごとに差異が認められる.
- 発症初期には, 進行の速さや最終的な重症度の予測が困難であり, 数分で死に至ることもある.
- 致死的反応において呼吸停止または心停止までの中央値は薬物 5 分, ハチ 15 分, 食物 30 分との報告がある. 蘇生に成功しても重篤な低酸素脳症を残すことがある.
- 二相性アナフィラキシーは成人の最大 23%, 小児の最大 11%のアナフィラキシーに発生する.
- アナフィラキシーの遅延反応でアドレナリン投与を要したのは 9.2%であり(中央値 1.7 時間, 14 分〜30 時間), うち 76%は 4 時間以内であるが, 7.4%は 4〜10 時間のうちに重篤な反応をきたしている.

❹ アナフィラキシーの重症度評価

		グレード1（軽症）	グレード2（中等症）	グレード3（重症）
皮膚・粘膜症状	紅斑・蕁麻疹・膨疹	部分的	全身性	←
	瘙痒	軽い瘙痒（自制内）	強い瘙痒（自制外）	←
	口唇, 眼瞼腫脹	部分的	顔全体の腫れ	←
消化器症状	口腔内, 咽頭違和感	口, のどのかゆみ, 違和感	咽頭痛	←
	腹痛	弱い腹痛	強い腹痛（自制内）	持続する強い腹痛（自制外）
	嘔吐・下痢	嘔気, 単回の嘔吐・下痢	複数回の嘔吐・下痢	繰り返す嘔吐・便失禁
呼吸器症状	咳嗽, 鼻汁, 鼻閉, くしゃみ	間欠的な咳嗽, 鼻汁, 鼻閉, くしゃみ	断続的な咳嗽	持続する強い咳き込み, 犬吠様咳嗽
	喘鳴, 呼吸困難	―	聴診上の喘鳴, 軽い息苦しさ	明らかな喘鳴, 呼吸困難, チアノーゼ, 呼吸停止, $SpO_2 \leq 92\%$, 締め付けられる感覚, 嗄声, 嚥下困難
循環器症状	脈拍, 血圧	―	頻脈（+15回/分), 血圧軽度低下, 蒼白	不整脈, 血圧低下, 重度徐脈, 心停止
神経症状	意識状態	元気がない	眠気, 軽度頭痛, 恐怖感	ぐったり, 不穏, 失禁, 意識消失

血圧低下：1歳未満＜70 mmHg, 1～10歳＜[70 mmHg＋（2×年齢）], 11歳～成人＜90 mmHg
血圧軽度低下：1歳未満＜80 mmHg, 1～10歳＜[80 mmHg＋（2×年齢）], 11歳～成人＜100 mmHg

（柳田紀之ほか. 2014[5]）

重症度評価（❹）

- グレード1（軽症）の症状が複数あるのみではアナフィラキシーとは判断しない．
- グレード3（重症）の症状を含む複数臓器の症状，グレード2（中等症）以上の症状が複数ある場合はアナフィラキシーと診断する．
- 重症度（グレード）判定は❹を参考に，最も高い器官症状によって行う．
- 重症度を適切に評価し，各器官の重症度に応じた治療を行う（❺）．

初期対応

- アナフィラキシー発症時には体位変換をきっかけに急変する可能性があるため（empty vena cava/empty ventricle syndrome），急に座ったり立ち上がったりする動作を行わせない（❻）．
- 原則として，立位でなく仰臥位にし，下肢を挙上させる必要がある．
- 嘔吐や呼吸促（窮）迫を呈している場合には，起坐位などの楽な体位にし，下肢を挙上させる．
- 院内救急体制を利用して支援要請を行う．

薬物治療

第1選択薬（アドレナリン）

適応

- アドレナリン筋注の適応は，アナフィラキシーの重症度評価におけるグレード3（重症）の症状[*1]である[1]．
- 過去の重篤なアナフィラキシーの既往や症状の進行が激烈な場合は，グレ

[*1] 不整脈, 低血圧, 心停止, 意識消失, 嗄声, 犬吠様咳嗽, 嚥下困難, 呼吸困難, 喘鳴, チアノーゼ, 持続するがまんできない腹痛, 繰り返す嘔吐など．

❺ 食物アレルギーの症状出現時の対応（医療機関）

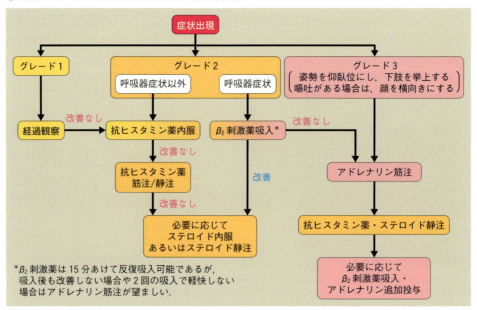

*β₂刺激薬は15分あけて反復吸入可能であるが，吸入後も改善しない場合や2回の吸入で軽快しない場合はアドレナリン筋注が望ましい．

本表はあくまでも重症度と治療の目安であり，治療は状況によって変りうる．

（柳田紀之ほか．2014[6]）を基に作成）

❻ アナフィラキシーの初期対応

① バイタルサインの確認： ・循環，気道，呼吸，意識状態，皮膚，体重を評価する	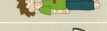
② 助けを呼ぶ： ・可能なら蘇生チーム（院内）または救急隊（地域）	
③ アドレナリンの筋肉注射： ・0.01 mg/kg（最大量：成人 0.5 mg，小児 0.3 mg），必要に応じて5〜15分ごとに再投与	
④ 患者を仰臥位にする： ・仰向けにして30 cm程度足を高くする ・呼吸が苦しいときは少し上体を起こす ・吐いているときは顔を横向きする ・突然立ち上がったり座ったりした場合，数秒で急変することがある	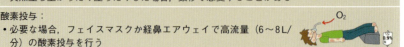
⑤ 酸素投与： ・必要な場合，フェイスマスクか経鼻エアウェイで高流量（6〜8 L/分）の酸素投与を行う	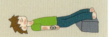
⑥ 静脈ルートの確保： ・必要に応じて0.9％（等張・生理）食塩水を5〜10分の間に成人なら5〜10 mL/kg，小児なら10 mL/kg投与	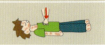
⑦ 心肺蘇生： ・必要に応じて胸部圧迫法で心肺蘇生	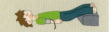
⑧ バイタル測定： ・頻回かつ定期的に患者の血圧，脈拍，呼吸状態，酸素化を評価する	

（参考：アナフィラキシーガイドライン．2014[1]）

ード2（中等症）でも投与することもある．
- 気管支拡張薬吸入で改善しない呼吸器症状もアドレナリン筋注の適応となる．

投与法
- アナフィラキシーと診断した場合または強く疑われる場合は，大腿部中央の前外側に0.1％アドレナリン（1：1,000；1 mg/mL）0.01 mg/kgをただちに筋注する[*2]．
- アドレナリンの効果は短時間で消失するため[*3]，症状が続く場合は追加投与する．

第2選択薬（アドレナリン以外）[*4]
- グレード2（中等症）以上の症状で治療介入を考慮する．
- 抗ヒスタミン薬は瘙痒感，紅斑，蕁麻疹，血管浮腫，鼻・眼の症状を緩和するが，呼吸器症状には無効である．
- 第2世代の抗ヒスタミン薬は，第1世代の抗ヒスタミン薬と同等の効果があり，眠気などの副作用が少ない可能性があるが，十分なデータがない．
- β_2刺激薬は喘鳴，咳嗽，息切れなどの下気道症状に有効であるが，上気道閉塞などの症状には無効である．
- グルココルチコイドは作用発現に数時間を要し，二相性アナフィラキシーを予防する可能性があるが，その効果は立証されていない．

[*2] 経静脈投与は，心停止もしくは心停止に近い状態では必要であるが，それ以外では不整脈，高血圧などの有害作用を起こす可能性があるので推奨されない．

[*3] アドレナリン血中濃度は筋注後10分程度で最高になり，40分程度で半減する．

[*4] 第1選択薬であるアドレナリンが最優先である．

■ 文献
1) 日本アレルギー学会 Anaphylaxis対策特別委員会．アナフィラキシーガイドライン．2014. http://www.jsaweb.jp/modules/journal/index.php?content_id=4
2) Akiyama H, et al. Japan food allergen labeling regulation—history and evaluation. Adv Food Nutr Res 2011；62：139-71.
3) Umasunthar T, et al. Incidence of fatal food anaphylaxis in people with food allergy：a systematic review and meta-analysis. Clin Exp Allergy 2013；43：1333-41.
4) Bock SA, et al. Fatalities due to anaphylactic reactions to foods. J Allergy Clin Immunol 2001；107：191-3.
5) 柳田紀之ほか．携帯用患者家族向けアレルギー症状の重症度評価と対応マニュアルの作成および評価．日小ア誌 2014；28：201-10.
6) 柳田紀之ほか．食物アレルギーに対する経口減感作療法の標準化．日小ア誌 2010；24：39-46.

特別なアレルギー　動物アレルギー

前田裕二

動物アレルゲンの特徴

- 動物アレルゲンは粒子が小さく（数 μm）軽いために，空気中に長く滞留しやすい．このため，喘息のアレルゲンとして特に重要となる．
- イヌ・ネコの空気中のアレルゲン濃度はダニのおよそ100倍に達し，日常生活上換気扇を回すことなどにより容易にアレルゲン濃度は上昇する．
- このことは，動物と一緒にいる限りアレルゲンからの回避はほとんど不可能であることを意味する．

アレルギー患者におけるペットの飼育状況と感作および問題点

- 成人アレルギー患者家庭においてはおよそ4割でペットを飼育している．最近の特徴は，① 洋犬を屋内で飼育，② ハムスターなどのげっ歯類[*1]，および稀少動物（フェレットなど）が増加していることである．
- RAST陽性率はイヌ飼育例では4割，ハムスター飼育例では6割ほどになる．
- げっ歯類による喘息にはいくつかの特徴がある．飼育開始後数か月〜数年と感作が速いこと，喘息の原因アレルゲンとなりやすいこと，単独感作例がみられることである．
- 稀少動物を飼育している場合，自分でアレルゲンを作成しない限り確認の手段はない．

ペットによるアレルギー症状の自覚，診断と対策 ❶

- 日常的に接触しているペットはアレルギーの原因と気づかれることは少なく，ペットとの関連を自覚している割合はイヌ・ネコでは1〜3割である．

❶ ペットアレルギーの診断と治療

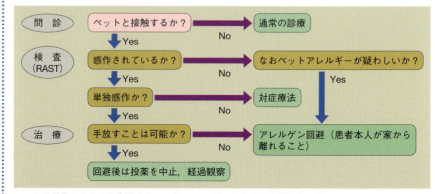

ペットを手放すのみでは家屋内のペットアレルゲンはすぐには減らない[*2]．

[*1] かつて動物飼育者などの職業性喘息のアレルゲンとして知られていたげっ歯類による喘息患者は珍しいものではなくなった．

RAST：radioallergosorbent test

[*2] **手放すとアレルギー症状がよくなるか**
単独感作の場合は期待できるが，ダニなど他のアレルゲンとの重複感作では期待できない．またペットを手放しても屋内のアレルゲン濃度が減少するには3〜6か月はかかるため，すぐには効果が現れないことを説明する必要がある．

- 感作されていれば吸入誘発試験による喘息反応はイヌ・ネコでは7〜8割，ハムスターはほぼ10割が陽性となる．このことは患者の自覚症状はペットアレルギーの診断根拠にはならないことを意味している．
- ペットアレルギーの診断は，まず問診による接触の確認が最も重要である．医師から質問しない限り患者は気づかないことも多い．感作されていれば回避させ，症状が改善するか確認する（患者自身が数日家から離れる）．
- ダニなど他のアレルゲンとの重複感作の場合，ペットを手放すのみでは症状の顕著な改善がみられないことが多いが，単独感作の場合は必ずアレルゲン回避を勧めるべきである．
- ペットを手放すことが不可能な場合，次善の策としてアレルゲンの発生を少なくするための手段をとるべきである．
- アレルゲンの発生源はげっ歯類では尿中タンパクが重要である．ケージの床に尿を浸み込ませるような材料を使い，尿が乾燥し空中に飛散しないような工夫が必要である．イヌ・ネコではアレルゲンの飛散は体表面からと考えられ，ていねいに洗うことによりアレルゲンをある程度減らすことは可能である[*3]．しかし洗っても，実際に空気中へ飛散するアレルゲン量は1/3〜1/10程度（洗浄後1週間）になるにすぎない．
- 絨毯，家具，カーテンなどに蓄積されたアレルゲンは容易に減らない．ネコを手放した後にていねいに掃除をしても，家塵中のアレルゲン濃度がネコを飼育していない家庭の濃度に戻るまでにはおよそ半年程度かかる[*2]．
- ペットを入れる部屋を決め，板張り，絨毯は敷かない，椅子はビニールあるいは皮張りにするなど，ごみがたまりにくい環境にして換気を十分に行うのが実際的と考えられる．
- イヌを屋外で飼育することにより非飼育家庭と同じアレルゲン濃度にすることも可能な場合があるので，試みてよいであろう．

ペット飼育についてのアドバイス

- 生下時より（成長してからではなく）イヌ，ネコを飼育しているとアレルギー疾患の予防効果があるか否かという疑問についてはおよそ次のようである．
  ① ネコよりもイヌ，またその数が多いほど効果がありそう．
  ② 特に親の喘息歴がない子どもには喘息（1〜4歳までの喘鳴）の予防効果がありそう．
  ③ 花粉など他のアレルゲンへの感作が減少する．
- 以上のことから「すでにイヌ・ネコを飼育している場合，②の条件を満たしていれば，生まれた子どものためにあえて手放す必要はない」ようである．

■参考文献
1) 前田裕二．ペット（コンパニオンアニマル）と呼吸器疾患．気管支喘息．日本胸部臨床 2003；62：383-402．
2) Lodge CJ, et al. Perinatal cat and dog exposure and the risk of asthma and allergy in the urban environment: a systematic review of longitudinal studies. Clin Dev Immunol 2012；2012：176484.
3) Remes ST, et al. Dog exposure in infancy decreases the subsequent risk of frequent wheeze but not of atopy. J Allergy Clin Immunol 2001；108：509-15.

[*3] **イヌ・ネコを洗うことでアレルゲンを減らせるか**
飼育家庭と非飼育家庭ではアレルゲン濃度は100倍の差があり，洗うことによって非飼育家庭と同濃度まで減らすことは不可能である．実際的な方法は屋外で飼育し部屋の換気を十分に行うことである．

特別なアレルギー

昆虫アレルギー——ハチアレルギーを中心に

林　ゆめ子，平田博国，石井芳樹

- 昆虫アレルギーはアレルゲンの侵入経路から，①経皮性アレルギー（ハチ，アリ，毒ガ，カなど），②吸入性アレルギー（チョウ，ガ，ユスリカなど）の2つに分けられる．本項ではハチアレルギーを中心に述べる．

経皮性昆虫アレルギー

- 膜翅目のハチは，経皮性アレルギーの代表である．
- 吸入性アレルギーと比べて頻度は低いものの，刺傷局所の腫脹からアナフィラキシーまで多彩な症状を呈し，ときには死に至ることがある[*1]．
- ハチ刺傷によるアナフィラキシーには，ハチ毒に対するIgEを介した全身性アナフィラキシー反応と，ハチ毒中のケミカルメディエーターの一つであるヒスタミンが直接作用し，IgEを介さないアナフィラキシー様反応がある．これらを広義のアナフィラキシーとよび，❶のような症状を呈する．
- 多くの場合，刺傷時から30分以内にこれらの症状が出現する．一般に症状の出現が早いほど，高齢であるほど重症化する傾向がある．また再刺傷時には，約半数が前回よりも重篤な症状を呈する．
- 小児では，全身蕁麻疹や皮下の血管性浮腫を主体とした症状を呈することが多く，ショックに至る例は少ない．またハチ再刺傷を経験した場合，全身症状の出現頻度は10％程度で，成人に比べ再現性は低いとされている．

診断方法

in vivo 検査

- スクラッチテスト：ハチ毒エキス（1.0μg/mL）を皮膚に滴下して，針で搔破し，15分後に局所の発赤，膨疹の大きさを測定して行う．スクリーニングに有用である．
- 皮内テスト：ハチ毒エキス（1.0μg/mL）を前腕内側に皮内注射し，15分後に発赤および膨疹を測定し判定する．

in vitro 検査

- Immuno CAP法およびAlaSTAT法が一般的であり，特異性も高く，診断に有用である．ただしハチ刺傷直後，またはかなりの年数が経過している場合には，ハチ特異的IgE抗体が陰性となることがある[*2]．

治療

アナフィラキシーに対する治療

- アドレナリンがアナフィラキシーに対する第1選択薬である．α作用による血管収縮，β作用による心機能促進，気管支平滑筋弛緩作用があり，ショックや喘息様症状を改善させる．

[*1] 日本では年間約50〜60人がアナフィラキシーのため死亡しているが，その原因で最も多いのがハチ刺傷であり，年間20〜30人が死亡している．

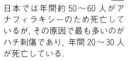

❶ アナフィラキシーの症状と重症度分類

Ⅰ度	皮膚症状（全身性の蕁麻疹，瘙痒，紅斑）や苦悶
Ⅱ度	消化器症状（心窩部痛，悪心，嘔吐）や血管浮腫
Ⅲ度	呼吸器症状（呼吸困難，嚥下困難，嗄声，喘鳴）
Ⅳ度	心血管系症状（血圧低下，チアノーゼ，虚脱，不整脈，狭心症状）

（David BK, et al. 2004[1]）を基に筆者作成）

[*2] 筆者らは，全身アナフィラキシー反応を認め，皮内テスト陽性，かつハチ特異的IgE抗体クラス2以上を示した患者をハチアレルギーと診断している．同時に複数のハチに刺傷された場合，ハチ毒中に含まれるヒスタミン，セロトニンのようなアレルギー作動物質により全身症状（アナフィラキシー様反応）が引き起こされる可能性がある．しかしこのような場合の多くは，皮内テストもしくはハチ特異的IgE抗体は陰性である．

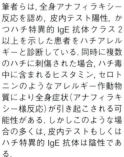

- β_2 選択性作動薬の吸入は気管支攣縮の治療に使用する．
- 副腎皮質ホルモン剤には即効性はないが，重篤な反応の再燃予防として使用する．
- 抗ヒスタミン薬には即効性はないが，皮膚症状を和らげる．

アドレナリン自己注射キット（エピペン®）
- ① ハチ刺傷により過去に全身症状や局所過剰反応*3 の既往がある，② ハチとの接触機会が多く，ハチ特異的 IgE 抗体陽性，のどちらかに該当するようなハイリスクグループは，エピペン® の適応と考える．
- 小児の場合，体重 30 kg 以上では 0.3 mg 製剤を，体重 30 kg 以下では 0.15 mg 製剤を使用する．0.01 mg/kg を超えると過量投与になるおそれがあるので注意する．
- 自己注射のタイミングが重要であり，ハチ刺傷からなんらかの全身症状が認められた時点を指標とする*4．無症状の時点で注射をしてしまうと，アドレナリンによる副作用が出現する危険性がある．
- 小児では年齢や理解度により，家族や教師らの第三者に対しても自己注射について指導を行うことが重要である．

ハチアレルギーに対する根本治療
- 根本治療としてはハチ毒を用いたアレルゲン免疫療法がある．
- 筆者らは，16 歳以上*5，病歴からハチ刺傷によるアナフィラキシー反応の既往あり，皮内テスト陽性でハチ特異的 IgE 抗体クラス 2 以上で，インフォームドコンセントが得られた患者をアレルゲン免疫療法の適応としている．
- アレルゲン免疫療法の効果は，維持量とハチ毒の種類によって差があるが，アシナガバチおよびスズメバチでは 100 μg（ハチ 2 匹分の毒量）/月の維持量で，成人および小児の 98％に有効であり，ミツバチに対する効果は 80％とされている[2]．

吸入性昆虫アレルギー

- 吸入性昆虫アレルギーとは，チョウ，ガ，トビケラ，ゴキブリ，ユスリカなどの昆虫成分*6 が吸入されて気管支喘息やアレルギー性鼻炎などの症状を呈するものである．
- 自然界に存在する昆虫において，特異的 IgE 抗体を測定できるものは限られている．現在，鱗翅目のガ，ハエ目のユスリカ，ゴキブリ目のゴキブリに対する IgE 抗体を測定することが可能であり，吸入アレルゲンの補助的診断として有用である．
- 治療については，気管支喘息やアレルギー性鼻炎に対する薬物療法を行う．

■ 文献
1) David BK, et al. Outcomes of a allergy to insect stings in children, with and without venom immunotherapy. N Engl J Med 2004；351(7)：668-74.
2) Gershwin ME, Naguwa SM. 森本佳和訳．アレルギー・免疫学シークレット．東京：メディカル・サイエンス・インターナショナル；2006.

---

*3 局所アレルギー反応の一つで，刺傷部位の腫脹が広範囲に数日間続くもの（たとえば指先を刺されると肘まで腫脹してしまうなど）を局所過剰反応とよぶ．皮膚テスト，Immuno CAP 法や AlaSTAT 法による特異的 IgE 抗体の陽性率も高く，このような患者群は再刺傷時に全身反応を起こすハイリスクグループである．

*4 致命的なケースは，エピペン® の使用法をよく知らなかった患者に起こりやすい．模擬のエピペン® を用いて具体的に使用法を指導する（7 章 "アドレナリンの自己注射" 参照）．

*5 小児におけるアレルゲン免疫療法は，欧米では有効とする報告[2]が散見され，アナフィラキシー反応を呈した患児に対して積極的にアレルゲン免疫療法を行う傾向にあるものの，日本ではまだ行われていない．

*6 チョウ・ガの鱗粉，トビケラの羽の鱗毛成分，ユスリカの幼虫由来のヘモグロビン様タンパクなどである．

特別なアレルギー　真菌アレルギー

秋山一男

*1
ハウスダスト (HD), ペット, 花粉などと並んで気管支喘息やアレルギー性鼻炎の原因アレルゲンとしてよく知られている.

HD : house dust

PIE : pulmonary infiltration with eosinophilia

*2
アレルギー性気管支肺アスペルギルス症 (ABPA) のように痰中に Aspergillus が認められてもそれは感染源としての病原真菌としてではなく, 抗原物質として意味をもっているのである.

ABPA : allergic bronchopulmonary aspergillosis

*3
密閉性が強い高層マンションなど住宅構造が変化しているため.

*4
日本で一般に皮膚試験に使用可能な市販のアレルゲン抽出液は, Candida, Alternaria, Penicillium, Aspergillus, Cladosporium の5種のみである.

- 真菌は Alternria, Aspergillus*1 などの空中飛散真菌のほかに, アトピー性皮膚炎の原因あるいは増悪因子としての皮膚常在真菌である Malassezia などもアレルギー疾患とのかかわりが広く知られているが, その病態における役割については, 必ずしも明確になっているわけではない.
- 気管支喘息, アレルギー性鼻炎, アトピー性皮膚炎のほか, PIE 症候群 (アレルギー性気管支肺真菌症), 過敏性肺炎などが真菌アレルギーの関与する疾患として知られているが, 原因真菌の直接的な証明は必ずしも容易ではない.
- アレルギー疾患は感染症とは異なり, ほとんどの場合, 病巣局所に原因真菌が認められない*2.

アレルゲンとして重要な真菌

- 空中浮遊真菌相における優位菌種は地域により, また季節により異なるが, Cladosporium, Alternaria は常に1, 2位を占めている. 最近はアレルゲンとして重要な Aspergillus の検出頻度は激減し, 代わって Ulocladium, Epicoccum, Curvularia などの検出頻度が増加してきている[1].
- 屋内環境における真菌相は屋外の空中浮遊真菌相の影響を受けるが, 屋内環境における真菌相をあらためて検討する必要がある*3.
- 検出真菌は各家庭により一定ではないが, 頻度が高い真菌は一般菌では Cladosporium, Penicillium, Asp.versicolor が半数以上の家庭で検出され, 好乾性菌では Asp.restrictus, Wallemia が多数の家庭で検出される[2].
- ❶に床の塵 (HD) と寝具塵の培養による真菌分布を示す. Asp. restrictus, Wallemia のような好乾性菌は寝具塵にはみられないことがわかる. 今後, 好乾性真菌のアレルギー疾患の原因アレルゲンとしての役割の検討が必要である[3,4].
- 近年, ヒト体内常在真菌である Candida albicans のアトピー性アレルゲンとしての役割と非アトピー型喘息の原因抗原としての役割についての研究が進み, 今後, 常在微生物のアレルギー疾患における位置づけが問題になってくることが考えられる[5].

原因アレルゲンの診断法

- 真菌アレルギー, なかでもアトピー型反応の原因アレルゲン同定のためには, 皮膚試験*4, 血中 IgE 抗体価測定, 眼結膜誘発試験, 吸入誘発試験を行う.
- 血中 IgE 抗体は, 10種類以上が検査センターなどで測定可能である. ただし, ❷に示すように真菌では, 即時型皮膚反応と IgE 抗体の一致率は低

❶ ハウスダストと寝具の真菌相

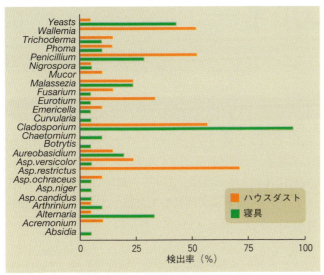

❷ 各抗原の皮膚テスト陽性例での特異的 IgE

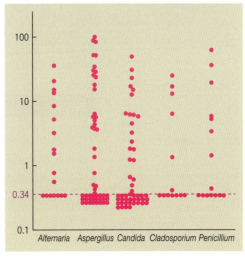

い*5 という問題がある．また，即時型皮膚反応や IgE 抗体が陽性であっても，それがそのまま原因アレルゲンの診断とはならない[6]．

- 真菌に関しての最終的なアレルゲン診断としては，現在のところ，吸入誘発試験が必要となる．
- より簡便な検査として，眼結膜誘発試験が代替できる場合もある[7]．また，過敏性肺炎の原因抗原診断には，ゲル内二重拡散（Ouchterlony）法による沈降抗体の検索が有用であるが，まだ一般の検査センターレベルでは実施できない．
- 各種検査に加えて症状出現環境中の真菌同定も原因アレルゲン確定に有用な検査である．

治療

- 基本的には，他のアレルゲンによるアレルギー疾患と同様である．
- アレルギー性気管支肺真菌症（ABPM）では，気道内の原因真菌除去のために抗真菌薬の全身投与や吸入投与が効果がある場合がある．また，環境整備*6 が効果を示す場合もある．

*5 スギ，ダニ，ペットのようなアレルゲンとは異なる．

ABPM：allergic bronchopulmonary mycosis

*6 家屋内の環境中の原因真菌除去のための真菌駆除剤，リフォームなど．

■文献

1) 高鳥美奈子ほか．最近10年間の相模原地区における空中飛散真菌．アレルギー 1994；43：1-8.
2) 秋山一男ほか．家塵中の真菌のアレルゲン性について．公害健康被害補償予防協会委託業務．家庭環境の整備に関する調査報告書 1993.
3) 坂本龍雄ほか．Aspergillus restrictus のアレルゲンとしての意義―Aspergillus fumigatus との共通アレルゲン性に関する検討．アレルギー 1991；40：1320-6.
4) 谷口正実ほか．Aspergillus fumigatus 吸入試験が陰性で，Aspergillus restrictus 吸入で LAR が誘発された気管支喘息の2例．アレルギー 2001；50：250（抄録）．
5) Akiyama K, et al. Atopic asthma caused by Candida albicans acid protease: case reports. Allergy 1994；49：778-81.
6) 秋山一男．真菌と呼吸器アレルギー疾患．臨床と微生物 1993；20：192-7.
7) 秋山一男ほか．真菌喘息の研究―皮内反応，radioallergosorbent test，眼反応，吸入誘発反応間の相関の検討．アレルギー 1980；29：74-84.

特別なアレルギー

薬剤アレルギー

相原道子

*1
同時に，または連続して多剤感作が生じることがある．

TEN : toxic epidermal necrolysis

*2
SJS・TENのケラチノサイト傷害にはCD8⁺T細胞による直接傷害，T細胞やNK細胞が産生するグラニュライシンの作用，ケラチノサイトにおけるFas/Fasリガンド結合による機序が報告されている．

DIHS : drug-induced hypersensitivity syndrome

*3
固定薬疹
病理組織学的には基底層の液状変性と真皮上層の浮腫およびリンパ球を主体とする表皮直下の細胞浸潤を認める．表皮内に浸潤する細胞の多くは，活性化したCD8⁺T細胞であり，表皮細胞を傷害する．色素沈着を残さないものはnon-pigmented fixed drug eruptionとよばれる．

*4
光線過敏症型
アレルギー性と非アレルギー性とがある．アレルギー性の原因薬剤には紫外線照射により化学構造の変化が起こり，ハプテンとなってタンパクとの結合能を獲得するプロハプテンと，紫外線照射により化学構造の一部が光分解を受け，同部位でタンパクと共有結合する光ハプテンの両者がみられる．

原因

- 抗菌薬（ペニシリン系，セファロスポリン系，マクロライド系，サルファ剤など），消炎鎮痛薬，感冒薬，抗痙攣薬など多くの薬剤によって発症する*1．
- 多くは薬剤特異的IgE抗体による即時型アレルギー反応（蕁麻疹型，血管性浮腫型，アナフィラキシー型）と薬剤特異的T細胞（CD4⁺T細胞，CD8⁺T細胞）による遅延型アレルギー反応（その他，多くのもの）により発症する．
- 重症薬疹のStevens-Johnson症候群（SJS），中毒性表皮壊死症（TEN）ではケラチノサイトの傷害が病態の主体である*2．
- 重症薬疹の薬剤性過敏症症候群（DIHS）では多くの場合，発症3週間後以降にヒトヘルペスウイルス（HHV）-6の再活性化（時に遅れてサイトメガロウイルスの活性化）を認め，活性化したウイルスに対する免疫反応が薬疹を遷延・重篤化させると推察されている．
- 特定の薬剤による薬疹の発症には遺伝的背景の関与が明らかにされつつある（カルバマゼピンによる薬疹と*HLA-A*31:01*，アロプリノールによるSJS/TENと*HLA-B*58:01*など）．

臨床症状

- 感作成立まで5日〜2週間を要し，感作成立以降は薬剤摂取後，即時型では15〜30分，遅延型では数時間から2日以内に発症することが多い（❶）．DIHSでは通常の遅延型より遅く，投与開始2週間以上（多くは3週間以上）経過してから発症することが多い．
- 臨床型（❷）としては小児では蕁麻疹型，播種状紅斑丘疹型（❸），固定薬疹（❹）*3，光線過敏症型*4，多形紅斑型（❺）*5などが多くみられる．
- 小児の重症薬疹ではSJS（❻）が多く，TEN（❼）はまれである．
- SJSでは，高熱とともに口唇口腔，眼結膜，外陰部などの皮膚粘膜移行部における重症の出血性壊死性粘膜疹と円形または環状紅斑の多発を認め，しばしばその中心に水疱，びらんを認める*6．SJSが進展して表皮剥離が拡大（厚生労働科学研究の診断基準では10%以上）するとTENとなる．TENの

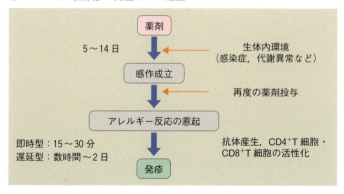

❶ アレルギー性薬疹の発症までの過程

❷ よくみられる臨床型とその特徴

蕁麻疹型	円形，地図状，環状の紅斑が体幹や四肢に多発する．咽喉頭の閉塞感や腹痛・下痢，血管浮腫を伴うことがある．進行するとアナフィラキシーをきたすことがある．
播種状紅斑丘疹型	全身に半米粒大までの紅色丘疹が播種状にみられる．時に融合して紅皮症となる．
固定薬疹	薬剤の摂取後に皮膚や皮膚粘膜移行部（口唇，眼囲，外陰部，肛囲など）に灼熱感とともに円形ないし類円形の紅斑を認め，炎症が著しいと中心に水疱形成をみる．投薬のたびに同一部位に発症し，消退すると褐色から紫褐色の色素沈着を残す．
光線過敏症型	薬剤の摂取後，日光に曝露されると露光部に紅斑や丘疹，小水疱を形成する．進行すると，非露光部にも拡大する．
多形紅斑型	主として四肢や顔面に浮腫性の円形や環状紅斑として生じ，環状紅斑は時として標的状となる（target lesion）．重症になると全身に紅斑が拡大し，水疱やびらんの形成，発熱や関節痛，軽度の口唇の発赤やびらんを伴うことがある．

❸ 播種状紅斑丘疹型薬疹

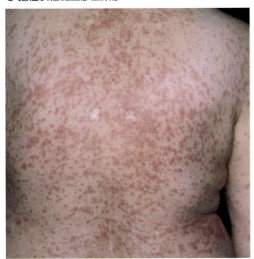

❹ 固定薬疹

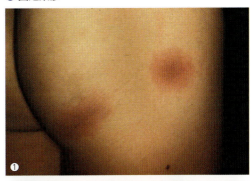

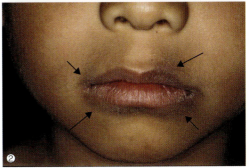

① 体幹の水疱を伴う紅斑．② 口唇口囲の色素沈着．

❺ 多形紅斑型薬疹

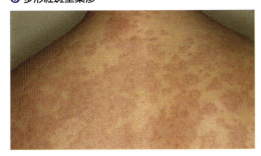

多くはこの SJS 進展型 TEN であるが，他に全身の紅斑と表皮剝離が急激に進行するもの（びまん性紅斑型 TEN）がある[*7]．
- DIHS（❽）では高熱と臓器障害（主として肝障害）を伴う急速に拡大する紅斑で，しばしば紅皮症となる．顔面の腫脹，全身のリンパ節腫脹を認めることが多く，薬剤[*8] 中止後も症状は遷延し，しばしば再燃をみる．末梢血では白血球増加，好酸球増加，異型リンパ球出現をみる．

[*5]
多形紅斑型
薬剤以外の原因によるものとして，単純ヘルペスやマイコプラズマ感染症などに伴ってみられるものがあり，特に単純ヘルペスでは四肢伸側や手掌・足底などに，環状紅斑や典型的な target lesion を形成することが多い．寒冷や虫刺症なども原因となる．

診断の進め方（❾）

- 診断に最も重要なのは，薬剤摂取歴と発熱などの全身症状や皮疹の出現と

❻ Stevens-Johnson 症候群（SJS）の口唇病変　❼ 中毒性表皮壊死症（TEN）

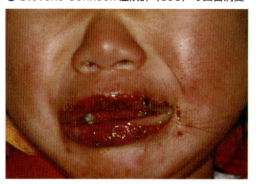
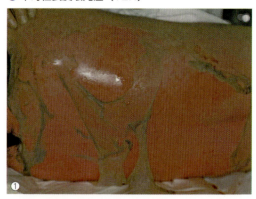

❽ 薬剤性過敏症症候群（DIHS）

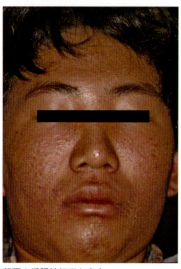
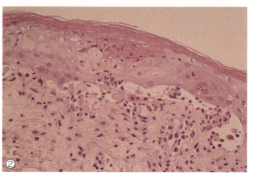

①広範な表皮びらん．②病理組織所見：表皮全層にわたる壊死と表皮下水疱を認める．

顔面の浮腫性紅斑と痂皮．

*6
SJS の初期では，小水疱が散在性にみられることから，水痘との鑑別が困難なことがある．SJS では急激な水疱の拡大と紅斑の癒合，口唇炎や結膜炎が著しいことなどから水痘と鑑別できる．

*7
SJS・TEN では臓器障害や白血球減少を伴い，重篤例では多臓器不全や敗血症，DIC などで死亡する．

*8
DIHS ではカルバマゼピンが原因薬剤の約 2/3 を占めるが，その他の抗痙攣薬やサルファ剤，アロプリノール，メキシレチン，ミノサイクリンといったごく限られた薬剤が原因となる．

DLST：drug lymphocyte stimulation test

- の時間的関係を明らかにすることである．
- 薬剤以外の健康食品やサプリメントなどの摂取歴についても聴取する．
- 発熱や咽頭痛が先行した症例では感染症との鑑別が困難なことが少なくないため，罹患歴や予防接種歴の聴取，細菌学的・ウイルス学的検査を並行して行う．DIHS の場合，HHV-6 抗体価は発症後 4 週間以降に上昇することが多い．
- 以下の場合は SJS や TEN を考え，生検を行う．
  ① 眼結膜や口唇口腔粘膜の症状が著しいとき
  ② 高熱とともに圧痛のある全身性の紅斑や水疱形成が急激に進行するとき（皮膚症状が限局または水疱やびらんが一部の皮膚にとどまっていても表皮細胞のアポトーシスの多発や表皮下水疱がみられれば SJS と診断し，表皮の全層性の壊死がみられれば今後の TEN への進展が疑われる）
- 原因薬剤の検査は，被疑薬剤によるリンパ球刺激試験（DLST），皮膚テスト，誘発試験が行われる（重症型を除く）．

治療

- 軽症薬疹では原因薬剤の中止やステロイド外用薬，抗ヒスタミン薬の内服

❾ 薬疹の診断の手順

- 病歴の聴取
  薬剤摂取歴と発熱などの全身症状や皮疹の経過
  薬剤以外の健康食品やサプリメントなどの摂取歴
- 既往歴の聴取
  薬疹の既往の有無（発症時期，薬剤名，発疹型）
  麻疹，風疹の既往や予防接種歴
  扁桃腺炎などの耳鼻咽喉科疾患の有無，単純ヘルペスの既往など

↓

- 診察
  皮膚・粘膜（眼，口唇口腔，外陰部）病変の性状と範囲，全身状態（発熱，呼吸数など），リンパ節腫大・肝脾腫の有無
- 一般検査
  末梢血，肝腎機能，CRP など

↓

- 重症型の場合に必要な検査
  血液凝固線溶検査，免疫グロブリン（IgG, IgA, IgM），便潜血
  動脈血ガス，胸部 X 線検査
  皮膚病理組織学的検査
- 感染症の鑑別診断のための検査（症状に応じて選択）
  咽頭の細菌培養，ASO・ASK 測定，単純ヘルペスウイルス検査
  抗体価測定：麻疹，風疹，水痘，EB ウイルス，パルボウイルス B19，マイコプラズマなど
  （DIHS が疑われた場合には HHV-6，サイトメガロウイルス抗体価）

↓

- 皮疹軽快後の原因薬剤の検索
  ・遅延型アレルギー：パッチテスト，皮内テスト（24 時間判定）
    DLST（発症初期と治癒後の施行が理想的）
    誘発試験（重症型では不可）
  ・即時型アレルギー：プリックテスト，皮内テスト（15 分判定）
    誘発試験（アナフィラキシーでは要注意）

ASO：antistreptolysin O

ASK：antistreptokinase antibody

のみで速やかに消退することが多い．
- 中等症以上の薬疹ではステロイド薬の全身投与（プレドニゾロン換算 0.5〜1.0 mg/kg/日）を行う．
- 重症薬疹は入院による全身管理が必要となる．特に SJS・TEN はしばしば急激な経過をとることから，発症早期からパルス療法を含むステロイド薬大量投与や，血漿交換療法，免疫グロブリン大量療法の併用を検討する[*9]．

*9
SJS・TEN では眼科的後遺症が問題となるため，早期に眼科医に診察を依頼する．

アドバイス

- 重症薬疹において，十分に効果のみられない量のステロイド薬長期投与は，感染症を助長するだけである．
- DLST は発症早期と治癒後で反応が異なることがあり，発症早期に陰性の場合には症状が消退後再度施行することが望ましい．特に DIHS では治癒後 1 か月以上を経てから陽性となることが多い．
- 薬剤アレルギーカードを患者や家族に渡し，以前に薬疹を起こした同じ薬剤や類似薬を服用しないよう注意する．

特別なアレルギー

NSAIDs（アスピリン）不耐症

谷口正実

NSAIDs：non-steroidal anti-inflammatory drugs

NSAIDs 過敏症の分類

- 過敏症とは，不耐症とアレルギーを含めた概念である．
- NSAIDs 不耐症と混同しやすい病態に，NSAID アレルギーがある．
- 単一の NSAID，もしくは化学構造式上の共通部分を有する NSAIDs だけにのみ，アレルギー症状（蕁麻疹やアナフィラキシーなど）が誘発されるケースは，NSAIDs 不耐症ではなく，NSAID アレルギーと診断する．その機序の多くは IgE を介した過敏反応である（❶[1]のⅣに相当）．
- NSAIDs 不耐症は，プロスタグランジン合成酵素であるシクロオキシゲナーゼ（COX）阻害作用を有する物質すべてに対する薬理学的変調体質を指し，気道型（❶[1]のⅠ）と皮膚型（❶[1]のⅡ・Ⅲ）に分かれ，感作期間は不要で初回投与でも過敏症状が生じる．

単一病態でない皮膚型 NSAIDs 不耐症

- NSAIDs 過敏蕁麻疹は，慢性蕁麻疹患者の約 20〜30％に合併する[2]．
- 皮膚型 NSAIDs 不耐症には❶[1]のⅡとⅢに相当する2つのタイプがある．慢性蕁麻疹が基礎にあり，NSAIDs が増悪因子として作用するタイプと，普段の皮疹はあまりなく，NSAIDs を使用した際に著明な蕁麻疹とともに血管浮腫が誘発されるタイプの2つである．

診断方法

- NSAIDs 不耐症の機序として，抗原抗体反応などのアレルギー反応は否定されている．したがって，通常のアレルギー検査（IgE 抗体，皮内テストなど）では診断できない．試験管内での特異的反応は見つかっておらず，

❶ アスピリンや NSAIDs に対する過敏症状

病型	反応	合併しやすい基礎疾患	他の NSAIDs との交差過敏性	初回使用での誘発	過敏の機序	減感作
Ⅰ	鼻閉と喘息発作	喘息，鼻茸	あり	あり	COX-1 阻害	可能[*2]
Ⅱ	蕁麻疹（血管浮腫）	慢性蕁麻疹	あり	あり	COX-1 阻害	不可能
Ⅲ	蕁麻疹，血管浮腫	なし	あり	あり	COX-1 阻害	可能[*2]
Ⅳ	蕁麻疹，血管浮腫，アナフィラキシー	なし	なし	なし	免疫学的[*1]	可能[*3]

病型：Ⅰ，Ⅱ，Ⅲ が NSAIDs 不耐症，Ⅳ が NSAID アレルギーに相当する．
*1 免疫学的機序の多くは IgE を介したアレルギー反応であり，複数回使用の感作期間があった後にアレルギー症状が出現する．
*2 ⅠとⅢ病型における減感作は，厳密な意味での減感作ではなく，COX-1 阻害薬を連続投与することで不応期が生じることを利用した薬理学的な耐性誘導である．
*3 Ⅳ病型における減感作は，いわゆる本来の脱感作（immunotherapy）であり，花粉やダニアレルゲンで行われている免疫療法とほぼ同機序である．

（谷口正実ほか，2012[1]）

❷ 内服負荷試験の方法と判定基準

① アスピリン内服負荷方法（single blind 法）

負荷時刻	1日	2日	3日
8：00	プラセボ	ASA 15 mg	ASA 100〜120 mg
11：00	プラセボ	ASA 30 mg	ASA 200〜240 mg
14：00	プラセボ	ASA 60 mg	（ASA 400〜480 mg）

ASA：アスピリン，$FEV_{1.0}$ や過敏症状は 30〜60 分ごとに判定．ASA 最終負荷量（400〜480 mg）は省略可，陽性判定基準は②参照．

② NSAIDs 全身負荷試験―陽性の判定基準

1. $FEV_{1.0}$ が基準値の 20％以上低下した場合，もしくは明らかな血管性浮腫を認めた場合
2. $FEV_{1.0}$ が基準値の 10〜15％以上低下，ならびに気管支以外の症状（鼻閉，顔面紅潮，結膜充血など）が出現した場合
3. $FEV_{1.0}$ は低下しないものの，他の症状（鼻，消化器，皮膚症状，胸痛，咳など）が明らかに出現し，負荷量の増量とともに，その症状の悪化を認めた場合

1，2，3 のいずれかを満たした場合，陽性と判断し検査を中止する．

(谷口正実．2009[3])

現状では正確な問診と全身負荷試験による診断しかない．

- ❷[3] に内服負荷試験の方法と判定基準を示すが，必ず安定期に施行し，負荷量[*1]や負荷間隔を守り，習熟した専門医のもとで行うことが大切である．

[*1] アスピリン誘発閾値は，皮膚型で 100 mg 以上のことが多く，気道型では，50〜100 mg のことが多い．

NSAIDs 過敏喘息（いわゆるアスピリン喘息）

臨床像

- NSAIDs 過敏喘息は，思春期から 50 代（平均 30 代）に発症することが多い後天的過敏体質である．
- 上気道炎症状が先行し，鼻副鼻腔炎症状に続き，数年以内に慢性喘息を発症する．
- NSAIDs 過敏性は，喘息（もしくは鼻副鼻腔炎）発症前にはなく，安全に使用していたケースも多いが，喘息発現時には過敏性はほぼ獲得している．
- 10 歳未満の小児にはまれであるが，思春期発症の喘息には少なくなく，特にアトピー素因の目立たない喘息や成人喘息では 5〜10％を占める．女性は男性に比し 2 倍多い．
- NSAIDs 様物質を避けていても，半数以上が重症例であり，軽症喘息は少ない．好酸球性副鼻腔炎[*2]をほぼ全例で合併する点が大きな特徴である．
- ごく一部の例外を除き，一度獲得した NSAIDs 過敏症は一生続く．
- 家族内発症例は少ない．
- これらの臨床像から，本症を見出す特徴として，嗅覚低下を伴う点がある．この嗅覚障害は，嗅神経の存在する篩骨洞付近にまず鼻茸が生じやすいことによるが，ステロイド薬の全身投与にて回復しやすい．
- さらに，50〜60％の症例で好酸球性中耳炎を合併し，約 40％に好酸球性胃腸炎（正確には上部小腸の浮腫と判明している）も認める．
- 小児喘息における NSAIDs 過敏の臨床像は十分な調査成績はないものの，成人と同様，重症例が多く，非アトピー型喘息が中心で，女児に多く，好酸球性副鼻腔炎を合併しやすいことが指摘されている．成人喘息における NSAIDs 過敏喘息と本質的な差はない．

[*2] **好酸球性副鼻腔炎**
好酸球性副鼻腔炎は鼻茸（鼻ポリープ）を伴うことが多く，小児にはまれで，思春期以降発症の喘息，特に重症例に合併しやすい．その成因は不明であるが，篩骨洞周辺に生じるため，嗅覚低下を早期にかつ高率に認め，アスピリン喘息や好酸球性多発血管炎性肉芽腫症（Churg-Strauss 症候群）では 80％以上で合併する．

特徴的病態

COX-1 阻害薬過敏

- プロスタグランジン合成抑制効果，すなわち解熱鎮痛効果（COX 阻害作

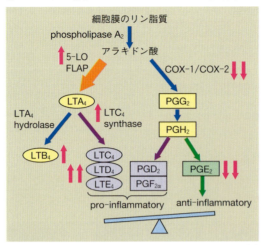

❸ アスピリン喘息におけるエイコサノイド不均衡仮説

アスピリン喘息（AIA，AERD）において慢性的に COX（2）活性が低下し，PGE_2 の産生低下，さらに CysLTs の過剰産生が生じている（AIA が重症化する機序）．さらに COX-1 阻害がかかると PGE_2 が枯渇し，爆発的な CysLT 産生が起き，大発作となる（NSAID 誘発発作）．

AIA：aspirin-induced asthma

AERD：aspirin-exacerbated respiratory disease

用）の強い NSAIDs ほど過敏症状が起こりやすく，かつ重篤である．
- 選択的な COX-2 阻害薬である Coxib（セレコキシブ，セレコックス®）を常用量やその数倍投与しても，NSAIDs 過敏喘息の肺機能が悪化しない．これにより NSAIDs 過敏喘息は，現在 COX-1 阻害薬過敏喘息と考えられている．また COX-1 阻害が内因性のプロスタグランジン E_2 を減少させることが過敏反応につながると考えられている（❸）．

システイニルロイコトリエン（CysLTs）の過剰産生
- 安定期の NSAIDs 過敏喘息に限って検討すると，非過敏例に比し，尿中 LTE_4（生体内の CysLTs 産生量の指標とされる）は約 3 倍高値である．
- 高値例ほど鼻茸が重症で，内視鏡下副鼻腔手術により U-LTE_4 が著明に減少することから，安定期の CysLTs 産生部位として，鼻茸が重要であると考えられている．
- NSAIDs 全身負荷時には，尿中 LTE_4 値が安定期のさらに数倍から数十倍まで著増し，尿中 LTE_4 増加の程度と誘発症状の強弱はおおむね相関する．これらの事実から，現在は CysLTs が NSAIDs 過敏反応の中心的メディエーターであると考えられている．

発熱・疼痛時の対応
- ❹[1)]に本症に対する NSAIDs 使用禁忌と安全薬を示す．原則的に COX-1 阻害作用の強い薬剤や剤形ほど誘発されやすい．

喘息発作時の注意―ステロイドの急速静注は禁忌
- 静注用ステロイド薬は水溶性化するために，コハク酸もしくはリン酸を側鎖にもつエステル構造となっているので，コハク酸エステル構造に過敏な

❹ COX-1 阻害作用からみたアスピリン不耐症における禁忌薬と使用可能薬

1. 非常に危険（吸収が速いため致死的反応になりやすい，絶対禁忌←強い COX-1 阻害作用を有する坐薬や注射の NSAIDs）
   1) インドメタシン*，ピロキシカム*，ジクロフェナク*などの坐薬
   2) スルピリン注射*
2. 危険（絶対禁忌←強い COX-1 阻害作用を有する）
   1) 酸性 NSAIDs 全般*（内服薬，坐薬，注射薬）
   2) コハク酸エステル型ステロイドの急速静注（ただし COX-1 阻害作用作用は不明）
3. やや危険～危険（禁忌，安定例でも一定の確率で発作が生じる←弱い COX-1 阻害作用）
   1) 酸性 NSAIDs を含んだ塗布薬*，貼付薬*，点眼薬*
   2) アセトアミノフェン*1 回 500 mg 以上
   3) パラベンや安息香酸，亜硫酸塩などの添加物を含んだ医薬品の急速投与（静注用リン酸エステル型ステロイド，局所麻酔薬など．ただし COX 阻害作用は不明）
4. ほぼ安全（多くの AIA で投与可能．ただし喘息症状が不安定なケースで発作が生じることあり←わずかな COX-1 阻害作用）．特に 4)～6) は安全生が高い
   1) PL 顆粒®*（アセトアミノフェン*などを含有）
   2) アセトアミノフェン*1 回 300 mg 以下
   3) エトドラク*，メロキシカム*（高用量で COX-1 阻害作用あり）
   4) サリチル酸を主成分とした MS 冷シップ®
   5) 特異的 COX-2 阻害薬（セレコキシブ*．ただし重症不安定例で悪化の報告あり）
   6) 塩基性消炎薬（塩酸チアラミド*など．ただし重症不安定例で悪化の報告あり）
5. 安全（喘息の悪化は認めない←COX-1 阻害作用なし）
   1) モルヒネ，ペンタゾシン
   2) 非エステル型ステロイド（内服ステロイド）
   3) 漢方薬（地竜，葛根湯など）
   4) その他，鎮痙薬，抗菌薬，局所麻酔薬など，添加物のない一般薬はすべて使用可能

＊ 添付文書では，アスピリン喘息において禁忌とされている薬剤．ただし，禁忌とされた薬剤でも医学的根拠に乏しい場合もある（たとえばセレコキシブ）．

（谷口正実ほか．2012[1]）

アスピリン喘息では，コハク酸エステルステロイド（サクシゾン®，ソル・コーテフ®，ソル・メドロール®，水溶性プレドニン®など）の急速静注で激烈な発作を生じやすい．またリン酸エステルステロイド（水溶性ハイドロコートン®，リンデロン®，デカドロン®など）は水溶液しかなく，その内容に添加物が入っており，やはり急速な投与は控えるべきである．

- アスピリン喘息には静注用ステロイド薬の急速静注は禁忌で，なるべくリン酸エステル型ステロイド薬を用い，1 時間以上かけて点滴投与が望ましい．
- 内服に用いられるステロイドは内因性コルチゾル構造に類似しており，過敏症状はきわめて起こりにくい．

■ 文献

1) 谷口正実ほか．NSAIDs 不耐症の病態，診断，治療．呼吸 2012；31 (3)：209-18.
2) 谷口正実．アスピリン喘息（NSAIDs 過敏喘息）．日内会誌 2013；102 (6)：1426-32.
3) 谷口正実．気道過敏性検査とアスピリン負荷試験の実際．アレルギー 2009；58 (9)：87-96.
4) Stevenson DD, Szczeklik A. Clinical and pathologic perspectives on aspirin sensitivity and asthma. J Allergy Clin Immunol 2006；118 (4)：773-86.
5) Szczeklik A, et al. Natural history of aspirin-induced asthma. AIANE Investigators. European Network on Aspirin-Induced Asthma. Eur Respir J 2000；16 (3)：432-6.
6) 宇佐須厚雄ほか．小児のアスピリン喘息．喘息 1995；36 (13)：1497-505.
7) Taniguchi M, et al. Hyperleukotrieneuria in patients with allergic and inflammatory disease. Allergol Int 2008；57 (4)：313-20.
8) 谷口正実．アスピリン喘息における点滴静注ステロイド薬の使い方．アレルギーの臨 2003；23 (9)：87-9.

特別なアレルギー
食物依存性運動誘発アナフィラキシー

相原雄幸

FEIAn または FDEIA：food-dependent exercise-induced anaphylaxis

*1 運動負荷単独でアナフィラキシーを発症する運動誘発アナフィラキシー（EIAn）は，1970年代に欧米で報告され，物理アレルギーの特殊型と考えられている．FEIAn は1979年に Maulitz ら[1]により初めて EIAn の特殊型として報告され，その後1983年に FEIAn と命名された．

EIAn：exercise-induced anaphylaxis

*2 FEIAn における運動の主な役割は，粘膜の微小損傷による消化管からの原因食物抗原の吸収増加が主体と考えられている．

❶ 食物依存性運動誘発アナフィラキシーの疾患概念

*3 この背景としては，日本におけるアレルギー疾患患者数の増加や，スポーツ人口増加などが関係している．

*4 1984年の最初の論文発表〜2004年の間．

ASA：acetylsalicylic acid

NSAIDs：non-steroidal anti-inflammatory drugs

- 食物アレルギーの特殊型に分類される食物依存性運動誘発アナフィラキシー（FEIAn または FDEIA）[*1] は，近年アレルギーの分野で注目されており，食物摂取後の運動負荷[*2]によりアナフィラキシーが誘発される比較的まれな疾患である．
- 食物摂取単独，あるいは運動負荷単独では症状の発現は認められない（❶）．
- その発症機序の詳細はいまだ明らかではないが，死亡例の報告もあり，注意をすべき疾患の一つである．
- 近年 FEIAn の認知度の向上に伴って，報告症例が増加してきている[*3]．
- いまだ一般医や養護教諭，保健体育科教諭などにおける FEIAn の認知度が高いとはいえず，正しく診断されずに頻回に症状を繰り返している症例も少なくない．
- 発症予防には正しい診断と患者への指導が不可欠であるが，アレルギー専門医でも原因食物の確定は必ずしも容易ではない．
- 近年，重症食物アレルギー児に対して経口免疫療法が実施され寛解導入例も増えてきた．こうした症例などで食物摂取後の運動負荷でアナフィラキシーを発症することも少なくない．臨床現場では FEIAn の定義の理解に混乱も生じている．この場合には primary ではなく，secondary FEIAn として区別すべきである[2]．

臨床像[3]

- 日本では重複例を除き82編163症例の論文報告[*4]がある．症例の男女比は1.5：1（99：64）で男性に多く，平均年齢は23.9歳，初発年齢は21.3歳で，発症ピークは10〜20代である（❷）．死亡例1例の報告がある．
- 臨床症状は，全身性の蕁麻疹や血管性浮腫，紅斑などの皮膚症状がほぼ全例に，喘鳴，咳嗽や呼吸困難などの呼吸器症状は約70％に認められる．血圧低下や意識レベルの低下などのショック症状は約50％に認められる．
- 発症回数は2回以上が80％以上と，頻回に発症している症例が多い．
- アレルギー疾患の既往・有病は約70％に認められ，複数のアレルギー疾患を有する症例が多い．FEIAn 症例に特有なアレルギー疾患は認められない．
- 原因食物は小麦60％，次いでエビ・カニなど甲殻類30％の順であり，近年，果物や野菜などの報告が増加している．しかし，3％の症例では，不特定の食物が発症に関与している．
- 発症時の運動は，サッカーなどの球技やランニングなどの運動負荷が大きい種目が多いが，散歩などの軽い運動でも発症する症例もある．
- 約15％の症例では ASA などの NSAIDs が発症に関与している．これらの症例は女性に多く，平均年齢がやや高い．

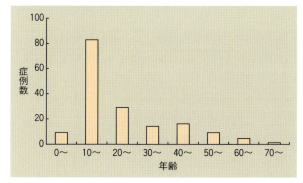

❷ FEIAn症例の年齢分布

（相原雄幸. 2007[3]）

❸ FEIAnとEIAnの頻度

		小学生	中学生	高校生	合計
	総生徒数	173,029	76,247	104,701	353,977
FEIAn	有病生徒数	8	13	9	30
	男：女	7：1	11：2	6：3	24：6
	頻度（%）	0.0046 1/22,000	0.017 1/6,000	0.0086 1/12,000	0.0085 1/12,000
EIAn	有病生徒数	3	24	17	44
	男：女	1：2	12：12	9：8	22：22
	頻度（%）	0.0017	0.031	0.016	0.012

（相原雄幸. 2007[3]，Aihara Y, et al. 2001[4]）

- 発症時の食後運動開始までの間隔は60分未満が約85%で，さらに運動開始後発症までは30分未満が75%である．このように，食後早期の運動で，運動開始後早期に症状が出現する．
- 発症時間帯は80%が昼食後であり，好発季節はない．
- アレルギー検査では，血清総IgE値の平均は673 IU/mL，原因食物に対する皮膚試験の陽性率は87%，特異的IgE抗体（イムノキャップ®）の陽性率は81%とやや低値である．
- 誘発試験の陽性率は約70%と報告されている．

疫学

- 筆者らの調査結果（小学生，中学生，高校生）からは，対象総数35万3,977名におけるFEIAnの有病者は30名で，男子24名，女子6名と男子に多く，有病率は0.0085%，約1万2,000人に1人の頻度である（❸）[3,4]．
- このように，FEIAnは比較的有病頻度の低い疾患である．FEIAn有病者数の男女差については，運動負荷量の違いなどが想定されるが，明確な理由は明らかではない．

診断

- この疾患を疑うことで，病歴だけである程度診断可能である．
- 問診は，発症時の状況，食事内容と時間帯，食事と運動の間隔，運動の種類，運動開始後発症までの時間，薬物服用の有無，発症回数，本人と家族のアレルギー疾患の既往[*5]などを確認する．
- 検査は末梢血白血球数と分画，血清総IgE値，アレルギー検査は，発症時に摂取した食物を中心に特異的IgE抗体，ヒスタミン遊離試験（HRT）を実施する．さらに皮膚試験はプリックテストが有用である．小麦によるFEIAnの場合には，その小麦の主要抗原としてω5-グリアジンとHMWグルテニンに対する特異的IgE抗体が診断に有用と報告されている．
- 確定診断には最重症例を除き，誘発試験の実施が望ましい．しかし，標準化された方法がないことと陽性率が低いことが問題点である．そのため，条件を変えて繰り返し試験を実施する必要がある．

*5
多くの症例では，複数のアレルギー疾患の罹患あるいは既往がある．

HRT：histamine releasing test

HMW：high-molecular-weight

*6
誘発試験のコツ
負荷試験の際には，寝不足など人為的に誘発要因が増加することも考慮するとよい．FEIAnは同じ食物と運動が揃っていても必ず症状が出現するわけではない．いくつかの発症要因の関与が指摘されている（❹）．

❹ FEIAn発症に関する因子

全身状態（疲労，睡眠不足，過労，感冒）
気象条件（気温：高温・寒冷，湿度：多湿）
アレルゲン（摂取量，種類，組み合わせ，無関係）
運動（負荷量，種類，食事から運動開始までの時間，入浴）
自律神経（ストレス）
薬剤（NSAIDs：アスピリン），アルコール
家族性
月経
分娩
花粉

- 安全対策（モニター類，薬剤など）のうえで，医師が専従で実施する．適応年齢は6歳以上である．
- 誘発試験[*6]では安全確保のために静脈路を確保する．運動負荷はトレッドミルを使用し，Bruce法に準じて5段階15分間実施する．年齢や運動能力に応じて負荷量を調整する．運動単独負荷，食物単独負荷で症状の出現がないことをあらかじめ確認する．原因食物は100g以上を摂取させる．食事から運動の間隔は30分とし発症状況を考慮し適宜変更する．臨床症状が誘発された場合には，試験を中断し治療を優先する．誘発陰性の場合にはASA（5～10mg/kg，200～500mg）食前30分前投薬[*7]を考慮する[3,5]．
- 初回陰性，ASA前投与陰性の場合には原因食物について検査結果を参考に見直しを行う．経時的検査は血漿ヒスタミン，呼吸機能（$FEV_{1.0}$），心拍数，血圧，経皮酸素濃度などを測定する．判定は，臨床症状の出現，ヒスタミンの一過性上昇，$FEV_{1.0}$の低下などを指標とする．
- 臨床症状の出現を認めない症例でも，ヒスタミンの一過性上昇のみ（前値の180％以上）を認めた場合は陽性と判定する．ただし，ヒスタミン測定の保険適用はない．

治療

- 気道確保，血圧・循環の維持，アドレナリン注射[*8]と抗ヒスタミン薬[*9]・ステロイド薬の使用が基本である．皮膚症状出現時の対応は，運動を中止し安静にさせ，抗ヒスタミン薬や抗アレルギー薬などを内服させる．
- 症状が軽度であれば，2時間程度経過観察をする．
- 全身性の蕁麻疹，顔面腫脹など症状が進行する場合には，受診させる．
- 血圧低下，意識消失，呼吸困難などが出現すれば，直ちに救急搬送する．

予防法

- FEIAnの初回発症を予測する方法はない．
- 予防は2回目の発症をいかに阻止するかにある．そこで，FEIAn発症が疑われた場合には，アレルギー専門医への受診を勧める．専門医において，正確な診断と原因食品の同定を実施する．さらに本人と保護者ならびに養護教諭など関係者に対して発症時の対応法などの教育と指導を行う[*10]．
- いずれにしても，疾患の啓蒙が予防の重要な対策であることは間違いない．

■ 文献

1) Maulitz RM, et al. Exercise-induced anaphylactic reaction to shellfish. J Allergy Clin Immunol 1979；63：433.
2) Manabe T, et al. Food-dependent exercise-induced anaphylaxis among junior high school students：a 14-year epidemiological comparison. Allergology Int. in press.
3) 相原雄幸．食物依存性運動誘発アナフィラキシー．アレルギー 2007；56：451-6.
4) Aihara Y, et al. Frequency of food-dependent exercise-induced anaphylaxis（FEIAn）in Japanese junior high school students. J Allergy Clin Immunol 2001；108：1035-9.
5) Aihara M, et al. Food-dependent exercise-induced anaphylaxis：Influence of concurrent aspirin administration on skin testing and provocation. Br J Dermatol 2002；146：466-72.
6) Aihara Y, et al. The necessity for dual food intake to provoke food-dependent exercise-induced anaphylaxis（FEIAn）：A case report of FEIAn with simultaneous intake of wheat and umeboshi. J Allergy Clin Immunol 2001；107：1100-5.

[*7] アスピリンの発症への関与は，粘膜障害に伴う消化管からの抗原吸収の増加ならびにマスト細胞への直接作用によると考えられている．

[*8] 重症例に対しては携帯用アドレナリン注射（エピペン®）を処方しておく．

[*9] 抗ヒスタミン薬やDSCGなど抗アレルギー薬の発症阻止効果の有用性についての報告はあるが，その評価は必ずしも確立していない．

DSCG：disodium cromoglycate

[*10] 予防法と発症時の対応
① 運動前には原因食品を摂取しない．
② 原因食品を摂取した場合には食後2時間は運動を避ける．
③ 皮膚の違和感など前駆症状が出現した段階で，運動を中止し休憩する．
④ 感冒薬などNSAIDsを内服した場合には運動を避ける．

[*11] 検査項目としては，血液検査のみでは不十分であり，皮膚試験（プリックテスト）がより有用である．

[*12] 検査所見がすべて陰性であっても繰り返し発症している場合には，誘発試験を実施すると陽性となることもある．

症例 14歳，男子．主訴：全身性蕁麻疹と呼吸苦

現病歴は，昼食で市販の弁当を摂取後，サッカーの練習をしたところ，顔面腫脹を伴う蕁麻疹と呼吸苦が出現し，当院を受診した．これまでにも軽度の同様のエピソードを認めた．既往歴は，幼児期に気管支喘息，現在スギ花粉症がある．家族歴は兄に食物アレルギーがある．

現病歴からFEIAnを疑い，弁当に含まれる食物を中心にアレルギー検査（総IgE，イムノキャップ®，HRT，プリックテスト）を行った．その結果，小麦に対するイムノキャップ®が陽性であったことなどから，当初は小麦によるFEIAnを疑った．

そこで，確定診断のために運動単独負荷，弁当摂取で症状の出現がないことを確認後，弁当摂取後の運動負荷を行ったところ臨床症状が誘発された（❺）．次に，原因食物の同定を行った．弁当内容を2等分し，誘発試験が陽性であることを確認後，内容食物を一品ずつ摂取させ運動負荷を行ったが，症状の誘発を認めなかった．そのため，アレルギー検査結果の再検討を行い，反応が強かった小麦と梅干の組み合わせを選択した．この2つの食物の同時摂食後に運動負荷を実施したところ，臨床症状を誘発することができた．この際に呼吸機能1秒率（%FEV$_{1.0}$）の低下を認めた．さらに血漿中ヒスタミンの一過性上昇を認めた（❻）[6]．この症例では，各種果物に対するイムノキャップ®が陽性であり，口腔アレルギー症候群を有していることも判明した．他の食物の組み合わせでも症状を誘発できる可能性は否定できなかったが，これ以上の誘発試験は実施しなかった．また，in vitroのHRTで小麦抗原あるいは梅干抗原の単独刺激よりも両者の同時刺激によりヒスタミン遊離量の増強効果を認めた．

この症例ではDSCGの患者末梢血細胞の前処理によりin vitro HRTの抑制効果を示し，in vivo内服により誘発試験において症状を抑制した（❻）[6]．この症例からは，FEIAnにおける誘発試験の陽性率が低い原因として複数の食物抗原の同時摂取が必要であることが示唆された．

この症例のポイント

食後2時間以内の運動によりアナフィラキシーが発症した場合に，FEIAnが鑑別診断に入っていればこの症例の診断は容易である．

しかし，原因食物の確定は単純ではない．日本では小麦と甲殻類が原因食物の大部分を占めるが，単一食物であるという先入観を捨てなければこの症例の診断は不可能であった．検査所見など可能な限り多くの情報を収集し，必要に応じて総合的に再評価をすることが有用である[*11]．

誘発試験は条件を変えて何度も実施することが必要である[*12]．この症例では市販の弁当であり，同一のものを入手することが容易であった．しかし通常は，発症時の食物をできる限り再現して誘発試験を実施することが重要である．

❺ 食物運動誘発試験

	食事	運動	蕁麻疹	喘息（FEV$_{1.0}$の変化）
1.	−	+	−	−
2.	+（弁当）	−	−	−
3.	+（弁当）	+	+	+（−28%）
4.	小麦	+	−[*1]	−
5.	梅干	+	−	+（−8%）
6.	唐揚げ	+	−	−
7.	ゴマ	+	−	−
8.	アンズ	+	−	+（低下なし）
9.	タケノコ	+	−	−
10.	小麦+梅干	+	+	++（−46%）

*1 心窩部不快

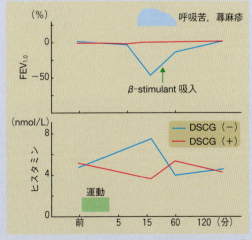

❻ 誘発試験と in vivo DSCG 効果

(Aihara Y, et al. 2001[6])

口腔アレルギー症候群

特別なアレルギー

近藤康人

OAS：oral allergy syndrome

*1 OAS をめぐる論争

OAS はもともと Amlot により「皮膚試験で陽性を示す食品を経口摂取すると，口腔局所にアレルギー症状がみられ，時に全身まで症状が波及していく現象」に対して定義されたもので，原因食品には卵や甲殻類も含まれていた．その翌年，シラカンバ花粉症患者がバラ科食物を摂取した際にみられる症状が，Amlot のいう OAS と一致していたことから，Ortolani は果物アレルギーがある花粉症患者 262 症例をまとめて報告した．これが OAS という言葉を世界に広げるきっかけとなり，いつの間にか OAS は元来の OAS とは違う新しい定義「花粉症患者にみられる花粉関連食物による口腔局所に限局した症状で，従来の食物アレルギーとは異なるユニークな特徴を有する食物アレルギー」として認識されるようになった．その後，研究者の間で 2 つの異なった OAS の解釈による混乱を生じた．
その後，花粉感作の食物アレルゲンには OAS だけでなく全身症状に至る例があることから，花粉感作で生じる食物アレルギーをより広義にとらえた PFS という言葉が提案され[1]，OAS は口腔局所に限局するアレルギー症状を示すようになった．

PFS：pollen-food allergy syndrome

*2
Bet v 1 に属するアレルゲンであっても大豆抗原の Gly m 4 はアナフィラキシーの原因として推測されている．日本においても，ハンノキ・シラカンバ花粉症患者が豆乳摂取後にアナフィラキシーをきたしたという報告があり，Gly m 4 の関連性が推測されている．

OAS とは[*1]

- 口腔アレルギー症候群（OAS）[*1] は，IgE 抗体を介する即時型アレルギー症状である．
- OAS を引き起こす主要な原因食品は果物・野菜抗原であり，特にカバノキ科（シラカンバやハンノキ，ヤシャブシ）花粉症患者ではバラ科の果物による OAS が多い．
- 花粉が感作源であるため，花粉飛散時期以降に増悪する季節変動を示すことがある．

PFS とは

- 花粉抗原感作の後，花粉抗原と果物・野菜抗原との交差反応性により発症する（＝花粉による経気道感作）食物アレルギーを PFS とよぶ（❶❷）．
- PFS の主要な症状が OAS である．しかし一部の花粉関連食品において OAS にとどまらず全身症状を伴う場合がある[*2]．
- シラカンバ花粉症では OAS を高率に合併する．特にバラ科の果物によるものが多く，ヨーロッパではシラカンバ花粉症の最大 70 ％がリンゴ，サクランボ，ナッツなどに OAS を示す．
- ブタクサ花粉やヨモギ花粉に関連する食品を ❸ に示す．スギ花粉症患者対

❶ pollen-food allergy syndrome（PFS）

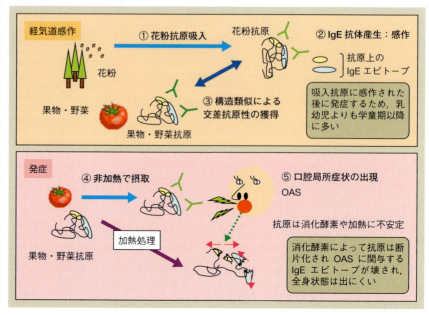

❷ 従来の食物アレルギーと経気道感作による食物アレルギーの比較

	従来の食物アレルギー	経気道感作による食物アレルギー
好発年齢	乳幼児期	学童以降
リスク	アトピー体質	花粉症
症状	口腔症状から始まって皮膚症状・消化器症状・呼吸器症状を伴う	口腔内に限局（OAS）季節変動があるまれに全身の症状に波及
代表的な食品	卵，牛乳，小麦甲殻類，魚野菜，果物	果物，野菜
抗原の特徴（熱や酵素に対する安定性）	安定	不安定
診断	病歴市販の抗原による皮膚試験市販の特異的IgE測定二重盲検負荷試験	病歴プリックプリックテスト新鮮な抗原の舌下投与
治療	除去	除去加熱処理によるアレルゲン性の失活一部の症例で花粉症に対する減感作が効果あり

従来の食物アレルギーをクラス1食物アレルギー，経気道感染による食物アレルギーをクラス2食物アレルギーとよぶこともある．

❸ 花粉との共通抗原性が報告された主な果物・野菜

花粉	果物・野菜
シラカンバ	バラ科（リンゴ，西洋ナシ，サクランボ，モモ，スモモ，アンズ，アーモンド），セリ科（セロリ，ニンジン），ナス科（ポテト），マタタビ科（キウイ），マメ科（大豆，ピーナッツ），カバノキ科（ヘーゼルナッツ），ウルシ科（マンゴー），シシトウガラシなど
スギ	ナス科（トマト）
ヨモギ	セリ科（セロリ，ニンジン），ウルシ科（マンゴー），スパイスなど
イネ科	ウリ科（メロン，スイカ），ナス科（トマト，ポテト），マタタビ科（キウイ），ミカン科（オレンジ），マメ科（ピーナッツ）など
ブタクサ	ウリ科（メロン，スイカ，カンタロープ，ズッキーニ，キュウリ），バショウ科（バナナ）など
プラタナス	カバノキ科（ヘーゼルナッツ），バラ科（リンゴ），レタス，トウモロコシ，マメ科（ピーナッツ，ヒヨコ豆）

象に行われたアンケート調査では，OAS合併頻度は10％程度で，メロンやキウイが多かった[2]．スギ主要抗原とアミノ酸配列において部分的に高く一致する抗原を有するトマトでは，交差反応性が証明されている[3]．

- PFSの主要なアレルゲンとしてシラカンバ花粉の主要抗原であるBet v 1[*3]やBet v 2（プロフィリン）があり（❹），交差反応性はこれらの各グループ内での高いアミノ酸配列類似性によると考えられている．
- これらアレルゲンに対するIgE結合能は立体構造に依存していると考えられており，加熱処理や酵素処理などによって立体構造が壊れるとIgE結合能も消失する．
- その他，多種の花粉や植物由来の食物に存在しIgE交差抗原性の原因となる糖鎖（CCD）が知られているが，多くの場合アレルギー症状に関与しない．

症状

- 口唇，舌，口蓋，咽頭の急激な瘙痒，刺痛感，血管性浮腫，場合によっては耳の瘙痒感や咽喉圧迫感など中咽頭領域に限局した軽度の症状で，通常これらの症状はしだいに治まる．

診断

- 果物・野菜を摂食した際の口腔症状の病歴[*4]および，該当する食品に対する

---

*3 Bet v 1 は PR タンパク（感染特異的タンパク質）の一つである PR-10 に属し，多くのバラ科食物がこのグループに属するタンパク質を有する．

CCD：cross-reactive carbohydrate determinants

*4 果物・野菜アレルギーには従来の感作経路以外に経気道感作があり，両者の区別は病歴を参考にして行う．しかし判断が困難な例もあり，そういったケースでは最終的には inhibition テストにより判断される．果物・野菜に対するIgE結合が関連する花粉抗原の添加によって100％近く阻害されれば，経気道感作後の交差反応によるアレルゲンである．

❹ 主な花粉・ラテックス抗原とクラス2食物抗原

	花粉・ラテックス抗原		クラス2食物抗原			
PR-10 グループ	ハンノキ	Aln g 1	キウイ	Act d 8	大豆	Gly m 4
	シラカンバ	Bet v 1	セロリ	Api g 1	リンゴ	Mal d 1
	シデ	Car b 1	ピーナッツ	Ara h 8	アンズ	Pru ar 1
	クリ	Cas s 1	ヘーゼルナッツ	Cor a 1	サクランボ	Pru av 1
	ハシバミ	Cor a 1	ニンジン	Dau c 1	西洋ナシ	Pyr c 1
	オーク	Que a 1	イチゴ	Fra a 1	緑豆	Vig r 1
Profilin グループ	ヨモギ	Art v 4	キウイ	Act d 9	イチゴ	Fra a 4
	シラカンバ	Bet v 2	パイナップル	Ana c 1	大豆	Gly m 3
	ハシバミ	Cor a 2	セロリ	Api g 4	レイシ	Lit c 1
	オリーブ	Ole e 2	ピーナッツ	Ara h 5	トマト	Lyc e 1
	イラクサ科	Par j 3	ピーマン	Cap a 2	リンゴ	Mal d 4
	オオアワガエリ	Phl p 12	スィートオレンジ	Cit s 2	バナナ	Mus a 1
			メロン	Cuc m 2	サクランボ	Pru av 4
			ヘーゼルナッツ	Cor a 2	モモ	Pru p 4
	ラテックス	Hev b 8	ニンジン	Dau c 4	西洋ナシ	Pyr c 4

（http://fermi.utmb.edu/SDAP/を参考に作成）

❺ PR-14（LTP）グループに属する主なアレルゲン

花粉・ラテックス抗原		食物抗原			
ヨモギ	Art v 3	キウイ	Act d 10	トマト	Lyc e 3
クリ	Cas s 8	アスパラガス	Aspa o 1	リンゴ	Mal d 3
ハシバミ	Cor a 8	キャベツ	Bra o 3	バナナ	Mus a 3
イラクサ科	Par j 1	レモン	Cit l 3	アンズ	Pru ar 3
イラクサ科	Par j 2	スィートオレンジ	Cit s 3	サクランボ	Pru av 3
イラクサ科	Par o 1	ヘーゼルナッツ	Cor a 8	プラム	Pru d 3
プラタナス	Pla a 3	イチゴ	Fra a 3	モモ	Pru p 3
		クルミ	Jug r 3	ブドウ	Vit v 1
ラテックス	Hev b 12	レタス	Lac s 1	トウモロコシ	Zea m 14

（http://fermi.utmb.edu/SDAP/を参考に作成）

IgEの証明によってなされるが，市販のIgE測定検査では抗原性が失活していることがあり，プリックプリックテストのほうが有用とされている．

- 食品に対するIgE抗体測定より関連する花粉症の病歴またはIgEの証明のほうが時として有用である．たとえば大豆 Gly m 4 が原因と疑われるときは，大豆特異的IgEを測定するよりもカバノキ科花粉特異的IgEを調べたほうが診断効率がよい[4]．また研究的な利用に限られるが，PR-10とプロフィリンに属する食品のコンポーネントの測定も有用である．

治療

- 除去が基本であるが，多くは加熱により経口摂取が可能である[*5,6]．
- 抗ヒスタミン薬により OAS が軽減したという報告がある[5]．
- PFS の治療として関連する花粉に対する特異的免疫療法（SCIT，SLIT）が試みられており，一部の症例で，シラカンバ花粉 SCIT 中止後も30か月以上リンゴの OAS が消失した報告がある[6]．また OAS 原因食品そのもので経口免疫療法を行った報告では，摂取を続けている間，一過性に OAS 症状が緩和したが，摂取中止後に再燃したという報告がある[7]．

*5
セロリ抗原（Api g 1）は加熱処理後でもアレルゲン性を有することが知られている．セロリと交差反応性を有する花粉としてはシラカンバ花粉およびヨモギ花粉がある．しかしなぜ Api g 1 が，Bet v 1 と同じグループに属する他のアレルゲンと異なり，加熱処理に対して安定性を有するのかについてはまだ十分に解明されていない．

*6
花粉症にアトピー性皮膚炎を合併する PFS の症例において，原因果物・野菜の加熱処理により即時型過敏反応は起こさなくなったが，24時間以内にアトピー性皮膚炎が悪化したという報告があり，即時型反応の有無だけで安全性を判断してはいけないとする報告もある[8]．

SCIT：subcutaneous immunotherapy

SLIT：sublingual immunotherapy

LTPは経気道感作によるアレルゲンではない

LTP：lipid transfer protein

- PR-14に属するLTPは加熱や消化酵素に対して抗原性が安定しており，花粉症を伴っていなくても果物アレルギーを起こし，またその症状がOASだけでなく全身の重篤な症状を伴うことが比較的多いことから，現時点では従来の食物アレルギーと同じ感作経路（non-pollen-related）によるものと考えられている．
- LTPグループに属する抗原は果物・野菜・花粉に広く分布している（❺）．

症例

10歳，女児．4〜5年前からアレルギー性鼻炎（春）．2年前からリンゴを食べると，食べている最中から上あご（軟口蓋）に痒みを生じるようになった．かゆみは生のリンゴを摂取したときだけで，市販のジュースやアップルパイを食べても生じない．

特異的IgEはシラカンバ花粉43.8IU/mL，リンゴに対するプリックプリックテストは（3+）であったため，リンゴ口腔アレルギー症候群と診断した．

■参考文献

1) Valenta R, Kraft D. Type I allergic reactions to plant-derived food：A consequence of primary sensitization to pollen allergens. J Allergy Clin Immunol 1996；97：893-5.
2) 難波弘行ほか．スギ花粉症受診患者へのアンケート調査．日花粉会誌 2004；50：73-82.
3) Kondo Y, et al. Assessment of cross-reactivity between Japanese cedar（Cryptomeria japonica）pollen and tomato fruit extracts by RAST inhibition and immunoblot inhibition. Clin Exp Allergy 2002；32：590-4.
4) Fukutomi Y, et al. Clinical relevance of IgE to recombinant Gly m 4 in the diagnosis of adult soybean allergy. J Allergy Clin Immunol 2012；129：860-3.
5) Bindslev-Jansen C, et al. Oral allergy syndrome：the effect of astemizole. Allergy 1991；46：610-3.
6) Asero R. How long does the effect of birch pollen injection SIT on apple allergy last? Allergy 2003；58：435-8.
7) Kopac P, et al. Continuous apple consumption induces oral tolerance in birch-pollen-associated apple allergy. Allergy 2012；67：280-5.
8) Bohle B, et al. Cooking birch pollen-related food：Divergent consequences for IgE- and T cell-mediated reactivity in vitro and in vivo. J Allergy Clin Immunol 2006；118：242-9.

ラテックスアレルギー

松永佳世子

*1
天然ゴム製の手袋，カテーテル，風船などに含まれるタンパク質は十分水洗することによって少なくなるが，製造過程での洗浄が不十分な製品ではアレルゲンを含むタンパク質が残存し，汗や体液に溶出したタンパク質が皮膚を通して，あるいはパウダーに吸着されたアレルゲンを吸入することによって感作し，また，症状を惹起する．

❶ 接触蕁麻疹症候群の重症度分類

皮膚に限局
Stage 1：接触部位に限局する蕁麻疹
Stage 2：全身蕁麻疹/血管浮腫

全身症状へ拡大
Stage 3：蕁麻疹/気道症状・消化器症状
Stage 4：アナフィラキシーショック

(von Krogh G, et al. 1981[1])

❷ 問診

・どのような天然ゴム製品を，どのような使用方法で，どのくらいの時間使用したか，さらに出現した症状を具体的に問診する

「ゴム手袋をはめると手がかゆくなります」と訴えても実際の罹患率は比較的低い．当院の結果では，1,512名にアンケートしたところ，245名が「症状あり」と返答したが皮膚テストで確定診断した症例は44名（3.3％）であった
(加野尚生ほか．2004[3])

・患者の職業（医療従事者，美容師など）
・アトピー疾患の合併の有無（アトピー性皮膚炎，アレルギー性鼻炎など）
・果物や野菜などの植物性食品に対するアレルギー反応の経験の有無
・花粉症罹患の有無

- 水溶性ラテックスタンパクが接触部位（皮膚）から浸透し誘発される即時型アレルギー反応である．
- ゴム手袋，ゴム風船など，天然ゴムを含むあらゆる製品[*1]により引き起こされる可能性がある．

臨床症状

- 天然ゴム製品に接触した皮膚に，数分以内にかゆみ，発赤，膨疹が生じる．
- 接触した皮膚以外にも蕁麻疹が拡大したり，深部の血管が反応して血管浮腫を起こすことがあり，まれに呼吸器症状，血圧低下を起こし，アナフィラキシーを呈することがある．ショックになることもある．
- Stage1～4までの重症度に分類する（❶）[1]．

原因となるアレルゲン

- 天然ゴム製品の原料は，東南アジア地域で栽培されているゴムの木（*Hevea brasiliensis*）より採取される白い樹液（ラテックス）である．
- 樹液の2％はタンパク質で，最終的な製品のタンパク質成分がアレルゲンとなる．
- ラテックスアレルゲンは現在16種，Hev b 1～14までが登録されている．
- そのなかで，ゴム手袋など職業上感作されるメジャーアレルゲンはHev b 6であり，Hev b 6.01（prohevein, hevein preprotein），Hev b 6.02（mature hevein），Hev b 6.03（prohevein C-末端タンパク質）の3種がある．
- 二分脊椎症など頻回の手術やカテーテル操作のメジャーアレルゲンはHev b 1，Hev b 3とされている．

ハイリスクグループ

- 医療従事者，二分脊椎症や腎・膀胱疾患患者，アトピー疾患患者，天然ゴム製品製造業者や美容師などがハイリスクグループに入る[2]．

診断の進め方

- ラテックスアレルギーの診断は問診が重要である（❷）．
- 問診によって，天然ゴム製品に接触後の蕁麻疹，呼吸困難などの即時型臨床症状を確認する．
- 次に，接触した天然ゴム製品からの抽出液（❸）でプリックテストを行う．同時にラテックス粗抽出抗原，リコンビナント抗原なども同時にプリックテストする．反応は15分後に判定する（❹）[*2]．
- プリックテストが陰性の場合は，片方の1指装着試験を行い，陰性ならさ

❸ ラテックス抽出液の作り方

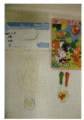
① 実際に患者が臨床症状を自覚した天然ゴム製品を持参してもらう

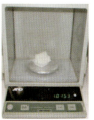
② 天然ゴム製品を1gに切り取る

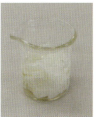
③ 1cm²大に切り,5mLの生理食塩水に30分間浸透させる

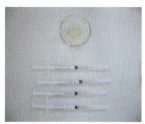
④ アナフィラキシーショックを誘発する可能性があるため,抗原液は希釈系列を作製する

*2
1) 皮膚表層に入ったアレルゲンが浸透し,マスト細胞の高親和性 IgE レセプター(FcεRI)に結合した IgE 抗体に架橋されると脱顆粒を起こし,ヒスタミンが放出される.

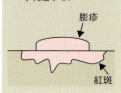

2) 15 分以内に wheal and flare reaction が生じるので,膨疹の大きさで判定する.

❹ プリックテストの判定

	SCORE
ヒスタミンの膨疹の2倍	4+
ヒスタミンと同等の膨疹	3+
ヒスタミンの1/2の膨疹	2+
1/2より小さく,生食より大きい膨疹	1+
生食と同等	(-)

判定結果が2+以上を陽性としている

15 分後に膨疹の直径 mm(最長径とその中点に垂直な径の平均値)を測定し,紅斑は判定対象としていない.

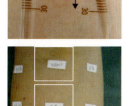

❺ 使用テスト(誘発テスト)―プリックテストやスクラッチテストが陰性の場合

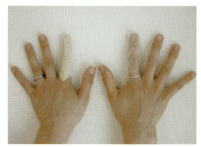
水で濡らした1指に天然ゴム製ラテックス手袋を,コントロールとして反対側の1指にクロロプレン製手袋を15分間装着

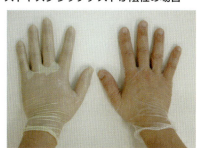
片側の手に天然ゴム製ラテックス手袋を,反対側の手にクロロプレン製手袋を15分間装着.

らに片手装着試験を行う(❺).症状が出現すれば陽性と判定する.

ラテックス・フルーツ症候群

- ラテックスアレルギー患者の約半数は食物を摂取した際に即時型アレルギー反応を経験するが,これは,ラテックスの主要抗原であるヘベイン(hevein)が,交差反応を起こすバナナ,アボカド,キウイ,クリなどの食物のクラスⅠ型キチナーゼに含まれているためである(❻).

治療と対策

- ラテックスアレルギーの治療は,ラテックスとの接触を断つことである.

❻ ラテックス-フルーツ症候群

ラテックス-フルーツ症候群 ラテックスアレルギー患者の約半数は食物を摂取した際に即時型アレルギー反応を経験

臨床症状 食物を摂取後に誘発される全身に拡大する蕁麻疹やアナフィラキシーショックなど

原因：食物との交差反応性 ラテックスアレルギー患者が，他の野菜・果物が作り出すラテックスアレルゲンに構造が類似したアレルゲン（共通抗原）に反応することにより症状が誘発される

具体的な交差反応 ヘベイン（Hev b 6.02）は，特に医療従事者に対するメジャーアレルゲンであるが，ラテックスアレルギー患者がヘベインに相同なドメイン構造（類似した構造）を含む食物を摂取すると，それらの類似構造を認識することで交差反応が起こる

プロヘベイン　　ヘベイン　　C-末端部ドメイン　　⇔　　クラスⅠ型キチナーゼ　　ヘベイン類似　　触媒ドメイン
（Hev b 6.01　　ドメイン　　（Hev b 6.03）　　　　　　（30〜32 kD）　　　　ドメイン
20 kD）
　　　　　　　　ラテックスメジャーアレルゲン　　　　　　バナナ，クリ，アボカドに含まれる生体防御タンパク質

- アナフィラキシー症状がある場合は，アドレナリンの筋注（通常成人で0.3〜0.5 mg）が第一の治療になる．軽症では抗ヒスタミン薬を使用する．
- 感作を防ぐには，ラテックス抗原を少なくした製品，たとえば，パウダーフリーの手袋の使用などが重要であり，ひとたび感作された患者では，天然ゴムを含まない代替品を使用するよう指導する．

📗 症例

5歳，男児．初診1年前より風船で遊ぶと，口唇および眼瞼が腫れてくる症状を繰り返していた．その後，歯科医院で天然ゴムラテックス手袋を口にくわえて遊んでいたときに同様な症状が出現した．母親が風船のアレルギーを心配し，受診した．既往歴には2歳時に頭部外傷のために脳神経外科手術を2回受けていた．アレルギー疾患として特記すべきことはなかった．初診時には蕁麻疹，湿疹などの皮膚症状は認めなかった．その他，呼吸器などの症状もなかった．

血液検査で総IgEは157 IU/mLと軽度高値．特異的IgE抗体（CAP-FEIA）は，ラテックスはClass 4（32.2 IU/mL）で陽性．バナナ，アボカドなどラテックスと交差反応する植物は陰性であった．ラテックスリコンビナントを用いた各特異的IgE抗体は，Hev b 5に45.5 UA/mLと高値を示した．

プリックテストでは天然ゴムラテックスシート抽出液の10倍希釈液で陽性．ゴム風船抽出液では，抽出原液で陽性反応がみられた．リコンビナント抗原のプリックテストではrHev b 5，rHev b 10，rHev b 11が陽性であった．

以上の結果から，ラテックスアレルギーであることを家族に伝え，ラテックスアレルギーについての説明を行い，天然ゴム製品との直接の接触は回避させた．その後，臨床症状は認めていない．風船にはHev b 5が多く残存していた．

■ 文献

1) von Krogh G, Maibach HI. The contact urticaria syndrome—an updated review. J Am Acad Dermatol 1981；5：328-42.
2) 日本ラテックスアレルギー研究会ラテックスアレルギー安全対策ガイドライン作成委員会. ラテックスアレルギー安全対策ガイドライン2013. 東京：協和企画；2013. p.4-5.
3) 加野尚生ほか. 一大学病院の全医療従事者を対象としたラテックスアレルギーについての意識・実態調査. アレルギー 2004；53（7）：659-68.

特別なアレルギー 茶のしずく

矢上晶子，松永佳世子

加水分解コムギによるコムギアレルギー

- 加水分解コムギ末は，主に小麦不溶性タンパク質のグルテンを酵素や酸，アルカリで分解したものであるが，この処理によって乳化性や保湿性が顕著に増すことから香粧品に多用されてきた．
- 近年，日本において，ある特定の加水分解コムギ末を含有した石けん使用者に小麦摂取による即時型アレルギーを呈する症例が急増した[1,2]．
- 加水分解コムギ末であるグルパール19Sを含む「(旧)茶のしずく石鹸」(悠香)を用いて洗顔することによって，グルパール19Sが経皮・経粘膜的に吸収され，小麦アレルギーのなかった人にグルパール19Sに対する特異的IgE抗体が産生され，これと交差反応する小麦摂取時に眼瞼の著しい腫脹やアナフィラキシーなどの即時型アレルギーが引き起こされた．

「(旧)茶のしずく石鹸」によるコムギアレルギー

疫学調査[*1]

- 加水分解コムギ末であるグルパール19Sは2004年3月から2010年9月26日までに製造された「(旧)茶のしずく石鹸」に含有されていた．
- グルパール19Sを含有した製品は4,650万8千個が延べ466万7千人に販売された．本製品の販売は登録制になっていたため，これらの情報を把握することが可能であった．
- 日本アレルギー学会における「化粧品中のタンパク加水分解物の安全性に関する特別委員会」で定めた診断基準(❶)[3]を満たした症例は2,111例(女性96％，男性4％)で，年齢は1歳(男児)から93歳(女性)，平均45.8歳で，多くは20～60代の女性だった(2014年10月20日時点)．
- 石鹸使用者のおよそ2,000～2,600人に1人がこのアレルギーを発症したものと推察されている．

疫学調査のまとめ

- 「(旧)茶のしずく石鹸」などに含まれたグルパール19Sが原因物質である．当該石鹸の使用が小麦アレルギー症状発症に先行していた．
- 96％が女性で大半を占めた．最年少1歳，最年長93歳であるが，全体的には20～60代に多く，ピークは40代であった．小人数ではあるが小児例も認めた．
- 臨床症状は，眼瞼の著明な浮腫(❷)，顔面の全体的な腫脹，かゆみ，鼻汁などが特徴的であった．小麦摂取後にほぼ全例でこれらの顔面症状が出現

[*1] 疫学調査
「(旧)茶のしずく石鹸」による皮膚アレルギーおよびコムギ関連アレルギー疾患に対し，日本アレルギー学会は患者向け，医療従事者向け，一般国民向けの正確な情報提供を行うとともに，診療可能施設についての適切な選定と情報提供，さらには今後の同様な問題の発生防止のための調査研究の実施等を行うため，化粧品中のタンパク加水分解物の安全性に関する特別委員会を発足し検討を行ってきた．
正確な症例の把握と予後調査を目的とした疫学調査の結果はhttp://jsall-web.sharepoint.com/Pages/9gatsu2014.aspxに掲載されている．

❶ 茶のしずく石鹸等に含まれた加水分解コムギ（グルパール 19S）による即時型コムギアレルギーの診断基準

確実例	以下の1，2，3をすべて満たす． 1. 加水分解コムギ（グルパール 19S）を含有する茶のしずく石鹸等を使用したことがある． 2. 以下のうち少なくとも一つの臨床症状があった． 　2-1) 加水分解コムギ（グルパール 19S）を含有する茶のしずく石鹸等を使用して数分後から30分以内に，痒み，眼瞼浮腫，鼻汁，膨疹などが出現した． 　2-2) 小麦製品摂取後4時間以内に痒み，膨疹，眼瞼浮腫，鼻汁，呼吸困難，悪心，嘔吐，腹痛，下痢，血圧低下などの全身症状がでた． 3. 以下の検査で少なくとも一つ陽性を示す． 　3-1) グルパール 19S 0.1％溶液，あるいは，それより薄い溶液でプリックテストが陽性を示す． 　3-2) ドットブロット，ELISA[4]，ウエスタンブロットなどの免疫学的方法により，血液中にグルパール 19S に対する特異的 IgE 抗体が存在することを証明できる． 　3-3) グルパール 19S を抗原とした好塩基球活性化試験が陽性である．
否定できる基準	4. グルパール 19S 0.1％溶液でプリックテスト陰性
疑い例	1，2を満たすが3を満たさない場合は疑い例となる． ＊ただし1，2を満たすが3を満たさない場合でも，血液特異的 IgE 抗体価検査やプリックテストでコムギまたはグルテンに対する感作が証明され，かつω5グリアジンに対する過敏性がないか，コムギおよびグルテンに対する過敏症よりも低い場合は強く疑われる例としてよい．

（日本アレルギー学会 化粧品中のタンパク加水分解物の安全性に関する特別委員会．2011[3]）

❷ 小麦製品摂取後の著明な眼瞼浮腫

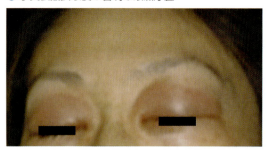

していたが洗顔時に症状がない症例が30％あった．コムギ摂取後の即時型アレルギーは重症度が高く，25％でショック症状，それを含む51％でアナフィラキシー症状を呈していた．

- 従来の小麦依存性運動誘発アナフィラキシーと異なり，買い物や家事などの軽度の運動で症状が誘発されたり，運動負荷がなくてもアナフィラキシー症状が誘発された症例もあった．

本コムギアレルギー患者のその後の経過

- 疫学調査において，その後の経過が確認できた192例中170例（89％）は小麦を摂取しており，原因となった加水分解コムギ末であるグルパール 19S に対する特異的 IgE 抗体はほとんどの症例で経時的に減少していることが明らかにされている[4]．
- 一方で，現在でも小麦をまったく摂取できない患者が存在し，すべての患者が改善していくかどうかはまだ不明である．今後も長期的に予後調査を

行っていく必要がある．

他の加水分解コムギ含有製品の安全性

- グルパール19Sが含有された「(旧)茶のしずく石鹸」以外の製品（石けんなど）でも同様の小麦アレルギー症例が発症していることが確認されている．しかし，グルパール19S以外の加水分解コムギ末を含有した製品で小麦アレルギーが複数人発症したという報告はない．
- 加水分解コムギ末を含むその他の製品までもが危険であると断定することはできないが，同じようなことが他の製品でも起こる可能性を否定することはできない．
- 「(旧)茶のしずく石鹸」によるコムギアレルギーであると診断された患者については，その他の加水分解コムギ含有製品の使用についても控えるように勧める．

症例

57歳，女性．初診の約1年前より運動時，または運動をしていないときにも原因不明の眼瞼腫脹や呼吸困難が誘発され，そのうち2回は救急搬送された．症状が出現する1年前より約2年間「(旧)茶のしずく石鹸」を使用していた．いずれの症状もパンやパスタ摂取後に誘発されていた．アレルギー疾患の既往歴はない．

総IgE値 60.7(IU/mL)，特異的IgE値(U_A/mL)：コムギ1.16，ω-5グリアジン>0.34，グルテン1.53，グルパール19S 20.5 unit（陽性5 unit以上，疑陽性3 unit以上，5 unit未満，陰性3 unit未満），グルパール19Sを用いたプリックテストでは0.01％より陽性．

以上より，「(旧)茶のしずく石鹸」によるコムギアレルギーと診断した．その後，「(旧)茶のしずく石鹸」の使用や小麦摂取を避けたところ，重篤な即時型アレルギー反応は誘発されなかった．初診より3年後には少しずつ小麦製品を摂取できるようになってきており，総IgE値 43.8(IU/mL)，特異的IgE値(U_A/mL)：コムギ0.16，ω-5グリアジン<0.10，グルテン0.23，グルパール19S 5.2 unitとそれぞれの値が低下傾向を示している．

文献

1) Fukutomi Y, et al. Rhinoconjunctival sensitization to hydrolyzed wheat protein in facial soap can induce wheat-dependent exercise-induced anaphylaxis. J Allergy Clin Immunol 2011；127：531-3.
2) Chinuki Y, et al. A case of wheat-dependent exercise-induced anaphylaxis sensitized with hydrolysed wheat protein in a soap. Contact Dermatitis 2011；65：557-9.
3) 日本アレルギー学会 化粧品中のタンパク加水分解物の安全性に関する特別委員会．茶のしずく石鹸等に含まれた加水分解コムギ（グルパール19S）による即時型アレルギーの診断基準．2011. http://www.fa.kyorin.co.jp/jsa/jsa_0528_09.pdf
4) 矢上晶子，松永佳世子．日本皮膚科学会．市民公開講座．発表(抄録) 2015.5.31（横浜）
5) Nakamura M, et al. A new reliable method for detecting specific IgE antibodies in the patients with immediate type wheat allergy due to hydrolyzed wheat protein：correlation of its titer and clinical severity. Allergol Int 2014；63(2)：243-9.

特別なアレルギー エリスリトールアレルギー

原田 晋

*1 **エリスリトール**
分子量わずか122.12 Daの，環状構造を有さない直線状鎖状構造の糖アルコールである（❶）．

❶ エリスリトールの構造式

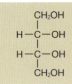

*2
カロリーゼロであるのに反して，砂糖の70〜80％の甘味度が得られるため，近年低カロリーを目的とした甘味料として多く使用されている．

*3
原田の症例（❸）では水に溶解しうる最高濃度のエリスリトールでもプリックテストは陰性であった[1]．またYungingerら[4]，栗原ら[2]の症例では，エリスリトールの皮内テストは陽性であったが，プリックテストないしスクラッチテストは陰性であった．

*4
清水らは，「エリスリトールは単糖類と異なり，糖アルコールは環状構造をもたない直線状の鎖状構造であり，活性化されておらず，反応を起こしやすいアルデヒド基・ケトン基をもたないためタンパクと結合して免疫反応を起こすことができない．したがって，糖アルコール類が即時型アレルギーの原因となるためには，なんらかの間接的な方法でキャリアタンパク質と結合しているのではないかと考えられる」と論じている[3]．
一方，Sreenathらは，「D-エリスロールを還元し，エリスリトールを精製する課程でキャリアタンパクと結合が起こり，このことによりエリスリトールが抗原性を獲得するのではないか」との見解を述べている[6]．

- エリスリトール*1とは，ブドウ糖を原料とし，酵母によって発酵させることによりつくられる四炭酸の糖アルコールである．
- 果物やキノコ類のほか，ワインや洋酒，しょうゆなどの発酵食品に含まれており，ごくふつうの食生活のなかで摂取されているため，安全な食品素材と考えられている．
- 用途のなかで最も需要が高いのは飲料への利用であり，低カロリー飲料，野菜飲料，栄養ドリンクなどに多く含まれている*2．

エリスリトールアレルギーの報告例

- エリスリトールによるアレルギーの報告は少なく，現在までのところ11例のみである（❷）．ただし，プリックテストないしスクラッチテストで陽性をきたしにくい*3などの特徴により，実際には見逃されている症例が少なからず存在しているのではないかと推測しうる．
- 海老澤らは，甘味料摂取後に生じる即時型アレルギー症例に関する全国調査を施行したところ，エリスリトール16例，キシリトール10例，ステビア，アセスルファムK，ソルビトール各2例と，エリスリトールを原因とする症例が最多であったことを報告している[5]．

エリスリトールアレルギーに関する問題点

プリックテストないしスクラッチテストの陽性率が低い
- 糖アルコールのエリスリトール自体が抗原性を有しているのではないため，皮膚テストが陽性になりにくいとの可能性も推測される．
- このような点と関連して，はたして，糖アルコールであるエリスリトールがアレルゲンとして作用しうるのか，ということ自体が疑問点としてあげられる*4．

二次原料として使用されるエリスリトールには表示義務がない
- エリスリトールアレルギーを発症した患者にとっては，たとえ診断が確定したとしても，表示義務がなければ予防の術がないということになり，この点に対する法の改正を期待したい．

エリスリトールアレルギーの感作経路
- エリスリトールアレルギーの感作経路としては，① 経皮ないし経粘膜による感作，② 経消化管による感作，の両者の可能性が考えうる．
- Lackは，ピーナッツ・卵・牛乳などの食物アレルギーは経皮的に感作が生じ，経口摂取ではむしろトレランスが誘導されるとの考え方を提唱し[7]，日本でも近年，「（旧）茶のしずく石鹸」中の加水分解小麦に代表されるように，食品の経皮ないし経粘膜による感作が注目されている．

❷ エリスリトールアレルギーの報告例一覧

	報告者	年齢	性別	発症時に摂取した食品	症状	皮膚テストの結果
1	Hino, et al (2000年)	24	女	缶入りミルクティ	蕁麻疹	エリスリトールのプリックテスト,オープンパッチテスト:ともに陽性
2	Yunginger, et al[4] (2001年)	28	女	複数のエリスリトールを含んだ食品	蕁麻疹	100mg/mL濃度までのエリスリトールのスクラッチテスト:陰性 4〜20mg/mL濃度のエリスリトールの皮内テスト:陽性
3	Yunginger, et al[4] (2001年)	50	男	複数のエリスリトールを含んだ食品	蕁麻疹 血圧低下	100mg/mL濃度のエリスリトールのスクラッチテスト:陽性
4	白尾ら (2011年)	11	男	ウイダー in ゼリー	蕁麻疹	皮膚テスト(詳細な記載なし):陽性
5	杉浦ら (2011年)	8	女	ゼリー,ガム,コーヒー牛乳,パルスイートカロリーゼロ入り紅茶	蕁麻疹 呼吸困難	パルスイートカロリーゼロ,エリスリトールのプリックテスト:陽性
6	清水ら[3] (2012年)	21	女	5種のエリスリトールを含んだ食品	蕁麻疹 呼吸困難	エリスリトールを含んだ食品のプリックテスト:陰性 10mg/mL濃度以上のエリスリトールのプリックテスト:陽性
7	栗原ら[2] (2013年)	5	男	低カロリーゼロ食品	咳,蕁麻疹,眼瞼浮腫,喘鳴	300mg/mLまでのエリスリトールプリックテスト:陰性 1mg/mL以上のエリスリトール皮内テスト:陽性
8	松村ら (2013年)	17	女	ブドウ糖ノンカロリーゼリー,こんにゃくゼリー,低カロリー顆粒状甘味料	蕁麻疹,呼吸困難,意識消失	エリスリトールの希釈系列のプリックテストは10mg/mLまで陽性
9	鳥居ら (2013年)	14	男	清涼飲料水(オープラス)アクエリアスレモン	耳鳴り,蕁麻疹,呼吸困難,喘息発作,意識消失	エリスリトールの皮膚テスト:弱陽性
10	萬木ら (2013年)	13	女	ジュース,ゼリー,ガム	蕁麻疹,喘鳴,血圧低下	エリスリトール含有甘味料のプリックテスト:20%濃度まで陰性
11	原田ら[1] (2014年)	26	女	特定保健用食品飲料,ダイエットあんパン,低カロリー栄養ドリンク	蕁麻疹,眼瞼浮腫,動悸,嘔吐,呼吸困難	500mg/mLまでのエリスリトール,発症した食品のプリックテスト:陰性

● エリスリトールは,歯磨き剤などにも含まれているため,エリスリトールアレルギーにおいても経皮ないし経粘膜感作によるアレルギーの発症に留意する必要がある.

❸ エリスリトール誘発試験陽性の臨床像

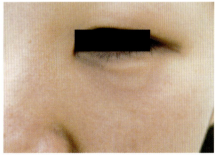

(原田 晋ほか. 2014[1])

■文献

1) 原田 晋ほか. プリックテストで診断をなしえなかった甘味料エリスリトールによるアナフィラキシーの1例. 皮膚臨床 2014;56:1253-7.
2) 栗原和幸ほか. プリックテスト陰性,皮内テスト陽性のエリスリトールによるアナフィラキシーの5歳男児例. アレルギー 2013;62:1534-40.
3) 清水裕希ほか. エリスリトールによる蕁麻疹の1例. J Environ Dermatol Cutan Allergol 2012;6:90-4.
4) Yunginger JW, et al. Allergic reactions after ingestion of erythritol-containing foods and beveragea. J Allery Clin Immunol 2001;108:650.
5) 海老澤元宏ほか. エリスリトール(甘味料)等の摂取による即時型アレルギー全国調査. アレルギー 2013;62:428.
6) Sreenath K, et al. Generation of an antibody specific to erythritol, a non-immunogenic food additive. Food Addit Contam 2006;23:861-9.
7) Lack G. Epidemiologic risks for food allergy. J Allergy Clin Immunol 2008;121:1331-6.

情報と指導

小児アレルギー疾患に用いられる薬物一覧

松原知代

- アレルギー疾患の治療については，それぞれ管理・治療のためのガイドラインが作成されており，ガイドラインに沿って治療する．

気管支喘息

- 急性発作時は気道狭窄の改善のための気管支拡張作用のある薬剤が中心である．
- 非発作時は気管支喘息の本態である慢性の気道炎症改善のために抗炎症効果のある薬剤が長期管理薬として重要となる．長期管理薬の薬剤は経口，吸入，貼付および注射薬がある（❶）．

ロイコトリエン受容体拮抗薬

- 小児の気管支喘息において最も使用頻度の高い薬剤である．
- システイニルロイコトリエン（CysLTs）はロイコトリエン $C_4 \rightarrow D_4 \rightarrow E_4$ と代謝される3つの脂質の総称で，アレルギー反応の際にマスト細胞や好酸球などから産生され受容体を介して作用し，①気道平滑筋を収縮，②血管に働き血管透過性を亢進させ気道粘膜に浮腫を生じる，③気道分泌腺に作用して粘液分泌を亢進させ気道上皮の線毛運動を抑制する，など病態に深く関与している．
- ロイコトリエン受容体拮抗薬はCysLTsと受容体との結合をブロックする．CysLTsの作用抑制とともに，気道上皮細胞に働き炎症性サイトカイン転写因子であるNF-kappaB（NF-κB）活性化を抑制する作用もある．
- 副作用が少なく，アドヒアランスが高い．

吸入ステロイド薬

- 軽症持続型以上の喘息児に対する治療の中心的薬剤で，抗炎症効果については多くのエビデンスがある．
- 現在日本で使用されているのはプロピオン酸フルチカゾン（フルタイド®），プロピオン酸ベクロメタゾン（キュバール®），ブデソニド（パルミコート®）およびシクレソニド（オルベスコ®）である．
- デバイスにはドライパウダー吸入器（DPI）と加圧式定量噴霧吸入器（p-MDI）がある．DPIはフルタイド®ディスカス（FP-DPI），パルミコート®タービュヘイラー（BUD-DPI）およびオルベスコ®インヘラー（CIC）である．
- DPIは補助器具も不要で簡便で携帯しやいが，吸気流速が50L/分以上でないと肺に薬剤が到達しないので，通常6歳以上が適応となる．しかし，個人差が大きいので，処方する前に吸入が正しくできるかを確認する[*1]．

CysLTs：cysteinyl leukotriene

DPI：dry powder inhaler

p-MDI：pressurized metered-dose inhaler

*1 薬剤は含有せず，吸うことによって音が鳴る練習器具で確認する．最初は上手にできなくても練習により速く大きく吸えるようになる．
小児は毎日の使用で慣れが生じて，しっかり吸入しないことも多々あるので，吸入手技を反復して確認する．

*2 薬剤の平均粒子径（MMAD）と肺内沈着率のデータを参考にすると，FP-DPIのMMADは5.0μm以上で，口腔咽頭沈着率が高く，成人喘息患者で通常の吸入を行った場合の肺内沈着率は15％程度である．HFA-BDPとCICのMMADは1.1μmと0.9μmで，肺内沈着率はそれぞれ約56％，50％と高い．BISはジェット式ネブライザーでの吸入ではMMADは5μm，肺内沈着率は約4.1％と報告されている．

❶ 小児気管支喘息の主な長期管理薬

	分類	一般名	商品名	用法	用量
経口薬	ロイコトリエン受容体拮抗薬	プランルカスト水和物	オノン	2回/日 内服	ドライシロップ（10％）：3.5〜5mg/kg/回 成人：カプセル（112.5mg）2cap/回
		モンテルカストナトリウム	シングレア, キプレス	1回/日 就寝前内服	1〜5歳：細粒1包（4mg）/回 6〜15歳：チュアブル1錠（5mg）/回 成人：1錠（10mg）/回
	キサンチン誘導体	テオフィリン薬	テオドール, テオロング	2回/日 内服	約10mg/kg/日（血中濃度5〜15mg/mL）*1 1日2回（朝，就寝前）に分服
吸入薬	吸入ステロイド薬	ベクロメタゾンプロピオン酸エステル	キュバール（HFA-BDP）	2回/日 吸入	小児：50μg/回（最高量200μg/日） 成人：100μg/回（最高量800μg/日）
		フルチカゾンプロピオン酸エステル	フルタイド（HFA-FP）	2回/日 吸入	小児：50〜200μg/回 成人：100〜400μg/回
		ブデソニド	パルミコート吸入液（BIS）	2回/日 吸入	小児：0.25mg/回（最高量1mg/日） 成人：0.5mg/回（最高量2mg/日）
			パルミコートタービュヘイラー（BUD-DPI）	2回/日 吸入	小児：100〜200μg/回（最高量800μg/日） 成人：100〜400μg/回（最高量1,600μg/日）
		シクレソニド	オルベスコ（CIC）	1回/日 吸入	小児：100〜200μg/回 成人：100〜400μg/回（最高量800μg/日）
		モメタゾンフランカルボン酸エステル	アズマネックス*2（MF）	2回/日 吸入	成人：100μg/回（最高量800μg/日）
	抗アレルギー薬	クロモグリク酸ナトリウム	インタール	3〜4回/日 吸入	吸入液（1％2mL）1アンプル/回 エアロゾル（2％5.6mL）2噴霧/回
	β2刺激薬（長時間作用性）	サルメテロールキシナホ酸塩	セレベント	2回/日 吸入	小児：25〜50μg/回 成人：50μg/回
	吸入ステロイド・β2刺激薬配合剤	サルメテロールキシナホ酸塩・フルチカゾンプロピオン酸エステル	アドエア	2回/日 吸入	小児：フルチカゾンとして50〜100μg/回 成人：フルチカゾンとして100〜500μg/回
		フルチカゾンプロピオン酸エステル・ホルモテロールフマル酸塩水和物	フルティフォーム*2	2回/日 吸入	成人：フルチカゾンとして50〜500μg/回
		ブデソニド・ホルモテロールフマル酸塩水和物	シムビコート*2	2回/日 吸入	成人：ブデソニドとして160〜640μg/回（最高量ブデソニドとして1,920μg/日）
貼付薬	β2刺激薬（長時間作用性）	ツロブテロール	ホクナリン	1回/日 貼付	6か月〜2歳：0.5mg 3〜8歳：1mg 9歳〜：2mg
注射薬	抗IgE抗体製剤	オマリズマブ	ゾレア*3	1回/2〜4週間 皮下注	75〜600mg/回 体重20kg以上，血清中総IgE値30IU/mL以上 投与量と投与間隔は初回投与前の血清中総IgE濃度および体重に基づき，換算表により設定する

*1 年齢などの状況に応じて配慮が必要（詳細は本文参照）.
*2 小児の保険適用はない（2015年3月現在）.
*3 既存治療（高用量のステロイドおよび複数の喘息治療薬）によっても喘息症状をコントロールできない難治の患者に限る．小児は ①毎日喘息症状が観察される，②週1回以上夜間症状が観察される，③週1回以上日常生活が障害される者．

- p-MDIはフルタイド® エアー（HFA-FP）とキュバール®（HFA-BDP），およびネブライザーで使用するパルミコート® 吸入液（BIS）がある．p-MDIを使用する場合には，必ず吸入補助器具であるスペーサー（エアロチャンバー・プラス，オプティチャンバーダイアモンド，ボアテックス）を使用する．
- 吸入の場合，気道にどのくらい薬剤が到達するか不確実である*2．

BIS：budesonide inhalation suspension

- BIS はジェット式ネブライザーにより吸入する．安静呼吸で吸入できるため乳幼児に有用である．マウスピースをくわえて吸入またはしっかりマスクをつけ，口と鼻を完全に覆って噴霧する．
- 口から離しての噴霧や啼泣では噴霧効率は低下する．
- ステロイド薬の吸入後はうがいが必要である．上手にうがいできない児では，水分を飲ませる，または水分を含ませたガーゼなどで口腔内をぬぐうように指示する．
- 長期投与による身長抑制の報告もあるため，漫然と使用せずコントロール状態を常に評価し，適正な量と期間に注意する必要がある．

キサンチン誘導体（テオフィリン薬）

- 細胞内ホスホジエステラーゼ活性を阻害し，細胞内サイクリック AMP を増加させ，気管支平滑筋を弛緩させる気管支拡張作用がある．
- 抗炎症作用がある：① 活性化 T リンパ球と単核球からのサイトカイン産生の抑制，② 活性化好酸球の気道への浸潤の抑制，③ 多核白血球からのロイコトリエン B_4 産生の抑制，④ 好中球からの活性酸素産生の抑制，⑤ T リンパ球や好酸球の気道への浸潤の抑制，⑥ 好酸球や好中球のアポトーシス誘導．
- HDAC を直接活性化することにより NF-κB 抑制効果を発揮することが報告され，ステロイドと異なる作用がある．
- 血中濃度に依存して気管支拡張効果や副作用が発現する．
- 代謝は個人差が大きく，発熱，ウイルス感染，年齢，併用薬などによりクリアランスが変わるので，血中濃度をモニターしながら行う．
- てんかんや発達神経学的異常のある児へのテオフィリンの投与により，痙攣が誘発されることがある．特に乳幼児には安易に使用すべきではない．
- 追加治療の一つとして，吸入ステロイド薬またはロイコトリエン受容体拮抗薬との併用で使用する．

HDAC：histone deacetylase

長時間作用性 β_2 刺激薬

- 追加治療として使用し，症状がコントロールされたら中止する．
- 12 時間以上作用が持続する吸入薬と，皮膚に貼付後 24 時間血中濃度が維持される経皮吸収型（貼付薬）がある．
- 夜間の喘息症状や明け方の喘息増悪の予防に効果があり，吸入ステロイド薬との併用により呼吸機能の改善が認められる．
- 貼付薬を急性発作時に頓用している患者をよくみるが，貼付後効果発現までには数時間かかるため，急性発作時の治療には適さないことを保護者や本人に説明する．

抗 IgE 抗体製剤

- ヒト化抗 IgE モノクローナル抗体（オマリズマブ；ゾレア®）が開発され，日本では 2009 年から成人に，2013 年から小児に適用となった．

❷ ステロイド外用薬の分類

薬効	一般名	代表的な商品名
I群 ストロンゲスト	クロベタゾールプロピオン酸エステル ジフロラゾン酢酸エステル	デルモベート ジフラール，ダイアコート
II群 ベリーストロング	モメタゾンフランカルボン酸エステル ベタメタゾン酪酸エステルプロピオン酸エステル フルオシノニド ベタメタゾンジプロピオン酸エステル ジフルプレドナート アムシノニド ジフルコルトロン吉草酸エステル 酪酸プロピオン酸ヒドロコルチゾン	フルメタ アンテベート トプシム，シマロン リンデロン-DP マイザー ビスダーム ネリゾナ，テクスメテン パンデル
III群 ストロング	デプロドンプロピオン酸エステル デキサメタゾンプロピオン酸エステル デキサメタゾン吉草酸エステル ベタメタゾン吉草酸エステル ベクロメタゾンプロピオン酸エステル フルオシノロンアセトニド	エクラー メサデルム ボアラ，ザルックス リンデロン-V，ベトネベート プロパデルム フルコート
IV群 マイルド	プレドニゾロン吉草酸エステル酢酸エステル トリアムシノロンアセトニド アルクロメタゾンプロピオン酸エステル クロベタゾン酪酸エステル ヒドロコルチゾン酪酸エステル	リドメックス レダコート アルメタ キンダベート ロコイド
V群 ウィーク	プレドニゾロン	プレドニゾロン

- まだガイドライン上の位置づけは定められていないが，適応は既存治療（高用量のステロイドおよび複数の喘息治療薬）によっても喘息症状をコントロールできない難治の患者[*3]に限る．
- 治療前の血清中総 IgE 値と体重から，皮下注射の投与量と月に 1 回か 2 回の投与頻度を決定する．

アトピー性皮膚炎

- 薬物療法の中心は皮膚の炎症抑制のためのステロイドを中心とした外用薬であり，補助薬として経口薬を併用する．

外用薬

- ステロイド外用薬は 5 段階に分類される（❷）．個々の皮疹の重症度に合わせた外用薬を選択する．
- 弱いステロイド薬を重症の湿疹に漫然と塗布していても改善しない．病変に合わせた強さのステロイド外用薬が必要である．
- ステロイド以外で炎症を抑制する作用のある外用薬には，T リンパ球活性化を抑制する免疫抑制薬の一つであるカルシニューリン阻害薬のタクロリムス外用薬（プロトピック® 0.1％，0.03％）がある．
- タクロリムスはストロングのステロイド外用薬とほぼ同等の効果を示す．
- タクロリムスのメリットは，①バリアが破壊された病変部は透過し，正常な皮膚からは吸収されない，②皮膚萎縮を起こさない，③毛細血管拡張を

[*3]
難治の小児患者
- 毎日喘息症状が観察される
- 週 1 回以上夜間症状が観察される
- 週 1 回以上日常生活が障害される

場合と定義されている．

- タクロリムスは潮紅を伴う顔面・頸部の皮疹に卓越した効果を示すが，苔癬化や痒疹結節を伴う慢性皮疹への効果はベリーストロングのステロイド外用薬に劣る．
- タクロリムス使用によってステロイド外用薬の副作用が減少する．
- 急性増悪時にはステロイド外用薬を，慢性の維持にはタクロリムスを使用する方法が有用と考えられる．
- 皮膚バリアの改善には，保湿・保護効果を目的として，白色ワセリン，尿素製剤，ヘパリン類似物質などの外用薬を使用する．

抗ヒスタミン薬と抗アレルギー薬

- アトピー性皮膚炎のかゆみは，ヒスタミンなどのマスト細胞から産生される種々のメディエーターやサイトカインによって引き起こされる．かゆみを減らす目的や抗アレルギー作用を期待して，外用薬に併用して「必要に応じて」第2世代抗ヒスタミン薬を使用する（❸）．
- 第2世代抗ヒスタミン薬はより選択性の高いH_1受容体拮抗薬で，メディエーター遊離抑制作用，血小板活性化因子拮抗作用などの種々の抗アレルギー作用を有する薬剤である．
- 第1世代（古典的）抗ヒスタミン薬は，H_1受容体拮抗作用を有するが，選択性が低く，抗コリン作用など他の作用も有する（❹）．脂溶性が高いために血液-脳脊髄関門を通過しやすく，催眠作用や鎮静作用などの副作用が生じやすい．
- 抗ヒスタミン薬を使用する際には，痙攣に注意が必要である[*4]．

経口ステロイド薬と免疫抑制薬

- 経口ステロイド薬はステロイド外用薬の適切な使用，スキンケアおよび悪化因子の除去などでも軽快しない最重症例で使用する．
- 全身性副作用の面から長期の使用は避けるべきで，経口ステロイド薬の減量・中止により再燃がみられて結果的に長期の使用となることも多く，小児のアトピー性皮膚炎では推奨できない．
- 免疫抑制薬については，成人でシクロスポリン，アザチオプリンおよびメトトレキサートなど，小児でシクロスポリンが重症例に有効との報告がある．
- シクロスポリン（ネオーラル®：3〜5mg/kg/日，分2）が成人（16歳以上）に保険適用となっている．副作用として腎毒性，振戦，高血圧などがある．各種の治療に抵抗性の最重症例にインフォームドコンセントを得たうえで使用し，3か月以内に休薬する．
- 乳幼児の重症例は，入院でガイドラインに準じた適切な治療をすることにより軽快する例が多く，経口ステロイド薬や免疫抑制薬の必要は少ない．

[*4] 添付文書に重大な副作用として痙攣の記載がある薬剤はクレマスチン，クロルフェニラミン，シプロヘプタジンおよびケトチフェンである．またヒドロキシジンも痙攣の閾値を下げる．

❸ 小児で使用される主な第 2 世代抗ヒスタミン薬・抗アレルギー薬（経口薬）

分類	一般名	商品名	用量	小児の保険適用 皮膚疾患	鼻炎
第 2 世代抗ヒスタミン薬（抗アレルギー薬）	ケトチフェンフマル酸塩	ザジテン	0.06 mg/kg/日，分 2	○	○
	アゼラスチン塩酸塩	アゼプチン	0.1〜0.15 mg/kg/日，分 2	○	○
	メキタジン	ゼスラン，ニポラジン	0.24 mg/kg/日，分 2	○	○
	エピナスチン塩酸塩	アレジオン	0.25〜0.5 mg/kg/日，分 1（20 mg/日まで）	○	○
	エバスチン	エバステル	7.5〜11 歳，体重 40 kg 未満：5 mg/日，分 1 12 歳以上：10 mg/日，分 1	○	○
	フェキソフェナジン塩酸塩	アレグラ錠	7〜11 歳：60 mg/日，分 2 12 歳以上：120 mg/日，分 2	○	○
	ロラタジン	クラリチン	3〜6 歳：5 mg/日，分 1 7 歳以上：10 mg/日，分 1	○	○
	セチリジン塩酸塩	ジルテック	2〜6 歳：5 mg/日，分 2 7〜14 歳：10 mg/日，分 2	○	○
	レボセチリジン塩酸塩	ザイザル	6〜11 か月：1.25 mg（シロップ 2.5 mL）/日，分 1 1〜6 歳：2.5 mg（シロップ 5 mL）/日，分 2 7〜14 歳：5 mg/日，分 2	○	○
	オロパタジン塩酸塩	アレロック	2〜6 歳：5 mg/日，分 2 7 歳以上：10 mg/日，分 2	○	○
	オキサトミド	セルテクト	1〜1.5 mg/kg/日，分 2	○	×
	フェキソフェナジン塩酸塩・塩酸プソイドエフェドリン（配合錠）	ディレグラ	12 歳以上：4 錠/日，分 2	×	○
メディエーター遊離抑制薬	クロモグリク酸ナトリウム	インタール	2 歳未満：50 mg/回，3〜4 回/日 2 歳以上：100 mg/回，3〜4 回/日 （食前，40 mg/kg/日まで）	○[*1]	×
	トラニラスト	リザベン	5 mg/kg/日，分 3	○	○
	ペミロラストカリウム	アレギサール，ペミラストン	1〜4 歳：2.5 mg/日，分 2 5〜10 歳：5 mg/日，分 2 11 歳以上：10 mg/日，分 2	×	○
Th2 サイトカイン阻害薬	スプラタストトシル酸塩	アイピーディ（IPD）	6 mg/kg/日，分 2	○[*2]	○[*2]

[*1] 食物アレルギーに基づくアトピー性皮膚炎のみ保険適用．
[*2] カプセルのみ適用あり（ドライシロップは気管支喘息のみ保険適用）．

❹ 小児で使用される主な第 1 世代（古典的）抗ヒスタミン薬（経口薬）

分類	一般名	商品名	保険適用 皮膚疾患	鼻炎
エタノールアミン系	クレマスチンフマル酸塩 ジフェンヒドラミン塩酸塩	タベジール レスタミンコーワ，ベナ	○ ○	○ ○
プロピルアミン系	d-クロルフェニラミンマレイン酸塩	ポララミン*	○	○
	d-クロルフェニラミンマレイン酸塩・ベタメタゾン配合（ステロイド配合）	セレスタミン	○	○
ピペリジン系	シプロヘプタジン塩酸塩水和物	ペリアクチン	○	○
ピペラジン系	ヒドロキシジン	アタラックス-P*	○	×
	ホモクロルシクリジン塩酸塩	ホモクロミン*	○	○
フェノチアジン系	アリメマジン酒石酸塩	アリメジン	○	○

* 小児用量があり汎用されているが，小児保険適用外．

❺ 小児のアレルギー性鼻炎に使用する外用薬

分類	一般名	商品名	組成	用法・用量 （　）：成人量
鼻噴霧用ステロイド薬	ベクロメタゾンプロピオン酸エステル	アルデシンAQネーザル	点鼻液	1噴霧/回×2回/日
		リノコート	カプセル パウダースプレー	1カプセル/回×2回/日 1噴霧/回×2回/日
	フルチカゾンプロピオン酸エステル	小児用フルナーゼ点鼻液25	点鼻液	1噴霧/回×2回/日
	モメタゾンフランカルボン酸エステル水和物	ナゾネックス	点鼻液	3〜11歳：1噴霧/回×1回/日 12歳以上：2噴霧/回×1回/日
	フルチカゾンフランカルボン酸エステル	アラミスト	点鼻液	6歳以上の小児：1噴霧/回×1回/日 （2噴霧/回×1回/日）
点鼻用血管収縮薬*	ナファゾリン硝酸塩	プリビナ	点鼻液	（2〜4滴×数回/日）
	塩酸テトラヒドロゾリン・プレドニゾロン配合	コールタイジン	点鼻液	（3〜5時間ごとに2〜3回噴霧または2〜4滴を点鼻）
	トラマゾリン塩酸塩	トラマゾリン	点鼻液	（2〜3滴/回×数回/日点鼻または噴霧）
	オキシメタゾリン塩酸塩	ナシビン	液	（2〜3滴/回×1〜4回/日）

* 点鼻用血管収縮薬（α交感神経刺激薬）は成人の数倍量希釈して使用.
5歳以下は基本的に使用しない（2歳未満は禁忌）.
鼻閉や鼻粘膜腫脹の強い重症例に即効性を期待して短期間（10日程度）使用.
鼻腔通気改善による鼻噴霧用ステロイド薬効果向上のために，ステロイド薬噴霧10〜30分前に使用する場合もある.

アレルギー性鼻炎

- 経口薬と局所療法を行う．経口薬は第2世代抗ヒスタミン薬や抗アレルギー薬を使用する（❸）．
- 第1世代抗ヒスタミン薬は副作用を高率に示すが，くしゃみ・水様性鼻漏に対する即効性があるため，短期間併用する場合がある．
- ロイコトリエン受容体拮抗薬はアレルギー性鼻炎の鼻閉を改善する．プランルカストは小児保険適用があるが，モンテルカストは錠剤のみ適用がある．
- 局所療法には鼻噴霧用ステロイド薬と点鼻用血管収縮薬（α交感神経刺激薬）がある（❺）．点鼻用血管収縮薬は成人の数倍量希釈し使用する．
- 局所への薬物のスプレーは鼻をかませた後に行う．
- 小児では苦い，気持ち悪いなどの理由で嫌がる場合も多い．
- 鼻噴霧用ステロイド薬は，基本的にはステロイドであることを認識して使用することが大切である．

アレルギー性結膜疾患

- 充血性のアレルギー性結膜炎と増殖性の結膜炎である春季カタルがある．
- アレルギー性結膜炎の第1選択は抗アレルギー薬の点眼である（❻）．
- 難治性重症アレルギー性結膜疾患（アトピー性角結膜炎や春季カタル）では免疫抑制点眼薬，ステロイド経口薬が必要となる．
- ステロイド点眼薬は眼圧上昇，局所感染症の悪化，白内障などの局所的副作用が出現するので，短期間の使用と定期的な眼科医の診察が必須である．
- ステロイド点眼薬を使用できない場合に眼軟膏を使用する．

❻ 眼科用剤

分類		一般名	商品名	組成	保険適用
抗アレルギー薬	メディエーター遊離抑制薬	クロモグリク酸ナトリウム	インタール	点眼液	1, 2
		アンレキサノクス	エリックス	点眼液	1, 2
		ペミロラストカリウム	アレギサール ペミラストン	点眼液 点眼液	1, 2 1
		トラニラスト	リザベン	点眼液	1
		イブジラスト	アイビナール ケタス	点眼液 点眼液	1 1
		アシタザノラスト水和物	ゼペリン	点眼液	1
		グリチルリチン酸二カリウム	ノイボルミチン	点眼液	1
	ヒスタミンH₁拮抗薬	ケトチフェンフマル酸	ザジテン	点眼液	1
		レボカバスチン塩酸塩	リボスチン	点眼液	1
		エピナスチン塩酸塩	アレジオン	点眼液	1
		オロパタジン塩酸塩	パタノール	点眼液	1
ステロイド薬		ベタメタゾンリン酸エステルナトリウム	リンデロン	点眼液	3
		デキサメタゾンリン酸エステルナトリウム	オルガドロン	点眼液	3
		フルオロメトロン	フルメトロン	点眼液	3
		ヒドロコルチゾン酢酸エステル	HCゾロン	点眼液	3
		デキサメタゾンメタスルホ安息香酸エステルナトリウム	サンテゾーン	点眼液, 眼軟膏	3
		プレドニゾロン酢酸エステル	プレドニン	眼軟膏	3
		メチルプレドニゾロン・フラジオマイシン硫酸塩配合	ネオメドロールEE	眼軟膏	4
免疫抑制薬		シクロスポリン	パピロックミニ	点眼薬	2
		タクロリムス水和物	タリムス	点眼薬	2

1：アレルギー性結膜炎
2：春季カタル
3：外眼部・前眼部の炎症性疾患の対症療法
4：外眼部・前眼部のフラジオマイシン耐性菌の炎症

アナフィラキシー

- 治療の第1選択薬はエピネフリンで，大腿部外側に0.1mg/kg筋注する．
- アナフィラキシー出現のリスクがある場合には，自己注射用のアドレナリン製剤（エピペン®）*5 を処方して携帯させる．

*5
エピペン®
0.15mg製剤と0.3mg製剤の2種類がある．通常，成人には0.3mg製剤を使用し，小児には体重（0.01mg/kg）に応じて0.15mg製剤または0.3mg製剤を使用する．適正使用のための理解確認事項・適正使用同意書にサインして処方する．ファイザー社のオンライン講習を受け登録する（http://www.epipen.jp/）．

■ 参考文献

1) 日本小児アレルギー学会．小児気管支喘息治療・管理ガイドライン2012．東京：協和企画；2011．
2) 鼻アレルギー診療ガイドライン作成委員会．鼻アレルギー診療ガイドライン—通年性鼻炎と花粉症—2013年版（改訂第7版）．東京：ライフ・サイエンス；2013．
3) 日本アレルギー学会．アトピー性皮膚炎診療ガイドライン2012．東京：協和企画；2012．
4) 日本小児アレルギー学会食物アレルギー委員会．食物アレルギー診療ガイドライン2012．東京：協和企画；2011．
5) 日本小児アレルギー学会．小児アレルギー疾患総合ガイドライン2011．東京：協和企画；2011．
6) 日本アレルギー学会．アレルギー総合ガイドライン2013．東京：協和企画；2013．

情報と指導

薬剤指導

益子育代

アドヒアランスの阻害要因

- 小児喘息やアトピー性皮膚炎を代表とするアレルギー疾患は，自己管理が治療の正否に大きく影響してくる．
- 一般的に，症状があるときは治療を積極的に行うが，症状が消失し，苦痛がなくなった時点でやめてしまう患者が多い．情報提供だけで治療を実行してくれることは少ない．
- 患者・養育者に適切な治療を提供すると同時に，それを患者・養育者がより的確に実行できるような指導が重要な課題である．
- 患者教育の目標は，患者が治療に納得し積極的に取り組む「アドヒアランス」の向上にある．
- 喘息管理が不十分なために症状コントロールができていないノンアドヒアランスには，故意でないノンアドヒアランス（erratic nonadherence）と，意図的なノンアドヒアランス（intelligent nonadherence）がある[1,2]．
- 故意でないノンアドヒアランスには，治療の必要性の認識不足や，誤解，飲み忘れ，服用の複雑さ・煩雑さなどによるものがある．この解決には治療の必要性の理解，適切な治療スキルの獲得，シンプルな治療計画などが必要である．
- 意図的なノンアドヒアランスには，医療者や治療に対する不信感や，治療に対する負担感，病気に対する独自の考え方などによるものがある．これを解決するには，患者・養育者の価値観や考えを理解すると同時に，患者・養育者の治療に対する動機を高める介入が必要である．そのための労力，時間，そして効率のよい面接技法が必要である．

喘息の治療スキルを高める指導の実際

治療の必要性の理解

- 喘息の治療目標は，「発作が起こってから対処するのではなく，予防的な治療を施すことで発作をなくし，全くハンディのない健常児と同じ水準の日常生活をおくれるようにする」[3]ことであり，医療者と患者・養育者ともに共通理解をしておく．
- 喘息治療上，患者・養育者には，① 発作のないときでも気道に慢性炎症があること，② そのために気道が過敏になり発作が起こること，③ 発作時のように症状があるときだけ治療しても根本的治療にはならないこと，④ さらに気道過敏症が亢進して喘息の危険性が高まること，⑤ 症状がないときの予防的な治療を続けることが大切であること[3]，などを理解してもらう．

*1
独立行政法人環境再生機構HP（http://www.erca.go.jp/yobou/）参照．

*2
治療の主役は患児
病態を説明し，患児が理解できたか確認した後に，「発作が起きてしまう病気を治したい人は？」と問いかけるとよい．児が「治したい」と手を挙げたところで，児の意思が確認され，「医師-患児」関係が成立する．治療の主役は患児であり，周囲がサポートする人という役割関係は，患児が主体的に治療に取り組むうえで重要な儀式となるのである．

*3
吸入トレーナー
吸入薬を導入する際には，吸入トレーナーを用い，練習するとよい．十分な吸気で音が出るタイプや練習用のパウダーが入っているタイプがあり，適切な吸気量で十分吸入ができているか練習・確認することができる．製薬メーカーから配布されている．例：ディスカストレーナー（グラクソ・スミスクライン）

薬剤指導 253

❶ 気管支モデル

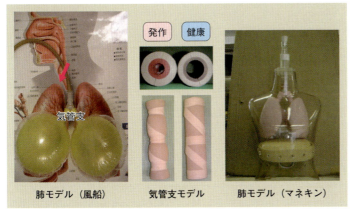

肺モデル（風船）　気管支モデル　肺モデル（マネキン）

❷ 長期管理薬と発作治療薬の役割

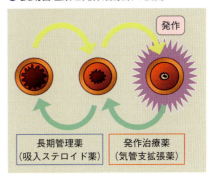

長期管理薬（吸入ステロイド薬）　発作治療薬（気管支拡張薬）

① 肺モデル（風船）：風船の空気を出すときに，ゴム管を指でつぶしながら行うと，ピーピー音がする．そのつぶれたゴム管の状態が発作時の気管支である
② 気管支モデル：発作時と健康な気管支の違いを親子で探させる〔発作時の気管支は，気道が狭い，紅い，分厚い，くびれ（収縮），痰〕
③ 肺モデル（マネキン）：横隔膜を引くと，肺が膨らむ．腹式呼吸の原理は非常にわかりやすい
※②③は環境再生保全機構で無料で貸し出し．また，本人に作製させる「気管支簡易組み立てキット」は無料で配布されている[*1]．

- 薬物療法において，発作治療薬は即効性があるため使いすぎる傾向にあり，長期管理薬は効果が実感しにくいため，怠薬しやすい特徴がある．患者教育は，長期管理薬を継続できることが成功の鍵といっても過言ではない．
- 患児の多くは，発作が起こるのは自覚しやすい咽頭付近と勘違いしている．すると，吸入薬は咽頭付近に到達すればよいと考えてしまう．喘息を正しく理解できれば，吸入もおのずと適切に行うよう努力してくれる．病態を理解するうえで有効なものがプレパレーションツールである．
- ❶に示した気管支モデルなどを用いると，ほとんど専門用語を使わずに具体的でわかりやすく喘息発作の特徴を説明することができる．おおむね4，5歳からは十分にこのモデルで喘息の病態をその年齢なりに理解することが可能である[*2]．これが理解できれば，治療継続の重要性も理解することができる．
- このモデルと併用して❷を用いると，長期管理薬と発作治療薬の役割を理解することも容易である．

吸入効率と吸入方法の選択

- 気管支における薬剤の吸入効率は，薬剤の特性，投与量，吸入方法（手技，器具など），アドヒアランス，重症度など，多くの因子によって影響される．吸入された薬剤の肺内到達率は，数%～60%程度と大幅に差がある．
- 特に小児の場合は，気道が細いなどの解剖学的な特徴に加え手技の問題が大きく，末梢気管支まで薬剤が到達せず，咽頭や胃，気管支や主気管支などに沈着していることもある．患者に合った薬剤と吸入器具（❸）を選択していく必要がある．
- 吸入方法と年齢のおおよその目安は，①乳幼児には吸入が確実にできるネ

[*4]
乳幼児の吸入導入のポイント
乳幼児は，吸入導入時に吸入に対する不快感や嫌悪感を抱いてしまうと，泣く，逃げるなどの行動により，吸入効果が得られなくなってしまう．特に乳幼児が泣いてしまうとネブライザーの薬液の多くは末梢気管支に到達せず，胃に回ってしまう．そのため吸入の導入は乳幼児に興味をもたせるように工夫が必要である．
- 最初に大人だけで遊び，「自分もやりたいな」と思わせる．
- 本人が興味をもってやり始めたら「上手だね」とほめる．
- シールなどを貼り，興味を強化させる．
- 導入後しばらくは，吸入しているときはそばにつき，終わったら「上手にできたね」とほめる．
- 泣いているときにマスクを押しつけて無理にやらない．
- できるようになったら，夕食の前など毎日行う時刻を決め，儀礼化する．

[*5]
ステロイドに対する心理的抵抗の強い人
「ステロイドが怖い」「使いたくない」という人に対して，その気持ちを否定することよりも，だからこそ，早く使わなくていい状態になりましょうと，治療に対する動機づけとしてその抵抗感を利用することは有効である．ただし，治療が始まり，皮膚がきれいになるとなおさら「こんなにすぐきれいになって怖い」と感じる人も多い．あらかじめ「この時期はまたステロイドに対する抵抗がでやすいです」と予告しておくと，「言われたとおりでした」とうまく相談に乗ることができる．

❸ 吸入器具の種類と特徴

分類	長所	短所	方式	長所	短所
ネブライザー	普通の呼吸で吸入可 乳幼児に使用可 確実に吸入できる 薬液量調整が容易	吸入装置が大型 高価 使用に時間がかかる 薬物の種類が限定される 電源が必要 騒音	ジェット式	耐久性に優れる	騒音 比較的大型 交流電源が必要なものが多い
			超音波式	大量噴霧が可能 静か	薬物の変性 過量の水分吸入 少量の噴霧には不適 装置が大型 ステロイド混濁液の吸入不可
			メッシュ式	静か 軽量小型 電池で駆動可	耐久性未確認 選択できる機器が少ない
定量吸入器 (metered dose inhaler：MDI)	軽量・小型 携帯性に優れる 特別な装置不要 騒音がない 電源不要 吸入に時間がかからない	吸入手技の習得が必要 吸入が不確実な場合がある 年少者では使用が難 量の微調整が不可能 安易に反復使用しやすい 過量投与の危険性	加圧噴霧式 (pMDI)	スペーサーを使用すると同調不要 携行に便利	吸気と噴霧の同調が必要 使用前によく振って混合する必要あり 噴霧用溶媒が必要
			ドライパウダー（DPI）	吸気との同期が不要 操作・管理が容易 噴射用溶媒不要	吸入力が必要 年少児では使用不可 薬剤の種類が限定

（小児気管支喘息治療・管理ガイドライン 2012[3]）

❹ 吸入方式による粒子の吸入速度および呼吸方法の違い

	ネブライザー	DPI	MDI
粒子の吸入速度	遅い	吸気流速による	速い （スペーサーを使うと遅くなる）
呼吸方法	ゆっくり周期的に通常の深呼吸	速く （60 L/分または1〜2秒間の）深い呼吸	ゆっくり （30 L/分または3〜5秒間の）深い呼吸

❺ 吸入デバイスの使用手技の問題

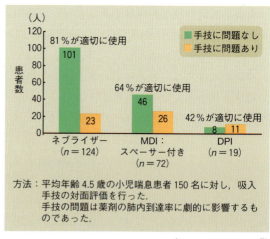

方法：平均年齢4.5歳の小児喘息患者150名に対し，吸入手技の対面評価を行った．
手技の問題は薬剤の肺内到達率に劇的に影響するものであった．

（Kofman C, et al. 2004[5]）

*6 本来アトピー性皮膚炎はこのような単純な病態ではないが，スキンケアを行ううえでは，複雑にするよりもシンプルに説明したほうが理解されやすい．

*7 このような話をした場合，多くはスキンケアから解放されるわけでないことにがっかりする養育者も多いが，「お母さんは何歳で基礎化粧をおやめになるつもりですか？」と問うと，聞かれた母親は苦笑することが多い．スキンケアの負担感も軽減し，習慣づけることの重要性をすぐに理解する．

*8 肘や手首，指，膝や足首，耳たぶ，殿部下部，鼠径部などの部位は，しわが多くしっかり伸ばして洗う．たとえば手の指の関節は片側の手を「グー」にして，もう片側の手を「パー」にして洗うとよく洗える．

ブライザー，② 幼児〜小学生まではスペーサーを用いた加圧式定量噴霧吸入器（スペーサーは，2, 3歳ぐらいまではマスクを使用し，マウスピースが可能になったらそれに変更する），③ ドライパウダー吸入器*3 を用いるのは早くとも小学校高学年以降が好ましい，などである．

- 加圧式定量噴霧吸入器をスペーサーなく単独で用いることは難しい．
- 吸入方式の違いによる吸入速度と呼吸方法を ❹ に示す．
- 加圧式定量噴霧吸入器のスペーサーでは，吸う速度が速いと警告音が鳴るタイプがある．それを誤解して，音が出るように努力してしまう患児がいる（❺）．
- 吸入後5秒程度の息止めやうがいを忘れないように強調して説明する．
- 吸入を指導するときは，実物を用いながら行う．また定期的に外来などで

通常行っている手順を再現してもらい，確認する*4.

アトピー性皮膚炎のスキンケア指導

- アトピー性皮膚炎（AD）のスキンケアについては，軟膏はどのくらいの量を塗るのか，擦り込むのか，延ばすのか，重ね塗りはどうするのかなど，より具体的で実践的な指導と，確実に効果が現れる方法を提供する必要がある．
- 患者・養育者の思いや考えをよく理解し，ニーズを把握する．
- 多くの民間療法を経験している養育者は，偏った知識や独自の考えをもっている人も多い．養育者と対立するのではなく，これまでの苦労を労い，共感したうえで，相手が自分の矛盾に気づけるようなかかわりが必要である*5.
- スキンケアは，「石けんで洗って軟膏を塗る」という一連の流れとして指導する．
- 最初にバリア機能が障害された状態をイメージしてもらうために，スポンジにラップを巻きバリアに見立てたモデル（❻）に，アレルゲンや汗などの悪化因子に見立てた色水を流す．色水がしみこむ，しみこまないなどにより病気のイメージが容易に理解できる*6.
- 治療目標は，きれいな皮膚状態を長く保ちバリア機能を回復させることである．
- 最終的には，時に湿疹が出現することがあっても，おおむね保湿剤のみできれいな皮膚を維持することが目標である*7.

指導の実際

洗い方のポイント（❼）

- 泡を立てる．メレンゲのようにきめ細かい泡が汚れを落とす．泡立て式ポンプタイプや，泡立てネットなどで容易に泡立てることができる．

AD：atopic dermatitis

*9
顔の洗い方
顔を洗うとき子どもが泣くのは泡が目に入るからではなく，顔が濡れて泣くのである．たっぷりの泡で次の手順に従って洗うとよい．
① 水をかけるときは，顔の上から下に水が流れるようにかける．
② 先に額，頬などを石けんをつけて洗い，最後にシャワーをすぐかけられる準備をしてから，鼻の下，目のまわりに泡をつけて洗う．洗う方向は，額から鼻の方向にまぶたが閉じるように手を動かして洗う．また，鼻と目を洗い始めるときは，目を閉じるように指示して「1，2，…」とゆっくり数を数えるとよい．
③ 頭の上から手早く湯をかけて，しっかりすすいだら，数え終わるようにする．
④ 顔が濡れていると不快に感じ，掻いたり，泣いたりするため，すすぎ終わったら素早く，乾いたタオルで押さえるように顔の水分を拭き取る．拭いた後は，目をこすらないようにタオルを持たせない．

*10
適切な軟膏量の目安
- 口径が3〜4mm程度（通常5gチューブ）の場合，大人の人差し指 「一節半〜二節＝0.5g＝両手のひらの面積」
- 口径が5mm程度（通常10g以上のチューブ）の場合，大人の人差し指 「一節＝0.5g＝両手のひらの面積」

❻ アトピー性皮膚炎のイメージ化

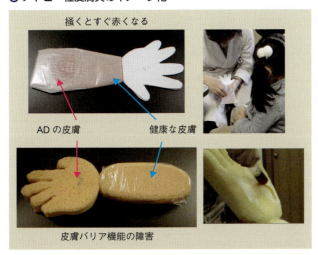

掻くとすぐ赤くなる
ADの皮膚　　健康な皮膚
皮膚バリア機能の障害

❼ 洗い方3つのポイント

・泡を立てて洗う
・しわを伸ばして洗う
・手でもむようにしっかり洗う

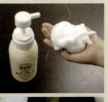
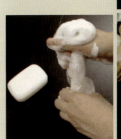
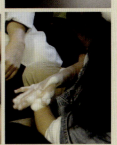

❽ 外用薬の使用量―1回の全身塗布量

- 乳児：小さじ1杯（4〜5gぐらい）
- 〔上肢片側：0.5g，下肢片側：1g，体片面：1g〕
- 幼児3〜5歳：小さじ1杯半（6gぐらい）
- 〔上肢片側：1g弱，下肢片側：1g強，体片面：1g強〕
- 学童10歳：小さじ2杯（8〜10gぐらい）
- 〔上肢片側：1.5g，下肢片側：1.5g，体片面：2g〕
- 中学生：小さじ3杯（12〜15gぐらい）
- 〔上肢片側：2g，下肢片側：2.5g，体片面：3g〕

FTU：finger tip unit

*11
湿疹は悪化している部分が腫脹しているため，擦り込んでしまうと軟膏が腫脹した部位に載らない．また擦り込むことで皮膚を傷つけてしまうおそれがある．

*12
患者のセルフケアを促すための有効な方略
- その人のやりがいや優先したいことと，治療を関連づける（例：治療をやったほうが部活がもっとできて得だ！）．
- できたときのメリットとできないときのデメリットを比較する．
- 何気なくできたときは，「なぜうまくいったのか」を自覚できる質問をする．
- 今，できていることを列挙してみる．
- その人のできない言い分を理解（傾聴・共感）してから，指導やアドバイスをする．
- できたときとできなかったときの違いを比較して，できたときの行動を少しずつ増やす．
- 短期で効果が現れやすく，実行可能なものを行動目標に設定する（例：朝のスキンケアを次回受診までに，4回/週続ける）．
- 具体的な数値にしてみると実行しやすい（例：なるべく，できるだけ→4回/週）．
- できないとき，できそうにないときの代案や対策を考えておく．
- 自己管理を行ううえで，負担に感じることを解決する．
- モチベーションのレベルに合わせた指導をする（例：治療に納得できないのか，方法がわからないのか）．
- 2，3回同じ指導をしても効果がないときは，指導方法とタイミングを検討する．

- 関節を伸ばしたり曲げたりして，しわを伸ばして洗うようにする*8,9．
- いくら柔らかいとはいえガーゼなどは刺激が強いので，手で洗うようにする．

薬剤の塗り方のポイント

- 多くの患者は軟膏を塗る量が少ない傾向にある．そのため，Longら[4]の1FTUの基準を使い，適切な軟膏量を具体的に指導するとよい*10（❽）．
- 擦り込まない，載せるように塗ることがコツである*11．
- 軟膏の塗布部位は明確に指示する必要がある．吸収率のよい顔の場合は，耳より前，あごのラインより前，「ちょうどお面をかぶせたときに隠れる部位」が顔の軟膏を塗る範囲と指導すると理解しやすい．首や，耳切れなどは迷う部位であり，一般的には体の軟膏とする．

アドヒアランスの向上と自己管理の維持

- 自己管理を実行できるようになっても，それを継続できるための介入が必要である．そのためには，動機を高め，負担感を軽減していくこと，「やればできる」「自分にはできそうだ」と思えるような具体的で容易に達成可能な方法で自己効力感を高める必要がある*12．
- 治療するうえで負担となってくるのは，時間をとられる，面倒であるなどばかりでない．「子どもが言うことを聞かない」「友達に顔がてかてかしていると言われる」ということが，治療継続を負担にさせてしまうことがある．
- 外来ではそのつど，負担要因を探索し，軽減する努力と，治療を継続していることへの賞賛と効果を繰り返し伝えていくことが大事である．

■ 文献

1) ADHERENCE TO LONG-TERM THERAPISE―Evidence for action. World health Organization 2003；69-79.
2) Dinakar C. Understanding non-adherence in asthma. International Review of Asthma 2006；8（2）：52-60.
3) 日本小児アレルギー学会．小児気管支喘息治療・管理ガイドライン2012．東京：協和企画；2011．p.178-88.
4) Long CC, et al. The fingertip unit―a new practical measure. Clin Exp Dermatol 1991；16：444-7.
5) Kofman C, et al. Aerosol therapy for pediatric outpatients. RT：J Respir Care Pract 2004；117：26-8.
6) National Asthma Education and Prevention Program. Publication no 97-4051.
7) Agertoft L, et al. Drug delivery from the Turbuhaler and Nebuhaler pressurized metered dose inhaler to various age groups of children with asthma. J Aerosol Med 1999；12：161-9.
8) Bisgaard H, et al, editors. Chapter 12 Space Devlces. Drug Delivery to the Lung. New York：Marcel Dekker；2001. p.389-420.
9) Kamin WE, et al. Mass output and particle size distribution of glucocorticosteroids emitted from different inhalation devices depending on various inspiratory parameters. J Aerosol Med 2002；15：65-73.
10) Tandon R, et al. Measuring nebulizer output. Aerosol production vs gravimetric analysis. Chest 1997；111：1361-5.

情報と指導
食物アレルギーと禁忌薬物

杉崎千鶴子

- 医薬品にも食物成分由来のアレルゲンは含まれており，処方された医療用医薬品や患者自身が購入した一般用医薬品で症状を引き起こすことが懸念される．
- 食物アレルギーの重症度や症状を誘発する抗原量は個々の患者で異なり，体調の良いときは問題ない量であっても，体調不良時には重篤な反応を引き起こす場合がある．医療関係者は食物アレルゲンを含む医薬品の知識を身につけるとともに，患者や保護者が自己防衛できるように，避けるべき医薬品について医師や薬剤師が情報提供を行うべきと考える．
- 食物アレルギーがある患者に対して注意しなければならない医薬品を❶に示す．

鶏卵アレルギー

- 鶏卵アレルギー患者は，卵白タンパク質の一つであるリゾチームを原料と

❶ 注意しなければならない医薬品

	含有成分	商品名・品目数	薬効分類
医療用医薬品：「禁忌」と明記されている薬剤			
鶏卵	塩化リゾチーム	アクディーム，エリチーム，ノイチーム，ムコゾーム，リゾティア，リフラップ，レフトーゼ	酵素製剤
牛乳	タンニン酸アルブミン	タンナルビン　など	止瀉薬，整腸薬
	乳酸菌	エンテロノン-R，エントモール，コレポリーR，ラックビーR	腸内細菌叢改善剤
	カゼイン	ミルマグ	制酸薬，緩下薬
		エマベリンL	高血圧・狭心症治療薬
		アミノレバンEN，エネーボ，エンシュア・H，エンシュア・リキッド，ラコールNF	経腸または経口栄養剤
ゼラチン	ゼラチン	エスクレ坐剤	鎮静・催眠薬
一般用医薬品など			
鶏卵	塩化リゾチーム	180品目	総合感冒薬，鎮咳去痰薬，鼻炎用内服薬，口腔咽頭薬（トローチ剤），痔疾用薬，歯痛・歯槽膿漏薬，一般点眼薬 など
牛乳	タンニン酸アルブミン	グアベリン錠，ストーゼ止瀉薬，ビオフェルミン止瀉薬，ビストップ，ベルランゼットS，新タントーゼA，大正下痢止め〈小児用〉	止瀉薬
	乳酸菌	イストロン整腸錠，ファスコン整腸錠，ラクティブプラス，新アペテート整腸薬，新笹岡整腸薬M	整腸薬
	（添加物に乳成分）	婦人華N，新プレコールトローチ	口腔咽喉薬，婦人薬
	CPP-ACP（リカルデント）	ジーシーMIペースト	口腔ケア用塗布薬
		リカルデントガム	特定保健用食品

（2014年9月現在）

した「塩化リゾチーム」に注意が必要である．
- 塩化リゾチームは消炎酵素剤で，医療用医薬品だけではなく，総合感冒薬や鎮咳去痰薬として一般用医薬品にも広く使用されている．患者自身が容易に購入できるため，鶏卵アレルギー患者が知らずに服用し，アレルギー症状を誘発する可能性は高い．

牛乳アレルギー

- 牛乳アレルギー患者では乳タンパク質のカゼインを含有する製剤「タンニン酸アルブミン」「乳酸菌」「カゼイン」「乳糖」「CPP-ACP（リカルデント）」に注意が必要である．
- タンニン酸アルブミンはタンニン酸と乳清カゼインとの化合物であり，すべての牛乳アレルギー患者に対して投与禁忌である．
- 乳酸菌は菌自体にアレルゲン性はないが，乳酸菌培養段階の培地に脱脂粉乳を使用するので，製造由来不純物である脱脂粉乳中に含まれるカゼインによりアレルギー症状を引き起こす．
- タンニン酸アルブミンや乳酸菌製剤は急性胃腸炎の腸管の透過性が亢進している状況下で使用されるため，重篤なアナフィラキシーも起こりうる．
- 乳糖は賦形剤やドライパウダータイプ（DPI）製剤の安定剤として汎用される．純度の高い乳糖にも微量の乳清タンパク質が残存し過敏な牛乳アレルギー患者は症状を引き起こす可能性があり，DPI 製剤に含まれる乳糖で経気道的な感作を増強することが報告されている[1,2]．ドライパウダーの喘息吸入薬は，食物アレルギーの患者が気管支喘息を合併している頻度が高いことから投与される機会が多い．また，インフルエンザの治療薬として DPI 製剤が処方される場合もある．インフルエンザ治療薬は短期間の投与にとどまるので，長期間連日吸入する気管支喘息の治療薬と比べて気道的な感作を増強する危険性は低いと思われるが注意が必要である．
- 乳糖を含有する気管支喘息・インフルエンザの吸入治療薬を ❷ に示す．

DPI：dry powder inhaler

❷ 乳糖を含有する気管支喘息およびインフルエンザの吸入治療薬

分類	商品名
気管支喘息治療薬	アズマネックスツイストヘラー 100/200 μg
	アドエアディスカス 100/250/500 μg
	シムビコートタービュヘイラー
	セレベントディスカス 50 μg
	セレベントロタディスク 25/50 μg
	フルタイドディスカス 50/100/200 μg
	フルタイドロタディスク 50/100/200 μg
	メプチンクリックヘラー 10 μg
	メプチンスイングヘラー 10 μg
	レルベア 100 エリプタ，200 エリプタ
インフルエンザ治療薬	イナビル吸入粉末剤 20 mg
	リレンザ吸入 5 mg

❸ エピペン®の併用禁忌薬

分類	薬剤名	商品名	臨床症状・措置方法	機序・危険因子
抗精神病薬	ブチロフェノン系薬剤	セレネース トロペロン等	エピペンの昇圧作用の反転により，低血圧があらわれることがある．	これらの薬剤のα遮断作用により，エピペンのβ刺激作用が優位になると考えられている．
	フェノチアジン系薬剤	ウインタミン等		
	イミノジベンジル系薬剤	デフェクトン等		
	ゾテピン	ロドピン		
	リスペリドン	リスパダール		
α遮断薬				
	イソプロテレノール等のカテコールアミン製剤 アドレナリン作動薬	プロタノール等	不整脈，場合により心停止があらわれることがある．蘇生等の緊急時以外には併用しない．	これらの薬剤のβ刺激作用により，交感神経興奮作用が増強すると考えられている．

（エピペン®添付文書より）

- ソルメドール®静注用には，添加物として乳糖が使用されているので，牛乳アレルギー患者では注意が必要である．
- CPP-ACP（リカルデント）は，カゼインホスホペプチド（CPP）に対するアレルギー反応が懸念されるため，牛乳アレルギー患者は使用すべきではない．ジーシー MI ペースト®は歯科で使用するものであることから，歯科医においても食物アレルギーに対する基礎知識は必要である．また，市販のリカルデント®ガムは患者自身が容易に購入することができるため，患者への注意喚起が必要と考える．

CPP：casein phosphopeptide

ゼラチンアレルギー

- ゼラチンは添加物もしくはカプセルの原材料として汎用されているが，留意が必要なのは腸管粘膜からの吸収がよい坐薬であり，特にエスクレ®坐剤ではゼラチンアレルギー患者を投与禁忌の対象としている．

📋 エピペン®と薬剤

- エピペン®注射液 0.3 mg および 0.15 mg は，アナフィラキシーが発現した際の補助治療剤であり，アドレナリンを含有する注射針一体型の自己注射用製剤である．
- アナフィラキシー発現時の初期治療に有用な薬剤だが，交感神経のαおよびβ受容体に作用することから，ブチロフェノン系・フェノチアジン系などの抗精神病薬，α遮断薬，カテコールアミン製剤，アドレナリン作動薬を服用している患者には併用できない（❸）．
- 小児においても，ADHD などの発達障害で投与されるリスペリドン（リスパダール®）などが該当するため留意する．

ADHD：attention deficit hyperactivity disorder

■ 文献

1) Nowak-Wegrzyn A, et al. Contamination of dry powder inhalers for asthma with milk proteins containing lactose. J Allergy Clin Immunol 2004；113：558-60.
2) No authors listed. Asthma inhalers may pose risks in the milk-allergic child. Child Health Alert 2005；23：1-2.

アドレナリンの自己注射——エピペン®の使い方

浅海智之

製剤の特徴

- アドレナリンと注射針が内蔵され，使用時にバネの力により注射針が出ることによって筋肉注射が可能になる自己注射用の製剤である．
- 針の太さは22G，長さは1.4 cmで，衣服の上からでも使用可能である．
- 1管2 mL入り製剤であるが，使用時には0.3 mL注射され，一度注射されると残りは使用できない．

適用承認

- 2003年に0.3 mg製剤がハチ毒に対して承認された．
- 2005年に0.15 mg製剤が承認され，食物アレルギーおよび小児への適応拡大となり，2011年に保険診療の適用となった．

救急救命士によるエピペン®の投与

- 2009年に業務として，救急救命士のエピペン®使用が解禁された．

投与量，効果と有害事象，注意点

投与量

- 0.15 mgと0.3 mgの製剤があり，適応は0.15 mgが体重15 kg以上，0.3 mgが体重30 kg以上となっている[*1]．
- 投与量が0.01 mg/kgを超える患者への処方は原則禁忌であるが，救命を最優先し，患者ごとの症状を観察したうえで慎重に判断する．

効果

- 最高血中濃度到達時間は約10分で，心拍数・血圧はアドレナリンの血中濃度と相関する[3]．
- α作用により皮膚毛細血管収縮による末梢抵抗増加，β作用により心拍数増加，心筋収縮力増強，冠動脈拡張，気管支筋の弛緩，腸管弛緩，炎症物質遊離抑制などがあり，アレルギー症状を緩和させる．

有害事象

- 有害事象が使用症例の3.7％，17例に認められたが，アドレナリン自体の作用によるものと針による外傷によるものとに大きく分類でき，いずれも転帰としては回復しており，医学的に問題となる重篤な副作用は認めなかった（❶）[4]．

[*1] 0.15 mg製剤は米国では体重10〜25 kg，ヨーロッパでは体重7.5〜25 kgの患者，0.3 mg製剤は米国・ヨーロッパとも体重25 kgを超える患者に推奨されている[1,2]．

❶ エピペン® の有害事象

	有害事象	件数	処置	転帰
アドレナリン自体の作用によるもの	エピネフリン副反応	1	なし	回復
	局所冷感	1	あり	回復
	血圧上昇	1	なし	回復
	心悸亢進	1	なし	回復
	頻脈	1	不明	回復
	手足のしびれ感	1	不明	回復
	膝のあたりの痛み(注射側)	1	不明	回復
	動悸	1	不明	回復
		1	なし	回復
	嘔気,嘔吐	1	不明	回復
	振戦	1	不明	回復
針による外傷	接種部の切創	1	あり	回復
	投与部位の出血	1	なし	回復
	疼痛	1	なし	回復

(海老澤元宏ほか. 2013[4])

❷ エピペン® 使用のタイミング――一般向けエピペン® の適応

エピペン® が処方されている患者でアナフィラキシーショックを疑う場合,下記の症状が一つでもあれば使用すべきである.

消化器の症状	・繰り返し吐き続ける	・持続する強い(がまんできない)おなかの痛み	
呼吸器の症状	・のどや胸が締め付けられる ・持続する強い咳込み	・声がかすれる ・ゼーゼーする呼吸	・犬が吠えるような咳 ・息がしにくい
全身の症状	・唇や爪が青白い ・意識がもうろうとしている	・脈を触れにくい・不規則 ・ぐったりしている	・尿や便を漏らす

(日本小児アレルギー学会. 2013[5])

注意点

- 有効期限は約 1 年である.
- α遮断薬,ブチロフェノン系・フェノチアジン系などの抗精神病薬を投与中の患者への使用は禁忌である.

使用の実際

使用のタイミング

- 小児アレルギー学会で推奨されているエピペン® 使用のタイミングを ❷[5]に示す.
- 専門医によるエピペン® 使用時の適切な指導,外出時にも常にエピペン® を携帯することの徹底が重要である[*2].
- エピペン® 練習用トレーナーを用い,日ごろから使用方法について訓練しておく.

[*2] 向田らによると,エピペン® 処方後に誘発症状を起こした24例のうち,エピペン® 使用例は6例(25%)で,不使用18例の理由は,注射行為への不安8例,不携帯5例,内服のみで改善3例,すぐ救急受診2例であった[6].

262　7章　情報と指導

❸ エピペン®の使い方

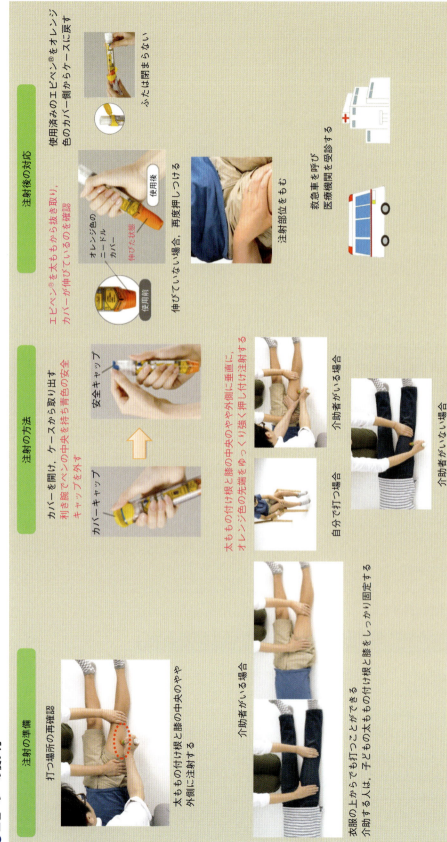

（相模原病院小児科資料）

❹ エピペン® 使用者

	男子		女子		合計	
	人数	%	人数	%	人数	%
本人自己注射	61	34.9%	48	26.8%	109	30.8%
学校職員注射	42	24.0%	50	27.9%	92	26.0%
保護者注射	51	29.1%	49	27.4%	100	28.2%
救急救命士注射	21	12.0%	32	17.9%	53	15.0%
合計	175	100.0%	179	100.0%	354	100.0%

（日本学校保健会[8]を基に筆者作成）

実際の使い方

- ファイザーのエピペン® ホームページ[*3] を参照するとよい．
- 当院で患者に配布しているエピペン® の使い方を❸ に示す．
- 誤注射を防止するため，指または手などをオレンジ色のニードルカバー先端に当てないように注意する．
- 太ももに5秒押し付ける．
- 介助者は太ももの付け根と膝をしっかり押さえ，動かないように固定する．
- 使用後は必ず医療期間を受診し，適切な治療を受ける．
- 複数本持っている場合，5～15分後に症状の改善を認めないときには追加投与が可能である[1]．

[*3] http://www.epipen.jp/

学校での使用

- 「学校のアレルギー疾患に対する取り組みガイドライン」[7] において示している内容に即して教職員が注射を行うものであれば医師法違反とならない，と厚生労働省の見解が示された．
- 文部科学省が平成25（2013）年度に行った対象児童数9,156,911人のエピペン® 使用者の詳細を❹[8]に示す．
- エピペン® 保持者は23,865人であり，そのうち5年間でエピペン® を使用したのは354人（1.5%）であった．
- エピペン® の認知度は上がっており，学校職員は法律上エピペン® を打つことはできる．しかし使用に関する嫌悪感や恐怖心は根強く残っており，今後，エピペン® を十分活用するため，学校職員への指導が必要である．

■文献

1) Boyce JA, et al. Guidelines for the diagnosis and management of food allergy in the United States: Report of the NIAID-Sponsored Expert Panel. J Allergy Clin Immunol 2010; 126: S1-S58.
2) Muraro A, et al. Anaphylaxis: guidelines from the European Academy of Allergy and Clinical Immunology. Allergy 2014; 69: 1026-45.
3) Song TT, et al. Barriers to adrenaline auto-injector use in anaphylaxis. Allergy 2014; 69: 983-91.
4) 海老澤元宏ほか．アナフィラキシー対策とエピペン®．アレルギー 2013；62：144-54.
5) 日本小児アレルギー学会．一般向けエピペン® の適応．2013. http://www.jspaci.jp/modules/membership/index.php?page=article&storyid=63
6) 向田公美子ほか．アドレナリン自己注射薬（エピペン®）を処方した食物アレルギー小児例の検討．アレルギー 2014；63：686-94.
7) 日本学校保健会．学校のアレルギー疾患に対する取り組みガイドライン．2008. http://www.gakkohoken.jp/book/ebook/ebook_01/01.pdf
8) 日本学校保健会．平成25年度学校生活における健康管理に関する調査事業報告書．http://www.gakkohoken.jp/book/ebook/ebook_H260030/H260030.pdf

スキンケアの指導

中川秀己

- スキンケアには異常な皮膚機能の補正という意味あいがあり，皮膚の清潔の維持，皮膚バリア機能を高めるための保湿・保護，環境の整備などがあげられる．
- 薬剤としては保湿外用薬が用いられるが，その種類と薬理効果に基づく適正な使用法がアトピー性皮膚炎のコントロール，寛解維持に重要である．

アトピー性皮膚炎の皮膚バリア機能について

- 最近になり，皮膚バリアタンパクフィラグリン*1の主要な機能喪失型変異がアトピー性皮膚炎の発症危険因子となることが報告されている[1]．
- 皮膚バリア機能*2 を担っているのは表皮の最外層にある角質層である．角質細胞に含まれる天然保湿因子と角質細胞の表面を覆う皮脂膜，さらに角質細胞をつなぎとめている角質細胞間脂質がバリア機能をつかさどっている*3（❶）．
- アトピー性皮膚炎患者にみられる特徴的な乾燥皮膚（ザラザラしたり，かさついた皮膚）はアトピックドライスキンとよばれ，角質層の保湿機能が減弱して水分量が減少した結果，起こるものと考えられている．
- アトピックドライスキンは皮膚バリア機能の異常が起こっている状態で，種々の外的・内的刺激で容易にかゆみを起こしやすく，そこに掻破が加わるとさらに皮膚バリア機能が破壊される[2]．
- 皮膚バリア機能が破壊されると，非特異的な物理化学的刺激にさらに敏感になるとともに，ダニなどの環境アレルゲンや細菌，ウイルスなどの微生物の侵入を容易にし，炎症反応を引き起こすことになる．

アトピー性皮膚炎のスキンケアの位置づけ

- アトピー性皮膚炎におけるスキンケアの目的は，皮膚バリア機能異常を補正することによってアトピー性皮膚炎の悪化や再燃を防ぐことに加え，ス

*1
フィラグリン（filaggrin）
表皮の顆粒細胞内のケラトヒアリン顆粒にはフィラグリンの前駆物質（プロフィラグリン）が多量に存在し，角質細胞になるときにプロテアーゼの作用によりフィラグリンに分解される．フィラグリンはケラチン線維を凝集させた後，角質層上層でアミノ酸などに分解され，天然保湿因子となる．

*2
皮膚バリア機能
外界からのさまざまな刺激から身体を守り，体内の水分が蒸散しないようにして生体の恒常性を維持することを意味する．

*3
角質細胞間脂質を取り除くと皮膚が乾燥し，皮膚バリア機能が低下することが明らかとなっている．角質細胞間脂質の成分の半数近くを占めるのはセラミドで，このセラミドこそが皮膚の保湿とバリア機能の主役であると考えられるようになってきている[2]．

❶ 角質層の構造

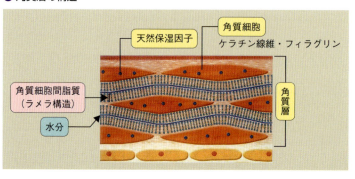

キンケアにより薬物治療を必要としない状態を維持することにある[3].
- 実際には清潔を保持するためスキンケアと，低下したバリア機能を回復させるためのスキンケアがある．
- 特に低下した皮膚バリア機能を回復させることはアトピー性皮膚炎の再発・悪化の防止，寛解維持のために非常に重要といえる．
- スキンケアには保湿薬などのいわゆるスキンケア用品を用いる狭義のスキンケアと，外用薬の使用とは無関係の入浴，衣類，食事，睡眠，ストレスなどに対する日常生活上の注意まで含める広義のスキンケアとがある．

アトピー性皮膚炎におけるスキンケアの実際

- アトピー性皮膚炎におけるスキンケアの基本は，皮膚を清潔に保つことと乾燥を防ぐことに集約できる．

皮膚の清潔維持

- 入浴・シャワー時の注意事項を❷に示す．
- 製品によって石けんやシャンプー，入浴剤自体がアトピー性皮膚炎の悪化因子になることもあるので注意が必要である．
- 清潔に保つための入浴・シャワーを過度に行うと，皮脂，セラミドなどの角質細胞間脂質，尿素やアミノ酸などの天然保湿因子などを失ってしまうために乾燥を助長する．
- 入浴後，まだ皮膚の角質層に水分が残っているうちに保湿薬をていねいに塗って水分を閉じこめるようにするのがよい．

保湿薬について

- 保湿薬は一般に皮膚，特に角質層に潤いをもたせる作用がある．
- 角質層が潤いをもてば，皮膚バリア機能もある程度，強化されるが，必ずしも皮膚バリア機能と保湿能とは一致しないことも示されている[*4].

*4
皮膚バリア機能とは，体内の水分の蒸散を防ぎ，外界からの刺激物質やアレルゲンの体内への侵入を防ぐ機能のことを指す．保湿能とは，湿度が低い環境下でも角質層に水分を抱える能力を指す．保湿薬というとバリア機能と保湿能，両者ともに備えていると考えがちであるが，実際はそうでない場合も多い．

❷ 入浴・シャワー時の注意事項

石けんを使って皮脂膜に紛れ込んだ汗や汚れを速やかに洗い落とすことが重要である．しかし，強くこすらない
ナイロンタオル使用は避け，木綿などの柔らかいタオルを用いる
垢こすりのように角質まで落とす必要はない
湿疹の部位は，石けんを泡立てて手でやさしく洗う
石けん・シャンプーは洗浄力の強すぎるものを避け，低刺激性のものを用いる
石けんやシャンプーは残らないようによく洗い流す
後頸部はシャンプーが残りやすいので特に注意する
湯の温度は熱すぎるとかゆみがひどくなるため，40℃程度のぬるめがよい
乳児は成人よりも湯の温度を高いと感じるため，成人がぬるめと感じる温度でよい
入浴剤・沐浴剤は保湿作用をもつものが勧められるが，入浴後にほてりを感じさせるものは避ける
体を拭くときは肌に刺激を与えないよう柔らかい木綿のタオルでこすらずに押さえるように拭く

❸ 保湿薬主成分の作用の比較

	① 角質層柔軟化作用	② バリア機能補強作用	③ 水分保持作用
セラミド	↗	↗	↗
尿素	↗	↘	↗
ヘパリン類似物質	→	→	↗
白色ワセリン	↗	→	→
ビタミンE配合	→	→	↗

- アトピー性皮膚炎の乾燥皮膚を主体に使用される保湿薬の理想的な条件としては，①角質層柔軟化作用，②バリア機能補強作用，③水分保持作用であるが，一般に保湿薬は大きく2つに分けられる[*5]．
- それぞれに長所，短所があるため，その性質をよく理解したうえで選択すべきだが，尿素含有のものは皮膚バリア機能を低下させ，刺激性があるため乳幼児，小児には避けたほうが無難である．むしろ白色ワセリン，プラスチベース®，ヘパリン類似物質などがよい（❸）．
- 塗り心地の面からは白色ワセリンは少々べたつき，ヘパリン類似物質が最も使いやすいが，使用感は患者によって異なるので，これと決めずに患者の感想，好みに応じて処方する．
- 乳液タイプのものは伸びがよく最も手軽に塗れるが，効果が弱いので，乾燥が目立つ冬季はクリーム基剤のものや白色ワセリンが選択肢となる．
- 保湿薬の主成分は基本的には副作用はないと考えられるが，基剤に入っている保存剤（または添加物）などがまれに皮膚に悪影響を与えることもありうる[*6]．

保湿薬の使用法

外用のタイミング

- 保湿薬は，塗布の回数が多いほうが効果を期待できるとされている．理想的には皮膚表面が乾燥しないよう1日4～5回塗布したほうがよいが，困難なことが多い．
- しかし入浴直後の塗布は必ず行わなければならない．可能な限り，入浴後10分以内が望ましい[*7]．
- 特に，白色ワセリンは前述したように皮膚の表面に油膜をつくることにより，水分蒸散を防ぐため，入浴直後の外用が勧められる．皮膚が湿っていると白色ワセリンの伸びもよい．逆に乾燥した皮膚にそのまま外用すると伸びが悪く，白色ワセリンの本来の特徴も生かすことができない．
- 起床後も皮膚の乾燥に気づいたら，すぐに塗布することを勧める．
- 保湿薬にはローション製剤も発売されており，一般にクリーム製剤よりは

[*5]
1. 吸水性，吸湿性をもつ成分が配合され，それにより保湿を図るもので，尿素，ヘパリン類似物質，セラミド，水溶性コラーゲン，ヒアルロン酸，アミノ酸などを含有するものである．
2. 油性成分を配合し，その皮膜を角質表面につくることにより水分の蒸散を抑えるもので，ワセリンやオリーブ油などがこれにあたる．

[*6]
保湿薬使用中に皮膚炎の悪化がみられる場合には，アトピー性皮膚炎自体の悪化だけでなく，保存剤によることもありうることを念頭に置く必要がある．

[*7]
入浴，洗浄により皮膚表面の皮脂がとれるため，そのまま放置しておくと皮膚の乾燥が進むことになる．入浴直後は角質層が水分で膨潤しており，保湿薬の角質層への浸透もよいため，すぐに保湿薬をべとつかない程度にたっぷりと塗布する．

保湿効果が劣るものの，使用が簡便であり，朝の忙しいときや外用を嫌がって逃げまわる小児には便利である．
- 保湿薬の使用量であるが通常，全身に保湿薬（クリーム製剤）を塗ると成人の場合，8g程度の量が必要となる．
- クリーム製剤の場合，大人の人差し指の指腹の第1関節の長さ全体に少し盛り上がる程度に保湿薬をとると約0.5gになり，大人の手のひら2枚分は塗布することが可能である（❹）．
- 皮膚が乾燥しやすい冬季に，小児に適切に保湿薬を使用することの重要性は言うまでもない．
- 夏季においても発汗などでアトピー性皮膚炎は増悪しやすい[*8]ので，外出前に乾燥皮膚に保湿薬を外用しておくと，発汗による皮膚炎の悪化をある程度は抑えることができる．
- 発汗した後には皮膚炎の悪化防止のために入浴することも重要であり[*9]，その後の保湿薬の使用も欠かしてはならない．
- 小児は夏季にプールなどに入る機会も増える．プールでは混入する塩素や汚れにより，皮膚炎が悪化することも多いので，プールに入る前に外用させることも悪化の防止になる．当然，プール後のシャワーの後の外用も重要である．

外用薬と保湿薬の併用

- ステロイド外用薬やタクロリムス外用薬と保湿薬の使用法であるが，正常皮膚での検討では，保湿薬を塗った後にステロイド外用薬やタクロリムス外用薬を塗ると，それらの皮膚の浸透が低下することが示されている．
- しかし，ステロイド外用薬やタクロリムス外用薬を塗るのは皮膚バリア機能が障害された湿疹部位であること，ステロイド外用薬は分子量が460〜520ダルトンと浸透しやすいこと，湿疹部位以外には塗らない指導を行うことから，保湿薬をまず塗った後にステロイド外用薬を湿疹部位に塗るように指導する．この方法でも十分にステロイド外用薬は効果を発揮できる[*10]．
- タクロリムス外用薬は分子量が822.03ダルトンと大きいため，ステロイド外用薬と比較し，皮膚への浸透が悪いが，正常皮膚からはほとんど吸収されないという特徴を有する．
- したがって，タクロリムス外用薬は保湿薬を塗る前に使用するほうがよい．さらに，タクロリムス外用薬の皮膚刺激症状（灼熱感，ほてりなど）もすぐに保湿薬を塗ることで，ある程度軽減しうる．

■文献

1) Palmer CN, et al. Common loss-of-function variants of the epidermal barrier protein filaggrin are a major predisposing factor for atopic dermatitis. Nat Genet 2006；38：441-6.
2) 中川秀己．皮膚バリア障害としてのアトピー性皮膚炎．斉藤博久，大矢幸弘編．小児アレルギーシリーズ—アトピー性皮膚炎．東京：診断と治療社；2007．p.146-51.
3) 古江増隆ほか．日本皮膚科学会アトピー性皮膚炎診療ガイドライン．日皮会誌 2008；118：325-42.

❹ 保湿薬使用量の目安

成人の指尖部に軟膏を載せた量をFTU（finger-tip unit）という単位にして使用量の目安にしたもので，人差し指の指腹側の末節部に載せた量を1FTUとする
（軟膏，クリーム：1FTU＝約0.5g）

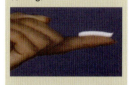

なお，ローションでは1円玉大となる
（ローション：1円玉大＝約0.5g）

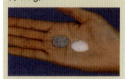

1FTUで塗る範囲は，大人の手のひら2枚分！

[*8] 夏季は汗をかきやすく，発汗が増強すると皮膚の乾燥は防げられるが，汗をかいたまま放置しておくとかゆみが生じることが知られている．これは汗を放置しておくと垢やアレルゲン，ほこりとまみれて皮膚が刺激されることによると考えられる．

[*9] 市販のスキンケアコットンなどのウェットティッシュを利用するのも一つの手である．

[*10] 逆に，ステロイド外用薬を塗ってから保湿薬を塗る場合では，ステロイド外用薬が湿疹部位以外にも広がる可能性がある．

情報と指導

食物アレルギーの栄養食事指導

林 典子

- 食物アレルギーの患者は，原因食物の除去や解除の指示をされただけでは，具体的に食生活での行動をイメージできないことが多い．
- 患者は，何を食べてよいのか，何を食べてはいけないのかといったことに加えて，食品を購入するとき，調理をするとき，外食をするとき，入園や入学をするとき（給食が開始されるとき）など，さまざまな食生活のシーンでの具体的な注意点や工夫点についてアドバイスを求めている．
- 病院に管理栄養士がいる場合には，医師と連携して栄養食事指導が定期的に行われることが望ましい．病院に管理栄養士がいない場合には，医師から食事についての情報を提供できるとよい．
- 医師が食物アレルギーと診断した患者に対して，その患者の原因食物や除去のレベルに応じた適切な必要最小限の食物除去の考え方を伝え，食生活のQOLをできる限り上げることを目的として栄養食事指導を行う（❶）．

QOL：quality of life

栄養食事指導の心構えとタイミング

- 食物アレルギーの栄養食事指導で最も大切なことは，医師との連携である．食物アレルギー患者の食物除去や解除の状況は一人ひとり異なるため，医師がどのような診断を行い，患者にどのような指示を出しているのかを正確に把握したうえで栄養食事指導に臨む必要がある[*1]．また，栄養指導で患者から得た情報を必要に応じて医師にフィードバックする．
- 食物アレルギーにおける食事の考え方については，インターネットなどで間違った情報が氾濫していることもあり，食物アレルギー患者やその家族が混乱しているケースがしばしば見受けられる．このため，現在，患者や

[*1] 同じ原因食物を除去する場合でも，過去にアナフィラキシーなどの症状を経験したことがある場合とそうでない場合がある．患者のおかれている背景や過去のエピソードなどもふまえて栄養食事指導を行う．

❶ 食物アレルギーの栄養指導の目的

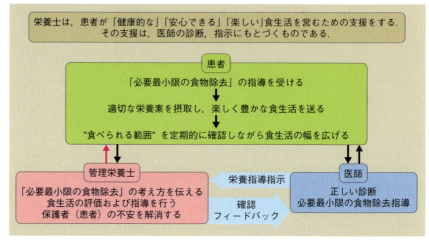

（食物アレルギーの栄養指導の手引き2011[1]）

食物アレルギーの栄養食事指導

家族が食事についてどのような考え方をもっており，主に食生活のどのような点で困っているかに耳を傾けながら，誤解を与えないように指導内容を話していく[*2]．

- 食品購入，調理，配膳，食事，給食や外食など患者の食生活について，さまざまなシーンを想定しながら，それぞれのシーンでの問題を解決できるように助言する．
- 食物アレルギーがあることによって負担を感じ，将来への不安を抱えていることもあるので，患者の考え方を尊重しながら，できるだけ負担を軽減できるように，食生活に関する具体的な助言を心がけ，将来の見通しが明るくなるような工夫をする[*3]．
- 食物アレルギー患者に栄養食事指導を行う主なタイミングは，医師から食物除去や解除の指示があるとき，患者（保護者）から食事についての相談があるとき，である．

栄養食事指導のポイント

栄養食事指導プラン立案に際して

- 患者により除去食物の内容や除去のレベルが異なるので，一人ひとりのニーズに合わせて栄養食事指導の内容を考える必要がある．❷の5つの項目に沿って個別の栄養食事指導プランを組み立てる．

必要最小限の食物除去の考え方

- 医師から診断された必要最小限の原因食物のみを除去することが基本である．念のために除去をするなど，根拠のない不必要な食物除去はしない．不必要な食物除去により，食の選択肢が狭まり，負担が増える．また，栄養摂取上での問題も生じることがある．
- 患者は，医師から除去を指示されている食物であっても，症状が出ない量[*4]までは食べてよい．
- 食物アレルギーの原因は食物に含まれるタンパク質である．タンパク質を含まない砂糖，油は食物アレルギーの原因となることは基本的にない．
- 鶏卵アレルギーで鶏肉を除去する，牛乳アレルギーで牛肉を除去するなどといった根拠のない除去の考え方はしない．また，小麦アレルギーや大豆アレルギーの完全除去の場合でも，醤油などの調味料は摂取できることが多く，調味料の利用が可能であれば患者のQOLは上がる（❸）．

除去食物のアレルゲン性の変化

- アレルゲン性の強弱は，食品に含まれるタンパク質の量によって考えることができる．しかし，タンパク質によっては，加熱や発酵によりアレルゲン性が変化するものがあり，それらはタンパク質量をもとにアレルゲン性の強弱を単純に考えることができない．
- 部分解除の場合には，よりアレルゲン性の低いものから試していく．

食品のアレルギー表示

- 容器包装された加工食品には，鶏卵，牛乳，小麦，エビ，カニ，ソバ，落

[*2] 現在の食品の摂取状況（具体的に日常の食事で何を食べていて，何を避けているか，調味料は使用しているかなど）をヒアリングしてみると，患者（保護者）の考え方がみえてくる．

[*3] 食物アレルギーは治らないのではないか，除去食物があることによって子どもが順調に成長できないのではないか，などの不安を抱えていることがある．保護者の不安を受け止めたうえで，小児の食物アレルギーは治っていく割合が高いため食物経口負荷試験を定期的に受けながら治っているかを確認していくことや，除去食物があってもバランスよく食事をすることによって問題が発生することは少ないことなどを伝える．

❷ 栄養食事指導プラン立案に際して考慮すべきこと

- 必要最小限の食物除去の考え方
- 除去食物のアレルゲン性の変化
- 食品のアレルギー表示
- 代替栄養と代替食品
- 調理上の注意点，誤食の防止

[*4] 食物経口負荷試験などで確認された安全に食べられる量．

❸ 除去する必要のないもの，除去不要のことが多いもの

	除去する必要のないもの	除去不要のことが多いもの
鶏卵アレルギー	卵殻カルシウム	鶏肉
牛乳アレルギー	乳化剤，乳酸カルシウム，カカオバター，乳酸菌	乳糖，牛肉
小麦アレルギー	醤油，麦芽糖	酢，大麦（麦茶含む）
大豆アレルギー	もやし（豆もやしは除く）＊，大豆以外の豆類	醤油，味噌，大豆油

＊カバノキ科花粉（シラカンバ，ハンノキ，オオバヤシャブシなど）アレルギーによって発症した大豆アレルギーの場合は，緑豆もやしで発症することがある．

❹ 特定原材料7品目の代替表記，特定加工食品

	代替表記	特定加工食品
	表示されるアレルギー物質に認められている別の書き方	名称からアレルギー物質が含まれていることが明白なもの
えび	海老，エビ	
かに	蟹，カニ	
卵	たまご，鶏卵，あひる卵，うずら卵，タマゴ，玉子，エッグ	マヨネーズ，かに玉，親子丼，オムレツ，目玉焼，オムライス
小麦	こむぎ，コムギ	パン，うどん
そば	ソバ	
落花生	ピーナッツ	
乳	生乳，牛乳，特別牛乳，成分調整牛乳，低脂肪牛乳，無脂肪牛乳，加工乳，クリーム（乳製品），バター，バターオイル，チーズ，濃縮ホエイ（乳製品），アイスクリーム類，濃縮乳，脱脂濃縮乳，無糖れん乳，無糖脱脂れん乳，加糖れん乳，加糖脱脂れん乳，全粉乳，脱脂粉乳，クリームパウダー（乳製品），ホエイパウダー（乳製品），タンパク質濃縮ホエイパウダー（乳製品），バターミルクパウダー，加糖粉乳，調製粉乳，はっ酵乳，乳酸菌飲料，乳飲料	生クリーム，ヨーグルト，ミルク，ラクトアイス，アイスミルク，乳糖＊ ＊乳糖は原料である牛乳のタンパク質が残留していることが確認されたため，乳の「特定加工食品」として扱われる．しかし，非常に微量であるため，少量の乳糖摂取によって症状が誘発される患者はほとんどいない．

（食物アレルギーの栄養指導の手引き2011[1]）

花生の7品目を表示する義務がある[*5]．ただし，容器包装の表示面積が30 cm² 以下のものには，表示されないことがあるので注意する[*6]．

- 容器包装された加工食品の原材料表記には，表記から使用されている原材料が容易に連想できるものとして認められた「代替表記」と「特定加工食品」がある．特に牛乳の「代替表記」は複雑であるため，見落としのないように注意する（❹）．
- 加工食品の原材料は，商品規格の変更などにより変わる可能性があるため，以前に使用して問題のなかった食品でも，使用する前に毎回必ず原材料表示の確認を行う．
- 容器包装されていない食品[*7]には原材料表示の義務はないため，正確な原材料については店の従業員に確認する．また，店の従業員が必ずしも正しく情報提供をできるとは限らないことを念頭に置く．

代替栄養と代替食品[*8]

- 食物除去をしていても，主食，主菜，副菜のバランスを考えて食事をし，原因食物に含まれる主な栄養素を他の食品から補うことができれば，栄養

---

*5 7品目以外に20品目が，容器包装された加工食品への表示を推奨されているが，この20品目に表示の義務はない．表示義務のないものは，原材料表示に記載されていない場合でもその食品に含まれている可能性があるため，食品製造メーカーへ確認をしなければ正確な原材料はわからない．

*6 消費者庁webサイト参照：
http://www.caa.go.jp/foods/index8.html

*7
スーパーで販売されている惣菜，弁当，レストランの料理など．

*8 7章"食物アレルギー代替食品一覧"参照．

摂取状況に問題が生じることは少ない[*9]．
- 食物アレルギーがある場合には，市販の加工食品を利用できなくなることが多いが，最近では各食品メーカーが食物アレルギーに配慮した加工食品や菓子などの開発に力を入れている[*10]．
- 鶏卵，牛乳，小麦を利用してつくられる料理や菓子類は多いが，これらを利用せずにつくる方法がインターネットの料理サイトなどに多数掲載されているため参考にすることができる．

調理上の注意点，誤食の防止

- 揚げ油や煮汁にもアレルゲンは含まれる[*11]ため，食物アレルギー患者の食事は新しい油やだしで調理する．
- 包丁やまな板などの調理器具を介して料理にアレルゲンが混入することがあるので注意する[*12]．
- 家庭では家族の食べこぼしなどからの誤食，集団給食では教室内での他人の食事からの誤食の可能性を常に考慮して防止策を考える．
- 患者の誤食を防ぐために，家庭では料理をつくる人（主に母親），給食現場では献立作成をする栄養士や調理員に過度な負担がかかることがないように，家族全員での協力，保育所や学校などの施設では職員全員の協力が不可欠である．

主な除去食物別のポイント

鶏卵アレルギー

- 鶏卵のタンパク質（アレルゲン）と鶏肉や魚卵のタンパク質とはそれぞれ異なるため，基本的に鶏肉や魚卵を除去する必要はない．
- 鶏卵は加熱によりアレルゲン性が低下しやすい．加熱された鶏卵を症状なく摂取できる場合でも，非加熱の鶏卵や加熱の甘い鶏卵を含む食品[*13]を摂取すると症状が出る場合もある．
- 鶏卵はハンバーグなどのつなぎに使用されるが，鶏卵の代わりに芋や片栗粉などをつなぎとして利用できる．

牛乳アレルギー

- 牛乳のタンパク質（アレルゲン）と牛肉のタンパク質とは異なるため，基本的に牛肉を除去する必要はない．
- 牛乳のタンパク質は加熱や発酵によって変性しにくいため，加熱や発酵によるアレルゲン性の低下はあまり期待できない．
- カルシウムの摂取不足にならないように，小魚や大豆製品，緑黄色野菜などカルシウムを多く含む食品を積極的に摂取する．牛乳アレルギー用ミルクを料理に利用することも可能である．
- 市販のパンには牛乳が原材料として含まれていることが多いため，牛乳を完全除去する場合には主食の選択肢が狭まる．牛乳が20～25 mL程度部分解除になると食パン（1枚）などの摂取が可能となりQOLが改善される．
- クリーム系の料理には，豆乳，豆乳からつくられたホイップクリーム，コーンクリーム，ココナッツミルクなどを利用できる．

[*9] ただし，牛乳アレルギーの場合にはカルシウムの摂取不足が問題になりやすいため注意する（「牛乳アレルギー」を参照）．

[*10] それらの加工食品のなかには，牛乳アレルギーに配慮してカルシウムが添加された食品もある．

[*11] たとえば，エビの天ぷらを揚げた油には，小麦粉やエビのタンパク質（アレルゲン）が流出している．

[*12] 調理器具や食器をていねいに洗浄することによりアレルゲンを取り除くことができるが，重症患者の場合には専用の調理器具や食器を用意するほうが安心である．

[*13] マヨネーズ，カスタードクリーム，アイスクリーム，プリン，茶碗蒸しなどは，加熱の温度が低い状態で作られるため，アレルゲン性が高い．

小麦アレルギー

- 醤油の原材料には小麦が使用されているが，醤油に含まれる小麦のタンパク質は製造工程で変性しているため，醤油は摂取可能である．
- 大麦が原材料である麦茶や大麦を原材料に含む味噌は摂取可能であることが多い．
- 小麦アレルギーの場合は，パンや麺，焼き菓子類などを除去する必要があるため，主食や間食の制限が増える．
- 市販の米粉パンにはグルテン[*14] が含まれることが多いため，原材料表示をよく確認する必要がある．
- 小麦粉の代わりには，米粉，片栗粉，コーンスターチなどを利用できる．

[*14] グルテンは小麦アレルギーの場合には使用できない．

大豆アレルギー

- 大豆以外の豆類を除去する必要はないため，小豆，えんどう豆などの摂取は，基本的に可能である．
- 醤油や味噌は発酵過程で大豆のアレルゲン性が大幅に低下しているため，摂取可能であることが多い．
- 精製度の高い大豆油には大豆のタンパク質が含まれないため，摂取可能であることが多い．
- 豆腐を症状なく摂取できた場合でも，ハンノキやシラカバの花粉症との関連で，まれに豆乳では症状が出ることもある．

魚アレルギー[*15]

- 魚アレルギーであっても，だしや缶詰などは摂取できることが多い．かつおだし，いりこだし，ツナの缶詰などが利用できると調理の幅が広がる．
- 魚を完全除去する必要がある場合には，きのこなどからビタミンDを補う必要がある．
- 鯖などの背が青い魚は食物アレルギーを発症しやすいと誤解されていることがあるが，特別に食物アレルギーの原因になりやすいわけではない[*16]．

[*15] 魚は種類が多いため，魚の食物経口負荷試験は，家庭や給食で一般的によく提供される魚（サケ，タラなど）から行う．

[*16] サバなどの魚は鮮度が落ちてくるとヒスタミンが増加してくることが知られているが，このようにヒスタミンを含んだ食品を摂取することによって蕁麻疹が出るなどの症状が出ることがある．これは食物アレルギーとは異なる病態である．

甲殻類・軟体類アレルギー

- エビやカニなどの甲殻類，イカやタコなどの軟体類，貝類などもそれぞれタンパク質（アレルゲン）が異なるため，すべてをまとめて除去する必要はない．ただし，エビとカニ，イカとタコにはそれぞれ交差抗原性があるため，甲殻類除去，軟体類除去のように，まとめて除去する必要があることもある．

ピーナッツ・ナッツアレルギー

- ピーナッツは豆類，アーモンドやクルミなどのナッツは木の実類であり，原因となるタンパク質（アレルゲン）がそれぞれ異なるため，ピーナッツとナッツ類をまとめて除去をする必要はない．
- ナッツは加工食品への表示義務はなく，調味料や菓子などの原材料として使用されていることも多いため，利用する場合には製造メーカーに正確な原材料を問い合わせる．

ゴマアレルギー

- 精製度の高いゴマ油にはゴマのタンパク質が含まれないことが多く，摂取

食物アレルギーの栄養食事指導

可能である場合がある.
- ゴマは加工食品への表示義務はなく，調味料や菓子などの原材料として使用されていることも多いため注意する.

野菜・果物アレルギー
- 野菜や果物は加熱をするとアレルゲン性が低下し，摂取できることもある．しかし，モモなどのように加熱をしてもアレルゲン性があまり低下しないものもある.

母親の食物除去

- 「食物アレルギーの関与する乳児アトピー性皮膚炎」と診断されている患者の場合，母親の食物除去が必要であることがあるが，母親の食物除去の範囲は最小限にとどめることが望ましい.
- 患者が直接食物を口にする場合とは異なり，母乳中に移行するアレルゲンの量は少ないため，よほど重症の患者でなければ母親が完全除去をする必要性は少ない[*17].

離乳食の考え方

- 食物アレルギーの発症年齢は乳児期が最も多いため，離乳食の開始や進行に不安を抱えている保護者も少なくない．食物アレルギーがある場合でも，離乳食を順調に始められるように保護者（母親）の気持ちを受けとめながら話をする.
- 食物アレルギーがある場合でも，離乳食の開始や進行を遅らせる必要はない[*18]．また，1歳まではタンパク質を与えない，といった考え方は推奨されていない.
- 患者の皮膚症状が良くない場合は，改善してから離乳食を始める．皮膚症状が悪い状態で離乳食を進めると，摂取した食物の皮膚症状への影響を判断しにくい.
- 初めての食物を与えるときは，患者の体調の良いときに，新鮮な食材を十分に加熱し，少量から与える．平日の昼間であれば，症状が出た場合に医師の診察を受けやすい.
- 乳児期の原因食物は鶏卵，牛乳，小麦が90％を占める．離乳食開始時に利用される米，サツマイモ，根菜類（大根，人参，カボチャなど）が原因食物となることはほとんどない.
- 離乳食を進めることは食べる練習をするために大切なことなので，保護者が食物を念のために過剰に除去して離乳食の進行が滞らないようにする.

食物除去の解除

- 食物経口負荷試験の結果などにより食物除去が解除となった場合，解除された食物を自宅で試していく方法を助言する．負荷試験で症状なく摂取できた食品に含まれるタンパク質の量から換算して他の食品に置き換え，具体的に試す食品の種類と量を示す[1)*19].

*17
母親が鶏卵，牛乳，小麦などを完全に除去することは精神的な負担となる．医師の指示を求めながら，母親の負担が最小限になるように考慮する．患者が離乳食を始めるころには，母親の食物除去は解除されることが一般的である.

*18
医師から指示されている除去食物以外の食物を利用して開始，進行する.

*19
例：牛乳25 mL解除の場合：6枚切り食パン1枚，カレー1皿などを摂取できる可能性が高い.

- 患者の年齢が高くなってからの解除は，本人が解除された食品を進んで食べないなどの問題が生じることもある．その場合は，患者の好きな料理を確認し，ふだんの食事への取り入れ方などのアドバイスが必要である．
- 部分解除の段階は症状発症のリスクが伴う段階であるため，基本的に自宅のみでの解除となる．
- 食物経口負荷試験および自宅での摂取で，子どもが一食で食べる量[*20]を無症状で食べられることが確認できた場合にようやく完全解除となり，自宅以外（給食や外食など）でも摂取可となる．
- 部分解除の状態で給食や外食で摂取することは，アレルゲンの量が曖昧であり，体調が悪い場合などに症状が出る可能性や摂取後に運動をして症状が出る可能性もあるため危険が伴う．

[*20] 例：鶏卵は1個，牛乳は200 mL，小麦は食パン1枚程度．

給食での食物アレルギー対応

- 保育所や幼稚園，学校の給食で食物アレルギー対応をするためには，医師からの診断書（「学校生活管理指導表（アレルギー疾患用）」，「保育所におけるアレルギー疾患生活管理指導表」）の提出が必須である[2,3]．
- 給食対応は，「完全除去」か「完全解除」のどちらかでの対応が望ましい．部分解除の対応を給食で行うことは，食べられる食品の量の換算が難しいため，誤食発生のリスクが伴う．また，解除のレベルは患児によって異なるため，それぞれの部分解除のレベルに対応することは，時間や場所，人員の制限のある集団給食ではほぼ不可能である．
- 給食で調味料まで完全除去の対応をすることは負担となるため，「完全除去」であっても調味料の摂取が可能な場合は，給食でも調味料は提供できる[*21]．
- ごく微量でもアナフィラキシーを起こすなどの重症児の場合は，給食での食物アレルギー対応が困難な場合が多く，その場合は弁当を持参することとなる．

[*21] **除去の必要がないことが多いもの**
鶏卵アレルギー：卵殻カルシウム
牛乳アレルギー：乳糖
小麦アレルギー：醤油，酢，麦茶
大豆アレルギー：大豆油，醤油，味噌
ゴマアレルギー：ゴマ油
魚アレルギー：かつおだし，いりこだし
肉類アレルギー：エキス

アドバイス

- 食物アレルギー患者のQOL向上のためには，食物除去や解除の具体的な指導が欠かせない．
- 食物アレルギー患者（保護者）が一人で悩みを抱えないように，話しやすい雰囲気をつくり，管理栄養士が患者と医師の架け橋となることができるよう努力する．

■ 文献
1) 厚生労働科学研究班による食物アレルギーの栄養指導の手引き 2011. http://www.foodallergy.jp/nutritionalmanual2011.pdf
2) 日本学校保健会. 学校のアレルギー疾患に対する取り組みガイドライン. http://www.gakkohoken.jp/book/ebook/ebook_01/01.pdf
3) 厚生労働省. 保育所におけるアレルギー対応ガイドライン. 2011. http://www.mhlw.go.jp/bunya/kodomo/pdf/hoiku03.pdf

情報と指導
食物アレルギー代替食品一覧

長谷川実穂

ミルクアレルギー用ミルク

- 牛乳アレルギーと診断された乳児が調製粉乳の代わりに利用することができるのが，ミルクアレルギー用ミルク（❶）である．加水分解乳はミルクによってタンパク質の分解度が異なるため，患児に合ったミルクを選択する必要がある．
- ミルクアレルギー用ミルクは独特の風味（苦み，香り）が強く，導入は，味覚形成が始まる前（生後5か月以内）のほうが取り入れやすい．
- 牛乳を除去する患者ではカルシウムの摂取不足が起こりやすく，乳児期を過ぎてもカルシウム補給を目的にミルクアレルギー用ミルクの摂取が継続できると望ましい．
- 幼児期になり味覚が発達してくると，その風味のためにアレルギー用ミルクをそのまま飲むことが難しいこともある．果物やココアなどで風味をつけたり，料理に利用する[*1]など，摂取しやすい工夫ができるとよい．

[*1] アレルギー用ミルクを利用した離乳食メニュー参考ホームページ
森永乳業 http://www.hagukumi.ne.jp/caremamapapa/babyfoodallergy/14.shtml

❶ ミルクアレルギー用ミルク

		加水分解乳				アミノ酸乳
		ミルフィーHP（明治）	MA-mi（森永乳業）	ペプディエット（ビーンスターク・スノー）	ニューMA-1（森永乳業）	エレメンタルフォーミュラ（明治）
最大分子量		3,500以下	2,000以下	1,500以下	1,000以下	―
組成	タンパク質	乳清タンパク質分解物	カゼイン分解物 乳清タンパク質分解物 アミノ酸	カゼイン分解物	カゼイン分解物 アミノ酸	アミノ酸
	乳糖	含まない	ごく微量含む（0.06/100mL程度）	含まない	含まない	含まない
	大豆成分	含まない	含まない	含む（大豆由来レシチン）	含まない	含まない
カルシウム（mg）調整100mLあたり		54（14.5％調乳）	56（14％調乳）	56（14％調乳）	60（15％調乳）	65（17％調乳）
アミノ酸臭		のみやすい ←――――――――――――――――――――――→ のみにくい				

（食物アレルギーの栄養指導の手引き[1]を基に筆者作成）

❷ ベビーフード（特定原材料7品目不使用）

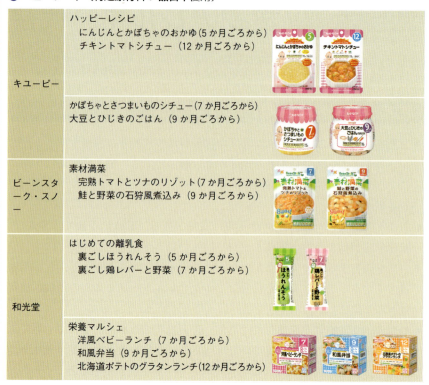

キユーピー	ハッピーレシピ 　にんじんとかぼちゃのおかゆ（5か月ごろから） 　チキントマトシチュー（12か月ごろから）
	かぼちゃとさつまいものシチュー（7か月ごろから） 大豆とひじきのごはん（9か月ごろから）
ビーンスターク・スノー	素材満菜 　完熟トマトとツナのリゾット（7か月ごろから） 　鮭と野菜の石狩風煮込み（9か月ごろから）
和光堂	はじめての離乳食 　裏ごしほうれんそう（5か月ごろから） 　裏ごし鶏レバーと野菜（7か月ごろから）
	栄養マルシェ 　洋風ベビーランチ（7か月ごろから） 　和風弁当（9か月ごろから） 　北海道ポテトのグラタンランチ（12か月ごろから）

ベビーフード

- 消費者庁の定めるアレルギー特定原材料等 27 品目[*2]を不使用とするベビーフードや，各食品メーカーから販売されているベビーフードのなかにも，主要な原因食物が使われていない商品もある（❷）．特定原材料等の使用状況が○×などで示されている商品も多く，原材料を確認して安全に利用することができるとよい．
- 食べる量が少量のときや外出の際などにもベビーフードが利用できれば，非常に有用である．

調味料

- 大豆や小麦を原材料としている味噌や醤油などの調味料は，酵素分解や発酵などの過程を経てつくられるため，そのタンパク質の多くがペプチドやアミノ酸まで分解されている．このため，調味料まで除去が必要な患者は多くない．食物経口負荷試験を行い，患者ごとに除去が必要かを検討する．
- やむをえず調味料まで除去が必要な場合には，代わりに利用できる代替調味料（❸）を利用することで調理の負担が軽減される．
- 市販のケチャップやソースなどの調味料のなかには，鶏卵，乳製品，小麦など主要な原因食物を使用せずにつくられているものもあり，表示を確認し，食べられるものを適切に選択して利用できるとよい．

*2 特定原材料7品目（表示義務）：卵，乳，小麦，えび，かに，落花生，そば
特定原材料に準ずるもの20品目（表示義務なし）：あわび，いか，いくら，オレンジ，カシューナッツ，キウイフルーツ，牛肉，くるみ，ごま，さけ，さば，大豆，鶏肉，バナナ，豚肉，まつたけ，もも，やまいも，りんご，ゼラチン

❸ 調味料（特定原材料 7 品目不使用）

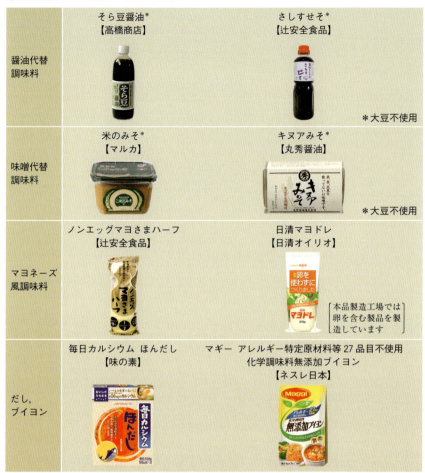

粉類，めん，パン

- 小麦粉の代わりに米粉や雑穀の粉，またそれらからつくられためんやパン*3 もあり，特に米粉製品は比較的手に入りやすい．米のアレルギーは少なく，離乳食導入時などでまれにみられるが比較的早期に寛解することが多い．通常の米飯が食べられない場合には，米のタンパク質を低減した低アレルギー米飯などを利用する．
- ❹ に示した食品などを利用して，さまざまな主食を楽しむことができるようにする．

その他の加工食品

- 肉類の加工品や，カレーやシチューなどのルウなど，簡単に調理に利用できる加工食品は，食事の準備をするうえで有用である．調理の負担を軽減するために，必要に応じて，アレルギーに配慮された加工食品（❺）を利用できるとよい．

*3
米粉製品や米粉からつくられるパンには，食感をよくするためにグルテン（小麦タンパク質）を添加してあるものが多く，利用する際には原材料欄の確認が必要である．

❹ 粉類，めん，パン（特定原材料7品目不使用）

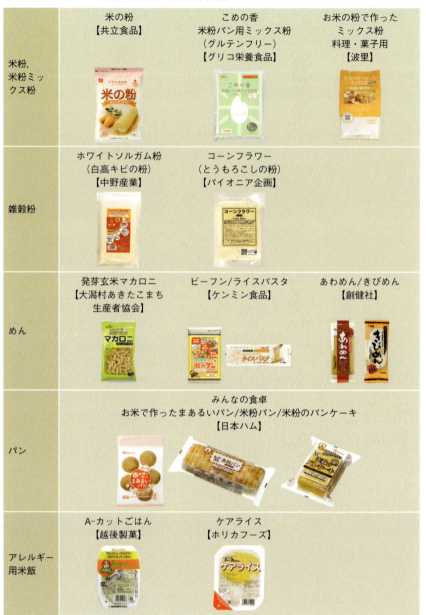

惣菜，レトルト食品

- 除去食物があると外食や市販の惣菜などが利用しにくくなる．アレルギーに配慮された惣菜（❻）は，レトルトパウチなど比較的長期の保存が可能なものも多く，調理の時間がとれないときや外出先でも，安全に食事をするために利用できる．
- 非常時に備えて，アレルギーに配慮された非常食などもつくられている．

❺ その他の加工食品（特定原材料7品目不使用）

肉類加工品	みんなの食卓 ベーコン/ロースハム【日本ハム】	皮なしウイニー【日本ハム】
ルウ，顆粒など	カレーの王子さま/シチューの王子さま/ハヤシの王子さま【エスビー食品】	特定原材料7品目不使用 バーモントカレー/シチューミクス/完熟トマトのハヤシライスソース【ハウス食品】
ふりかけなど	それいけ！アンパンマンまぜこみごはんの素（鮭わかめ，青菜わかめ）それいけ！アンパンマンお茶づけ【永谷園】 ©やなせたかし/フレーベル館・TMS・NTV	混ぜ込みわかめ/混ぜ込みわかめ若菜【丸美屋】
インスタント食品	スープの王子さま【エスビー食品】	

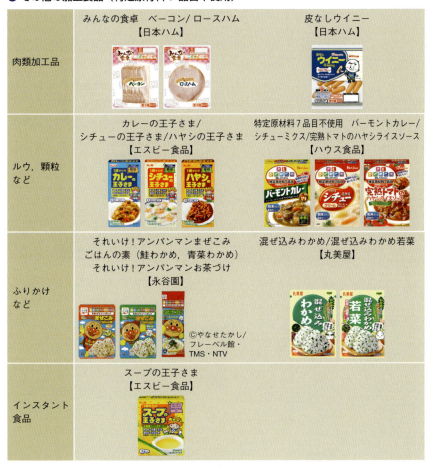

❻ レトルト食品等（特定原材料7品目不使用）

レトルト食品	いっしょがいいね プチミート/野菜入りハンバーグ【石井食品】	カレーの王子さま/カレーのお姫さま【エスビー食品】
	食物アレルギー特定原材料等27品目と貝類不使用 カレーピラフ/ケチャップライス【大潟村あきたこまち生産者協会】	アンパンマンミニパック 野菜あんかけ丼/ミートソース【永谷園】 ©やなせたかし/フレーベル館・TMS・NTV
非常食	非常食セット【石井食品】	エルフィンの米粉乾パン【エルフィン・インターナショナル】

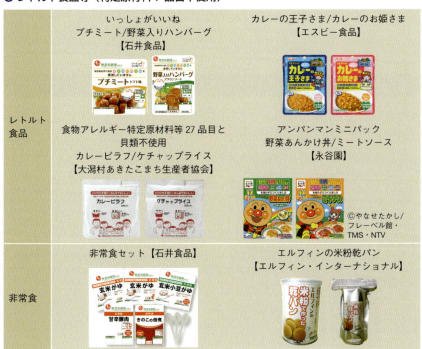

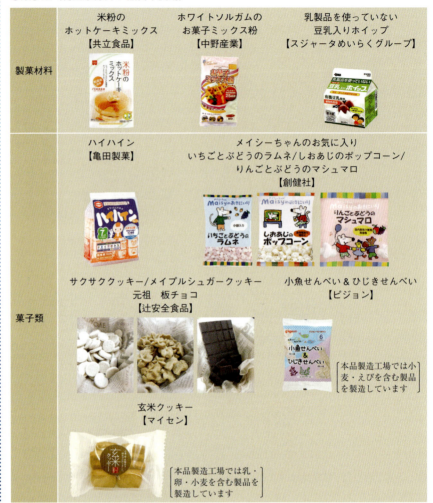

❼菓子類（特定原材料7品目不使用）

菓子類

●鶏卵や牛乳，小麦などの主要な原因食物を使用していないアレルギーに配慮された菓子類（❼）や，市販のポテトチップやラムネ，グミなどでも，もともと鶏卵，牛乳，小麦など主要な原因食物を使用せずにつくられている食品もある．そのなかで食べられる菓子を整理し，さまざまなおやつを楽しむことができるとよい．

■文献
1) 厚生労働科学研究班による「食物アレルギーの診療の手引き2011」．厚生労働科学研究費補助金 免疫アレルギー疾患等予防・治療研究事業，食物アレルギーの発症要因の解明および耐性化に関する研究．研究代表者：海老澤元宏．

付表

食物経口負荷試験食のつくり方, 定型除去食メニュー, その他

❶ アレルギー疾患用定型紹介状（抜粋）

```
紹介目的（アレルギー疾患用）
□食物負荷試験（希望する食品：□鶏卵，□牛乳，□小麦，□大豆，□その他（         ））
□経口免疫（減感作）療法（希望する食品：□鶏卵，□牛乳，□小麦，□ピーナッツ）
□食物アレルギーの管理の指導（食物負荷試験結果に基づく栄養指導含む）
□アトピー性皮膚炎の精査加療（教育入院含む）
□気管支喘息の鑑別診断・肺機能等の検査・発作治療・長期管理の見直し
□その他（                ）
＊採血データがある場合は添付いただけると幸いです．

現病歴
□食物アレルギー    □アトピー性皮膚炎  □気管支喘息   □アレルギー性鼻炎
□アナフィラキシー   □その他（                              ）

治療薬（薬品名のみで結構です）
内服・貼付    （                              ）
皮膚外用薬    （                              ）
吸入・点鼻・点眼（                              ）

  コメント：




```

❷ アトピー性皮膚炎の成因

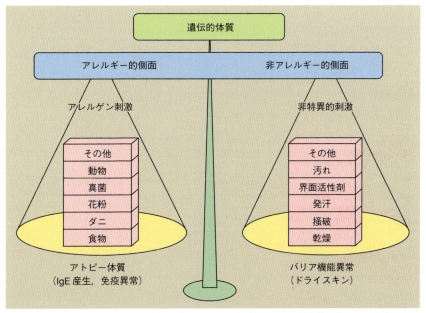

両者は相互に関連しあう．バリア機能異常があると経皮感作によって抗原特異的 IgE の産生につながる．

❸ 気管支喘息の病態

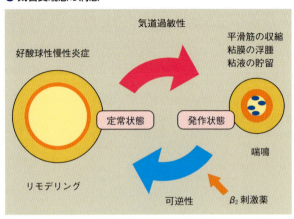

❹ 発作強度の判定基準

		小発作	中発作	大発作	呼吸不全
呼吸の状態	喘鳴	軽度	明らか	著明	減少または消失
	陥没呼吸	なし～軽度	明らか	著明	著明
	呼吸延長	なし	あり	明らか*	著明
	起坐呼吸	横になれる	座位を好む	前かがみになる	
	チアノーゼ	なし	なし	可能性あり	あり
	呼吸数	軽度増加	増加	増加	不定
覚醒時における小児の正常呼吸数の目安			<2か月 <60/分 2～12か月 <50/分 1～5歳 <40/分 6～8歳 <30/分		
呼吸困難感	安静時	なし	あり	著明	著明
	歩行時	急ぐと苦しい	歩行時著明	歩行困難	歩行不能
生活の状態	話し方	一文区切り	句で区切る	一語区切り	不能
	食事の仕方	ほぼ普通	やや困難	困難	不能
	睡眠	眠れる	時々目を覚ます	障害される	
意識障害	興奮状況	正	やや興奮	興奮	錯乱
	意識低下	なし	なし	ややあり	あり
PEF	(吸入前)	>60%	30～60%	<30%	測定不能
	(吸入後)	>80%	50～80%	<50%	測定不能
SpO_2 (大気中)		≧96%	92～95%	≦91%	<91%
$PaCO_2$		<41 mmHg	<41 mmHg	41～60 mmHg	>60 mmHg

判定のためにいくつかのパラメーターがあるが，全部を満足する必要はない．
* 多呼吸のときには判定しにくいが，大発作時には呼気相は呼気相の2倍以上延長している．
注) 発作強度が強くなると乳児では肩呼吸ではなくシーソー呼吸を呈するようになる．呼気，吸気時に胸部と腹部の膨らみと陥没がシーソーのように逆の動きになるが，意識的に複式呼吸を行っている場合はこれに該当しない．

(日本小児アレルギー学会．小児気管支喘息治療・管理ガイドライン2012．東京：協和企画；2011)

❺ 医療機関での発作時治療プラン（乳幼児）

発作型	小発作	中発作	大発作	呼吸不全
初期治療	β_2 刺激薬吸入	β_2 刺激薬吸入（反復可） 酸素投与（$SpO_2 < 95\%$）	入院 β_2 刺激薬吸入反復 酸素投与 輸液 ステロイド薬静注	入院 イソプロテレノール持続吸入 酸素投与 輸液 ステロイド薬静注反復
追加治療	β_2 刺激薬吸入反復	（基本的に入院） ステロイド薬投与（静注・経口） 輸液 アミノフィリン持続点滴（考慮）	イソプロテレノール持続吸入 ステロイド薬静注反復 アミノフィリン持続点滴（考慮）	気管挿管 人工呼吸管理 アミノフィリン持続点滴（考慮） 麻酔薬（考慮）

（日本小児アレルギー学会．小児気管支喘息治療・管理ガイドライン 2012．東京：協和企画；2011 を基に筆者作成）

❻ 急性発作時の家庭での対処（2 歳未満）

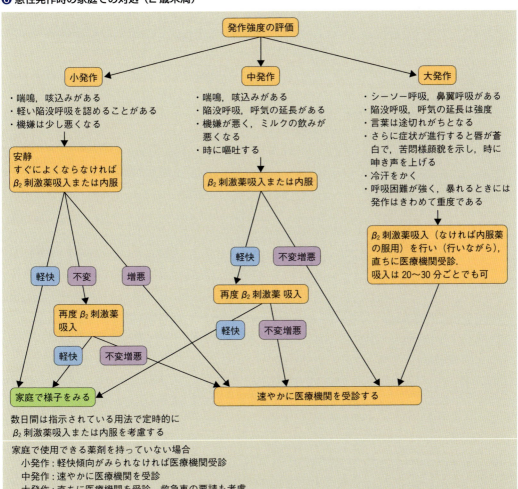

（日本小児アレルギー学会．小児気管支喘息治療・管理ガイドライン 2012．東京：協和企画；2011）

❼ 年齢による食物アレルギーの臨床型の変遷

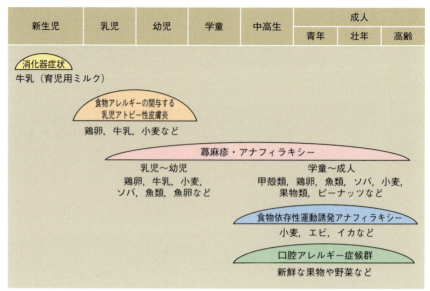

（食物アレルギーの診療の手引き 2011[1]）を基に筆者作成）

❽ 食物アレルギーの機序による分類

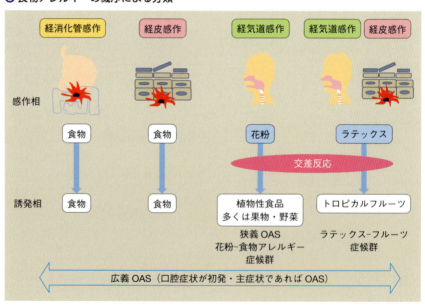

❾ 食物経口負荷試験食のつくり方

食品	STEP 0	STEP 1	STEP 2	STEP 3
	（茹）卵黄1個	蒸しケーキ（卵黄）	蒸しケーキ（全卵）	炒り卵（そぼろ）45g
卵	卵黄　　　　　　　　1個 アレルギー対応マヨネーズ（透明カップ使用）　　　10g 水から茹で，沸騰後12分間加熱する	かぼちゃまたはさつまいも　　　　　　50.0 卵黄　　　　　　　　1個 砂糖　　　　　　　　4.0 　　　　合計　　　70.0	かぼちゃまたはさつまいも　　　　　　40.0 全卵　　　　　　　1/2個 砂糖　　　　　　　　5.0 　　　　合計　　　70.0 1切れ（平均）　　6.4g	全卵　　　　　　　　1個 砂糖　　　　　　　　3.0 塩　　　　　　　　　0.1 なたね油　　　　　　3.0 袋ケチャップ　　　 12.0
食品	うどん2g	うどん15g	うどん50g	うどん200g
小麦	うどん（讃岐）　　　2.0 砂糖　　　　　　　　1.0 アレルギー対応しょうゆ　　　　　　　3.0 アレルギー対応つゆ　7.0 水（湯冷まし）　　 60.0	うどん（讃岐）　　 15.0 砂糖　　　　　　　　1.0 アレルギー対応しょうゆ　　　　　　　3.0 アレルギー対応つゆ　7.0 水（湯冷まし）　　 60.0	うどん（讃岐）　　 50.0 砂糖　　　　　　　　2.0 アレルギー対応しょうゆ　　　　　　　6.0 アレルギー対応つゆ 14.0 水（湯冷まし）　　120.0	うどん（讃岐）　　200.0 砂糖　　　　　　　　3.0 アレルギー対応しょうゆ　　　　　　　9.0 アレルギー対応つゆ 21.0 水（湯冷まし）　　180.0
食品	蒸しパン（牛乳）3mL	蒸しパン（牛乳）25mL	ヨーグルト（森永）48g	牛乳200mL
牛乳	牛乳 STEP ①の蒸しパン1/8切れを4等分に切る	ホワイトソルガム粉　15.0 砂糖　　　　　　　　7.0 重曹　　　　　　　　0.2 かぼちゃ　　　　　 25.0 牛乳　　　　　　　 26.0 水　　　　　　　　 10.0 　　　　合計　　　83.2	低脂肪ヨーグルト　 48.0	牛乳　　　　　　　200mL
食品		ピーナッツ or ごま 48g （かぼちゃ団子）	ピーナッツ or ごま （かぼちゃ蒸しパン）	
ピーナッツ or ごま		かぼちゃ　　　　　 40.0 砂糖　　　　　　　　5.0 ピーナッツパウダーまたはすりごま　　3.0 　　　　合計　　　48g	ホワイトソルガム粉　30.0 砂糖　　　　　　　 20.0 ピーナッツパウダーまたはすりごま　 10.0 重曹　　　　　　　　0.5 かぼちゃ　　　　　 30.0 水　　　　　　　　 40.0 　　　　合計　 130.5g	

❿ 定型除去食 1 週間サイクルメニュー

		日曜日		月曜日		火曜日	
		料理名	材料	料理名	材料	料理名	材料
朝食		飯	精白米 水	飯	精白米 水	飯	精白米 水
		みそ汁	大根 人参 ●米みそ 水	みそ汁	ダイスポテト 長ねぎ ●米みそ 水	みそ汁	冷菜の花 ●米みそ 水
		ウインナー	●皮なしウインナー ●菜種油	炒り煮	なす ●菜種油 ●大豆不使用しょうゆ 砂糖	ハンバーグ ポトフ	●ハンバーグ ●ロースハム キャベツ しいたけ 人参 ●菜種油 食塩 こしょう
		かぼちゃ煮	冷凍かぼちゃ 砂糖 ●大豆不使用しょうゆ	焼きのり	パック焼きのり		
		ふりかけ	●ふりかけ			ふりかけ	●ふりかけ
昼食		飯	精白米 水	飯	精白米 水	飯	精白米 水
		トマト煮	鶏胸肉 玉ねぎ 冷凍カリフラワー トマトダイス缶 ●菜種油 ●コンソメスープ ●完熟トマトケチャップ 食塩 水	シチュー	豚肉 玉ねぎ 人参 冷凍ブロッコリー ●菜種油 ●サクサクホワイトシチュールウ じゃがいも	煮物	鶏ひき肉 ●焼きちくわ 大根 さつまいも ●昆布だし 砂糖 ●大豆不使用しょうゆ
		そぼろ煮	大根 豚ひき肉 ●大豆不使用しょうゆ 砂糖	そぼろ煮	豚ひき肉 砂糖 ●大豆不使用しょうゆ でんぷん	ポテト・ミートソースかけ ゆで野菜オーロラソースかけ	冷凍ダイスポテト ●ミートソース 冷凍ブロッコリー マヨネーズ ●完熟トマトケチャップ
		ほうれん草ソテー	ほうれん草 コーン缶 ●ベーコン 食塩 こしょう（白） ●菜種油	かぶ・ケチャップ煮	かぶ ●完熟トマトケチャップ ●野菜コンソメスープの素 乾燥パセリ	果物	オレンジ
				りんご・コンポート	りんご 砂糖		
		果物	メロン				
夕食		飯	精白米 水	飯	精白米 水	飯	精白米 水
		みそ汁	玉ねぎ ●米みそ 水	みそ汁	白菜 水菜 ●米みそ 水	みそ汁	キャベツ 長ねぎ ●米みそ 水
		焼き魚	骨なしさわら 食塩	煮魚	骨なし金目だい 砂糖 ●大豆不使用しょうゆ 根生姜	照り焼き	カラスガレイ ●大豆不使用しょうゆ 砂糖 水
		温野菜サラダ	キャベツミックス ●マヨネーズ	かわり金平	大根 人参 ●菜種油 ●大豆不使用しょうゆ 砂糖	炒めビーフン	ビーフン 人参 ●ロースハム ピーマン 玉ねぎ ●菜種油 ●野菜コンソメスープの素 ●大豆不使用しょうゆ
		ひじき煮	芽ひじき 糸こんにゃく 人参 ●菜種油 砂糖 ●大豆不使用しょうゆ	オクラとろろ	冷凍オクラ ●大豆不使用しょうゆ		
						トマト	トマト ●マヨネーズ

● アレルギー用食材

水曜日		木曜日		金曜日		土曜日	
料理名	材料	料理名	材料	料理名	材料	料理名	材料
飯	精白米 水	飯	精白米 水	飯	精白米 水	飯	精白米 水
みそ汁	かぶ ●米みそ 水	みそ汁	玉ねぎ ●米みそ 水	みそ汁	白菜 ●米みそ 水	みそ汁	大根 ●米みそ 水
サワラ・みそ煮 野菜柔らか煮	●サワラ・みそ煮 白菜 えのきだけ 人参 ●野菜コンソメスープの素	肉団子 コンソメ煮	●和風肉団子 キャベツ 長ねぎ 人参 ●野菜コンソメスープの素 食塩	さつま揚げ煮 炒り煮	●さつま揚げ きざみ昆布 砂糖 ●大豆不使用しょうゆ 大根 人参 冷凍さや ●菜種油 ●大豆不使用しょうゆ 砂糖	肉じゃが おひたし ふりかけ	●肉じゃが 冷凍菜の花 ●大豆不使用しょうゆ ●ふりかけ
焼きのり	パック焼きのり	ふりかけ	●ふりかけ	焼きのり	パック焼きのり		
飯	精白米 水	飯	精白米 水	飯	精白米 水	飯	精白米 水
カレー	豚肉 じゃがいも 玉ねぎ 人参 ●カレールウ ●菜種油	タラの煮物 対合わせ	骨なし真だら 冷凍コインキャロット 冷凍いんげん ●昆布だし 砂糖 ●大豆不使用しょうゆ	豚アスパラ 炒め煮	豚もも肉 冷凍グリーンアスパラ 玉ねぎ 赤ピーマン ●菜種油 ●焼き肉のたれ	豚しゃぶ肉の おろしあんかけ	豚ロース かぶ なめこ えのき 小ねぎ ●大豆不使用しょうゆ 砂糖
コールスロー	キャベツ 人参 ●マヨネーズ	かぼちゃ サラダ	かぼちゃ ●ロースハム 玉ねぎ きゅうり ●マヨネーズ 食塩 プチトマト	ポテトサラダ	ダイスポテト ミックスベジタブル ●マヨネーズ		水 でんぷん
果物	メロン			トマト 果物	トマト オレンジ	冬瓜含め煮	冬瓜 鶏ひき肉 ●昆布だし ●大豆不使用しょうゆ 水 でんぷん
		煮物	かぶ ●大豆不使用しょうゆ 砂糖 水			果物	バナナ
		りんご・コ ンポート	りんご 砂糖				
飯	精白米 水	三色丼	精白米 水 鶏ひき肉 ●大豆不使用しょうゆ 砂糖 生鮭 冷凍ブロッコリー	飯	精白米 水	飯	精白米 水
根菜汁	鶏もも肉 さつまいも 大根 人参 ごぼう ●菜種油 ●昆布だし ●大豆不使用しょうゆ 水			みそ汁 みそ焼き 炒り煮	玉ねぎ ●米みそ 水 カジキ ●米みそ 砂糖 シーチキン 大根 人参 ●菜種油 ●大豆不使用しょうゆ 砂糖	コーンスープ ホイル焼き ゆで野菜サラダ 揚げ煮	●コーンスープ 水 カラスガレイ 食塩 こしょう 玉ねぎ しめじ 大根 人参 ●マヨネーズ なす ●菜種油 ●つゆ 水
牛丼風煮	牛バラスライス 玉ねぎ ●大豆不使用しょうゆ 砂糖	ビーフンサラダ ポトフ	ビーフン キャベツ ●ロースハム ●マヨネーズ 人参 冷凍カリフラワー 冷凍グリーンアスパラ ●野菜コンソメスープの素	果物	メロン		
おひたし	ほうれん草 もやし 人参 ●大豆不使用しょうゆ						
ソテー	冷凍グリーンアスパラ コーン缶 ●ロースハム 食塩 こしょう(白) ●菜種油						

❶ オマリズマブの投与量

投与量換算表（1回投与量）

4週間毎投与

投与前の血清中総IgE濃度 (IU/mL)	体重 (kg) ≧20~25	>25~30	>30~40	>40~50	>50~60	>60~70	>70~80	>80~90	>90~125	>125~150
≧30~100	75 mg	75 mg	75 mg	150 mg	150 mg	150 mg	150 mg	150 mg	300 mg	300 mg
>100~200	150 mg	150 mg	150 mg	300 mg	300 mg	300 mg	300 mg	300 mg	450 mg	600 mg
>200~300	150 mg	150 mg	225 mg	300 mg	300 mg	450 mg	450 mg	450 mg	600 mg	
>300~400	225 mg	225 mg	300 mg	450 mg	450 mg	450 mg	600 mg	600 mg		
>400~500	225 mg	300 mg	450 mg	450 mg	600 mg	600 mg				
>500~600	300 mg	300 mg	450 mg	600 mg	600 mg					
>600~700	300 mg	450 mg	600 mg							
>700~800										
>800~900										
>900~1,000				4週間毎投与の表に該当しない場合には 2週間毎投与の表に従い投与すること						
>1,000~1,100										
>1,100~1,200										
>1,200~1,300										
>1,300~1,500										

2週間毎投与

投与前の血清中総IgE濃度 (IU/mL)	体重 (kg) ≧20~25	>25~30	>30~40	>40~50	>50~60	>60~70	>70~80	>80~90	>90~125	>125~150
≧30~100										
>100~200										
>200~300										
>300~400							2週間毎投与の表に該当しない場合には 4週間毎投与の表に従い投与すること			
>400~500										
>500~600									375 mg	375 mg
>600~700						375 mg	375 mg	375 mg	450 mg	525 mg
>700~800		225 mg	300 mg	375 mg	375 mg	450 mg	450 mg	450 mg	525 mg	600 mg
>800~900	225 mg	225 mg	300 mg	375 mg	450 mg	450 mg	525 mg	525 mg	600 mg	
>900~1,000	225 mg	225 mg	375 mg	450 mg	450 mg	525 mg	600 mg	600 mg		
>1,000~1,100	225 mg	300 mg	375 mg	450 mg	525 mg	600 mg			投与不可	
>1,100~1,200	300 mg	300 mg	450 mg	525 mg	600 mg					
>1,200~1,300	300 mg	375 mg	450 mg	525 mg						
>1,300~1,500	300 mg	375 mg	525 mg	600 mg						

投与量換算表では、本剤の臨床推奨用量である 0.008 mg/kg/[IU/mL]（2週間間隔皮下投与時）または 0.016 mg/kg/[IU/mL] 以上（4週間間隔皮下投与時）となるよう投与量が設定されている．

（ゾレア®︎添付文書より）

⓬ 学校生活管理指導表（アレルギー疾患用）

索引

配列は，頭語が，日本語・数字・ギリシア文字・アルファベットの順に並べた．

あ

アウトグロー	68, 85, 187
アスピリン喘息	225
アデノイド増殖症	175
アデノウイルス結膜炎	171
アドヒアランス	124, 178, 180, 186
──向上と自己管理の維持	256
阻害要因	252
アトピー型喘息	5, 30
アトピー顔貌	156
アトピー性角結膜炎	170
アトピー性眼瞼炎	172
アトピー性乾燥肌	191
アトピー性疾患	8
アトピー性脱毛症	191
アトピー性皮膚炎	6, 31, 33, 37, 43, 76, 79, 95, 126, 168, 179, 196, 247, 255
悪化因子	128
原因	128, 156
生活指導	158
皮膚症状	190
幼児期の特徴的な症状	126
臨床症状	156
アトピー体質	5
アトピーパッチテスト	42, 44
アトピックドライスキン	156, 264
アドレナリン自己注射（薬）	145, 185, 197, 217, 259, 260
使用のタイミング	261
使い方	262
アナフィラキシー	91, 195, 251
学校における対応	185
危険因子，誘因	209
重症度評価	211
症状	210
症状と重症度分類	216
初期対応	211, 212
診断基準	208
致死的──	210
発生機序	210
保育所での対応	144
アミノフィリン投与量の目安	150
アレルギー疾患	
Ⅰ型──	90, 201, 205
学校における対応	182
アレルギー疾患用定型紹介状	281
アレルギー性気管支肺真菌症	8, 219
アレルギー性結膜炎	32, 91, 170, 171
アレルギー性結膜疾患	250

アレルギー性好酸球性胃腸炎	43
アレルギー性鼻炎	31, 32, 76, 91, 122, 136, 168, 175, 198, 250
気管支喘息合併症例のマネジメント	200
気管支喘息との鑑別	122
幼児の診断と治療	137
アレルギー反応	4
Ⅰ型──	4, 13, 91, 171
アレルギーマーチ	2, 28, 91
アレルゲン（抗原）	4, 8, 13, 37, 40, 76, 215
環境──	13, 19, 190
吸入性──	13, 36, 44, 77
経皮性──	13
食餌性──	13, 36
代表的な──	13, 17
パンアレルゲン	15, 21
アレルゲン回避	76, 81, 137, 169
アレルゲンコンポーネント	36, 40, 133
アレルゲン対策	77-80
アレルゲン免疫療法	81, 176
治療効果の違い	199

い

イソプロテレノール持続吸入療法	117, 120
実施の要点	149
薬量の比較	121
一般向けエピペン®の適応	145
イムノキャップ	34, 39, 133, 156
特異的IgEアレルゲンキャップ	36
インパルスオシロメトリー	69
インペアードパフォーマンス	157, 176

う

運動負荷試験	66
運動誘発性喘息	30, 31, 66
誘発要因と対策	152

え

衛生仮説	6, 164
栄養食事指導	54, 55, 134, 268
除去食物別のポイント	271
エリスリトールアレルギー	242
エンドトキシン	5

お

オッシレーション法	69, 71
オペラント条件づけ	178, 180

か

化学発光酵素免疫測定法	35
下気道感染症	150
喀痰細胞診	119
喀痰中好酸球数	66
学校生活管理指導表	289
──のポイント	184
過敏性肺臓炎	150
花粉症	84, 140, 170, 174, 201
患児のしぐさの例	175
原因になる代表的な植物	19
重症度に応じた治療法の選択	203
診断の流れ	202
花粉-食物アレルギー症候群	196, 232
感染性結膜炎	171

き

気管支喘息	30, 33, 35, 56, 76, 84, 91, 95, 168
アレルギー性鼻炎との鑑別	122
主な長期管理薬	245
急性発作時の症状	146
現在の治療ステップを考慮した真の重症度の判断	154
コントロール状態による長期管理の進め方	154
再発のリスクファクター	187
思春期または若年成人の特徴	187
重症度判定法（保護者指導用）	115
重積発作の治療	118
重積発作を考える徴候	118
心理・社会環境が喘息管理に与える影響	153
喘息管理の流れ	111
喘息コントロール状態の評価	151
長期管理における患者・家族指導で考慮すべきこと	150
長期管理に関する薬物療法	
2～5歳	123
6～15歳	153
長期管理の基本方針	151
長期管理の指針	62
長期管理薬の中止基準	155

索引

治療スキルを高める指導　252
治療目標　151
発症年齢別病型分類　186
発作強度の判定　62, 114, 146
発作強度の判定基準　282
発作時の医療機関での対応
　2～15歳　148
発作時の家庭での対応（家族へ
　の伝え方）　147
発作の家庭での対応　116
予防　104, 105
気管挿管　121, 150
寄生虫感染症　8
気道異物　104
気道過敏性　66, 68
　小児の気道過敏性測定の問題
　　点　70
　小児の特殊性　68
気道過敏性試験　68
気道リモデリング　103
木村病　8
急性咽喉頭炎　168
急性喘鳴　30, 104
　――との鑑別疾患　104
巨大乳頭結膜炎　170

け

経口免疫療法　49, 86, 134, 164, 167
血液（一般）検査　33, 78
血液ガス　57
血管性浮腫　160, 161, 236
　遺伝性――　162
ケミカルメディエーター　22
減感作療法　76

こ

口腔アレルギー症候群　20, 30, 142,
　　　　　　　　　　164, 166, 196, 201
　症状　233
　治療　234
交差反応　16, 20, 39, 167
口唇炎　191
酵素免疫測定法　35
誤嚥　104
呼吸機能検査　60
固定薬疹　221
小麦依存性運動誘発アナフィラキ
　シー　196, 240
昆虫アレルギー　216
コンプライアンス　124

さ

細気管支炎　104
細胞依存性アレルギー　94

し

紫外線療法　158
色素沈着　191
思春期喘息への対応　188
　難治化の問題点　188
湿性咳嗽　122
習慣性扁桃炎　168
受動喫煙　152
春季カタル　170-172
小球性低色素性貧血　33
小児アレルギー疾患の推移　2
小児喘息コントロールテスト　31, 66,
　　　　　　　　　　　　　152
小児の皮膚の特徴　156
食物アレルギー　28, 31, 33, 38, 43, 86,
　　　　　　　　98, 127, 161, 164
　学校における対応　183
　機序による分類　284
　給食での対応　274
　禁忌薬物　257
　クラス1――　20
　クラス2――　20
　経皮感作による――　197
　症状出現時の対応　212
　成人期移行の危険因子　195
　年齢による臨床型の変遷　284
　年齢別の原因食品　194
　保育所での対応　143
　保育所における対応の原則　144
　臨床型分類　142
食物アレルギーの関与する乳児アト
　ピー性皮膚炎　28, 33, 38, 142
　診断プロセス　98
食物依存性運動誘発アナフィラキ
　シー　30, 40, 142, 164, 166, 195, 228
　診断　229
　発症時の対応　230
　予防法　230
食物経口負荷試験　39, 43, 46, 48, 86,
　　　　　　　　　95, 133, 158
　プロトコル　96
食物経口負荷試験食のつくり方　285
食物日誌　38
シールド潰瘍　170
心因性咳嗽　150
真菌アレルギー　218
人工呼吸管理　121, 150
新生児・乳児消化管アレルギー　28,
　　　　　　　　　　　　34, 94
　診断基準　96
蕁麻疹　32, 91, 142, 160, 195, 236
　寒冷――　161
　コリン性――　161
　主たる病型と特徴　161
　病型と治療目標　163
　病態に関与する因子　162

す

睡眠時無呼吸症候群　168
スキンケア　128
スキンケア指導　255, 264
スクイージング　118, 119
ズック靴皮膚炎　156
ステロイド外用薬
　使用法　157
　特徴とタクロリムス水和物外用
　　薬との違い　130
　副作用　157
　分類　247
スパイロメトリー　60

せ

声帯機能不全　150
成長障害　168
成長抑制　124
舌下免疫療法　82, 83, 135, 137, 141,
　　　　　　　167, 169, 176, 198, 202, 203
接触皮膚炎　128
全身性ステロイド薬の投与方法　149
喘息コントロールテスト　31
喘息日誌　152
喘息様気管支炎　105
喘息予測指数　103

そ

早期介入　102
　効果　110

た

代替食品　270, 275
多形紅斑型薬疹　221
脱水症　114
タンパク質含有量　134

ち

中耳炎　168, 175
中毒性表皮壊死症　220, 222

て

定型除去食1週間サイクルメニュー
　　　　　　　　　　　　286
低タンパク血症　34, 127
低ナトリウム血症　34
伝染性軟属腫　127, 156
伝染性膿痂疹　127, 156

と

動物アレルギー　214
特異的IgE抗体の見方　35

な

トリプターゼ	27
ナローバンド UVB 療法	158

に

乳児アトピー性皮膚炎	98
乳児湿疹	31
乳児喘息	69, 103
急性発作時の家庭での対処	283
急性発作に対する医療機関での対応	107
診断	103
診断に有用な所見	30, 106
ステップダウン	113
長期管理	110
長期管理に関する薬物療法プラン	111
強い発作時の症状	106
特徴	102, 106
発作に対する医療機関での対応	108
発作に対する薬物療法プラン	108
乳幼児喘息の特徴	114

は

肺炎	114
肺性心	168
白色皮膚描記症	191
播種状紅斑丘疹型薬疹	221
鼻副鼻腔炎	30, 31, 138, 225
アレルギー性──	205
好酸球性──	206
小児喘息に合併した──の治療指針	139
小児と成人例における鼻茸の特徴	207
小児の特徴	138
パルスオキシメータ	56, 60, 118, 146
反復性喘鳴	30, 104
──との鑑別疾患	104

ひ

ピークフローメーター	31, 63, 146
ピークフローモニタリング	63
ピーナッツアレルギー判定フロー	134
ピーナッツオイル	6, 101
皮下免疫療法（注射法）	82, 137, 167, 198, 202
ヒスタミン吸入試験	69, 70

ヒスタミン遊離試験	39, 46, 133, 229
皮内テスト	42
皮膚テスト	35, 42, 78, 133
皮膚のバリア機能	100, 264

ふ

フィラグリン	6, 100, 264
プリックテスト	35, 38, 39, 42, 167, 229
判定	237
プロアクティブ療法	129, 157

ほ

保育所におけるアレルギー疾患生活管理指導表	144
ボディプレチスモグラフ法	69

ま

マクロライド療法	206
マストイムノシステムズⅢ	35

む

無気肺	150

め

メサコリン吸入試験	69, 70
免疫グロブリン	8

も

問診のポイント	28, 132

や

薬剤アレルギー	220
薬剤性過敏症症候群	220, 222
薬疹の診断の手順	223

ら

ラテックスアレルギー	236
ラテックス・フルーツ症候群	237

り

リモデリング	186

れ

レスポンデント条件づけ	178, 180

A

activation-induced cytidine deaminase（AID）	9
air leak syndrome	150
allergen-specific lymphocyte stimulation test	94, 95

C

component-resolved diagnostics	167

D

Dennie-Morgan folds	156, 191
dual allergen exposure hypothesis	196

H

Hertoghe sign（徴候）	156, 191

J

Japanese Pediatric Asthma Control Program	31, 66, 152

K

Kaposi 水痘様発疹症	127, 156

N

NSAIDs	32
NSAIDs 過敏喘息	225
NSAIDs 不耐症	224
NSAID アレルギー	224

P

pollen-food allergy syndrome	196, 232

R

radioallergosorbent test	34, 43
radioimmunosorbent test	34

S

skin prick test	35, 38, 39, 42, 167, 229
Stevens-Johnson 症候群	220, 222

中山書店の出版物に関する情報は，小社サポートページをご覧ください．
http://www.nakayamashoten.co.jp/bookss/define/support/support.html

小児科臨床ピクシス5（全訂新版）
年代別アレルギー疾患への対応

2009年2月27日	初版第1刷発行	〔検印省略〕
2014年6月30日	第2刷発行	
2015年5月1日	全訂新版第1刷発行 ⓒ	

総編集────五十嵐　隆
専門編集───海老澤元宏
発行者────平田　直
発行所────株式会社　中山書店
　　　　　　〒113-8666　東京都文京区白山1-25-14
　　　　　　TEL 03-3813-1100（代表）　振替 00130-5-196565
　　　　　　http://www.nakayamashoten.co.jp/

本文デザイン──藤岡雅史（プロジェクト・エス）
装丁──────花本浩一（麒麟三隻館）
カバー装画───安田みつえ
印刷・製本───中央印刷株式会社

Published by Nakayama Shoten Co.,Ltd.　　　Printed in Japan
ISBN 978-4-521-74154-3
落丁・乱丁の場合はお取り替え致します

本書の複製権・上映権・譲渡権・公衆送信権（送信可能化権を含む）
は株式会社中山書店が保有します．
JCOPY <(社)出版者著作権管理機構委託出版物>
本書の無断複写は著作権法上での例外を除き禁じられています．
複写される場合は，そのつど事前に，(社)出版者著作権管理機構
(TEL 03-3513-6969, FAX 03-3513-6979, e-mail: info@jcopy.or.jp) の許諾
を得てください．

本書をスキャン・デジタルデータ化するなどの複製を無承諾で行う行
為は，著作権法上での限られた例外（「私的使用のための複製」など）
を除き著作権法違反となります．なお，大学，病院，企業などにおい
て，内部的に業務上使用する目的で上記の行為を行うことは，私的使
用には該当せず違法です．また私的使用のためであっても，代行業者
等の第三者に依頼して使用する本人以外の者が上記の行為を行うこと
は違法です．

小児科臨床ピクシス

日常臨床の守備範囲を広げるテーマを厳選！

総編集●五十嵐　隆（国立成育医療研究センター）
●B5判並製/各巻180〜340頁

シリーズ完結!!

小児科臨床に必要とされる膨大な量の知識と技術をテーマごとに読み切り！

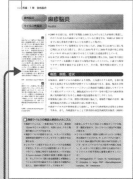
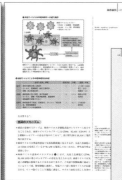

各巻頭には全テーマを鳥瞰するQuick Indexを収載．

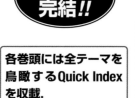
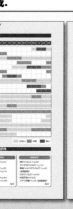
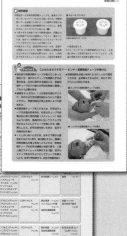

サイドスペースを使ってエビデンス，鑑別のポイント，こぼれ話など様々な実践情報を収載．

第Ⅰ期の構成
1. 小児救急医療　　　　　　　　　　　　定価（本体7,800円＋税）
2. 発達障害の理解と対応　改訂第2版　　定価（本体7,000円＋税）
3. 小児てんかんの最新医療　改訂第2版　定価（本体7,800円＋税）
4. 予防接種　全訂新版　　　　　　　　　定価（本体7,500円＋税）
5. 年代別アレルギー疾患への対応　全訂新版　定価（本体8,000円＋税）
6. 小児メタボリックシンドローム　　　　定価（本体7,500円＋税）
7. アトピー性皮膚炎と皮膚疾患　　　　　定価（本体7,800円＋税）
8. 小児プライマリケア　　　　　　　　　定価（本体7,500円＋税）
9. 川崎病のすべて　全訂新版　　　　　　定価（本体8,000円＋税）
10. 小児白血病診療　　　　　　　　　　 定価（本体9,000円＋税）

第Ⅱ期の構成
11. 抗菌薬・抗ウイルス薬の使い方　　　 定価（本体8,600円＋税）
12. 小児の頭痛　診かた治しかた　　　　 定価（本体8,500円＋税）
13. 起立性調節障害　　　　　　　　　　 定価（本体8,000円＋税）
14. 睡眠関連病態　　　　　　　　　　　 定価（本体8,500円＋税）
15. 不登校・いじめ その背景とアドバイス 定価（本体7,500円＋税）
16. 新生児医療　　　　　　　　　　　　 定価（本体8,800円＋税）
17. 年代別子どもの皮膚疾患　　　　　　 定価（本体7,800円＋税）
18. 下痢・便秘　　　　　　　　　　　　 定価（本体7,800円＋税）
19. ここまでわかった小児の発達　　　　 定価（本体8,500円＋税）
20. かぜ症候群と合併症　　　　　　　　 定価（本体8,200円＋税）

第Ⅲ期の構成
21. 小児外来で役立つ外科的処置　　　　 定価（本体8,500円＋税）
22. 小児のネフローゼと腎炎　　　　　　 定価（本体8,500円＋税）
23. 見逃せない先天代謝異常　　　　　　 定価（本体8,600円＋税）
24. 症状別 検査の選び方・進め方　　　　定価（本体8,500円＋税）
25. 小児感染症―最新カレンダー＆マップ　定価（本体8,500円＋税）
26. 小児慢性疾患のサポート　　　　　　 定価（本体8,500円＋税）
27. 耳・鼻・のど・いびき　　　　　　　 定価（本体8,300円＋税）
28. 急性脳炎・急性脳症　　　　　　　　 定価（本体8,500円＋税）
29. 発熱の診かたと対応　　　　　　　　 定価（本体8,500円＋税）
30. 小児画像診断　　　　　　　　　　　 定価（本体9,500円＋税）

おトクなセット価格ございます！
（前金制，送料サービス）

第Ⅰ期（全10冊）セット価格	77,900円＋税 → **70,000円＋税**	7,900円 OFF!!
第Ⅱ期（全10冊）セット価格	82,200円＋税 → **74,000円＋税**	8,200円 OFF!!
第Ⅲ期（全10冊）セット価格	85,900円＋税 → **75,000円＋税**	10,900円 OFF!!

中山書店
〒113-8666　東京都文京区白山1-25-14　TEL 03-3813-1100　FAX 03-3816-1015
http://www.nakayamashoten.co.jp/